Alexander Trost / Wolfgang Schwarzer (Hrsg.)
Psychiatrie, Psychosomatik und Psychotherapie
für psycho-soziale und pädagogische Berufe

Alexander Trost / Wolfgang Schwarzer (Hrsg.)

Psychiatrie, Psychosomatik und Psychotherapie

für psycho-soziale und
pädagogische Berufe

Autorenteam:
A. Trost, W. Schwarzer, S. Altmeyer, W. Crefeld,
E. Grond, T. Hülshoff, I. Lackinger Karger, F. Löhrer,
K. Misek-Schneider

borgmann

© 1999 | BORGMANN MEDIA | **borgmann publishing KG**
Hohe Straße 39 • D-44139 Dortmund

3., vollst. überarb. und erweiterte Aufl. 2005
Gesamtherstellung: Löer Druck GmbH, Dortmund

Bestell-Nr. 8205   ISBN 3-86145-264-2

Urheberrecht beachten!
Alle Rechte der Wiedergabe dieses Fachbuches zur beruflichen Weiterbildung, auch auszugsweise und in jeder Form, liegen beim Verlag. Mit der Zahlung des Kaufpreises verpflichtet sich der Eigentümer des Werkes, unter Ausschluss der § 52a und § 53 UrhG., keine Vervielfältigungen, Fotokopien, Übersetzungen, Mikroverfilmungen und keine elektronische, optische Speicherung und Verarbeitung (z.B. Intranet), auch für den privaten Gebrauch oder Zwecke der Unterrichtsgestaltung, ohne schriftliche Genehmigung durch den Verlag anzufertigen. Er hat auch dafür Sorge zu tragen, dass dies nicht durch Dritte geschieht.

Zuwiderhandlungen werden strafrechtlich verfolgt und berechtigen den Verlag zu Schadenersatzforderungen.

Inhalt

Vorwort der Herausgeber zur 3. Auflage   13

1. Einführung: Psychiatrie in Sozialer Arbeit und Pädagogik   15
- 1.1 Psychische Störungen in unserer Gesellschaft   15
- 1.2 Was ist „Psychiatrie"?   17
- Literatur   20

2. Grundlagen: Erkenntnistheoretische Aspekte, Diagnostik, Klassifikation   21
- 2.1 Erkenntnistheorie und Psychiatrie   21
- 2.2 Psychiatrische Diagnostik   23
- 2.3 Psychiatrische Klassifikation   27
- Literatur   35

3. Neurobiologische Grundlagen der Psychiatrie   37
- 3.1 Einführung   37
- 3.2 Die Funktion der Nervenzelle   37
- 3.3 Der strukturelle und funktionelle Aufbau des Gehirns   42
- 3.4 Entwicklungsprozesse   50
- 3.5 Chemie der Psyche   54
- 3.6 Neurobiologische und -chemische Grundlagen psychiatrischer Krankheitsbilder   60
- Literatur   67

4. Kinder- und Jugendpsychiatrie und -psychotherapie   69
- Vorbemerkung und Gliederung   69
- 4.1 Einführung   69
- 4.2 Kinderpsychiatrie als Entwicklungspsychopathologie   72
- 4.2.1 Pathogene und protektive Faktoren der Entwicklung   72
- 4.2.2 Gehirnentwicklung und Psyche   76
- 4.2.3 Psychische Störung und Krise   78
- 4.2.4 Normale und gestörte Entwicklung: Entwicklungsaufgaben und ihre Bewältigung   80
- 4.3 Klassifikation psychischer Störungen im Kindes- und Jugendalter   89
- 4.4 Eine Übersicht über die wichtigsten Störungsbilder   93
- 4.5 Symptome, Diagnostik und Therapie   97
- 4.6 Ein Störungsbild konkret: Das Hyperkinetische Syndrom (ICD-10: F.90)   104

4.6.1	Definition	105
4.6.2	Entwicklungsverlauf	106
4.6.3	Diagnostik	108
4.6.4	Ursachenhypothesen	110
4.6.5	Behandlung bei ADHS	113
4.7	Kinderpsychiatrie konkret: Peter, seine Familie und die Tagesklinik	114
4.7.1	Vorstellungsanlass	114
4.7.2	Die Geschichte der Mutter und Peters erste Lebensjahre	115
4.7.3	Peters weitere Geschichte	118
4.7.4	Peters Weg in die Tagesklinik	119
4.7.5	Das Definieren der Verantwortungsbereiche	126
4.7.6	Die Ebenen der therapeutischen Arbeit	127
4.7.7	Zum Verlauf der Behandlung	130
4.7.8	Peters schulische Entwicklung in der Tagesklinik	131
4.7.9	Wie es nach der Behandlung weiterging	132
4.8	Berufe der Sozialen Arbeit im Kontext der Kinder- und Jugendpsychiatrie	134
	Literatur	136

5. Psychische Erkrankungen im Erwachsenenalter — 139

5.1	Organische psychische Störungen (ICD-10: F 0)	139
5.1.1	Demenz (F 00 – F 03)	140
5.1.2	Delir und Verwirrtheitszustand (F 05)	140
5.1.3	Andere organische psychische Störungen (F 06, F 07)	140
5.2	Schizophrenie (Psychosen aus dem schizophrenen Formenkreis) (F 2)	141
5.3	Affektive Erkrankungen: Depression und Manie (F 3)	156
5.3.1	Depression (F 32 – F 33)	157
5.3.2	Manie (F 30)	165
5.3.3	Bipolare affektive Störung (Manisch-depressive Erkrankung) (F 31)	168
5.4	Schizoaffektive Störungen (F 25)	169
5.5	Persönlichkeitsstörungen (F 6)	170
5.5.1	Borderline – Persönlichkeitsstörung (F 60.31)	174
5.6	Neurotische, Belastungs- und somatoforme Störungen (F 4)	180
5.6.1	Angststörungen (F 40, F 41)	180
5.6.2	Zwangsstörung (F 42)	182

5.6.3	Reaktionen auf schwere Belastungen und Anpassungsstörungen (F 43)	183
	Literatur	186
6.	**Zum Umgang mit Suizid und suizidgefährdeten Personen**	**189**
6.0	Einleitung	189
6.1	Relevanz des Themas für psychosoziale Berufe	189
6.2	Basiswissen Suizidalität	191
6.2.1	Epidemiologie	191
6.2.2	Risikofaktoren und Risikogruppen	194
6.2.3	Internet, Suizidforen und Suizidalität	195
6.3	Charakteristika von und Erklärungsmöglichkeiten für suizidale Krisen	196
6.3.1	Zum Verlauf von suizidalen Krisen	196
6.3.2	Präsuizidales Syndrom	198
6.4	Theorien zum Suizid	198
6.5	Umgangsmöglichkeiten und Kriseninterventionskonzepte für suizidale Krisen	199
6.5.1	Das Erkennen von Suizidalität	199
6.5.2	Ambulante Krisenintervention bei Suizidgefahr	200
6.6	Weiterführende Tipps: Ausbildungsziele, Adressen, Literatur	203
	Literatur	204
7.	**Abhängigkeitserkrankungen**	**207**
7.0	Einleitung	207
7.1	Abhängigkeitserkrankungen als sozialmedizinisches Thema	209
7.2	Definitionen	211
7.2.1	Abusus (=Missbrauch)	211
7.2.2	Abhängigkeit	211
7.2.3	Toleranzentwicklung	213
7.2.4	Polytoxikomanie	213
7.2.5	Komorbidität	213
7.3	Suchtmittel: Wirkungen, Risiken, Folgen	214
7.3.1	Legale Drogen	214
7.3.2	Illegale Drogen	232
7.4	Notfallmaßnahmen bei Alkohol- oder Drogenintoxikation	240
7.5	Entstehungsfaktoren	241
7.6	Soziale Auswirkungen	243
7.7	Kinder, Jugendliche und Sucht	244

7.7.1	Gefährdung als Embryo und Fötus im Mutterleib einer Abhängigen	244
7.7.2	Kinder und Jugendliche als Angehörige suchtkranker Eltern(-teile)	245
7.7.3	Kinder als Konsumenten von Suchtmitteln	247
7.8	Behandlung und Rehabilitation	250
7.8.1	Allgemeines, Co-Abhängigkeit	250
7.8.2	Behandlungskette bei der Alkoholkrankheit	252
7.8.3	Therapie Opiat-Abhängiger	255
7.8.4	Behandlung anderer Abhängigkeitsformen	258
7.9	Prävention	258
	Literatur	260

8. Doppeldiagnosen: Sucht und Psychose — **263**

8.1	Begriffsdefinition	263
8.2	Ein wachsendes Problem?	264
8.3	Die soziale Realität der F1/F2 Komorbiden	266
8.4	Die Symptomatik der F1/F2 Komorbidität	268
8.5	Doppeldiagnosepatienten in der Behandlungskette	271
8.6	Voraussetzungen der Wiedereingliederung	277
8.7	Ausblick	278
	Literatur	278

9. Psychosomatische Medizin — **281**

9.1	Was bedeutet „Psychosomatik"?	281
9.2	Wie hat sich die Psychosomatische Medizin entwickelt?	285
9.3	Welche theoretischen Grundlagen hat die Psychosomatische Medizin?	286
9.3.1	Psychoanalytische Modelle zur Entstehung neurotischer Symptome	286
9.3.2	Kommunikative Aspekte	289
9.3.3	Das Alexithymiekonzept	292
9.4	Was ist Psychosomatische Diagnostik?	295
9.5	Mit welchen Beschwerden kommen Menschen zu einem Psychosomatischen Arzt?	301
9.5.1	Essstörungen	306
9.5.2	Dissoziative Störungen (Konversionsstörungen)	315
9.5.3	Psychosomatosen	318
9.6	Ausführliches Fallbeispiel einer psychosomatischen Erkrankung	323
9.7	Welche Therapiemöglichkeiten gibt es in der Psychosomatik?	330

9.7.1	Familientherapeutische Behandlung somatisierender Patienten und ihrer Familien	330
	Literatur	332

10. Psychotraumatologie   335

10.1	Definitionen	335
10.2	Formen psychischer Traumatisierung	335
10.2.1	Sexualisierte Gewalt	336
10.2.2	Andere Gewaltverbrechen	337
10.2.3	Holocaust-Überlebende	337
10.2.4	Kriegstraumata und politische Verfolgung	337
10.2.5	Technische Katastrophen und Naturkatastrophen	338
10.2.6	Verkehrsunfälle	338
10.2.7	Körperliche Erkrankungen und medizinische Behandlungen	338
10.2.8	Traumatisierung von Helfern	338
10.2.9	Frühe Traumatisierungen	338
10.3	Folgen psychischer Traumatisierungen	340
10.3.1	Akute Belastungsreaktion	341
10.3.2	Posttraumatische Belastungsstörung (Post Traumatic Stress Disorder – PTSD)	341
10.3.3	Anpassungsstörungen	343
10.3.4	Folgen psychischer Traumatisierungen im Kindes- und Jugendalter	343
10.3.5	Dissoziative Identitätsstörung (Multiple Persönlichkeitsstörung)	345
10.4	Umgang mit und Behandlung von psychisch traumatisierten Menschen	348
10.4.1	Grundsätzliches	348
10.4.2	Erste Maßnahmen	349
10.4.3	Traumabearbeitung	352
10.4.4	Psychosoziale Reintegration	353
10.4.5	Relevanz für die Soziale Arbeit	353
	Literatur	353

11. Psychotherapie   355

11.1	Definitionen	355
11.2	Berufsbild: PsychotherapeutIn	359
11.2.1	Ärztliche PsychotherapeutIn	360
11.2.2	Psychologische PsychotherapeutIn	360
11.2.3	SozialarbeiterIn und SozialpädagogIn als PsychotherapeutIn	361

11.2.4	HeilpraktikerIn als PsychotherapeutIn	361
11.3	Die Finanzierung einer Psychotherapie	362
11.3.1	Private Finanzierung	362
11.3.2	Finanzierung durch die Krankenkasse	363
11.4	Die Anwendungsformen der Psychotherapie	364
11.4.1	Ambulante Therapie	364
11.4.2	Stationäre Therapie	365
11.4.3	Tagesklinik	366
11.4.4	Sozialpsychiatrischer Dienst	366
11.5	Spezielle Psychotherapieverfahren	366
11.5.1	Beratung versus Psychotherapie	367
11.5.2	Einzel-, Gruppen- oder Familientherapie? – Settingfragen	367
11.5.3	Verhaltensorientierte Therapieverfahren	368
11.5.4	Einsichtsorientierte Therapieverfahren	375
11.5.5	Entspannende und suggestive Therapien	389
11.5.6	Erlebnisorientierte Therapieverfahren	393
12.	**Gerontopsychiatrie**	**399**
12.1	Entwicklung und psychische Gesundheit im Alter	399
12.2	Häufigkeit und Einteilung psychischer Störungen	399
12.3	Bio-psycho-soziale Entstehungsfaktoren	400
12.4	Diagnostik psychischer Störungen im Alter	402
12.5	Umgang mit psychisch gestörten alten Menschen	402
12.6	Aufgaben der Sozialen Arbeit in der Gerontopsychiatrie	403
12.7	Spezielle Gerontopsychiatrie	404
12.7.1	Demenz	404
12.7.2	Delir oder akute psychotische Störung	429
12.7.3	Abhängigkeitserkrankungen im Alter	432
12.7.4	Schizophrenie im Alter	436
12.7.5	Affektive Störungen im Alter	440
12.7.6	Suizid im Alter (Selbsttötung)	442
12.7.7	Angst- und Zwangsstörungen	443
12.7.8	Psychosomatische Störungen im Alter	444
12.7.9	Persönlichkeitsstörungen	446
12.8	Sozialpsychiatrische Aspekte der Altenarbeit	447
12.8.1	Versorgungssituation der psychisch Alterskranken in der häuslichen Umgebung	447
12.8.2	Hilfen für Angehörige, die psychisch Alterskranke pflegen	449

12.8.3	Ambulante gerontopsychiatrische Einrichtungen	450
12.8.4	Übergangspflege	452
12.8.5	Teilstationäre Betreuung psychisch Alterskranker	453
12.8.6	Gemeindenahe Vernetzung durch Gerontopsychiatrische Zentren	454
12.8.7	Stationäre Versorgung alter psychisch Kranker	455
12.8.8	Krankenhaussozialdienst KSD in Gerontopsychiatrischen Krankenhausabteilungen	459
12.8.9	Interdisziplinäre Zusammenarbeit	460
12.8.10	Ethische Aspekte der Sozialarbeit in der Gerontopsychiatrie	461
	Literatur	462

13. Sozialpsychiatrisches Denken und Handeln und die gemeindenahe Versorgung psychisch kranker Menschen **465**

13.1	Einleitung	465
13.2	Sozialpsychiatrie	466
13.2.1	Abriss der Geschichte der Psychiatrie	466
13.2.2	Die Bedeutungen des Begriffs „Sozialpsychiatrie"	469
13.3	Gemeindepsychiatrie	471
13.3.1	Grundideen gemeindenaher Versorgung	472
13.3.2	Gemeindenahe Versorgungsstrukturen und Einrichtungen	475
13.4	Gesetzliche Grundlagen für gemeindenahe psychosoziale Hilfen	480
13.5	Komplementäre Behandlungsansätze für psychisch Kranke	481
13.5.1	Soziotherapie	481
13.5.2	Psychoedukation	484
13.6	Abschließende Bemerkungen	486
	Literatur	487

14. Schutz und Eingriffe in die persönlichen Rechte psychisch kranker Menschen **491**

14.1	Patientenrechte gegenüber Ärzten und Therapeuten	491
14.2	Besondere Schutzbedürftigkeit psychisch beeinträchtigter Menschen	493
14.3	Zwangsweiser Aufenthalt in Klinik oder Heim	494
14.3.1	Die Unterbringung nach dem Psychisch-Kranken-Gesetz (öffentlich-rechtliche Unterbringung nach Landesrecht)	495

14.3.2	Die Unterbringung nach dem Betreuungsrecht (zivilrechtliche Unterbringung)	497
14.3.3	Die Unterbringung in einem psychiatrischen Krankenhaus durch ein Strafgericht	497
14.3.4	Die strafrechtlich begründete Unterbringung von Jugendlichen oder Heranwachsenden	499
14.4	Die rechtliche Betreuung	500
14.4.1	Die Ziele der rechtlichen Betreuung	500
14.4.2	Das Betreuungsverfahren beim Vormundschaftsgericht	500
14.4.3	Betreuende und betreute Person	502
14.4.4	Gesundheitssorge und Aufenthaltsbestimmungsrecht	504
14.4.5	Das örtliche Betreuungswesen	505
14.5	Sachverständige Beratung von Gerichten und Behörden	506
14.5.1	Die Rolle des Gutachters	506
14.5.2	Grundsätze der Begutachtung	507
14.5.3	Zur Form des Gutachtens	508
14.5.4	Sachverständige Beratung im Betreuungsverfahren	509
	Literaturhinweise	510

15. Psychohygiene – Hilfe für Helfer — **513**

15.1	Einleitung	513
15.2	„Burnout" und „Berufliche Deformation"	513
15.3	Psychiatrische Beziehungsgestaltung und Psychohygiene	515
15.4	Aspekte und Methoden der Psychohygiene	518
15.4.1	Als Erstes ist eine Diagnose vonnöten	518
15.4.2	Reflexion eigener Einstellungen, Glaubenssätze und Verhaltensweisen	520
15.4.3	Supervision	522
15.4.4	Praktische Maßnahmen der Psychohygiene (Auswahl)	525
15.4.5	Fundierte Kenntnisse und Fertigkeiten	526
15.5	Schlussbemerkung	528
	Literatur	528

Herausgeber und AutorInnen — **530**

Sachregister — **533**

Personenregister — **541**

Vorwort der Herausgeber zur 3. Auflage

Mehr als 5 Jahre nach der Ersteinführung unseres vom Start weg erfolgreichen Lehrbuches war es an der Zeit für eine gründliche Überarbeitung. Jeder einzelne Artikel wurde revidiert, neue Aspekte und Erkenntnisse eingearbeitet. Entsprechend der zunehmend als bedeutsam gewerteten Verbindung zwischen Psyche und Soma (Leib, Körper) haben wir den Begriff der Psychosomatik neu in den Titel des Lehrbuches mit aufgenommen.

Geschrieben von ÄrztInnen mit langjähriger Erfahrung in Forschung und Lehre an Fachhochschulen des Sozialwesens und vielfältiger eigener praktischer Erfahrung in der täglichen Arbeit mit psychisch kranken Menschen und ihren Bezugssystemen will das Lehrbuch aktuelle medizinische und psychosoziale Aspekte im Sinne eines bio-psycho-sozialen Gesundheits- und Krankheitsverständnisses integrieren, zur Auseinandersetzung mit diesem wichtigen Themenkomplex ermuntern.

Wir freuen uns insbesondere, mit Susanne Altmeyer, Thomas Hülshoff, Frank Löhrer und Wolf Crefeld praxiserprobte und wissenschaftlich ausgewiesene AutorInnen hinzugewonnen zu haben. Der immer aktueller gewordenen Psychotraumatologie, den Neurobiologischen Grundlagen der Psychiatrie und der Problematik der kombinierten Psychose- und Suchterkrankungen konnten damit eigene Kapitel gewidmet werden. Die gerade für Professionelle der Sozialen Arbeit bedeutsamen juristischen Aspekte in der Psychiatrie bekamen mit einem erweiterten Kapitel mehr Gewicht. Im Gegenzug haben wir uns bemüht, die in einem Mehrautorenwerk unvermeidbaren Redundanzen zu verringern. Frank Löhrer sei besonders für die kritische Durchsicht des Kapitels Abhängigkeitserkrankungen gedankt.

Als unserem Ansatz ergibt sich, dass dieses multiperspektivisch angelegte Buch nicht erschöpfend und vollständig sein kann, sondern – exemplarisch und an den Erfordernissen täglicher psychosozialer Praxis ausgerichtet – fundierte Grundlagen und Impulse zu weiterer Reflexion vermitteln will.

Es richtet sich sowohl an Studierende an Fachhochschulen oder Universitäten, die sich in diese spannende wie schwierige Materie einlesen und einfühlen wollen als auch an PraktikerInnen in den verschiedensten Arbeitsfeldern sozialer Arbeit, die in der Routine des Alltags innehalten und das eine oder andere nachlesen und sich auf den aktuellen Wissensstand bringen wollen.

Dabei sind wir uns bewusst: Das Wissen von heute ist der Irrtum von morgen ... und so wünschen wir uns kritische und interessierte Leserinnen und Leser, die wir gerne wieder zu Anregungen und Rückmeldungen, z.B. per E-Mail einladen.

Wolfgang Schwarzer / Alexander Trost

1. Einführung: Psychiatrie in Sozialer Arbeit und Pädagogik

1.1 Psychische Störungen in unserer Gesellschaft

Der Themenbereich der psychischen Störungen scheint in unserer Gesellschaft einen immer größeren Raum einzunehmen: Sind seelische Erkrankungen tatsächlich häufiger geworden oder ist nur unser Bewusstsein dafür wacher und die Bereitschaft, sich damit auseinander zu setzen? Vielleicht spielen beide Gründe eine Rolle, dass psychische Störungen schon längst nicht mehr nur das Interesse von Medizinern und besonders Psychiatern erwecken, sondern Neugier, Interesse und Engagement bei Angehörigen verschiedenster Berufsgruppen wecken. Auch die Betroffenen selbst, die sich heute selbstbewusster „Psychiatrieerfahrene" nennen, gehen zunehmend mit ihren Anliegen an die Öffentlichkeit und wollen nicht einfach nur „behandelt" oder „betreut" werden.

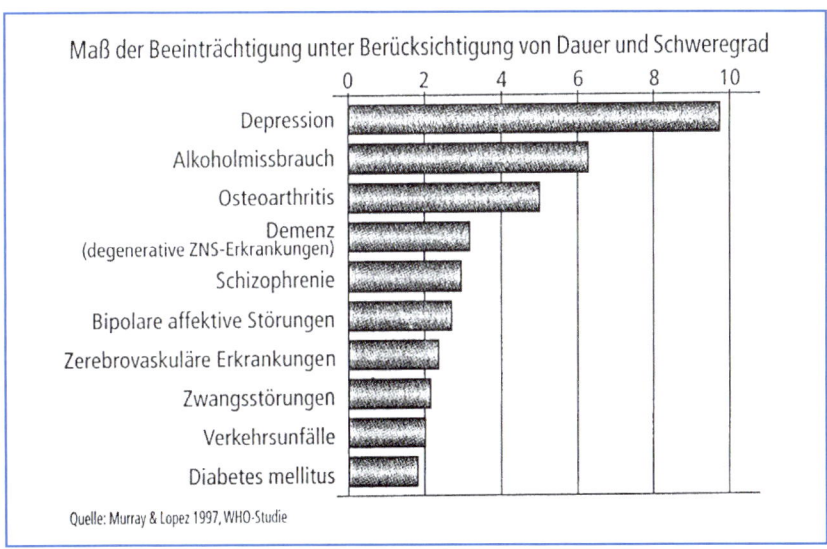

Psychische Störungen haben heute eine immens hohe sozialmedizinische, gesellschaftliche und ökonomische Bedeutung. Im Laufe des Lebens erleidet fast ein Drittel der Bevölkerung eine der Erkrankungen aus der Gruppe der Affektiven Störungen, Suchtstörungen, schizophrenen Störungen oder Angst- und Zwangsstörungen. Depression und Alkoholismus beeinträchtigen von allen, auch somatischen Erkrankungen in Dauer und Schweregrad am meisten.

Von wohlwollendem Interesse bis hin zu Faszination, aber auch von Vorurteilen bis hin zu Ängstlichkeit, Ratlosigkeit und Ohnmacht reicht die Palette emotional getönter Reaktionen bei Betroffenen, Angehörigen, professionellen Helfern und der weiteren Öffentlichkeit angesichts der Vielschichtigkeit psychischer Auffälligkeiten. Zweifelsohne hat die medizinisch ausgerichtete Psychiatrie in Diagnostik und Behandlung vor allem akuter psychischer Störungen große Fortschritte gemacht. Sie vertritt heute nicht mehr ausschließlich biologistisch orientierte Denkmodelle, sondern bemüht sich um multifaktoriell und bio-psycho-sozial ausgerichtete Betrachtungsweisen der verschiedenen Erkrankungen.

Dennoch kommt auch Ratlosigkeit auf angesichts der zunehmenden sozialen Probleme und Konflikte besonders chronisch psychisch kranker Menschen, die in Zeiten hoher Arbeitslosigkeit, neuer Armut und sich verschärfender sozialer Gegensätze noch mehr an den Rand gedrängt werden als bisher. Eine auf makrosozialen Entwicklungsprozessen fußende, starke Zunahme von z.B. psychischen Auffälligkeiten bei Kindern und Jugendlichen oder von Suchtkranken prägt nicht nur individuelle Schicksale, sondern wirkt sich ihrerseits in einem zirkulären Prozess auf mikro- und makrosoziale Lebensräume aus. Die schon vor mehr als zwanzig Jahren in der „Psychiatrie-Enquete" geforderte Gleichstellung psychisch Kranker mit körperlich Kranken ist allenfalls im Ansatz realisiert.

Die „Psychiatrielandschaft" selbst hat sich in den letzten Jahren grundlegend verändert: Während die vollstationären klinischen Einrichtungen ihre Vormachtstellung zunehmend eingebüßt haben, entstand ein weitgespanntes Netz ambulanter, teilstationärer und „komplementärer" Einrichtungen. Das reicht von Sozialpsychiatrischen Zentren und Diensten bis hin zu betreutem Wohnen, Trainingswerkstätten und Selbstverwaltungsfirmen.

Daraus ergibt sich eine zunehmende Verflechtung von immer mehr Berufsgruppen, die auf unterschiedliche Weise mit psychisch kranken und behinderten Menschen zusammenarbeiten: PsychologInnen, Sozialarbeiter- und -pädagogInnen, HeilpädagogInnen, PsychotherapeutInnen, Physio- und ErgotherapeutInnen, Musik- und KreativtherapeutInnen, rechtliche BetreuerInnen, aber auch MitarbeiterInnen der Rettungsdienste, PolizistInnen, SeelsorgerInnen sind neben den bisher tätigen Pflegekräften und ÄrztInnen mit psychisch kranken Menschen beschäftigt. Die Arbeit in der Psychiatrie ist multidisziplinär und interdisziplinär geworden und neben den professionell Tätigen sind Angehörige und ehrenamtliche HelferInnen engagiert.

Damit steigt der Bedarf an Information und kritischem Diskurs bezüglich Entstehung und Verlauf psychischer Störungen, ihrer Auswirkungen auf Beruf und Beziehungen, Behandlungs- und Rehabilitationsmöglichkeiten.

1.2 Was ist „Psychiatrie"?

Psychiatrie bedeutet die Lehre von seelischen Erkrankungen und Behinderungen und ihrer Behandlung. Ursprünglich und bis heute Teilgebiet der Medizin, beschäftigt sich die Psychiatrie mit der Diagnostik, der Therapie und der Rehabilitation von Menschen mit psychischen Störungen.

Die Beschäftigung mit Störungen der „Seele", des Geistes oder des Gemütes betrifft jedoch heute nicht nur medizinische und pflegerische Fachberufe, sondern – wie bereits ausgeführt – weitere Berufe im Gesundheitswesen wie Ergo-, Logo- oder Physiotherapeuten und in zunehmendem Maße auch psychosoziale und pädagogische Berufe wie Sozialarbeiter/-pädagogen, Heilpädagogen, Psychologen, Pädagogen, Erzieher und rechtliche Betreuer. Dies hängt zum einen damit zusammen, dass psychische Störungen häufig zu erheblichen individuellen und sozialen Problemen und Konflikten führen, so dass neben einer ärztlichen und pflegerischen Behandlung psychosoziale Interventionen notwendig werden.

Zum anderen hat sich das *Krankheitsverständnis in der Psychiatrie* geändert: Immer stärker rücken „ganzheitliche" bio-psycho-soziale Konzepte zu Entstehung und Verlauf psychischer Erkrankungen in den Vordergrund und lösen einseitig biologische oder psychologische Sichtweisen ab: Psychische Erkrankungen haben selten nur *eine* Ursache, sondern sind zumeist *multifaktoriell* bedingt. Das erfordert multimodale und interdisziplinäre Behandlungsstrategien, die in der Regel *medizinische* und *pflegerische* und *soziotherapeutische* und *psychotherapeutische* Maßnahmen beinhalten. Viele psychische Erkrankungen bleiben über den akuten Verlauf hinaus weiter bestehen, werden zu *chronischen Erkrankungen* und *Behinderungen,* bei denen außer einer medizinischen Basisbehandlung (z.B. Neuroleptische Medikation bei der Schizophrenie) rehabilitative und soziotherapeutische Hilfen (z.B. geschützte Arbeits- und Wohnmöglichkeiten, ambulante psychiatrische Pflege und / oder gesetzliche Betreuung) über lange Zeit oder auf Dauer notwendig werden.

Nichtmedizinische soziale, pädagogische und psychologische Berufe werden zunehmend mit Menschen konfrontiert, die psychische Störungen aufweisen, und sie werden zunehmend in Institutionen arbeiten, die ausschließlich oder unter anderem für Klienten mit psychischen Auffälligkeiten und Störungen tätig sind (Kliniken, Kontakt- und Beratungsstellen, Wohneinrichtungen etc.). Die Psychiatrie als medizinische Wissenschaft versteht sich immer mehr auch als Sozialwissenschaft, ohne die große Bedeutung einer „biologischen Psychiatrie" zu mindern: *Psychiatrie* ist biologische *und* soziale Psychiatrie, sie ist bio-psycho-soziale *Theorie und* Praxis bezüglich psychischer Störungen, ihres Verständnisses, ihrer Behandlung und ihrer individuellen und sozialen Auswirkungen.

Für psychosozial Tätige bedeutet dies umgekehrt, dass sie sich zunehmend mit psychischen Störungen auseinander zu setzen haben, wollen sie Menschen in ihren bio-psycho-sozialen Krisen- und Belastungssituationen verstehen und professionell kompetent mit ihnen umgehen und arbeiten. Wenn sich medizinisch-psychiatrische und psycho-soziale Sichtweisen und Interventionen ergänzen sollen (was wir für unabdingbar halten), dann benötigen psychosoziale Berufe *auch* medizinisch-psychiatrisches Basiswissen und umgekehrt. Immer wieder wird man mit Äußerungen und Verhaltensweisen eines Menschen konfrontiert, die den Verdacht auf eine psychische Störung erwecken:

Wer zum Beispiel halbnackt auf der Autobahn versucht, Autos anzuhalten und diese Handlung nicht verständlich nachvollziehbar erklären kann, wer nachts schreiend durch sein Mietshaus läuft und die Nachbarn beschimpft, dass sie ihn vergiften wollten, wer sich in seinem Appartement zurückzieht, nicht mehr auf Kontaktangebote anderer reagiert, nicht mehr einkauft, kocht, isst und trinkt, wie er/sie es bisher gewöhnlich und problemlos tat, wer sich immer wieder selbst verletzt, indem er/sie die Unterarme aufschlitzt, die mittlerweile völlig vernarbt sind, und bei allen möglichen Anlässen droht, sich umzubringen, wer sich regelmäßig mit Alkohol voll laufen lässt, bis er nur noch lallen kann, oder sich mit illegalen Drogen so voll pumpt, dass der Notarzt schon mehrmals kommen musste, wer ...

Die Liste ließe sich fortsetzen: Es gibt vielfältige Äußerungen und Verhaltensweisen, die zu individuellen und/oder sozialen Problemen und Konflikten führen, bei denen eine psychische Störung als Ursache anzunehmen ist, die die Entscheidungsfreiheit und Handlungsfähigkeit eines Menschen beeinträchtigt. Die Öffentlichkeit hat sich mittlerweile der Thematik bemächtigt: Psychisch auffälliges, abweichendes Verhalten ist immer eine Schlagzeile, eine Talkshow oder einen Artikel in einer Wochenillustrierten wert. Damit rücken die psychischen Störungen aus der Tabuzone, werden „normaler"; andererseits wird auf diese Weise aber oft ein Pseudowissen vermittelt, das eher Schubladen öffnet, als einen ganzheitlichen Verständniszugang.

Der Begriff *„psychische Störung"* wird heute – entsprechend der modernen Klassifikation ICD-10 (1991) – anstelle des Begriffes *„Krankheit"* verwandt. Dies ist einerseits ein Ergebnis der weltweit und unter angelsächsischer Federführung geführten Konsensusverhandlungen zur Einführung der 10. Revision der International Classification of Diseases. Psychische Störungen werden in englischsprachigen Ländern eher als „Disorder" (=Störung), denn als Krankheit (=Disease) bezeichnet. Gleichzeitig räumt der Begriffswechsel aber auch mit traditionellen Vorstellungen auf, bei psychopathologischen Prozessen handle es sich primär um Analoga zu somatischen Krankheiten, die ja – beispielsweise bei Infektionskrankheiten – eine eindeutige Ursache, einen definierten Verlauf, eine standardisierte Behandlung und eine klar abschätzbare Prognose aufweisen. Mit dem Aufkommen systemisch-ökologischer Betrachtungsweisen und auch als Folge der kritischen Auseinandersetzungen um Ursachenzuschreibungen in der Psychiatrie hat sich auch die Somatische Medizin von ihren linearen Ursachenzuschreibungen entfernt.

Die Verwendung des Krankheitsbegriffes bietet aber auch Vorteile: Wer krank ist, braucht Hilfe, Pflege und Beistand, darf sich anvertrauen und Verantwortung abgeben; die Rollen von Patient und Helfer sind klar definiert. Die Kehrseite davon ist auf Seiten der Patienten eine Versuchung, die Verantwortung für die eigene Gesundung abzugeben, auf Seiten der Professionellen, einen Expertenstatus über den psychischen bzw. Geisteszustand des Patienten einzunehmen, statt vorwiegend dessen eigene Ressourcen zu mobilisieren.

Der Begriff „Störung" wird leicht mit Abweichung, Unnormalität oder Defizit assoziiert. In der Psychiatrie wird heute darunter ein Komplex von Symptomen und Verhaltensauffälligkeiten mit Belastungen auf der individuellen und sozialen Ebene verstanden, und eine Beeinträchtigung von psychischen Funktionen, z.B. Bewusstseinslage, Aufmerksamkeit, Stimmung, Antrieb, Denken, Wahrnehmung, Erleben, Gedächtnis, Intelligenz, Selbständigkeit und Eigenverantwortlichkeit.

Literatur (Auswahl)

Bossard M., Ebert U., Lazarus H.: Sozialarbeit und Sozialpädagogik in der Psychiatrie. Bonn, 2. Aufl. 2001

Dilling H., Reimer C., Arolt V.: Basiswissen Psychiatrie und Psychotherapie. Berlin u.a., 2. Aufl. 2001

Ebert D.: Psychiatrie systematisch, Bremen, 4. Aufl. 2001

Tölle R., Windgassen K.: Psychiatrie. Berlin, 13. Aufl. 2003

Alexander Trost / Wolfgang Schwarzer

2. Grundlagen: Erkenntnistheoretische Aspekte, Diagnostik, Klassifikation

2.1 Erkenntnistheorie und Psychiatrie

Zu allen Zeiten haben Menschen versucht, psychisch auffälliges Verhalten anderer einzuordnen und zu kategorisieren. Sie folgten dabei dem jeweiligen Stand der philosophischen, theologischen und wissenschaftlichen Erkenntnisse, oder besser: Hypothesen. Dies bedingte wiederum die Form der „Behandlung": Galt die Depression in der Vier-Säftelehre des griechischen Arztes *Galen* als durch ein Ungleichgewicht der Körpersäfte zugunsten der schwarzen Galle (gr.: Melan-Chole) verursacht, so war die Therapie der Wahl eine Kräuter- oder Aderlassbehandlung, die das Gleichgewicht wieder herstellen sollte. Der persische Arzt *Avicenna* empfahl für diesen Fall gar eine Art Schaukel. Im ausgehenden Mittelalter war die Schizophrenie weithin als Folge der Besessenheit durch den Teufel angesehen, der dann mittels kirchlichem Exorzismus, im schlimmsten Fall durch die Verbrennung des besessenen Individuums vertrieben werden sollte. Die Hysterie galt lange als durch die Gebärmutter (gr.: hystera) verursacht. Im 18. Jahrhundert sollte „böses Blut" schuld an Geisteskrankheit sein und man versuchte, durch Blutaustausch und Gabe von Lammblut („lammfromm"!) den Patienten zu beruhigen. Erst relativ spät nahm man die Ursache der Psychose im Gehirn an und versuchte z.B. durch große Rotationsmaschinen, die Hirndurchblutung zu verbessern. Mit zunehmender Verwissenschaftlichung der Medizin und den Fortschritten in der Mikrobiologie begann man u.a. auch nach dem „Schizokokkus" zu suchen, dem Bakterium, das die Schizophrenie verursacht. Diese Beispiele ließen sich nahezu endlos fortführen.

Auffallend ist, dass in nahezu jeder Epoche psychische Krankheiten mit moralischen Aspekten in Verbindung gebracht wurden: Der Kranke hatte für ein Fehlverhalten zu büßen, war von Gott gestraft worden, oder aber umgekehrt: In manchen Gesellschaften galten Schizophrene als von Gott auserwählte Seher mit übernatürlichem Wissen. Damit stand der Betroffene außerhalb der Gesellschaft. Entweder wurde er von ihr verstoßen oder aber man versuchte, ihn mit allen Mitteln (wieder-)einzugliedern.

Bis ins 21. Jahrhundert hinein wurden in der Fachwelt kontroverse und emotionale Diskussionen zum Gegensatz von Anlage oder Umwelt bei der Verursachung psychischer Erkrankungen geführt. Diese „Nature versus Nurture"-Debatte gilt heute als überholt. Führende Neurobiologen betonen mit dem Begriff der „nutzungsabhängigen Entwicklung" unseres bei der Geburt noch vergleichsweise gering verschalteten Gehirns, dass es schon ab der letzten Fetalphase für den Rest des Lebens unmöglich ist, zwischen Anlage- und Umwelteinflüssen zu unterscheiden. Insbesondere bei der Frage der Bedeutung von genetischen Einflüssen sind mechanistische Vorstellungen von direkter Verursachung – wie sie bei einigen wenigen Erbkrankheiten gilt – von dem Wissen über das interaktive Geschehen zwischen Genen und Lebens-Erfahrungen, wie z.B. psychischem Stress, abgelöst worden. Die Aktivität aller Gene steht unter dem Einfluss von „Genschaltern", kurzen DNA-Sequenzen, die auf subtile, noch weitgehend unerforschte Weise durch bioelektrische oder neurochemische Signale aus dem eigenen Körper oder aus der Umwelt gesteuert werden. Stark psychisch belastende Erlebnisse können einen „biologischen Fingerabdruck" hinterlassen (Meaney 2001), der in der Folge ein verändertes Aktivitätsmuster solcher genetischen Schalter erzeugt. Bei Borderline- und Depressions-PatientInnen sind solche Effekte bereits nachgewiesen (Bauer 2002).

Wir wissen heute, dass psychisch abweichendes Verhalten prinzipiell bei jedem Menschen unter entsprechenden Bedingungen möglich ist. Der moderne *Konstruktivismus* als wichtige erkenntnistheoretische Strömung hat gezeigt, dass jeder Mensch letztlich seine eigene Wirklichkeit entwirft. Diese ist meist in weiten Teilen konsensfähig mit der Wirklichkeitskonstruktion anderer (Dies ist ein Buch, nicht wahr?!). Sobald es aber um die Bewertung komplexer Zusammenhänge oder gar Beziehungen geht, gelingt eine gemeinsame Sichtweise schon wesentlich seltener. Psychische Krankheit bedeutet in *dem* Sinne, dass die Basis gemeinsamer Realität sehr klein geworden ist, und dass mindestens einer der Partner erheblich darunter leidet. Die Anekdote im Psychohygienekapitel (Kap. 15) mag dies illustrieren. Die menschlich-soziale Integration psychisch gestörter Menschen ist infolge dieser Erkenntnisse ein wichtiges und „heilsames" Ziel geworden.

Gesellschaftliche Aufklärung, die neueren Erkenntnisse der Psychologie, Systemtheorie, Genetik und Neurophysiologie und die weltweite Vernetzung der Wissenschaften haben dafür gesorgt, dass ein differenzierteres Bild von psychischen Störungen entstanden ist. Dies bedeutet jedoch nicht, dass wir das „Wesen" der Erkrankungen schon wirklich verstanden hätten. Wir wissen mittlerweile, dass das Verhalten eines Menschen ohne die Einbeziehung des Kontextes, in dem es geschieht, nicht zu verstehen ist, und dass der Beobachter immer schon Teil des Ganzen ist. Das bedeutet, der Diagnostiker kann nur das diagnostizieren, was er kennt, wofür er Begriffe zur Verfügung hat, was seiner eigenen Weltsicht entspricht. Damit sind Diagnosen eher kommunikative Akte als „harte" Wirklichkeit. Das verlangt von uns Wachheit und Kritikfähigkeit gegenüber der eigenen diagnostischen Sicherheit und Bescheidenheit bezüglich der Wirksamkeitserwartung therapeutischen Handelns. Auch wir sind nicht am Endpunkt psychiatrischer Erkenntnisse angelangt, unser Wissen ist vorläufig, wie das vergangener Zeiten. Trotzdem müssen wir uns über die beobachteten Phänomene verständigen. Klassifikationssysteme helfen dabei, sie beschreiben aber nicht „die Wahrheit".

2.2 Psychiatrische Diagnostik

Vor der Einordnung psychopathologischer Auffälligkeiten in ein Klassifikationssystem steht ein interaktioneller Prozess zwischen einem Menschen, der auffälliges Verhalten zeigt und einem oder mehreren Menschen, die dieses Verhalten beobachten oder mitgeteilt bekommen. Am Ende eines solchen Prozesses erfolgt üblicherweise eine Diagnosestellung.

Ergeben sich Hinweise auf eine psychische Störung, so muss diese bestätigt oder ausgeschlossen werden. Psychiatrische Diagnostik will keine Etikettierung oder gar Stigmatisierung eines Menschen als krank, „verrückt" oder „bekloppt", sondern bildet eine Arbeitshypothese mit dem Ziel eines verstehenden Zugangs zu einem Menschen, dessen Zustand, dessen Äußerungen und Verhaltensweisen ansonsten unverständlich bleiben oder andere Konsequenzen (etwa Bestrafung) nach sich ziehen müssten. Solche Arbeitshypothesen beinhalten immer – und oft folgenreiche – Deutungen seitens des Untersuchers: Wer zum Beispiel einen anderen Menschen erschlägt, geht normalerweise ins Gefängnis. Ist diese Tat aber im Rahmen einer psychischen Störung (beispielsweise einem massiven Verfolgungswahn) erfolgt, so wird an die Stelle der Bestrafung primär eine Behandlung des „gestörten", d.h. kranken Täters gesetzt, denn ohne seine Krankheit wäre er nie zum Totschläger geworden.

Wer infolge einer massiven depressiven Antriebsminderung nicht aus dem Bett kommt obwohl er will, sich nicht waschen, anziehen und zur Arbeit gehen kann, tut dies aus psychiatrischer Sicht nicht, weil er „keinen Bock hat" und sich mal eine „Auszeit" gönnen will, sondern weil er nicht anders *kann*.

Das **Gespräch mit dem Patienten** ist auch heute noch das wichtigste diagnostische Instrument in der Psychiatrie. Diese hochkomplexe kommunikative Situation verlangt viel professionelles Können: Die Gestaltung der Beziehungsaufnahme im Erstkontakt ist oft entscheidend für die Bereitschaft des Patienten, sich auf Hilfe einzulassen, Vertrauen zum Gesprächspartner zu fassen und somit eine Basis für ein Arbeitsbündnis zu finden. Wie immer sind dabei die analogen, nonverbalen Anteile der Kommunikation noch wichtiger als die sprachlichen Inhalte. Eine offene, annehmende Atmosphäre bei gleichzeitig guter Strukturierung des Gesprächs ist dabei hilfreich. Der professionelle Gesprächspartner muss zuhören können, die Leistungen und das Bemühen des Patienten zu würdigen wissen, dessen anfängliches Misstrauen dabei akzeptieren und den Patienten in seinem Sosein ernst nehmen. Die gegenseitigen Erwartungen und Wünsche, Befürchtungen und Projektionen zeigen sich alsbald in Übertragungs- und Gegenübertragungsphänomenen, die wahrgenommen und angemessen beantwortet werden wollen.

Nach einer vertrauensbildenden Anfangsphase wird der Schilderung der Problematik Raum gegeben. Ihr psychosozialer Kontext wird erfragt, ihre Vorgeschichte und die Bewältigungsbemühungen seitens des Patienten und seiner Bezugspersonen. Die Suche nach stabilisierenden und lösungsrelevanten Ressourcen schließt sich an. Immer wieder sollte der Interviewer das Gesagte zwischenzeitlich zusammenfassen, das fördert das gegenseitige Verstehen und das Vertrauen. Schließlich muss explizit der Auftrag geklärt werden, den der Patient seinem Helfer erteilt. Im Sinne einer mündigen Arzt-Patient-Beziehung und mit dem Wissen, dass gegen den Willen und ohne Auftrag letztlich keine effektive psychiatrische Arbeit geleistet werden kann, ist dieser Schritt unverzichtbar. Kann sich der Patient aufgrund seines aktuellen psychischen Ausnahmezustandes dazu im Erstkontakt nicht äußern, muss die Auftragsklärung nach Abklingen der akuten Phase nachgeholt und bei jedem neuen Behandlungsschritt vorgenommen werden, am besten im engen Kontakt zu den Angehörigen.

Die **Beobachtung des Verhaltens und Ausdrucks** eines psychisch auffälligen Menschen ist immer wesentlicher Teil der Diagnostik, bei akut verwirrten, intoxikierten, deliranten oder hoch psychotischen Menschen manchmal der einzig mögliche Zugang. Die Verhaltensbeobachtung und -dokumentation dient zudem als wichtiger Verlaufparameter in der psychiatrischen Behandlung.

Besonders Veränderungen eines gut bekannten Menschen können hier wichtige Hinweise geben: So zeigte sich bei einer manisch-depressiven Klientin einer Beratungsstelle ein manischer Rückfall immer schon Tage vorher dadurch an, dass sie grell geschminkt und extrem „aufgedonnert" mehrfach täglich in der Beratungsstelle auftauchte, um sich nach dem Befinden der Mitarbeiter zu erkundigen, während sie sich in gesunden Zeiten sehr dezent kleidete und eher zurückhaltend verhielt.

Meist bedarf es zu der eigenen Beobachtung, dem eigenen Eindruck und den Äußerungen der Betroffenen noch zuverlässiger Angaben anderer Personen (Lebenspartner, Angehörige, Kollegen, Freunde etc.), die über Verhalten und Verhaltensänderungen in der letzten Zeit nützliche Angaben machen können (**=Fremdanamnese**).

Neben dem möglichst exakten Erfassen und Verstehen der aktuellen Situation *(Querschnittsbild),* müssen auch Informationen zur bisherigen Lebensgeschichte und jüngsten Vergangenheit mit eventuellen Veränderungen berücksichtigt werden *(Längsschnittsbild).*

Zum **Querschnittsbild** gehört der aktuelle psychopathologische Befund:
- äußere Erscheinung,
- Bewusstseinslage und Wachheitsgrad (wichtig etwa bei Verdacht auf Vergiftung),
- Verhalten im Kontakt,
- sprachliche oder nichtsprachliche Äußerungen,
- Orientierungsfähigkeit,
- Stimmungslage,
- Inhalte der Gedanken,
- Form der Gedankenäußerung,
- Konzentrationsfähigkeit und Aufmerksamkeit,
- Gedächtnisfunktionen.

Zum **Längsschnittsbild** gehören Informationen über bisherige körperliche oder psychische Erkrankungen *(Eigenanamnese)* und über körperliche und psychische Erkrankungen in der Familie *(Familienanamnese).* Dies geschieht beispielsweise unter Zuhilfenahme eines Genogramms (Familienstammbaum) (Kap. 4 und 9).

Zu einer vollständigen Diagnostik im Bereich der Psychiatrie gehört ganz wesentlich die **Sozialanamnese***,* also das Erfassen der aktuellen und bisherigen sozialen Lebenssituation einschließlich Lebens-, Wohn-

und Beziehungssituation sowie möglicher finanzieller Belastungen (Einkünfte? Krankenversicherung? Miet- oder sonstige Rückstände?) und ihrer Konsequenzen (Wohnungskündigung, Obdachlosigkeit, Schulden etc.). Hierzu gehört auch die Klärung von bestehenden Verpflichtungen, die krankheitsbedingt nicht oder nur eingeschränkt erfüllt werden können (Sorge für Kinder, Tiere etc.).

Schließlich muss die Diagnostik vervollständigt werden durch eine gründliche ärztliche **körperliche Untersuchung**, um körperliche und u.U. behandlungsbedürftige Veränderungen (z.B. Hautausschlag infolge hygienischer Defizite bei schwerer Schizophrenie; Verletzungen nach Suizidversuch) nicht zu übersehen und mögliche körperliche Ursachen der psychischen Störung (Alkohol- oder Drogenvergiftung, Schilddrüsenfunktionsstörung, Blutzuckerentgleisung, Hirntumor etc.) zu finden oder auszuschließen. Körperliche Erkrankungen oder akute Vergiftungen (z.B. durch Alkohol oder Drogen) können psychische Störungen verursachen, die in ihrem Erscheinungsbild z.B. einer Schizophrenie sehr ähnlich sind. Dies macht häufig auch apparative (Computertomogramm, Kernspintomografie, EEG) und Labor-Untersuchungen notwendig.

> *Beachte:*
>
> *Ohne gründliche körperliche, insbesondere neurologische und internistische Untersuchung kann keine definitive Diagnose gestellt werden.*

Zunehmend werden im Rahmen von evidenzbasierter und leitlinienorientierter Behandlung auch **psychologische Testverfahren** zur spezifischen Diagnostik psychiatrischer Störungen eingesetzt. Mittlerweile gibt es für alle Störungsbilder entsprechende Instrumente; die meisten haben sich allerdings in der allgemeinen Patientenversorgung noch nicht flächendeckend etabliert.

Die Diagnose einer psychischen Störung darf sich nie auf ein Einzelsymptom, das möglicherweise nur kurz und flüchtig auftritt, gründen. Immer entscheidet die psychopathologische Gesamtsituation unter Berücksichtigung der oben genannten diagnostischen Kriterien. Der Begriff **Psychopathologie** bedeutet Beschreibung, Benennung und Einordnung psychischer Symptome und die Frage nach den inneren Zusammenhängen.

Oftmals ermöglicht erst die Beobachtung über einen längeren Zeitraum eine genaue Diagnose: So können schizophrene oder manisch-depressive Störungen nicht vor Ablauf von 6 bis 12 Monaten sicher eingeordnet werden.

Auch wenn die psychiatrische Diagnostik primär ärztliche Aufgabe ist und durch einen (Fach-)Arzt in der Praxis, der Klinik oder im Rahmen des Sozialpsychiatrischen Dienstes erfolgen sollte, so entsteht doch praktisch häufig die Situation, dass psychisch gestörte Menschen den Kontakt zum Arzt oder einer ärztlich geleiteten Institution meiden oder trotz grundsätzlicher ärztlicher Behandlung nachts oder am Wochenende, z.B. in einer Wohngruppe, wenn kein Arzt in der Nähe ist, dekompensieren und eine rasche Beurteilung der Situation (z.B. die Frage der Notwendigkeit einer raschen stationären Behandlung) durch nichtmedizinisches Personal notwendig wird. Daher ist es auch für alle psychosozial Tätigen (ob in einer Beratungsstelle, einer Notunterkunft für Wohnungslose oder in einem Wohnheim) unabdingbar, die Grundlagen, Möglichkeiten und Grenzen psychiatrischer Diagnostik zu kennen. Eine Psychose kann eben nicht im Röntgenbild oder Computertomografen gesehen und dokumentiert werden, sondern muss aus dem Verhalten und den Äußerungen eines Menschen in seinem sozialen und kulturellen Kontext erschlossen werden.

2.3 Psychiatrische Klassifikation

Über die Diagnostik im Einzelfall hinaus geht es in der Psychiatrie auch darum, allgemein gültige Krankheitsbeschreibungen, Bezeichnungen und Einteilungen zu finden (**Klassifikation**), die eine Beurteilung und eine Verständigung über die Einschätzung des Gesundheits- oder Krankheitszustandes eines Menschen ermöglichen. Wenn jeder Arzt oder Sozialarbeiter unter einer Schizophrenie etwas anderes versteht, ist eine Verständigung und Behandlung nicht möglich. Die Klassifikation muss somit valide sein, das heißt, sie muss diejenigen Störungen erfassen, die sie zu erfassen beansprucht. Sie muss auch *reliabel* sein, d.h. bei wiederholter Klassifikation des gleichen Sachverhaltes müssen die Untersucher auch zu den gleichen Zuordnungen kommen. Wichtige Krankheitsbilder müssen sauber voneinander getrennt werden können.

Aus den beschriebenen Gründen ist eine Diagnostik und auch eine Klassifikation psychischer Störungen schwieriger als in anderen Bereichen der Medizin. Sie kann auch immer nur als vorläufig betrachtet werden.

Einteilung psychischer Krankheiten

In der psychiatrischen Praxis teilt man psychische Krankheiten zur Orientierung in folgende größere Gruppen ein:

Psychosen: Eine Psychose ist immer eine schwere psychische Störung, die vor allem durch eine Störung des Realitätsbezuges bis hin zum völligen Realitätsverlust gekennzeichnet ist. Das bedeutet, dass Menschen etwas denken (**Wahn**), wahrnehmen (**Halluzination**) oder zu erleben glauben, was mit der Realität nicht übereinstimmt. Wahn bedeutet eine feste Überzeugung ohne Übereinstimmung mit der Realität: Jemand ist z.B. fest davon überzeugt, verfolgt zu werden (Verfolgungswahn) oder zu etwas Besonderem berufen zu sein (Größenwahn), ohne dass dies real zutrifft. Wenn jemand etwas sieht, hört, riecht, fühlt oder schmeckt, was objektiv nicht vorhanden ist, nennt man das Halluzination, also eine Sinnestäuschung (➔ Kap. 5.2: Schizophrenie). Der Betroffene ist in einer Psychose jedoch davon überzeugt, dass er im Recht ist, Diskussionen und Gegenargumente sind in der Regel wirkungslos. Dieser schweren psychischen Störung liegt immer eine Stoffwechselstörung des Gehirns zugrunde, die den Betroffenen real nicht Existierendes denken oder wahrnehmen lässt. Diese Stoffwechselstörung wiederum kann unterschiedliche Ursachen haben: Liegt dieser Störung eine nachweisbare Schädigung oder Erkrankung des Gehirns zugrunde (z.B. durch eine Vergiftung mit Alkohol oder Drogen oder durch eine Gehirnentzündung), spricht man auch von einer exogenen (oder organischen oder symptomatischen) Psychose, kennt man die Ursache (noch) nicht genau (wie bei der Schizophrenie, der depressiven oder manischen Psychose), so nennt man diese Psychosen traditionell endogene Psychosen. Psychosen können akut und vorübergehend sein (z.B. bei einer Drogenvergiftung), immer wieder auftreten (z.B. bei einer manisch-depressiven Erkrankung) oder dauerhaft vorhanden sein (z.B. bei einer schweren chronisch verlaufenden Schizophrenie). Die Behandlung erfolgt heute primär medikamentös mit *Neuroleptika,* das sind Psychopharmaka, die antipsychotisch wirken, d.h. die gestörte Gehirnfunktion normalisieren und so die Psychose mildern oder beseitigen (➔ Kap. 5.2 und 5.3).

Persönlichkeitsstörungen: Sind bei einem Menschen bestimmte Persönlichkeitsmerkmale (z.B. Impulsivität, Instabilität, Ordnungsliebe, Ängstlichkeit oder misstrauischer Argwohn) besonders extrem, unflexibel, weitgehend situationsunabhängig und durchgängig ausgeprägt, spricht man von einer Persönlichkeitsstörung, weil das Übertriebene und Starre zu persönlichen und vor allem sozialen Konflikten und Leidenszuständen führt. Die Betroffenen sind nicht in der Lage, sich den wechselnden Anforderungen unterschiedlicher Lebenssituationen anzupassen, so dass sie in Schwierigkeiten kommen, subjektiv leiden und/oder mit anderen in Konflikt geraten. Die Grenzen zu noch „normalen" und gesunden Persönlichkeitseigenschaften sind hier natürlich fließend. Letztlich machen die besondere Art der extremen Ausprägung und die resultierenden Probleme das „Krankhafte" aus. Die Ursachen sind in der Regel multifaktoriell: Mögliche genetische Faktoren können beteiligt sein, entscheidender aber dürften entwicklungspsychologische Prägungen oder Defizite in der Kindheit sein. Der Beginn einer Persönlichkeitsstörung liegt demnach im Kindes- und Jugendalter, die eigentliche Ausprägung dann im frühen Erwachsenenalter. Persönlichkeitsstörungen sind überdauernd und nicht akut oder nur vorübergehend, so dass sie zwar psychotherapeutisch und soziotherapeutisch behandelt und verändert, aber nie ganz beseitigt werden können (➜ Kap. 5.5: Persönlichkeitsstörungen).

Neurosen, Reaktive Störungen, Psychosomatische Störungen: Bei dieser großen und vielgestaltigen Gruppe handelt es sich um sehr unterschiedliche Krankheitsbilder, die durch eine multifaktorielle Genese mit besonderer Bedeutung psychologischer Faktoren gekennzeichnet sind. Der Neurosebegriff ist heute umstritten. Traditionell handelt es sich bei

- **Neurosen** um körperliche (z.B. Schweißausbrüche in bestimmten belastenden Situationen) und/oder psychische (z.B. Ängste, Zwänge) Symptome, die oft kombiniert auftreten, ohne dass eine körperliche Erkrankung oder eine Störung des Realitätsbezuges (wie bei der Psychose) vorliegt. Die Störungen sind vorwiegend situationsbezogen (z.B. Menschenmenge als angstauslösende Situation) und umfassen nicht die gesamte Persönlichkeit (wie bei der Persönlichkeitsstörung). Die Betroffenen erleben die Symptome als ich-fremd, d.h. nicht zu ihrer sonstigen Persönlichkeit passend und sie leiden darunter (➜ Kap. 5, 9).

- **Reaktive Störungen** (z.B. die Posttraumatische Belastungsstörung) entwickeln sich als Reaktion auf belastende und die psychischen Bewältigungsmöglichkeiten überfordernde Ereignisse oder Lebenskrisen. Werden neurotische und reaktive Störungen schnell erkannt, diagnostiziert und (besonders psychotherapeutisch) behandelt, ist die Prognose gut (➜ Kap. 5.6: Neurotische, Belastungs- und Somatoforme Störungen, Kap. 11: Psychotherapie).

- Unter **Psychosomatischen Störungen** werden die Krankheiten verstanden, bei denen es eine besonders intensive Wechselwirkung von körperlichen (somatischen) und psychischen Faktoren in der Entstehung und im Verlauf der Erkrankung gibt, z.B. Essstörungen (→ Kap. 9: Psychosomatische Medizin).

Abhängigkeitserkrankungen: Diese Erkrankungen, früher Suchtleiden genannt, beinhalten im wesentlichen substanzgebundene Abhängigkeiten wie Alkohol-, Drogen- oder Medikamentenabhängigkeit, aber auch nicht substanzgebundene Abhängigkeiten wie Spielsucht (→ Kap. 7). Abhängigkeitserkrankungen sind häufig mit einer anderen psychischen Erkrankung kombiniert, z.B. Schizophrenie und Drogenabhängigkeit, Depression und Alkoholabhängigkeit. Hier spricht man auch von **Doppeldiagnose** oder **Komorbidität** im engeren Sinne (→ Kap. 8), während der Begriff Komorbidität grundsätzlich das gleichzeitige Vorhandensein zweier oder mehrerer psychischer Störungen jedweder Art meint: z.B. Schizophrenie und Persönlichkeitsstörung.

Diese noch grobe Einteilung psychischer Erkrankungen hat sich in der psychiatrischen Tradition herausgebildet und bietet für die professionelle Arbeit in diesem Bereich eine erste hilfreiche Orientierung. Dies ist besonders für den multiprofessionellen und interdisziplinären Austausch wichtig: Sozialarbeiter müssen genauso wissen, was unter einer Psychose zu verstehen ist wie der Hausarzt oder der Ergotherapeut, und dass eine Persönlichkeitsstörung etwas völlig anderes ist, besonders was Umgang, Beziehungsgestaltung und Behandlungsmöglichkeiten betrifft.

Eine differenziertere, heute international gültige und im deutschen Gesundheits- und Sozialsystem verbindliche Einteilung findet sich in der Klassifikation nach ICD-10:

Klassifikation nach ICD-10:

Die Weltgesundheitsorganisation (WHO) gibt eine internationale Klassifikation von Krankheiten (International Classification of Diseases) heraus, die zur Zeit in der 10. Auflage in Gebrauch ist (daher: ICD-10). Das 5. Kapitel (V) klassifiziert unter „F" psychische Störungen. Dabei will ICD-10 „keine umfassende Darstellung des gegenwärtigen Kenntnisstandes über die Störungen" wiedergeben, sondern die „Leitlinien stellen vielmehr eine Zusammenstellung von Symptomen und Kommentaren dar, die in Übereinstimmung mit einer großen Anzahl von Experten und Klinikern aus verschiedenen Ländern zusammengestellt wurden"

(ICD-10, 1991, S.16). Im Unterschied zu der vorangegangenen Auflage ICD-9 verzichtet ICD-10 weitgehend auf eine Einteilung der Krankheitsbilder nach ihrer gesicherten oder vermuteten Ursache, sondern beschreibt unterschiedliche Krankheitsbilder anhand von Kriterien, so dass eine bestimmte Zahl von Kriterien (Symptomen) über einen bestimmten Zeitraum für ein bestimmtes Störungsbild spricht.

ICD-10 unterteilt in folgende Störungsgruppen (und versieht alle psychischen Störungen mit dem Buchstaben „F"):

F0   Organische einschließlich symptomatischer psychischer Störungen
Hierzu gehören Krankheiten, bei denen eine körperliche Ursache nachweisbar für die psychischen Veränderungen verantwortlich ist: Demenz, Delir, Folgen von Gehirnentzündungen, -verletzungen oder -tumoren und Krankheiten außerhalb des Gehirns mit Veränderung und Beeinträchtigung der Gehirnfunktion (➔ Kap. 5, 12).

F1   Psychische und Verhaltensstörungen durch psychotrope Substanzen
Dazu zählen Störungen durch Alkohol und diverse Drogen und Substanzen, die die Psyche verändern, also Abhängigkeitserkrankungen, früher auch Sucht genannt (➔ Kap. 7).

F2   Schizophrenie, schizotype und wahnhafte Störungen
mit der Kerngruppe der Schizophrenie, auch Psychosen aus dem schizophrenen Formenkreis genannt (➔ Kap. 5).

F3   Affektive Störungen
Dazu gehören die Depression, die Manie und die Bipolare affektive Störung, früher Manisch-depressive Erkrankung genannt (➔ Kap. 5).

F4   Neurotische, Belastungs- und somatoforme Störungen
Hierzu zählen Angststörungen (Phobien, Panikstörung, Generalisierte Angststörung), Zwangsstörung, dissoziative und Konversionsstörung, somatoforme Störungen (➔ Kap. 5, 9).

F5   Verhaltensauffälligkeiten mit körperlichen Störungen und Faktoren
Essstörungen, Schlafstörungen, sexuelle Funktionsstörungen (➔Kap. 9).

F6   Persönlichkeitsstörungen und Verhaltensstörungen
Dazu gehört besonders die Borderline-Persönlichkeitsstörung (➔ Kap. 5).

F7 Intelligenzminderung
Darunter versteht man die verschiedenen Formen der Geistigen Behinderung.

F8 Entwicklungsstörungen
Dazu gehören die umschriebenen Entwicklungsstörungen des Sprechens und der Sprache, schulischer Fertigkeiten, motorischer Funktionen und andere kombinierte oder tiefgreifende Entwicklungsstörungen (→ Kap. 4).

F9 Verhaltens- und emotionale Störungen mit Beginn im Kindes- und Jugendalter
Es handelt sich hier um hyperkinetische Störungen, Störungen des Sozialverhaltens, emotionale und andere Störungen bei Kindern- und Jugendlichen (→ Kap. 4).

ICD-10 ist für die Psychiatrie in Deutschland im Sozialgesetzbuch (SGB) V für den ambulanten und stationären Bereich das verbindliche Klassifikationssystem, d.h. alle Diagnosen in Arztberichten, Gutachten und ärztlichen Stellungnahmen müssen sich daran orientieren.

2. Grundlagen: Erkenntnistheoretische Aspekte, Diagnostik, Klassifikation

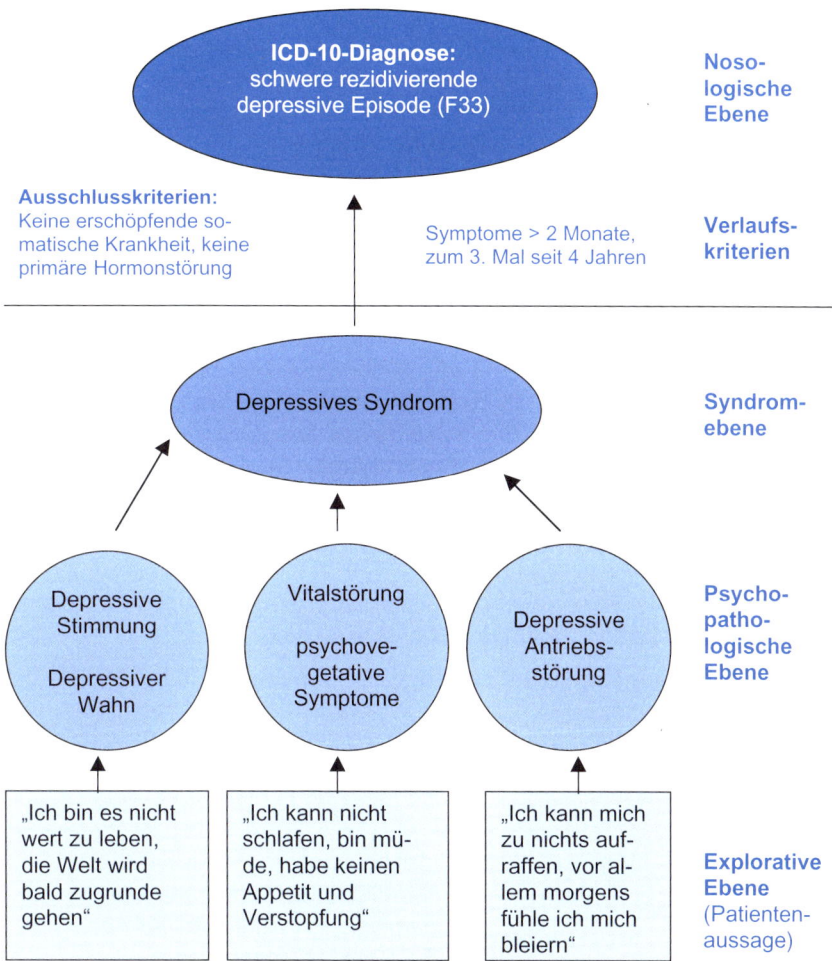

Abb.1: Der Weg zur ICD-Diagnose

ICD-10 hat ältere Einteilungen und Benennungen, die in der psychiatrischen Praxis sicherlich noch einige Zeit parallel benutzt werden, abgelöst. Dazu gehört vor allem das noch ICD-9 zugrunde liegende **Triadische System**, das psychische Krankheiten in drei große Gruppen einteilte:
- exogene (organische) Psychosen und psychische Erkrankungen (z.B. Demenz oder Delir),

33

- endogene Psychosen (Schizophrenie, endogene Depression, Manie, Manisch-depressive Erkrankung, schizo-affektive Psychose),
- Variationen seelischen Wesens (Persönlichkeitsstörungen, Neurosen, Belastungsreaktionen, psychosomatische Störungen, Abhängigkeitserkrankungen, sonstige Verhaltensstörungen).

Im Unterschied zu der älteren Einteilung verzichtet ICD-10 weitgehend auf eine Einteilung nach vermeintlichen Ursachen, sondern liefert beschreibend operationalisierbare Kriterien für einzelne Störungsbilder.

DSM IV und DSM IV-TR:

Neben der (für das Gesundheitswesen verbindlichen) Klassifikation nach ICD-10 gibt es eine besonders im psychologischen Bereich und in der Forschung benutzte Klassifikation der Amerikanischen Psychiatrischen Vereinigung (APA): DSM IV: Diagnostical and Statistical Manual for Psychiatric Diseases in der IV. Ausfertigung, die inzwischen nochmals textlich revidiert (TR) wurde. Auch hier werden operationalisierbare Diagnosekriterien angegeben und Ursachen nur in gesicherten Fällen berücksichtigt.

DSM IV und ICD-10 unterscheiden sich nicht gravierend, sondern stimmen im Wesentlichen überein oder ergänzen sich.

Beide Klassifikationssysteme diagnostizieren multiaxial. ICD-10 sieht drei Achsen vor:

I. Klinische Diagnosen	• Psychiatrische Diagnosen • Somatische Diagnosen
II. Soziale Funktionsfähigkeit	• Individuelle soziale Kompetenzen • Berufliche Funktionsfähigkeit • Familiäre Funktionsfähigkeit • Soziales Verhalten
III. Abnorme psychosoziale Situationen	• Entwicklung in der Kindheit • Erziehungsprobleme • Schwierigkeiten in der sozialen Umgebung • Besondere berufliche Probleme • Juristische und andere psychosoziale Probleme • Familienanamnese psychosozialer Störungen etc...

Eine etwas andere Einteilung auf insgesamt sechs Achsen ist, angelehnt an DSMIV und ICD-10, in der Kinder- und Jugendpsychiatrie üblich (➜ Kap.4).

Literatur (Auswahl)

Bauer, J.: Das Gedächtnis des Körpers. Wie Beziehungen und Lebensstile unsere Gene steuern. Frankfurt 2002

Internationale Klassifikation psychischer Störungen: ICD-10, Kapitel V (F); klinisch-diagnostische Leitlinien/ Weltgesundheitsorganisation. Übersetzung und hrsg. von H. Dilling, W. Mombour, M.H. Schmidt., 4.Aufl., Bern u.a. 2000

Meaney, M.: Nature, Nurture and the disunity of Knowledge. In: Annals of the New York Acad. Science, 2001

Möller, H.J., Laux, G., Deister, A.: Psychiatrie und Psychotherapie. Stuttgart 2. 2001

Rahn, E., Mahnkopf, A.: Lehrbuch Psychiatrie für Studium und Beruf. Bonn, 2. Aufl. 2000

Saß, H., Wittchen, H.U., Zaudig, M.: Diagnostisches und Statistisches Manual Psychischer Störungen – Textrevision – DSM-IV-TR. Göttingen, 2003

v. Schlippe, A., Schweitzer, J.: Lehrbuch der systemischen Therapie und Beratung. Göttingen 1996

Thomas Hülshoff

3. Neurobiologische Grundlagen der Psychiatrie

3.1 Einführung

Die folgende Abhandlung soll eine Übersicht über den heutigen Wissensstand der Hirnforschung sowie der biochemischen Prozesse, die im Nervensystem ablaufen, geben. Dabei kommt es mir auf eine möglichst verständliche und übergreifende Sichtweise an, selbst wenn dabei einige Details ungenau bleiben sollten.

Zunächst sollen die wichtigsten biologisch orientierten Fragestellungen kurz skizziert werden. Dann wird das „Grundmodul unseres Nervensystems", die Nervenzelle, kurz dargestellt. Sodann soll auf den grundlegenden strukturellen und funktionalen Aufbau unseres Gehirns eingegangen werden. Schließlich werden die Wirkungsweisen der wichtigsten Neurotransmitter (chemischer Übertragungs- bzw. Botenstoffe) dargestellt, und sodann wird auf die Plastizität und die Entwicklung des Gehirns eingegangen. In einem eher praxisorientierten Ausblick werden auf dem Boden des bisher Dargelegten die Wirkweisen der wichtigsten Psychopharmaka grob umrissen, und schließlich soll noch kurz auf die biologischen Aspekte der wichtigsten psychiatrischen Krankheitsbilder eingegangen werden, ohne dass der detaillierten Beschreibung dieser Krankheiten (die sich in den Folgekapiteln findet) vorgegriffen wird.

3.2 Die Funktion der Nervenzelle

Die **Nervenzelle** ist als kleinste Funktionseinheit unseres zentralen Nervensystems (insbesondere des Gehirns) zu verstehen und in gewisser Hinsicht mit einem Mikroprozessor zu vergleichen.

In grober Vereinfachung zeigt uns die Abb. 1, dass eine Nervenzelle (wie alle anderen Zellen auch) u.a. aus einer sie begrenzenden Zellmembran, einem die wesentlichen Aufbaufunktionen regulierenden Zellkern sowie einiger intrazellulärer zusätzlicher Strukturen besteht. Anders als andere Zellen hat sie allerdings zum einen weit verzweigte Strukturen, die in die Peripherie ragen und als Verästelungen, Dendriten, bezeichnet werden. Diese **Dendriten** sind, wie wir gleich noch

3. Neurobiologische Grundlagen der Psychiatrie

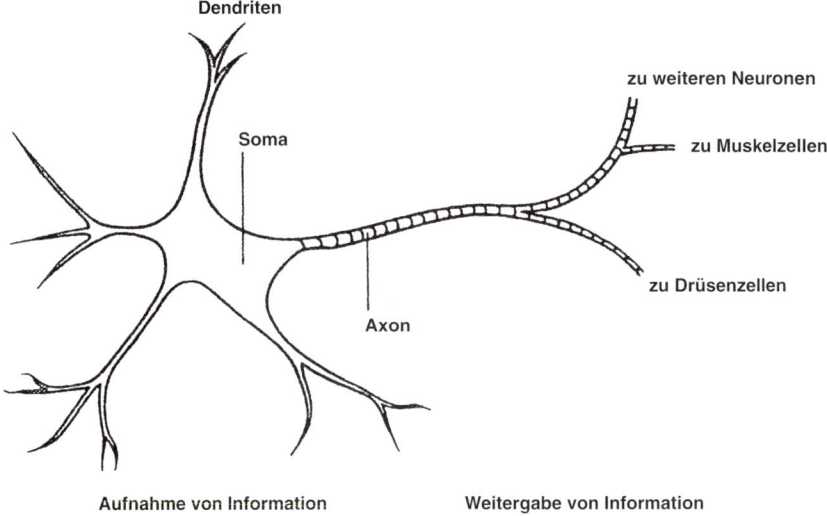

Abb. 1: Schematische Darstellung einer Nervenzelle

sehen werden, „Empfänger", die bioelektrische Signale aus der Peripherie aufnehmen und zum Nervenzellinneren weiterleiten können. Eine einzelne Nervenzelle kann bis zu 10 000 dendritische Verästelungen aufweisen. Am unteren, basalen Ende, dem Axonhügel, entspringt eine in die Peripherie ragende Struktur, die als **Axon** bezeichnet wird und außerordentlich lang sein kann: Ist eine Nervenzelle etwa ein vierzigtausendstel Millimeter groß, so kann ein Axon, das von der Hirnrinde bis zum Rückenmark reicht, bis zu einem Meter lang sein. Das Axon ist als „Sender" bioelektrischer Information zu verstehen: Baut sich am Axonhügel eine Spannung auf, so wird diese unter bestimmten Umständen via Axon weitergeleitet. Am Ende des Axons trifft dieses (oder seine Verästelungen) auf weitere Nervenzellen (mitunter auch Drüsen und Muskeln).

Wie aber entsteht die bioelektrische Aktivität?
Unabdingbare Voraussetzungen hierfür sind elektrisch geladene Atome oder Moleküle, sog. Ionen, die je nach Elektronenmangel oder -überschuss positiv (Na^+) oder negativ (Cl^-) geladen sind. Befinden sich in einer Körperstruktur negativ geladene Ionen im Überschuss, so ist diese Struktur gegenüber der Umgebung negativ geladen. Dies gilt beispielsweise für die Nervenzelle und insbesondere für das Axon im Ruhezustand, wenn innerhalb des Axons durch negativ geladene Ei-

weißpartikel und Chlor-Ionen eine negative Spannung von minus 70 Millivolt vorherrscht. Anders sind die Verhältnisse außerhalb der Nervenzelle, im Extrazellulärraum. Natrium sorgt für eine relative positive Spannung dieses Raumes. Nervenzelle und Axon sind von ihrer Umgebung durch eine Membran abgeschirmt. Diese aus Eiweiß und Fetten bestehende Membran ist semipermeabel, d. h. nur unter bestimmten Umständen bedingt durchlässig. Im Ruhezustand können Ionen diese Barriere nicht passieren. Kommt es durch eine Erregung im Axonhügel zu einer Veränderung der Membran (diese besteht ebenfalls aus dipolar angeordneten, ionenhaltigen Elementen), so öffnen sich kurzfristig sog. Ionenkanäle, und positiv geladenes Natrium gelangt ins Innere. Infolgedessen wird dieser Teil des Axons positiv, es entsteht ein Erregungspotential von plus 30 Millivolt. Die Erregung an der Anfangsstelle des Axons hat aber zur Folge, dass benachbarte, außengelegene Membranstellen ebenfalls durchlässig werden, so dass auch hier Natrium einströmen kann. Die Erregung wandert also weiter und dieser Prozess wiederholt sich so lange, bis die Erregung das ganze Axon entlang bis an sein Ende weitergeleitet worden ist. Um erneut einsatzbereit zu sein, muss die Nervenzelle anschließend aktiv die alten Konzentrationsverhältnisse wieder herstellen. Das gelingt mit Hilfe der sog. Ionenpumpe, bei der unter erheblichem Energieverbrauch die Zellmembran Natrium herauspumpt (vgl. Hülshoff 2000: 13 ff.). Nun ist die Zelle erneut erregbar.

Zwar wissen wir nun in groben Zügen, wie die Erregung vom Axonhügel bis zum Ende des Axons weitergeleitet wird. Es bleibt aber noch zu erwähnen, wie sie beim Axonhügel entsteht: Die einlaufenden Dendriten leiten ihrerseits mit analogen Mechanismen bioelektrische Erregungen zum Axonhügel. Werden parallel eintreffende Erregungen verarbeitet (räumliche Summation) oder kommt es zu einer zeitlichen Summation solcher Erregungen, so entsteht ein Schwellenpotential am Axonhügel, das den oben genannten Weiterleitungsprozess via Axon einleitet. Die Nervenzelle ist also als eine Art Mikroprozessor zu sehen, der in der Lage ist, die einlaufenden Informationen miteinander zu verrechnen und im Sinne einer „Ja-Nein-Entscheidung" eine Erregung auszusenden oder im Ruhepotential zu bleiben.

Am Ende des Axons löst die dort ankommende bioelektrische Erregung Veränderungen der Zellmembran aus, was zur Ausschüttung chemischer Botenstoffe führt. An der Verbindungsstelle zweier Nervenzellen wird also die elektrische in eine chemische Signalübertragung transformiert.

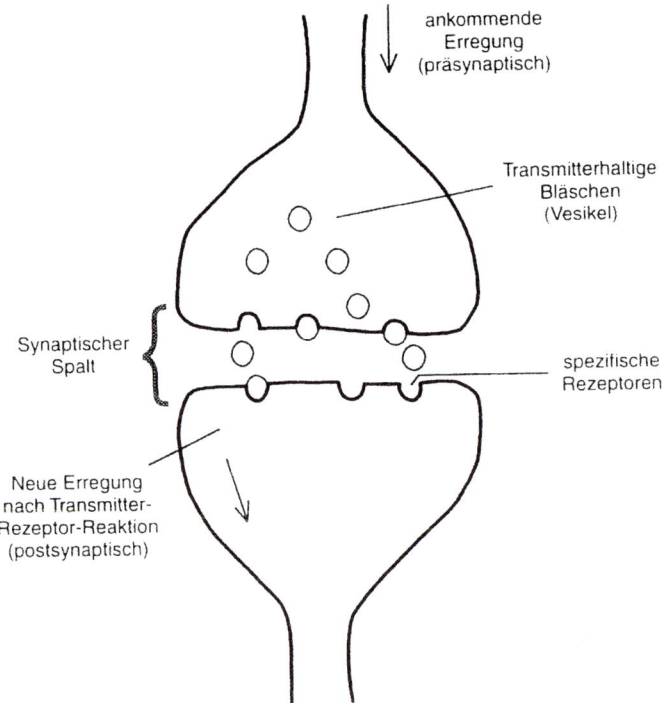

Abb. 2: Erregungsweiterleitung am synaptischen Spalt

Abb. 2 zeigt vereinfacht, dass das Ende der sendenden, ersten Nervenzelle (Axon des ersten Neurons) durch einen kleinen Spalt von dem dendritischen Empfänger der zweiten Nervenzelle (Dendrit des zweiten Neurons) getrennt wird. Dieser Spalt wird synaptischer Spalt, die gesamte Verbindung von erstem und zweitem Neuron am Ende des Axons als **Synapse** bezeichnet.

Erreicht die bioelektrische Erregung die Synapse, verändern sich Membraneigenschaften des Axonendes dergestalt, dass Vesikel mit der Zellmembran verschmelzen (s. Abb. 2). Vesikel sind Bläschen, die in kleinsten Portionen chemische Substanzen, sog. Neurotransmitter oder Botenstoffe enthalten. Diese Botenstoffe werden bei dem Verschmelzungsprozess in den synaptischen Spalt ausgeschüttet und können zur gegenüberliegenden Seite der dendritischen Membran diffundieren. Hier können sie ggf. auf eiweißhaltige Andockstrukturen, sog. Rezeptoren, treffen.

Rezeptoren sind Proteine mit sehr spezifischen Oberflächeneigenschaften, in die sich Neurotransmitter kurzfristig einklinken können. Spezifische Neurotransmitter passen auf die ihnen zugehörigen Rezeptoren wie „ein Schlüssel auf´s Schloss" und verändern vorübergehend die Oberflächenstruktur der Zellmembran. Dies hat zur Folge, dass sich in dieser Oberflächenmembran Ionenkanäle öffnen und das Einströmen von Ionen ermöglichen. Sind diese Ionenströme positiv geladen, kommt es zur Erregung der empfangenden Nervenzelle, die Erregung wurde also vom ersten zum zweiten Neuron weitergeleitet. Nach diesem Prozess werden die Neurotransmitter abgebaut, blockiert oder recycelt, jedenfalls in ihrer Wirkung aufgehoben, so dass sich anschließend wieder der Ruhezustand einstellt. Haben wir bei der Erregungsweiterleitung am Axon zunächst eine elektrische Signalübertragung kennen gelernt, so handelt es sich bei den hier dargestellten Vorgängen um eine chemische Übertragung.

Zur Zeit sind etwa 200 **Neurotransmitter** erforscht, 50 davon haben eine maßgebliche Bedeutung, und insbesondere Noradrenalin, Dopamin, Serotonin, Acetylcholin, Glutamat und Gamma-Aminobuttersäure werden weiter unten noch näher beschrieben, weil sie maßgeblich an Regelprozessen (und bei deren Defiziten auch an psychiatrischen Störungen) beteiligt sind.

Neben Neurotransmittern, die hauptsächlich im Dienste gezielter Nervenbahnen und neuronaler Regelkreise stehen, können auch **Hormone** an den Synapsen wirken: Durch den Blutkreislauf werden sie an unterschiedlichsten Stellen in der Körperperipherie angeschwemmt und können, wie beispielsweise das Stresshormon Adrenalin, fast gleichzeitig Atemfrequenz, Pulsschlag, Pupillenreaktion und Drüsenfunktion beeinflussen. Etwas vereinfacht gesagt kann man der Signalübertragung von Neurotransmittern „Telefoneigenschaften", den Hormonen eher „Rundfunkcharakter" zuordnen. Neurotransmitter können blockiert, imitiert, verzögert abgebaut oder in ihrer Wirkung prolongiert werden: Praktisch alle Rausch- und Suchtstoffe, aber auch die meisten Psychopharmaka verändern die Wirkweise von Neurotransmittern: Sie können beispielsweise eine ähnliche Oberflächenstruktur aufweisen und Rezeptoren blockieren, so dass Neurotransmitter nicht mehr wirken. Sie können andererseits Neurotransmitter möglicherweise so gut imitieren, dass sie Nervenzellen an deren statt erregen. Und schließlich können sie Abbauprozesse von Neurotransmittern beschleunigen oder verhindern und somit indirekt auf deren Funktion einwirken. Hierauf wird in Abschnitt 5 noch näher einzugehen sein.

3.3 Der strukturelle und funktionelle Aufbau des Gehirns

Wenden wir uns nun dem strukturellen und funktionellen Aufbau unseres zentralen Nervensystems und insbesondere des Gehirns zu. Im einfachsten Falle wird ein externer Reiz aufgenommen, in ein bioelektrisches Signal umgewandelt und über eine einzige Schaltstelle verarbeitet, so dass nun eine motorische Antwort erfolgt. Wir sprechen in diesem Fall von einem **monosynaptischen Reflex**, weil nur eine Synapse als Schaltstation beteiligt ist.

Ein Beispiel ist der Patellarsehnenreflex, den Sie auslösen können, wenn Sie bei übereinander geschlagenen Beinen mit der Handkante gegen die Kniescheibe schlagen, so dass der Unterschenkel reflexartig hervorschnellt. Dieser für das Halten des Gleichgewichts während des Gehens notwendige Reflex entsteht, wenn Wahrnehmungssensoren der Tiefensensibilität den Dehnungsreiz in einen bioelektrischen Impuls umwandeln. Dieser wiederum gelangt über afferentes, zuleitendes Axon zur Umschaltsynapse im Rückenmark, was eine Beantwortung des Reizes über eine motorische Leitung zur Folge hat.

Schon beim Bauchhautdeckenreflex sieht die Sache komplexer aus: Wird die Bauchhaut beispielsweise im unteren linken Quadranten gereizt, so wird sich die Bauchmuskulatur nicht nur an dieser Stelle, sondern am gesamten Abdomen kontrahieren: Der ganze Bauch wird, soweit es möglich ist, geschützt.

An dieser Verschaltung sind eine Reihe von Synapsen auf unterschiedlichen Rückenmarksebenen miteinander verbunden worden. Es handelt sich um einen **polysynaptischen Reflex**. Je komplexer die Kopplungen von sensorischen Informationen einerseits, motorischen Antworten andererseits sind, desto mehr Schaltstellen sind verbunden. Schließlich können Nervenzellen „dazwischen geschaltet sein", um hemmende, erregende, in jedem Fall aber modulierende Funktion zu übernehmen und wesentlich zur Feinabstimmung beizutragen.

Aber auch die Verarbeitung und Repräsentation des „Außenweltreizes", also des Sinnesreizes, kann bei komplex verschalteten Verarbeitungsstufen wesentlich differenzierter und aussagekräftiger werden. Letztlich sorgen Millionen dazwischen geschalteter sog. **Interneurone** also für eine immer differenzierte Sinnesreizanalyse und eine ebenso differenzierte feinmotorische, zielgerichtete Aktion des Individuums.

„Vor Ort", an der Peripherie zur Umwelt, haben wir also einerseits unsere Bewegungsorgane, bestehend aus zusammenziehbaren (sich kontrahierenden) Muskeln und den von ihnen versorgten Gelenken, Knochenstrukturen, Bändern usw.. Andererseits haben wir in der Peripherie die Außenposten unseres Gehirns, unsere Sinne. Sie übersetzen unterschiedliche Aspekte unserer Welt (Sinnesreize) in die bioelektrische Einheitssprache unseres Gehirns. Unsere **Sinne** reagieren auf unterschiedliche Klassen von Reizen: Zapfen und Stäbchen unserer Netzhaut beispielsweise auf Lichtquanten, sog. Photonen, die in einem Bleichungsprozess des in den Rezeptoren enthaltenden Sehfarbstoffes elektrische Signale auslösen können, Chemo- bzw. Osmorezeptoren an den Schleimhäuten der Nase oder den Geschmacksknospen der Zunge: Hier werden nach Reizung von Geschmacks- oder Geruchsmolekülen entsprechende bioelektrische Signale ausgelöst. Ein größerer Teil unserer Sensoren reagiert auf mechanische Reize. Sie werden als Mechanorezeptoren bezeichnet: Dies gilt sowohl für die Haare der Haut, deren Bewegung als Tastsinn registriert wird, als auch für die Ausrichtung von Sinneshärchen in den Tiefen unseres Hörorgans, die akustische Wellen zu transformieren in der Lage sind. Aber auch unsere Gleichgewichtsorgane, Dehnungsrezeptoren der Gelenke, Tastkörperchen direkt unter der Haut und viele andere sind Mechanorezeptoren.

Sinneseindrücke gelangen entweder über **sensorische Leitungsbahnen** aus der Peripherie über das Rückenmark und das Stammhirn ins Gehirn oder sie werden über jeweils einen der zwölf **Hirnnerven** (z. B. den Sehnerv, den Riechnerv oder den Gehörnerv) direkt ins Gehirn eingespeist. An dieser Stelle sei bereits festgehalten, dass das, was das Gehirn letztendlich erreicht, nicht mehr Licht oder ein Ton ist, sondern lediglich eine bioelektrische Erregung. Hierauf wird weiter unten noch einzugehen sein.

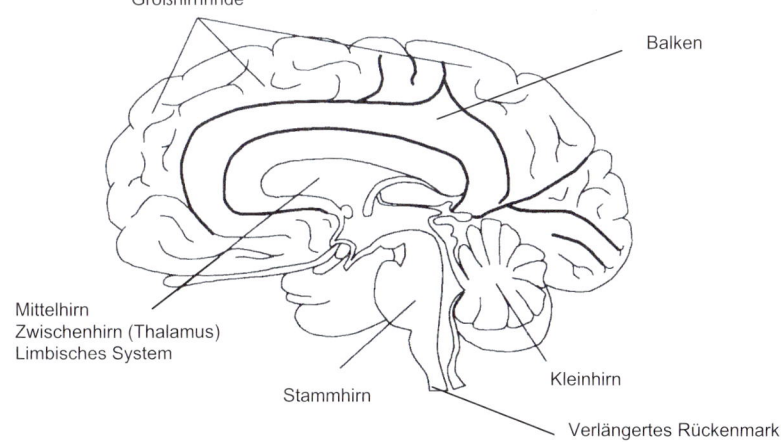

Abb. 3: Der strukturelle Aufbau des Gehirns

Die Basis bildet das sog. **Stammhirn**, in das nicht nur die sensorischen Leitungsbahnen des Rückenmarks, sondern auch die Endigungen unserer Hirnnerven einmünden. Dieser entwicklungsgeschichtlich älteste Teil unseres Gehirns ist gleichzeitig der Sitz überlebensnotwendiger Steuerungsprogramme, die nicht willentlich beeinflusst werden. Hier finden sich Kontrollinstanzen für Herz- und Kreislauffunktion, Atmung (die Sie beispielsweise bewusst nicht länger als 2 Minuten einstellen können, ohne dass das Stammhirn reflektorisch die Führung übernimmt), hier entsteht die Grundlage unseres Hungergefühls (mit mitunter imperativem Charakter), aber auch der Grad unserer Erregung, unsere Wachheit oder unsere Schläfrigkeit werden – wie auch der Schlaf-Wach-Rhythmus – von hier aus gesteuert. In verschiedenen Strukturen des Zwischenhirns, auf die hier nicht allzu detailliert eingegangen werden kann (näheres hierzu vgl. in Hülshoff 2000: 23 ff.), findet eine weitere, vorbewusste und oft auch als Programm verankerte Verarbeitung statt. Eine wichtige Zwischenhirnstruktur ist der **Thalamus**, der etwas vereinfacht auch als „**Vorzimmer des Bewusstseins**" apostrophiert werden kann. Hier werden beispielsweise im lateralen Kniehöcker die Informationen der Sehnerven ein erstes Mal verglichen und ausgewertet. Unbewusst veranlasst uns der Thalamus beispielsweise, unseren Blick einer möglichen Gefährdungsquelle zuzuwenden, noch bevor unser Großhirn die Art der Gefährdung registriert hat. Ähnliches gilt im medialen Kniehöcker des Thalamus für die Verarbeitung der akustischen Informationen. Der Thalamus ist also eine wichtige Schaltzentrale, die mit darüber entscheidet, welchen Ereignissen unser Bewusstsein (verbunden mit der Großhirnrinde) Beachtung schenkt. Der Thalamus hat mächtige Verbindungsbahnen zu den übergeordneten, gleichwohl von ihm mit Informationen versorgten Hirnrindenarealen.

An der Grenze vom Zwischenhirn zum Großhirn befindet sich eine saumförmige Region, die als **limbisches System** bezeichnet wird. Die wichtigsten Strukturen innerhalb des limbischen Systems (neben Teilen des Riechhirns, des unteren Frontalhirns u.a.m.) sind der **Hippocampus** und die **Amygdala (Mandelkern)**. Das limbische System, und insbesondere die **Amygdala**, kann als „**Mischpult der Gefühle**" bezeichnet werden und dient dazu, alle eingehenden Informationen emotional zu färben. Wir können als Menschen kein Ereignis „objektiv", d.h. emotionslos wahrnehmen, da die Amygdala mehr oder weniger immer involviert ist. Ob wir angesichts eines Eindrucks ängstlich, wütend oder libidinös gestimmt sind, entzieht sich unserer bewussten Entscheidung, und manchmal kann es hilfreich sein, sich das klar zu machen. (Wie wir gleich sehen werden, können solche Gefühle allerdings in gewissem Rahmen gesteuert und kontrolliert werden). Auf der Ebene der basalen Anteile der Amygdala kommt es also zunächst zu einer emotionalen Einteilung des Wahrgenommenen in „lustvoll oder unlustvoll getönt", an anderen, mit dem Großhirn in Verbindung stehenden Arealen der Amygdala können bereits basale, primäre Gefühle wie Wut, Angst, Trauer, Freude, Ekel oder Interesse oder erotische Gestimmtheit differenziert werden. Gleichzeitig bestehen enge Verbindungen zur anderen großen Struktur des limbischen Systems, dem **Hippocampus**. Er wird auch als **„Pforte des Gedächtnisses"** bezeichnet, weil von der Amygdala erkannte und emotional gefärbte Ereignisse via Hippocampus weiterverarbeitet und in einem mehrfachen, schleifenartigen Erregungsprozess letztendlich mithilfe von Strukturen im Temporallappen des Großhirns als Gedächtnisinhalt gespeichert werden.

Wenn Sie sich also an den unangenehmen Geruch in einem Prüfungsraum und die dumpfe Stimmung, Ihre von Angstschweiß benässten Hände sowie das Gefühl der Angst erinnern, ist daran maßgeblich die Amygdala beteiligt. Wenn Sie Ihre Prüfungskollegen über die schweren Fragen informieren können, ist dies das Verdienst des Hippocampus.

Vom limbischen System ziehen früh angelegte und gut funktionierende Bahnen zu untergeordneten Strukturen des Stammhirns, des Thalamus und des Hypothalamus, wobei von letzterem insbesondere die **Hypophyse**, unsere **oberste Hormondrüse**, erregt wird. So kann es beispielsweise im Rahmen der **„flight and fight reaction"** bei einer thalamisch erkannten und von der Amygdala als beängstigend eingestuften Gefahrensituation dazu kommen, dass blitzschnell das Flucht- und Abwehrprogramm eingeschaltet wird: Adrenalin wird ausgeschüttet, die Haarbälge richten sich auf, Kreislauf und Blutdruck passen sich der Stressreaktion an, der Atem wird schneller, die Blutgerinnung wird erhöht (weil möglicherweise Verletzungsgefahr droht), die Pupillen erweitern sich, um auch noch das letzte Quäntchen Licht auszunutzen – und was dergleichen Reaktionen mehr sind.

Solche **Stressreaktionen**, hier speziell die Angstreaktion, lassen uns bereits motorisch reagieren, bevor wir uns der detaillierten Gefahrensituation überhaupt bewusst sind. In einem nächsten Schritt wird die Information allerdings zur Großhirnrinde weitergeleitet, die die Kontrolle und Modularisierung emotionaler Reaktionen übernimmt.

Im Kleinhirn und an den unteren Regionen der Großhirnrinde befinden sich Zentren im Dienste der Motorik. Dies sind zum einen im archaischen Teil der Hirnrinde die **Basalganglien**, zum anderen das **Kleinhirn**.

Beide Strukturen können als **„Unterausschüsse" im Dienste der Motorik** verstanden werden. Wenngleich noch zu besprechende Großhirnareale dafür verantwortlich sind, dass wir gehen, einen Gegenstand aufheben oder eine Geste vollführen, sorgen „Unterausschüsse" des unwillkürlichen motorischen Systems dafür, dass die Dosierung der Muskelaktivität, Kraft, Neigungswinkel und die Abfolge diverser motorischer Unterprogramme aufeinander abgestimmt sind, ohne dass wir uns damit bewusst befassen müssen. Dabei sind die **Basalganglien** vor allem für **schnelle, ballistische Bewegungen** zuständig: Wenn wir einen Golfschläger bewegen und während der Bewegung merken, dass wir den Ball wohl nicht treffen werden, ist es bereits zu spät: Eine ballistische Bewegung wird durchgeführt, ist sie einmal in Gang gesetzt. Auch das Kleinhirn ist als den Basalganglien ebenbürtiger motorischer „Unterausschuss" zu verstehen, wenngleich hier die Koordination von Außenreizen aus der Umwelt mit Innenreizen aus Gleichgewichtsorgan und Tiefensensibilität im Sinne einer motorischen Koordination stattfindet. Das Kleinhirn wird mitunter auch als **„Autopilot" des motorischen Systems** bezeichnet.

So müssen wir z.B. in der Tanzschule zunächst unsere bewusste Aufmerksamkeit auf die Reihenfolge unserer Schritte und sonstige Bewegungen lenken, bis diese motorischen Programme automatisiert, d.h. in das motorische Gedächtnis unseres Kleinhirns eingespeichert sind. Der Autopilot übernimmt, was die Tanzschritte angeht, die Führung, so dass wir uns Wichtigerem, beispielsweise dem Tanzpartner, zuwenden können. Analoges gilt für viele motorische Fähigkeiten, beispielsweise das Schwimmen oder Fahrradfahren, Funktionen, die bei Bedarf auch nach jahrelanger Pause reflektorisch wieder genutzt werden können.

Über all die bisher genannten Strukturen wölbt sich das **Großhirn**, dessen tiefe Faltungen und Windungen vor allem beim Menschen eine immense Oberflächenvergrößerung ermöglichen. Die beiden funktionell asymmetrischen Hemisphären werden durch 200 Mio. Kommissurbahnen im *Balken* verbunden. Das **Großhirn** ist Sitz unseres bewussten Erlebens, unserer Handlungsplanungen, aber auch differenzierter Sinnesverarbeitung sowie gezielter Willkürmotorik.

Wir kennen mittlerweile eine Reihe von Großhirnarealen, die für bestimmte Funktionen unverzichtbar sind, ohne sie zugleich vollständig erklären zu können. Auf diese Dichotomie wird sogleich eingegangen werden. Zunächst aber können wir festhalten, dass es beispielsweise eine **somatosensorische Hirnrinde** gibt, in der verschiedene Aspekte der von uns ertasteten Welt weiterverarbeitet werden, und zwar parallel. An einer Stelle dieses Areals wird beispielsweise die Festigkeit einer

Sitzfläche, an einer anderen die Federung der Polsterung, an einer weiteren die Kühle des Stoffes registriert. Schmerzrezeptoren wiederum würden auf eine Heftzwecke auf dem Polster hinweisen. Die Parallelverarbeitung in unmittelbarer Nähe in der somatosensorischen Hirnrinde lässt uns das Tasterlebnis als ein einheitliches wahrnehmen.

In der sensorischen Hirnrinde geht es nicht gerecht zu: Einige Regionen unseres Körpers sind überrepräsentiert, beispielsweise der Mund- und Lippenbereich oder die Innenflächen unserer Hände. Bereits der Säugling muss zu schmecken und vor allem oral zu tasten in der Lage sein, will er nicht verhungern. Nicht nur der Saugreflex, sondern auch die Mundsensorik sind also fast vollständig bei der Geburt ausgeprägt. Ähnliches gilt auch für die Sensibilität der Hände, mittels derer der Säugling sich anzuklammern in der Lage ist. Die Bevorzugung der Handsensorik bei baumangelnden Primaten, deren Nachfolger wir sind, ist sicher ein Meilenstein auf dem Weg des werkzeugfabrizierenden Homo Faber.

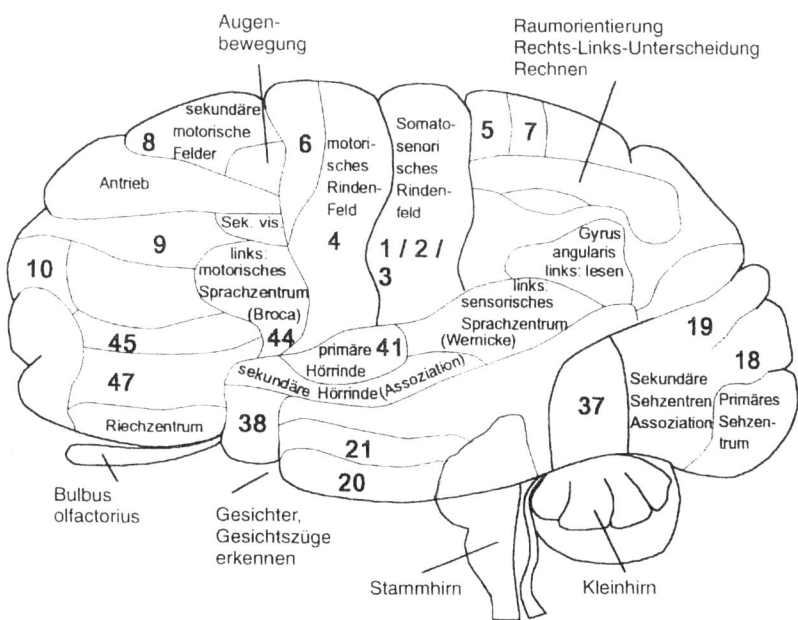

Sekundäre visuelle Felder: **18, 19, 20, 21, 37**; Sekundäre somatosensorische Felder: **5, 7**; Sekundäre motorische Felder: **6**; Tertiäre motorische Felder: **7, 22, 37, 39, 40**; Tertiäre somatosensorische Felder: **9, 10, 11, 45, 46, 47**

Abb. 4: Funktionelle Felder der Großhirnrinde

Unmittelbar vor der somatosensorischen Hirnrinde befindet sich die primäre **motorische Hirnrinde**, die ebenfalls Mund- und Handmotorik wesentlich intensiver berücksichtigt als andere Regionen unseres Körpers. Pinzettengriff, andere hochdifferenzierte Greiffunktionen, aber auch die komplexe Artikulationsmotorik, mit deren Hilfe wir sprechen, sind hierauf zurückzuführen.

Von der primären Hirnrinde gehen Axone direkt zu den entsprechenden Umschaltstationen im Rückenmark, von wo die Erregung aufs zweite Neuron umgeschaltet wird und nun zum ausführenden Muskel gelangt. Diese Bahnen werden als **Pyramidenbahnen** bezeichnet und dienen der Willkürmotorik. Die unwillkürliche „Begleitmotorik" wird von den oben genannten Basalganglien und dem Kleinhirn untergemischt. Aber der Wille zur motorischen Handlungsplanung generiert sich in sublimentären und präfrontalen motorischen Arealen, **sekundären motorischen Rindenfeldern** im Frontalhirn, die, wie man aus PET-Bildern weiß, bereits arbeiten, wenn wir den Plan zu einer Handlung fassen.

Im hinteren Teil des Occipitallappens finden wir die **primäre visuelle Sehrinde**, in der Sehinformationen primär verarbeitet werden. Über unterschiedliche Kanäle wird gemeldet, dass sich Formen, Bewegung oder Licht bestimmter Frequenzen (Farbäquivalente) gezeigt haben. Diese Informationen werden parallel verarbeitet und an eine Reihe nachfolgender visueller Felder weitergeleitet. Von Verarbeitungsstufe zu Verarbeitungsstufe wird der Modus komplexer: Haben einfache Zellen auf Kanten angesprochen, komplexe Zellen auf sich bewegende Kanten und hyperkomplexe Zellen auf bewegliche Kanten in bestimmten Neigungswinkeln, so gibt es schließlich Zellkomplexe, die nur bei bestimmten Formwahrnehmungen (z. B. Gesichtern) oder anderen visuellen Eigenschaften reagieren.

Man weiß aus den Berichten von Schlaganfallspatienten, deren Zentren zum Erkennen von Gesichtern abgestorben waren, dass sie Gesichter nicht mehr zu unterscheiden wussten und erst am Stimmklang erkannten, wen sie vor sich hatten. Eine Reihe anderer, sehr zielgerichteter Agnosien (beispielsweise die Unfähigkeit, einen gesehenen Handschuh zu erkennen, bevor man ihn ertastet), führten zu der Kenntnis, dass zahlreiche visuelle Subzentren zusammengeschaltet werden müssen, um den ganzheitlichen visuellen Eindruck hervorzurufen, der uns als selbstverständlich erscheint.

Analoges gilt auch für die stufenweise erfolgende Verarbeitung auditiver Informationen in unseren Hörzentren, vorwiegend im Temporallappen. Auch das Geruchs- und Geschmackssystem projiziert ins Großhirn, wenngleich diese Bahnen archaischer und nicht so differenziert sind wie die des Hörens und des Sehens.

Diese Phänomene könnten zu dem Missverständnis führen, dass es einzelne, möglicherweise sehr viele, voneinander unabhängige Zentren gibt, bei deren Ausfall man entweder gar nichts oder fast gar nichts mehr sieht, nicht mehr rechnen kann oder was dergleichen Funktionen mehr sind. Dem ist aber nicht so. Das Gehirn versucht stets und unter allen erdenklichen Umständen, die jeweils verfügbaren Informationen zu einer Einheit zusammenzufassen und im Sinne eines ganzheitlich erfahrenen Erlebnisses zu integrieren. Natürlich kann es bei Ausfall bestimmter Hirnregionen dazu kommen, dass wir Details nicht verarbeiten können – beispielsweise keine Farbe wahrnehmen. Aber alle übrigen erhältlichen Informationen werden stimmig zusammengefügt und zu einem Ganzen integriert. Der teilweise Verlust einer solchen sensorischen Integration ist möglicherweise mit einigen Phänomenen der Schizophrenie verbunden.

An dieser Stelle soll zunächst einem weiteren Missverständnis vorgebeugt werden: Es könnte der falsche Eindruck entstehen, als gebe es eine übergeordnete Stelle in der Hirnrinde, bei der alle Informationen zusammenlaufen, eine Instanz, die alles sichtet, und nun entscheidet, was zu tun ist. Eine solche übergeordnete Zentrale, die unser Ich repräsentiert, gibt es nachweislich nicht. Stattdessen entsteht das subjektive Empfinden unseres ich-haften Bewusstseins, wenn unzählige neuronale Zellverbände synchron zusammenarbeiten und miteinander in Verbindung treten. Dabei entscheidet unsere **gezielte Aufmerksamkeit**, was in der jeweiligen Situation bewusst wahrgenommen und was vernachlässigt wird. Außerdem kann diese hochkomplexe integrative Verschaltung in der Regel eindeutig zwischen externen Reizen und inneren Befindlichkeiten unterscheiden (eine Ausnahme mag der psychotische Schub darstellen) und der Zugriff zu Gedächtnisinhalten (insbesondere des episodischen Gedächtnisses) ermöglicht es dem Individuum, sich als lebensgeschichtliche Einheit zu definieren: Ich war, ich bin und ich werde sein. Aber auch diese Verarbeitung des episodischen Gedächtnisses im Sinne einer Ich-Konstanz kann im Rahmen einer Psychose gestört sein.

Die meisten Areale, die sich mit übergeordneten und unspezifischen neuronalen Kopplungen, sog. Assoziationen befassen, werden dem **„Assoziationskortex"** zugeordnet: zum Teil im Schläfenlappen, zum größeren Teil im Frontalhirn. Letzteres ist entscheidend am bewussten Antrieb, aber auch an der Steuerung des emotionalen Reagierens und des Sozialverhaltens beteiligt. Die sehr differenzierten und fein abgestimmten Verbindungen und Assoziationen ungezählter neuronaler Subsysteme ermöglichen ein individuelles, dem jeweiligen Zeitpunkt und Ereignis angepasstes Erleben und Verhalten. Informationen aus der Außenwelt werden mithilfe unserer sensorischen Areale in einem neuronalen Muster der Hirnrinde rekonstruiert, mit im Gedächtnis gespeicherten Mustern verglichen, von den Assoziationsbezirken weiterverarbeitet, modelliert und den jeweiligen Bedürfnissen angepasst, zum Teil bewusst erlebt, emotional gefärbt und in der Regel durch gezielte und bewusste, mitunter auch unbewusste Reaktionen (Mimik, Gestik, Handlung) beantwortet. Wir wissen heute schon sehr viel darüber, welche Läsionen oder biochemischen Dysfunktionen zu Ausfällen bestimmter Teilaspekte dieses Geschehens führen. Ein großes Rätsel allerdings ist immer noch, wie diese, zum Teil schon durch bildgebende Verfahren nachweisbaren Funktionsabläufe in ein inneres Erleben unserer Psyche umschlagen.

3.4 Entwicklungsprozesse

Wie wir gesehen haben, speist sich die bewusste Wahrnehmung und unser Erleben aus einer sinnvollen, adäquaten synchronisierten Zusammenarbeit sehr unterschiedlicher und hochdifferenzierter neuronaler Subsysteme. Woher wissen diese Subsysteme aber, dass und wann sie zusammenarbeiten müssen?

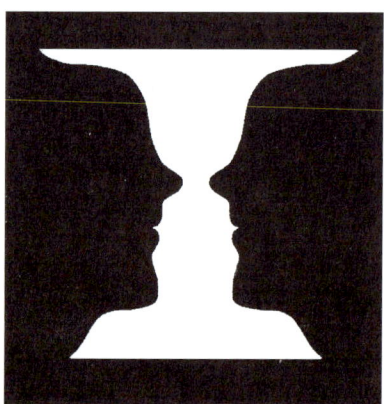

Abb. 5: Kippbild

In der Abb. 5 sehen Sie, vermutlich alternierend, eine Vase oder zwei Gesichter. Dieses als „Rubin´sche Vase" bekannte Kippbild weist auf zwei Mechanismen neuronaler Verschaltung hin: **Angeborene Strukturerwartungen** reagieren auf Helligkeits-Dunkelheitskontraste, Kanten, Linien und Licht bestimmter Frequenzen (hier Schwarz-Weiß-Informationen). Diese Strukturerwartungen sowie die ihnen zugrunde liegenden neuronalen Verschaltungen sind genetisch fixiert und entweder angeboren oder im Laufe eines Reifungsprozesses mehr oder weniger selbständig entstanden.

Um aber aus der hellen Kontur eine Vase sehen zu können, muss man zuvor schon andere Vasen gesehen und im Gedächtnis gespeichert haben. Die sensorische Feinabstimmung unseres visuellen Systems ist auf visuelle Erfahrungen angewiesen. Es sind also zum einen genetisch angelegte, im reifenden Gehirn fixierte Strukturen, die uns Strukturerwartungen beim Erkennen zumindest nahe legen, mitunter imperativ aufdrängen. Zum anderen sind es Erfahrungen (und ganz besonders in der frühen Kindheit gemachte Erfahrungen), die zu einer Verstärkung bestimmter Assoziationsbahnen und zu einer Schwächung anderer, prinzipiell auch möglicher Bahnen führen, ein Prozess, den wir als das **individuelle Lernen** bezeichnen.

Immer wieder findet man hinsichtlich der Emotionalität, des Charakters, der Intelligenz, aber auch des Auftretens psychischer Störungen und Krankheiten die Frage nach „**nature versus nuture**": also Natur oder Erziehung. Eine simplifizierende Fragestellung fragt also, ob und wieviel angeboren, bzw. ob und wieviel kulturell vermittelt wird. Die Frage ist in sich so falsch gestellt. Wir Menschen kommen wie alle anderen Lebewesen nicht als „tabula rasa", als unbeschriebenes Blatt auf die Welt. Viele unserer Wahrnehmungsorgane sind in Ansätzen ausgereift, wenn wir auf die Welt kommen. Viele Erkenntnisstrukturen sind genetisch determiniert: Dass wir eine vermutlich mehrdimensionale Welt nur und zwangsläufig dreidimensional wahrnehmen, verdanken wir der Verschaltung u.a. unseres visuellen Systems, aber auch der dreidimensional angeordneten Bogengänge unseres Gleichgewichtsorgans. Die Vierdimensionalität Einstein'scher Phänomene wird für uns immer unanschaulich bleiben, daran können wir nichts ändern.

Die Erfahrung unseres Lebens, insbesondere (aber keineswegs nur) prägender erster Lebensjahre schlägt auch neuronal in der Anzahl von Synapsen und Verbindungen zu Buche. So wissen wir beispielsweise, dass sich Synapsen der somatosensorischen oder motorischen Hirnrinde, die für den linken Zeigefinger zuständig sind, zurückbilden, wenn dieser mehrere Monate eingegipst ist. Stattdessen verstärken sich synaptische Verbindungen im Auftrag der übrig gebliebenen beweglichen Finger. Entfernt man den Gips, so kann durchaus ein Restitutionsvorgang eintreten, was darauf hinweist, dass unsere somatosensorische sowie motorische Hirnrinde in bestimmten Grenzen plastisch ist. Auf ähnlichen Effekten beruhen auch Rehabilitationserfolge nach Schlaganfallsgeschehen. Ist also das Gehirn des ausgewachsenen Menschen (in bestimmten Grenzen) immer noch plastisch, so gilt dies in besonderer Weise für das neugeborene Kind.

Die relative Unreife des menschlichen Gehirns im Vergleich zu seinen nächsten tierischen Verwandten ermöglicht eine hohe Plastizität und Prägbarkeit dieses Organs durch peristatische, umweltbedingte Einflüsse, worin auch die evolutionären Vorteile dieses Geschehens zu sehen sind.

	Entwicklungsvorgang	Funktion	Zeitraum
Neurogenese	Entstehung der Nervenzellen	Entstehen der weit über 100 Milliarden Nervenzellen im Überschuss	Erste Schwangerschaftshälfte
Migration	Wanderung der Nervenzellen an ihren Bestimmungsort	Anlage der neuronalen Subsysteme	Embryonal-, v. a. aber Fetalzeit
Synaptogenese	Verbindung der Nervenzellen untereinander	Kommunikation und Funktionsaufnahme neuronaler Subsysteme	Von der 2. Schwangerschaftshälfte bis weit in die Kindheit
Myelinisierung	Umkleidung von Axonen mit fetthaltigen Stützzellen	Ernährung und Schutz der Nervenzelle, schnelle Signalübertragung	Vom Ende der Schwangerschaft bis weit in die Kindheit

Tab. 1: Die Gehirnentwicklung in der Übersicht

Der in Tab. 1 skizzierte Entwicklungsverlauf des menschlichen Gehirns beinhaltet zum einen einen genetischen Plan zur „stammesgeschichtlichen Grundausstattung", der jedes Menschenhirn in gewisser Hinsicht ähnlich erscheinen lässt. So wird jedes gesunde Kind im Laufe des ersten Lebensjahres in Abhängigkeit von stufenweise reifenden motorischen Arealen in ganz bestimmten, wohldefinierten Schritten seine Motorik vervollkommnen und beispielsweise vom Drehen über das Krabbeln zum Aufrichten zum freien Gang oder vom Fäusteln zum Pinzettengriff gelangen. Niemand braucht ihm dies beizubringen, es reicht, wenn die Umgebung die dem Gehirn innewohnende motorische Entfaltung zulässt. Analoges gilt auch für die Fähigkeit des Sprechens, die jedem gesunden Kind immanent innewohnt. So wird beispielsweise die relativ frühe **Synaptogenese** eines Hirnareals, das als Wernicke-Sprachzentrum bezeichnet wird, dazu führen, dass das ca. ein Jahr alte Kind, das bereits aufgrund der Reifung anderer Hirnareale Objekte erkennt, diese Objekte nun symbolisch codiert und aus Silbenfolgen (Ma-ma, Au-to) die Bedeutung der gesehenen oder ertasteten Objekte zuordnen kann. Die gesamte Komplexität übriger sprachlicher Phänomene würde das Kind in diesem Alter hoffnungslos überfordern, doch erfasst es sie zum Glück noch nicht, da andere Hirnareale noch lange nicht ausgereift sind. Wenn allerdings nicht nur motorische Zentren, die die Bewegung ermöglichen, sondern auch ein als motorisches Sprachzentrum (Broca) bezeichnetes Hirnareal ausgereift ist, können Tätigkeiten als solche, also passiv oder aktiv sich manifestierende Bewegungen, nicht nur erkannt und vollzogen, sondern auch sprachlich symbolisiert werden. Damit können aber auch Objekte grammatikalisch verknüpft werden und eine zeitliche Reihenfolge legt die Einführung von Tempora nahe. So kommt die Grammatik in die Welt, was allerdings zu einem späteren Entwicklungszeitpunkt der Fall ist.

Wir sehen, dass nicht nur eine Reihe von neuronalen Modulen (von denen hier lediglich zwei beschrieben wurden, in Wirklichkeit gibt es deren eine ganze Reihe) zum Spracherwerb führen. Auch die Feinverschaltung sowie die zeitliche Reihenfolge der Reifung sind entscheidend dafür, dass das Gehirn entwicklungsgemäß nur die Sprachelemente aufnehmen kann, die es auch zu verarbeiten in der Lage ist. Aber jedes Menschenkind, sofern es gesund ist, hat eben dieses „Spracherlernprogramm" in sich – es manifestiert sich in den genetisch determinierten Entwicklungsschüben der komplex interagierenden Großhirnareale. Jedes Kind wird also im Normalfall sprechen lernen. Ob es allerdings chinesisch oder deutsch spricht, ist keine Frage der Natur, sondern der Kultur. Natürlich angelegt ist, dass jedes Neugeborene prinzipiell jede Sprache der Welt lernen kann, und zwar im Umgebungsdialekt. Dies kann es mit vier Jahren nicht mehr. Sind die entsprechenden Hirnareale erst einmal ausgereift, so können slawische Zischlaute von Westeuropäern nicht mehr ausreichend diskriminiert werden, um dialektkonform zu sprechen oder feinste Nuancen des schnellgesprochenen Wortes so zu verstehen, wie es der Muttersprachler könnte. Es gibt also Entwicklungsfenster für das optimale Lernen von Sprache.

Es sollte verdeutlicht werden, welch großen Einfluss die adäquate, entwicklungsgemäße sensorische Stimulierung in **prägenden Entwicklungsphasen** der Kindheit hat. Dies gilt auch für emotionale und andere kognitive Prozesse. Eine Reihe emotionaler Störungen, insbesondere die kindliche Depression, aber auch frühkindliche Bindungsstörungen, posttraumatische Stressreaktionen, vielleicht auch einige Verhaltensweisen im Rahmen eines Aufmerksamkeitsdefizitsyndroms können Ausdruck inadäquater Erfahrungen und Prägungen in sensiblen Entwicklungsphasen und deren Niederschlag in der funktionellen, sogar anatomischen Organisation unseres Gehirns sein.

Die bisher geschilderten Zusammenhänge von genetisch verankerten und biochemisch getriggerten Wachstums- und Reifungsprozessen des Gehirns einerseits und konkreten Erfahrungen und Stimulierungen in prägenden Entwicklungsphasen andererseits, die sich auch neuronal, vor allem in der Synaptogenese, niederschlagen, legen es nahe, dass an den meisten später auftretenden psychiatrischen Krankheitsbildern ebenfalls Natur und Kultur in unterschiedlichem Maße, aber in gegenseitiger Wechselwirkung beteiligt sind. So beruht beispielsweise das **Vulnerabilitätskonzept** bei der Betrachtung der Schizophrenie darauf, dass möglicherweise auf dem Boden genetisch bedingter Fehlsteuerung, möglicherweise aber auch durch Schwangerschafts-Störungen und im Gefolge darauf durch biochemische Veränderungen in der Migrationsphase von Nervenzellen, das Kind mit einer leichten Vulnerabilität (insbesondere Reizoffenheit) zur Welt kommt, die den Aufbau eines tragfähigen Realitätskonzepts zwar nicht unmöglich macht, aber erschwert. In einer reziproken Interaktion mit den Bezugspersonen können in ungünstigem Falle die notwendigen emotional und kognitiv strukturierenden Prozesse in prägenden Phasen wiederum erschwert werden. Dies alles führt nicht zu einem Untergang von neuronalen Systemen, sondern nur zu einer weiter erhöhten potentiellen Verletzlichkeit, die noch keineswegs mit Schizophrenie gleichzusetzen ist. Erst einbruchsartige, vom Individuum nicht mehr zu bewältigende biologische, soziale oder psychische Stressoren, vor allem in Übergangskrisen (z.B. der fortgeschrittenen Pubertät mit ihren hormonellen Umstellungen, sozialen Veränderungen und ungewissen Herausforderungen) können zum psychotischen Zusammenbruch führen. Die bisherigen Ausführungen zur Entwicklung des menschlichen Gehirns sollten das Verständnis für solche möglichen Zusammenhänge wecken.

3.5 Chemie der Psyche

Wie wir gesehen haben, können **spezifische Rezeptorstellen** an den Dendriten durch für sie charakteristische chemische Substanzen so verändert werden, dass Ionenkanäle geöffnet werden und somit ein bioelektrischer Reiz entsteht. Solche chemische Substanzen beeinflussen also die Erregung und werden als neurotrop oder psychotrop (auf das Nervensystem bzw. die Psyche wirkend) bezeichnet. Zu diesen Substanzen gehören zunächst die **Neurotransmitter**, spezifische Botenstoffe unseres Nervensystems, die wesentlich im Dienst der Erregungsübertragung stehen. Sie versorgen oft zielgerichtet ganz bestimmte Erregungsbahnen.

Hormone haben einen größeren Wirkradius, da sie in der Regel über das Blutsystem viele Organe erreichen. Auch sie können gezielt das Nervensystem beeinflussen, beispielsweise die körpereigenen Endorphine, die an zentralen Stellen der Schmerzbahnen eingreifen.

Auch in der Natur vorkommende **pflanzliche Stoffe** (bzw. Pflanzengifte) können beim Menschen psychische oder neurophysiologische Wirkungen hervorrufen, beispielsweise das Atemlähmung verursachende indianische Pfeilgift Curare, aber auch das aus der Koka-Pflanze gewonnene Kokain oder die Opiate des Schlafmohns. Vom Menschen extrahiert, chemisch verändert oder synthetisiert können solche Stoffe als **Drogen** genommen werden, um eine höchstmögliche (oft gefährliche) psychische Wirkung zu entfalten. Schließlich können, völlig neu synthetisiert oder sich von pflanzlichen Wirkstoffen herleitend, psycho- oder neurotrope chemische Substanzen entwickelt werden, die als Psychopharmaka eingesetzt werden.

Prinzipiell sind unterschiedliche Wirkmechanismen vorstellbar, um die Wirkung von psychotropen Substanzen – seien sie Drogen oder Arzneimittel – zu erklären: So kann bereits die Produktion eines Neurotransmitters in der „Senderzelle" blockiert oder gehemmt werden, wie dies beispielsweise bei manchen Antidepressiva der Fall ist. Das Medikament kann aber auch (wie im Falle des Naloxons, eines Mittels, das bei Opiatvergiftung gegeben wird) den Rezeptor der Empfängerzelle blockieren, so dass der Neurotransmitter (oder das zuvor gegebene Rauschmittel) nicht mehr „andocken" kann. Auch der Abbau des spezifischen Neurotransmitters kann verzögert oder manipuliert werden: Er ist dann länger wirksam. Beispiele für diesen Mechanismus finden wir bei manchen Neuroleptika und Antidepressiva.

Neurotransmitter können, so wurde bereits gesagt, prinzipiell erregenden oder hemmenden Einfluss haben. Führen sie dazu, dass an der postsynaptischen Membran positiv geladene Ionen (z.B. Natrium) einströmen, so führt das zu einer höheren Erregungsbereitschaft, letztlich also zu einer Erregung der empfangenden Zelle. Führt die Öffnung der

3. Neurobiologische Grundlagen der Psychiatrie

Neurotransmitter / Hormon	Haupt-Wirkort	Wirkung	Auswirkungen von Störungen	chemisch verwandte Substanzen (Drogen, Medikamente)
Acetylcholin	Motorische Endplatte, Zwischenhirn, Basalganglien	Stabilisierung des Muskeltonus, Gedächtnismodulation	Lähmungen Alzheimer	
Dopamin	a) Hypothalamus-Hypophyse b) Basalganglien c) Limbisches System/ Stirnlappen	Erregender Neurotransmitter im „Belohnungssystem"	Parkinson Schizophrenie	Neuroleptika verringern, Dopaminergika verstärken Dopaminwirkung
Noradrenalin	vom Lokus coeruleus ins gesamte Gehirn	Regulierung von Wachsamkeit und Erregung	Depression, Suchtverhalten	selektive Antidepressiva, Amphetamine, Kokain
Serotonin	vom Stammhirn zum gesamten Gehirn	Schlaf-Wach-Rhythmus, Gefühlsleben	Depression u.a.	selektive Antidepressiva, LSD
GABA	Erregungshemmender Neurotransmitter	Feinsteuerung, Erregungshemmung	Angstsyndrome, u.a. Sucht	Alkohol, Barbiturate, Tranquilizer
Endorphine	Zwischenhirn, Limbisches System	Belohnungssystem, analysierend, euphorisierend	Sucht	Morphium, Opium, Heroin, Methadon
Adrenalin	u. a. vegetatives Nervensystem	Stresshormon, „flight und fight reaction"	Stress, Erschöpfungssyndrom	

Tab. 2: Die wichtigsten Neurotransmitter und psychotropen Substanzen

Ionenkanäle hingegen zum Einstrom negativ geladener Teilchen (z.B. Chlor-Ionen), so hat das eine Verstärkung des negativen Potentials zur Folge, die Zelle wird gehemmt. Ob ein Neurotransmitter also hemmende oder erregende Wirkung entfaltet, hängt von der Beschaffenheit der Membran ab, an deren Rezeptoren er andockt. Manche Neurotransmitter, wie beispielsweise das Dopamin und das Noradrenalin wirken fast ausschließlich an erregenden Synapsen, andere, wie beispielsweise die Gamma-Aminobuttersäure (GABA), praktisch nur hemmend. Acetylcholin schließlich kann, je nach Wirkungsort, hemmend oder erregend wirken.

Es wäre also völlig falsch, einem bestimmten Neurotransmitter eine grundsätzliche und ausschließliche Funktion zuzuordnen. Dies gilt insbesondere für komplexere Verhaltensweisen oder psychisches Erleben: Serotonin ist, wie wir sehen werden, maßgeblich an unseren Stimmungen, insbesondere auch der Trauer, beteiligt. Ein Mangel an dieser Substanz kann durchaus zur Emotion der Trauer beitragen. Dennoch ist Serotonin nicht „der Grund der Trauer" (dies sind in der Regel erlebte Ereignisse, vor allem Verluste), sondern lediglich biochemisches Korrelat in einem sehr komplexen Verarbeitungssystem.

Es ist wichtig, sich klar zu machen, dass erst sehr komplexe neuronale Verschaltungen, Module mit zehntausenden, manchmal Millionen beteiligter Nervenzellen, im Zusammenhang mit den ihnen zugrunde liegenden Neurotransmittern dazu beitragen, eine Reaktion, Stimmung oder ein psychisches Erleben hervorzurufen. Dies ist aber bereits die kombinierte physiologische und chemische Reaktion auf einen inneren (Hungergefühl) oder äußeren (Bedrohung) Stimulus, der nun zerebral verarbeitet wird. Mit anderen Worten: Trauer lässt sich nicht biochemisch „heilen". Allerdings lassen sich neuronale Systeme und die ihnen zugrunde liegenden biochemischen Prozesse durch chemische Substanzen beeinflussen, meist noch relativ ungezielt, wie weiter unten zu zeigen ist.

Von den 50 mittlerweile gut untersuchten Neurotransmittern unseres Gehirns (es gibt wesentlich mehr potentielle Neurotransmitter) und einigen anderen chemischen Substanzen listet Tabelle 2 die wichtigsten auf. Dabei werden die Neurotransmitter und die Hauptbahnen, an denen sie beteiligt sind, sowie die damit assoziierten Funktionen und Funktionsstörungen kurz benannt. Eine weitere Rubrik listet Drogen bzw. psychotrope Medikamente auf, die mit diesen Neurotransmittern und Bahnen in Verbindung gebracht werden können.

Acetylcholin (ACh) ist der in den 1920er Jahren zuerst erkannte Neurotransmitter. Er wirkt zum einen peripher zwischen Nerven und Muskelfasern, wo er zur Muskelkontraktion beiträgt. Im Gehirn finden sich zum anderen relativ hohe ACh-Konzentrationen in den Basalganglien und in den motorischen Hirnrindenarealen. In gewisser Hinsicht ist Acetylcholin auf diesen motorischen Ebenen ein Gegenspieler des Dopamins. Vom Basalkern ziehen verschiedene, auf Acetylcholin ansprechende Nervenbahnen zu großen Arealen sowie zum Hippocampus, der Struktur im limbischen System, die wesentlich zur Verankerung von Eindrücken im Gedächtnis dient. Man nimmt an, dass bei der Alzheimer´schen Erkrankung, einem hirnorganischen Abbauprozess mit schweren Verwirrtheitszuständen und vor allem erheblichem Gedächtnisverlust, ein massiver Zellverlust im Basalkern mit damit verbundener Störung des Acetylcholin-Stoffwechsels maßgeblich an diesem Krankheitsbild beteiligt ist.

Catecholamine sind sowohl im Gehirn als auch im peripheren Nervensystem zu finden. Die wichtigsten sind **Dopamin** und **Noradrenalin**, die beide aus dem Nahrungsstoff Tyrosin synthetisiert werden und eine enge chemische Verwandtschaft mit Adrenalin, aber auch Stimulantien (Amphetamin) aufweisen. Diese chemische Verwandtschaft ist ein Grund dafür, dass Psychopharmaka an unterschiedlichen Neurorezeptoren andocken und somit unterschiedliche Wirkung entfalten können. Auch macht dies deutlich, dass bei so unterschiedlichen Krankheitsbildern wie einer Depression oder einer Schizophrenie Noradrenalin beispielsweise mehr oder weniger beteiligt sein kann: So können Antidepressiva, die den Noradrenalinhaushalt regulieren, Erregungszustand und Antriebslage eines depressiven Patienten beeinflussen.

Das **dopaminerge System** besteht aus Nervenbahnen, die mit dem Neurotransmitter **Dopamin** arbeiten. **Ein Dopamin-System** führt von der substantia nigra zu Basalganglien, einem motorischen „Unterausschuss", in dem unwillkürlich motorische Aktivitäten miteinander koordiniert werden und (zusammen mit dem Kleinhirn) für einen „reibungslosen" Ablauf der motorischen Handlungen sorgen (Näheres hierzu in Hülshoff 2002: 227 ff.).

Beim Parkinson-Syndrom, einer oft im Alter auftretenden degenerativen Erkrankung, gehen Zellen in diesem System zugrunde, so dass der Neurotransmitter Dopamin nicht mehr ausreichend vorliegt. Im Gefolge kommt es beim typischen Parkinson-Syndrom zu einem erhöhten Muskeltonus, der Bewegungen nur gegen fast wächsernen Widerstand möglich macht (Rigor). Unter Akinesie versteht man eine Störung oder den Ausfall langsamer Bewegungen, und das Zittern in Ruhe (der sog. Ruhetremor) vervollständigt zusammen mit Auffälligkeiten einer verlangsamten Mimik dieses Krankheitsbild. Das typische Störungsbild kann aber auch bei einer künstlich hervorgerufenen Dopaminverminderung, beispielsweise durch Gabe von Neuroleptika, die in eben diesen chemischen Kreislauf eingreifen, hervorgerufen werden: Wir sprechen dann von einem (reversiblen) Parkinson-Syndrom. Hier handelt es sich um Nebenwirkungen einer Neuroleptika-Gabe.

Ein anderes Dopamin-System spielt eine wichtige Rolle bei der Verbindung vom limbischen System mit den präfrontalen Hirnrindenarealen. Mitunter wird dieses System auch als **„Belohnungssystem"** charakterisiert, weil es in besonderer Weise dazu beiträgt, dass wir unser Interesse erfolgsversprechenden Aktivitäten zuwenden. Dopaminhaltige Nervenzellen verlaufen vom Mittelhirn zu höheren Hirnregionen, insbesondere der Großhirnrinde und dem limbischen System. Im Rahmen einer Schizophrenie scheint dieses Dopamin-System hyperaktiv zu sein. Die meisten **Neuroleptika** (Medikamente, die einige Symptome der Schizophrenie lindern können, indem sie Erregung dämpfen oder vom Wahnerleben distanzieren) greifen in den Dopaminhaushalt ein und verringern letztendlich die Wirkung des Dopamins. Dopamin ist also ein wichtiger, erregender Neurotransmitter, der vor allem im zentralen Nervensystem vorkommt und bei der Integration kognitiver, emotionaler und motorischer Prozesse eine Rolle zu spielen scheint.

Vom „blauen Ort" (locus coeruleus), einer Ansammlung von etwa 3000 Zellen im Stammhirn, entspringen Bahnen, die in alle wesentlichen Strukturen des Gehirns strahlen. Dieses **Noradrenalin-System** entfaltet eine sehr allgemeine und unspezifische Wirkung und dient letztlich der **Regulierung von Erregung und Wachsamkeit**. Insofern spielt es auch für emotionale Qualitäten eine große Rolle: Zwar werden Gefühlsqualitäten wie „Angst" oder „Erotik" wesentlich vom limbischen System bestimmt, der Grad der Erregung dieser Emotionen hängt aber von darunter liegenden Stammhirnstrukturen und den von ihnen ausgehenden Bahnen ab, deren wesentlicher Transmitter Noradrenalin ist. So kann ein Defizit an Noradrenalin zum einen im Zusammenhang mit einer Depression auftreten, was möglicherweise mit einer Erregungsverflachung einhergeht. Andererseits spricht die Wirkung sog. atypischer Neuroleptika dafür, dass auch an der Minus-Symptomatik einer Schizophrenie ein Noradrenalin-Mangel beteiligt sein kann.

Da viele noradrenalinhaltige Projektionsbahnen zum limbischen System ziehen, hat Noradrenalin eine große Bedeutung bei der Entstehung von Gefühlszuständen wie Freude, Aggression oder Trauer. Aber auch die höheren, Erregung und Emotionen regulierenden neuronalen Instanzen werden von Noradrenalin beeinflusst.

Das **Serotonin-System** entspringt dem sog. Raphe-Kern im Stammhirn und sendet Informationen zum Kleinhirn, zu Zwischenhirnstrukturen sowie zu weiten Teilen der Großhirnrinde. Der Transmitter Serotonin ist wesentlich am **Schlaf-Wach-Rhythmus** beteiligt (der bei schweren Depressionen gestört sein kann) und wirkt im limbischen System vor allem auf Strukturen, die mit dem Gefühl der **Trauer** (und dem emotionalen Erleben von Freude) in Zusammenhang gebracht werden. **Depressionen** gehen meist mit einer erheblichen Störung des Serotonin-Stoffwechsels (oft einem Serotonin-Mangel) einher (➔ Kap. 5). Die stimmungsaufhellende Wirkung von **Antidepressiva**, die durch unterschiedliche Wirkmechanismen letztlich die Konzentration oder die Wirksamkeit des Serotonins erhöhen, findet hier eine Erklärung. Schließlich soll noch erwähnt werden, dass serotoninempfindliches Gewebe von LSD gehemmt werden kann – die Strukturen von Serotonin und LSD ähneln sich. Hierauf sind vermutlich die schweren psychedelischen und Halluzinationen hervorrufenden Effekte dieser Droge zurückzuführen.

Hatten wir es bisher mit hauptsächlich erregenden Neurotransmittern zu tun, so soll mit der **Gamma-Aminobuttersäure** kurz exemplarisch auf die Wirkweise eines hemmenden Neurotransmitters eingegangen werden: Wie bereits erwähnt führt das Andocken des hemmenden Neurotransmitters Gamma-Aminobuttersäure zu einer Öffnung von Chlor-Ionen-Kanälen, was eine **Hemmung der postsynaptischen Zelle** zur Folge hat. In der Nachbarschaft solcher „GABA-Rezeptoren" finden sich aber auch Stellen der Zellmembran, die auf ähnliche (nicht identische) chemische Substanzen reagieren, beispielsweise auf **Tranquilizer** (z.B. Valium), **Schlafmittel** oder **Alkohol**. Diese Substanzen können die Wirkung des Neurotransmitters GABA massiv verstärken. Daraus erklärt sich zum einen die beruhigende Wirkung dieser Medikamente und Drogen. Zum anderen führt dieser synergistische Effekt zu einer Gefährdung, da beispielsweise der gleichzeitige Gebrauch von Alkohol und Beruhigungsmitteln zur tödlichen Atemlähmung führen kann.

Alle psychotropen und neurotropen Pharmaka greifen letztendlich in die Chemie der Neurotransmitter und der mit ihnen korrelierten synaptischen Strukturen ein. Die Grenzen zwischen Heilmitteln, Drogen und Giften sind dabei fließend – Anwendung und Beachtung von Wirkungen und Nebenwirkungen sowie Dosierung des angewandten Stoffes können beispielsweise Opiate bei der Schmerzbehandlung Krebskranker zu einem Heilmittel, in einem anderen Kontext zu einem Rauschmittel werden lassen.

Psychopharmaka im engeren Sinne sind Neuroleptika, Antidepressiva und Tranquilizer. Im weiteren Sinne gehören auch Schlafmittel und Psychostimulanzien zu den Psychopharmaka. Schließlich wirken auch Schmerzmittel (Analgetika), Hirnstoffwechselregulatoren, Antikonvulsiva (Antikrampfmittel), Prophylaktika oder Rauschdrogen auf das Gehirn (➜ Kap. 5).

3.6 Neurobiologische und -chemische Grundlagen psychiatrischer Krankheitsbilder

Im Folgenden soll noch kurz auf einige neurobiologische und -chemische Aspekte der wichtigsten psychiatrischen Krankheitsbilder eingegangen werden.

Psychosen aus dem schizophrenen Formenkreis sind seelische Erkrankungen, bei denen die Einheit des Denkens und Erlebens vorübergehend gestört ist und die Realität daher nicht adäquat erfasst werden kann. Das in Kap. 5 näher beschriebene „Vulnerabilitätskonzept" (Ciompi u.a.) geht davon aus, dass – auf dem Boden einer möglicherweise genetischen Veranlagung und von pränatalen Störungen – eine Reihe sehr unterschiedlicher, auch in der Entwicklung des Kindes begründeter Stressoren den Betroffenen „dünnhäutiger" und verletzlicher hinsichtlich einer psychotischen Dekompensation machen können. Akute emotionale Belastungsereignisse, auch in Übergangskrisen, führen dann möglicherweise zum Ausbruch der schizophrenen Psychose.

An dieser Stelle soll auf einige der biologischen Faktoren kursorisch eingegangen werden. So haben Zwillingsstudien eindeutig belegt, dass genetische Faktoren eine Rolle für die erhöhte Vulnerabilität spielen, andererseits keine hinreichende Ursache für eine Schizophrenie darstellen. Es müssen weitere in der Entwicklung des Individuums liegende Faktoren eine große Rolle spielen. Man nimmt an, dass auch die in der Embryonalphase ablaufende Migration der Nervenzellen störungsanfällig ist und noch nicht näher definierte Störungen in dieser Entwicklungsphase möglicherweise einen weiteren Vulnerabilitätsfaktor darstellen. Neuere bildgebende Verfahren weisen darauf hin, dass vor allem die Verbindungen von limbischem System, Thalamus, Temporallappen und präfrontaler Großhirnrinde zumindest funktionell, möglicherweise auch strukturell (im Sinne von leichten, nicht spezifischen mikroarchitektonischen Veränderungen) gestört sein können. Dopamin spielt in all diesen eben genannten Verbindungen eine ausschlaggebende Rolle als Neurotransmitter, des weiteren Glutamat und Gamma-Aminobuttersäure. Ein relativer Dopaminüberschuss oder eine strukturell bedingte Hypersensibilität dopaminerger Synapsen kann ebenso zu einer Dysfunktion beitragen wie ein relatives Überwiegen erregender Glutamat-getriggerter Synapsen gegenüber den normalerweise hemmenden GABA-bezogenen Schaltkreisen. In der präfrontalen Großhirnregion werden Stimmungen (aus dem limbischen System), vorverarbeitete Wahrnehmungen (aus dem Thalamus) und Informationen des Gedächtnisses (beispielsweise aus dem Temporallappen, der zuvor über den Hippocampus innerviert wurde) verarbeitet und zu einem sinnvollen Ganzen integriert, was eine planvolle und adäquate Reaktion ermöglicht. Biochemische, mikrostrukturelle und funktionale Störungen können beispielsweise dazu führen, dass nicht eindeutig zwischen externen Stressoren (Sinnesreizen) und internen Faktoren (Gedächtnisinhalte, panikbedingte emotionale Reaktionen) unterschieden werden kann. Nicht nur die Wahrnehmung, sondern auch das emotionale Erleben und die Differenzierung von Wahrgenommenem und Erinnertem kann so schwerer fallen. Vor allem aber muss die Integration aller synchron anfallenden Informationen als aktive Leistung insbesondere der präfrontalen Kortexregion angesehen werden, die letztlich (auf einem noch nicht bekannten Weg) zum Ich-Erleben führt. Störungen dieses integrativen Prozesses führen dann zu Veränderungen der Ich-Vitalität (ich bin mir meiner eigenen Lebendigkeit nicht mehr gewiss), Störungen der Ich-Aktivität (eigenes Erleben wird nicht mehr mit Gewissheit wahrgenommen), Störungen der Ich-Konsistenz (der Gewissheit, dass ich war, bin und sein werde), der Ich-Demarkation (Schwierigkeiten in der Abgrenzung des Eigenbereichs) sowie der Ich-Identität (der Gewissheit des eigenen Selbst). Im Endeffekt kommt es dann zu Derealisationserlebnissen.

Solche hier nur kurz geschilderten **psychotischen Zusammenbrüche** entstehen aber erst auf dem Boden einer „minimalen" systemischen Dysfunktion der o.g. Funktionseinheiten, wenn deren integratives Zusammenarbeiten wenig gefestigt und höchst irritierbar bzw. vulnerabel (verletzlich) ist. Grundstock einer solchen **Verletzlichkeit** mögen (in unterschiedlichem Ausmaß) genetische Faktoren und diskrete, durch praenatale Schädigungen hervorgerufene neuronale Migrationsstörungen sein. Die solcher Art nur leicht vorgeschädigten Systeme, die keineswegs zwangsläufig zu einer Schizophrenie führen, können aber emotionale, soziale und mitunter auch kognitive Lernprozesse in wichtigen und prägenden Entwicklungsphasen, insbesondere der frühen, aber auch der weiteren Kindheit erschweren. Wie bereits gesagt, ist die Synaptogenese, die strukturelle Feinabstimmung komplexer zerebraler Subsysteme, die Festigung von Bahnen durch Myelinisierung, der Abbau überflüssiger Synapsen sowie eine geregelte Erregung und Hemmung im Sinne einer sensorischen Feinabstimmung auf immer wiederkehrende, verlässliche und verarbeitbare Informationen aus der Umwelt angewiesen. Ein bereits vorgeschädigtes System zur Informationsaufnahme und -weiterverarbeitung kann möglicherweise von der Vielfalt prägender Informationen überfordert sein, doch können umgekehrt inadäquate Lebensumfelder ihrerseits diesen Prozess erschweren. In einem rekursiven Prozess kann dies dazu führen, dass Muster zur Emotionsregulierung, Realitätserkennung und sozialen Kompetenz (insbesondere der Regulation von Nähe und Distanz) weniger gefestigt sind, als dies normalerweise der Fall ist. Auch die oben beschriebenen Ich-Funktionen können am Ende eines durch frühe somatische Störungen angebahnten, nur unzureichenden Konsolidierungseffekts in besonderer Weise störanfällig sein. Dies führt dann möglicherweise in Entwicklungskrisen (Pubertät, Schwangerschaft, Militärzeit) dazu, dass biologische, psychische und soziale Stressoren nun einbruchsartig nicht mehr verarbeitet werden können und zur psychotischen Dekompensation führen. Diese biologischen Faktoren (z.B. hormonelle Umstellungen), der soziale Stress oder die Schwierigkeit, sich emotional von anderen Menschen abzugrenzen, sind dann nicht als Ursache, sondern als Auslöser zu verstehen. Alle bisher genannten Überlegungen lassen sich einerseits durch kasuistische Einzelbefunde illustrieren, andererseits in ein in sich stimmiges „Vulnerabilitätskonzept" einordnen. Plausibilität ist allerdings kein Beweis von Allgemeingültigkeit. Die hier aufgezeigten Zusammenhänge biologischer und sozialer Faktoren sind lediglich eine Arbeitshypothese, auf deren Grundlage allerdings in pragmatischer Hinsicht therapeutisch gearbeitet werden kann (➜ Kap. 5).

Bei der **Depression**, (➜ Kap. 5) liegt eine schwere Störung im affektiven Erleben vor, bei der die Stimmung und der Antrieb herabgesetzt sind. Sie kann nicht einfach als eine besonders schwere Form von Trauer verstanden werden. Vielmehr können bei einer Depression in ihrer schwersten Auswirkung kaum noch Emotionen empfunden werden, mitunter kann noch nicht einmal mehr getrauert oder geweint werden. Betroffene schildern ihr Leben als auf eine unvorstellbare Weise ausgebrannt, leer und gefühllos.

In gewisser Hinsicht gegensätzlich wirkt sich die **Manie** aus, bei der es sich um eine seelische Störung mit extrem gehobener Stimmung, Initiative und Drang zum Handeln handelt. Sowohl Depression als auch Manie können als Extremvarianten menschenmöglicher Stimmungslagen verstanden werden. Die ihnen zugrunde liegenden und durchaus funktionalen basalen Gefühle von Trauer und Freude manifestieren sich auf unterschiedlichen biologischen, psychischen und sozialen Ebenen und sind in vielfältiger Hinsicht dem Überleben förderlich, machen also Sinn (vgl. Hülshoff 2001: 86 ff., 104 ff.). Interesse, Freude und gehobene Stimmung beispielsweise lassen uns Dinge in Angriff nehmen, auf andere Menschen zugehen oder Interessantes erkunden. Trauerreaktionen, vor allem nach Verlusterlebnissen, führen dazu, dass wir uns zurückziehen, erholen und keine unnötigen Risiken eingehen. Wie bereits beschrieben, äußern sich Freude und Trauer auf biologischer Ebene, im innerpsychischen Erleben und in der sozialen Aktion. Die Strukturen des limbischen Systems, verschaltet einerseits mit Stammhirnarealen, andererseits mit den sie kontrollierenden präfrontalen Kortexregionen, ermöglichen ein adäquates Erleben und Handeln auf dem Boden der aktuellen emotionalen Befindlichkeit. Die hiermit befassten Hirnregionen und die an ihrer Arbeit beteiligten Neurotransmitter, insbesondere **Serotonin** und **Noradrenalin**, können im krankhaften Prozess der Depression oder der Manie u.U. in eine der Extrempole „einrasten", also nicht mehr situationsangemessen schwingen. Die Folge ist im Extremfall die melancholische Depression oder die Manie. Analog zur Schizophrenie ist auch bei der Depression eine gewisse **Vulnerabilität** zu postulieren, die sich nicht nur aus genetischen, biochemischen und physikalischen Umwelteinflüssen in Schwangerschaft und Kindheit speist, sondern auch als Ergebnis einer fortwährenden Interaktion genetischer, biochemisch-physikalischer und psychosozialer Gegebenheiten zu verstehen ist. Auf der Basis einer solchen Vulnerabilität können belastende Lebensereignisse (z.B. biologisch-chemischer Art in Pubertät, Wochenbett, Klimakterium oder bei Infektionen) in Umstellungskrisen (Auszug aus dem Elternhaus) und vor allem bei Verlusterlebnissen (Krankheit, Scheidung, Tod eines Angehörigen) auftreten. Solche Krisen und Ereignisse sind aber nicht die Ursache der Depression (auch wenn sie von einer nach Erklärung suchenden Umwelt mitunter so gedeutet werden), sondern lediglich der Tropfen, der das Fass zum Überlaufen bringt: Die Vulnerabilität der entsprechenden neurophysiologischen Strukturen und ihrer Transmitter hat eine lange und mehrdimensionale Vorgeschichte.

Ebenso wie die Trauer ist die **Angst** eine dem Menschen eigene, lebensnotwendige Emotion. Sie tritt vor allem dann auf, wenn unsere Sinnesorgane eine mögliche Gefahr melden, die vom Hypothalamus (Vorzimmer des Bewusstseins) an das limbische System weitergegeben wird, dort emotional „eingefärbt" wird und zunächst auf einer das Stammhirn, das vegetative Nervensystem und das hormonelle System umfassenden Ebene eine Stress-Alarmreaktion auslöst. Im Gegensatz zur Wut kommt es bei der Angstreaktion zur subjektiv empfundenen Lähmung, der entsprechende parasympathische Erregungsmuster folgen.

So sinnvoll Angst als Schutz vor Gefahren ist, so sehr kann inadäquate, zu starke oder überbordende Angst psychisches Leid verursachen oder Anfang einer psychosozialen Entwicklungsstörung sein. Wir sprechen dann von Angstsyndromen, deren Dysfunktionalität eine Behandlung erfordert. Da der vegetativ-hormonelle Teil des Geschehens maßgeblich von zerebralen Schaltkreisen beeinflusst wird, die durch Glutamat und Dopamin erregt, durch GABA aber gehemmt werden, liegt es nahe, die Wirkung der Gamma-Aminobuttersäure zu verstärken: In einem oft problematischen „Selbstheilungsversuch" können Ängste vorübergehend durch Alkohol, Beruhigungsmittel oder Sedativa „gemildert" werden. Toleranzentwicklung und Veränderungen an GABA-empfindlichen Synapsen können allerdings sehr schnell eine Sucht anbahnen.

Auf biologische Aspekte von **Suchterkrankung** soll abschließend noch kurz eingegangen werden.

Letztlich ist es die Aufgabe unseres limbischen Systems, schädliche und auf Gefahren hinweisende Informationen negativ zu bewerten, positive und entwicklungsfördernde Funktionen hingegen mit „Lust" zu honorieren. So können Erfolgserlebnisse nach Anstrengungen (beispielsweise bei der Aufzucht des Nachwuchses oder dem Werben um Sexualpartner) ebenso „biochemisch belohnt" werden wie das Zuführen sättigender, fetthaltiger und süßer Nahrungsmittel, die im größten Teil der menschlichen Entwicklungsgeschichte Seltenheitswert hatten. Das Ausschütten von Phenylethylamin, Glutamat und anderen Substanzen kann dazu führen, dass eine Reihe evolutionär sinnvoller Verhaltensweisen verstärkt werden. Analoges gilt auch für das Vermeidungsverhalten. Auch das Schmerzsystem bedient sich evolutionär adaptierter biochemischer Vorgänge. Sog. Endorphine, körpereigene, morphinähnliche Substanzen, docken an Synapsen mehrerer Schmerzbahnen und ihrer Kerne an und haben in der Regel zweierlei Wirkung: Zum einen können sie auch schwerste Schmerzen unterdrücken, zum anderen führen sie in der Regel zu einer Euphorisierung. Evolutionär macht dies Sinn: Dienen Schmerzen einerseits dazu, uns vor schädigenden Ereignissen zu schützen, so gab es evolutionär doch genug Situationen, in denen man trotz Verletzungen oder Erschöpfung weiter rennen oder kämpfen musste. Um dies zu ermöglichen, konnten bei akutem Schmerz und erheblicher Gefährdung körpereigene Endorphine den Schmerz vorübergehend ausschalten. Einmal biologisch verankert, konnten diese Mechanismen aber auch in den Dienst anderer Steuerungsprogramme genommen werden, vorwiegend verschiedener Belohnungssysteme. So ist beispielsweise der sexuelle Orgasmus wesentlich mit Endorphinwirkung assoziiert (während die akute glückliche Erregung des ersten Verliebtseins auf Phenylethylamin zurückzuführen ist und eher „Amphetamin-Kokain-Charakter" hat).

Grundsätzlich kann man sagen, dass unser Gehirn eine Reihe von Neurotransmittern, Peptiden und Hormonen produziert, die, meist in adäquater und situationsangemessener Weise, unser Verhalten steuern und das intrapsychische, vor allem emotionale Erleben beeinflussen. Die als lustvoll und daher positiv erlebten Stimmungen können aber auch auf chemischem Wege, quasi als „chemischer Kurzschluss" artifiziell herbeigeführt werden. Anstatt sich mit einem langen und anstrengenden „Jogging" die dann produzierten Endorphine zu verdienen, kann man sich prinzipiell externes Morphin zuführen: Opiate und das von ihnen abgeleitete Heroin erfüllen diesen Zweck. Analoges gilt auch für andere Stoffgruppen. So zugeführte chemische Substanzen werden als **Drogen** bezeichnet und können, je nach Wirkweise, unterschiedliche Effekte haben: Sie können schmerzlindernd, euphorisierend, bewusstseinsverändernd, dämpfend, sedierend, stimulierend und aufputschend sein und eine Reihe weiterer Merkmale aufweisen. Allen Drogen gemein ist aber, dass sie wegen des gewünschten psychotropen Effekts zugeführt werden und dass sie ihre Wirkungen ohne die von der Natur vorgesehenen Anstrengungen des Individuums entfalten. Da sie chemisch wirken, beeinflussen sie zunächst biochemisch, auf die Dauer aber auch strukturell (nämlich an den Synapsen) den Hirnstoffwechsel. Zunehmend werden sie in das System der Erregungsleitung und -verarbeitung „eingebaut", was zu einer Gewöhnung an die Substanz, später auch zu einer notwendigen Dosiserhöhung und Toleranzentwicklung führt. Das plötzliche Absetzen von Drogenstoffen lässt vorübergehend das Gleichgewicht der beteiligten Neurotransmitter zusammenbrechen, was sich in zum Teil heftigen Entzugssyndromen äußern kann.

Die wichtigsten Drogen und ihre Wirkungen werden in der folgenden Tabelle zusammengestellt (→ Kap 7):

Gruppe	Beispiele	Wirkort	Hauptwirkung
Opiate	Heroin Methadon Morphium	Endorphinrezeptoren des limbischen Systems	Euphorisierend und schmerzhemmend
Psychostimulantien	Kokain Amphetamine Designerdrogen	Dopamin- und Noradrenalin-Bahnen	Euphorisierend, erregend und aktivierend
Tranquilizer	Diazepam	Hemmende GABA-Synapsen	Beruhigend und angstlösend
Halluzinogene Drogen	LSD	Serotonin-Bahnen	Halluzinatorische und bewusstseinsverändernde Wirkung
Cannabinol (THC)	Haschisch Marihuana	Zahlreiche zentralnervöse Ansatzpunkte	Euphorisierend, sedierend, schmerzlindernd
Nikotin		Acetylcholin-Rezeptoren, Dopaminbahnen	Auswirkungen auf Wachheitsgrad und Sensorik

Tab. 3: Psychotrope Drogen im Überblick

Literatur

Andreasen, N. C.: Das funktionsgestörte Gehirn. Einführung in die biologische Psychiatrie. Weinheim 1990.

Böker, W.; Brenner, H. D.: Behandlung schizophrener Psychosen. Stuttgart 1997.

Damasio, A. R.: Descarte´s Irrtum. Fühlen, Denken und das menschliche Gehirn. München 1999.

Eliot, L.: Was geht da drinnen vor? Die Gehirnentwicklung in den ersten 5 Lebensjahren. Berlin 2001.

Ewert, J.-P.: Neurobiologie des Verhaltens. Bern, Göttingen 1998.

Greenfield, S. A.: Reiseführer Gehirn. Heidelberg, Berlin 2002/2.

Hales, R. E.; Yudofsky, S. C. (Hrsg.): Handbuch Neuropsychiatrie. Weinheim 1993.

Hülshoff, Th.: Das Gehirn. Funktionen und Funktionseinbußen. Bern, Göttingen u. a. 2002/2.

Hülshoff, Th.: Emotionen. Eine Einführung für beratende, therapeutische, pädagogische und soziale Berufe. München, Basel 2001/2.

Hülshoff, Th. (Hrsg.): Sinneswelten. Freiburg i. Br. 2001.

Hülshoff, Th.; Pöhler, S. (Hrsg.): Der Weg entsteht im Gehen. Praktische Projektarbeit in der Behindertenpädagogik. Freiburg i. Br. 2002.

Hülshoff, Th. (Hrsg.): Neue Erfahrungen. Erwachsenenbildung mit behinderten Menschen. Freiburg i. Br. 2004.

Hülshoff, Th.: Kindliche Entwicklungsstörungen. In: Schwarzer, W. (Hrsg.): Lehrbuch der Sozialmedizin für Sozialarbeit, Sozial- und Heilpädagogik. Dortmund 2002/4: 85 ff..

Hüther, G.: Biologie der Angst. Wie aus Stress Gefühle werden. Göttingen 2002.

Kolb, B.; Wishaw, I. Q.: Neuropsychologie. Heidelberg u. a. 1996/2.

Roth, G.: Das Gehirn und seine Wirklichkeit. Kognitive Neurobiologie und ihre philosophischen Konsequenzen. Frankf. / Main 1999/3.

Snyder, S. H.: Chemie der Psyche. Drogenwirkungen im Gehirn. Heidelberg 1994.

Spitzer, M.: Lernen. Gehirnforschung und die Schule des Lebens. Heidelberg, Berlin 2002.

Thompson, R. F.: Das Gehirn. Von der Nervenzelle zur Verhaltenssteuerung. Heidelberg 1990.

Alexander Trost

4. Kinder- und Jugendpsychiatrie und -psychotherapie

Vorbemerkung und Gliederung

Im Rahmen eines kurzgefassten Lehrbuchs der Psychiatrie, Psychosomatik und Psychotherapie kann der Darstellung kinder- und jugendpsychiatrischer Störungen (KJP) nur ein begrenzter Raum zur Verfügung gestellt werden. Ziel dieses Kapitels ist es daher, zunächst eine

- allgemeine Einführung in die Geschichte und derzeitige Situation des Fachgebiets zu geben. Als Nächstes wird die KJP als
- Entwicklungspsychopathologie dargestellt. Es folgen Fragen zu
- Ätiologie, Klassifikation, Diagnostik und Therapie psychischer Störungen im Kindes- und Jugendalter. Nach einem
- Überblick über die wichtigsten kinder- und jugendpsychiatrischen Diagnosen wird exemplarisch eine besonders bedeutsame Störung,
- das ADHS, dargestellt. Anschließend soll die
- Schilderung eines komplexen Behandlungsverlaufes ein vertieftes Verständnis für Entstehung, Dynamik und Behandlungsmöglichkeiten einer kinderpsychiatrischen Symptomatik ermöglichen. Zum Schluss wird ein
- Überblick über die Tätigkeitsfelder der Sozialen Arbeit in der Behandlung psychisch auffälliger Kinder und Jugendlicher erstellt.

4.1 Einführung

Lange vor der ersten Nennung des Begriffs der Kinderpsychiatrie durch den Franzosen *N. Manheimer* („psychiatrie infantile") 1899 haben Philosophen, Theologen und Pädagogen sich mit geisteskranken, sinnesbehinderten und verhaltensauffälligen Kindern befasst. Schon bei *John Locke* (1693) und *Jean-Jacques Rousseau* (1762) wurde der Begriff der heilenden Pädagogik verwandt. Im deutschsprachigen Raum wurde der Name Heilpädagogik erst 1861 durch *Georgens und Deinhardt* geprägt, die erstmals eine systematische und wissenschaftliche Theorie der Heilpädagogik als Zwischengebiet von Medizin und Pädagogik entwickelten. 1864 gründete *H. Hoffmann* an der Frankfurter Städtischen Anstalt für Irre und Epileptische die erste Kinderabteilung. Sein als Weihnachtsgeschenk für seinen Sohn selbst gestaltetes Bilderbuch „Der Struwwelpeter" ist das meistverkaufte und in unzählige Sprachen übersetzte Kinderbuch aller Zeiten. Er beschreibt und illustriert darin auf anschauliche Weise und im moralisierend-repressiven Stil seiner Zeit einige kinderpsychiatrische Störungen, die auch heute noch bedeutsam sind: das Hyperkinetische Syndrom (Zappelphilipp), die Magersucht (Suppenkasper), Dissozialität und Verwahrlosung (Struwwelpeter, Bitterböser Friedrich und Paulinchen). Ein erstes Lehrbuch der „psychischen Störungen im Kindesalter" schrieb 1887 der Freiburger Psychiater Emminghaus.

Die Kinder- und Jugendpsychiatrie (KJP) als medizinische Disziplin hatte zwei Wurzeln: Die Erwachsenenpsychiatrie und die Kinderheilkunde. Hinzu kamen wichtige Impulse aus der Psychologie, der Psychoanalyse, der Pädagogik, aus den Sozialwissenschaften, aus dem Recht sowie der Jugend- und Sozialhilfe. Es war und ist ein langer und noch andauernder Prozess, diese verschiedenen Einflüsse zusammenzuführen. *Leo Kanner*, einer der berühmten Kinder- und Jugendpsychiater der früheren Zeit sagte, dass in der ersten Phase des Fachgebietes **über das Kind** nachgedacht wurde. In der zweiten Phase hat man **an Kindern** gearbeitet. In der dritten Phase arbeitete man **für Kinder**; in der vierten arbeitete man **mit dem Kind**. Heute kann man am ehesten sagen, dass man **mit dem Kind, mit seiner Familie und dem sozialen Kontext** arbeitet. Damit ist der interaktionelle Aspekt der Diagnostik und Behandlung in den Vordergrund gerückt. Das beinhaltet einen zunehmenden Emanzipationsprozess für das Kind, aber auch für die Fachdisziplin. Es besteht mittlerweile Übereinstimmung darüber, dass psychische Störungen bei Kindern multifaktoriell bedingt sind. Das bedeutet auch für die Therapie ein multidirektionales Vorgehen. Dabei wurden im Laufe der Zeit die therapeutischen Aktivitäten immer mehr vom Individuum zur Familie und zum sozialen Umfeld hin verlagert. Dies schließt insbesondere sozialpsychiatrische Aspekte und Methoden ein, die in den letzten zehn Jahren in der Therapie wie auch in Prävention und Rehabilitation immer größere Bedeutung erlangt haben.

Zunehmend fließen auch die Forschungsergebnisse aus der Neurobiologie und der Bindungsforschung in den Alltag der KJP ein. Wie später zu zeigen sein wird, revolutionieren die Erkenntnisse

- zum Zusammenhang zwischen sozio-emotionalen Umgebungsbedingungen und Hirnentwicklung,
- zur Bedeutung akuter und anhaltender Traumatisierung und
- zur Bedeutung von Bindungssicherheit für die spätere Entwicklung psychischer Störungen

die Theorie und Praxis der KJP in noch nicht abzuschätzendem Ausmaß.

Als eigenständige Fachdisziplin existiert die Kinder- und Jugendpsychiatrie in Deutschland erst seit 1968. Nach den Richtlinien der Bundesärztekammer (1988) umfasst sie die

„Erkennung, nichtoperative Behandlung, Prävention und Rehabilitation bei psychischen, psychosomatischen, entwicklungsbedingten und neurologischen Erkrankungen und Störungen sowie der psychischen und sozialen Verhaltensauffälligkeiten von Kindern und Jugendlichen sowie Heranwachsenden und jungen Volljährigen mit Entwicklungsverzögerung, denen eine psychische Erkrankung oder eine Fehlentwicklung der Person zugrunde liegt, einschließlich der Psychotherapie als Einzel-, Gruppen- und Familientherapie."

Anders als bei den anderen medizinischen Spezialisierungen ist die Versorgung mit kinder- und jugendpsychiatrischen Einrichtungen, vor allem mit ambulanten Angeboten, noch nicht flächendeckend gewährleistet. Als bis vor kurzem einzige Fachgruppe unter den Ärzten haben die Kinder- und Jugendpsychiater die Möglichkeit zu einer sozialpsychiatrisch geführten Praxis. Dies bedeutet, dass sie u.a. SozialarbeiterInnen, Heil- und SozialpädagogInnen einstellen können und dafür von der gesetzlichen Krankenkasse honoriert werden. Damit wird die KJP zu einem gefragten Arbeitsfeld für die genannten Berufsgruppen. Außerdem wird dadurch der überragenden Bedeutung psychosozialer Bedingungen für die Aufrechterhaltung und Wiederherstellung psychischer Gesundheit Rechnung getragen.

Die kinder- und jugendpsychiatrischen Fachgesellschaften, insbesondere die *Deutsche Gesellschaft für Kinder- und Jugendpsychiatrie, Psychosomatik und Psychotherapie (DGKJPP und der Berufsverband BK-JPP)* verfolgen neben den rein fachlichen auch sozial- und gesundheitspolitische Ziele, insbesondere im Hinblick auf eine entwicklungsfördernde Lebensumwelt für Kinder, Jugendliche und Familien und eine effektive Prävention psychischer Störungen. Dies ist umso notwendiger, als nach allgemeiner Erkenntnis die Zahl der psychisch belasteten Kinder und Jugendlichen stetig zunimmt. „Der Stress der Erwachsenen ist bei den Kindern angekommen". Psychosomatische Beschwerden wie Kopf- und Bauchschmerzen, Nervosität und Unkonzentriertheit sind die Folgen. Depressionen, Ängste und Störungen des Sozialverhaltens belasten Kinder, ihre Eltern und Erzieher erheblich. Die Anzahl wegen psychischer Probleme behandelter Kinder steigt von der ersten Grundschulklasse bis zum Adoleszentenalter von 5 auf fast 20%.

4.2 Kinderpsychiatrie als Entwicklungspsychopathologie

Deutlicher noch als bei psychiatrischen Störungen im Erwachsenenalter ist die Entstehung von seelischen Problemen bei Kindern und Jugendlichen mit dem aktuellen Entwicklungsstand im zeitlichen Verlauf ihrer Individuation vom Säugling zum Heranwachsenden verknüpft. Menschliche Entwicklung ist ein mehrdimensionales Geschehen auf den Ebenen der biologischen, psychologischen und sozialen Abläufe. Psychische Störungen zeigen sich immer auf allen genannten Ebenen, wenn auch mit jeweils unterschiedlicher Akzentuierung. Entwicklung ist ein zirkuläres Wechselspiel zwischen Individuum und Umwelt, das nichtlinearen Kausalitäten folgt. Heute spricht man von transaktionellen Erklärungsmodellen (Transaktion = alle Elemente eines Systems üben einen Einfluss aufeinander aus: ökologische oder systemische Sichtweise).

Ein klassisches Beispiel dafür ist die Rückwirkung des Säuglings auf seine Mutter. Es ist bekannt, dass der Säugling, der in seiner Entwicklung die Erwartungen seiner Mutter erfüllt, verstärkt ein positives Erziehungsbemühen und die Zuwendung der Mutter erfährt. Reagiert das Kind nicht hinreichend, z.B. wegen einer muskulären Hypotonie oder einer Hörschwäche, kommt es zunächst nochmals zu einer Intensivierung der Erziehungs- und Zuwendungsanstrengungen, dann gibt die Mutter häufig auf und vermindert ihre Bemühungen. Damit wirken das Kind wie die Mutter steuernd auf die eigene Entwicklung, in diesem Beispiel allerdings auf eher ungünstige Weise. Das Nicht-Reagieren eines Kindes wird aber von Eltern meist als Kränkung und Zurückweisung verarbeitet, ebenso wie Kinder ein Erleben von fehlender Selbstwirksamkeit häufig depressiv verarbeiten. An einem solchen Punkt setzt dann häufig ein Problembewusstsein ein, das im günstigen Fall zu professioneller Hilfe bei der Gestaltung der Mutter-Vater-Kind-Beziehung führt.

Die Ergebnisse der neueren Säuglingsforschung (z.B. Daniel Stern) zeigen u.a., dass das Ungeborene bereits intrauterin – durch seine Bewegungsaktivität – die Beziehung zur Mutter aktiv mitgestaltet. Damit gilt die früher oft vertretene Annahme nicht mehr: dass das hilflose Säuglingskind wie ein leeres Blatt auf die Eltern trifft, die es dann „verderben" oder zu einem „tollen Kind" machen.

4.2.1 Pathogene und protektive Faktoren der Entwicklung

Eine Schädigung, z.B. im Sinne einer seelischen oder körperlichen Traumatisierung oder einer längerfristigen Entwicklungsbehinderung, hat somit nicht bei jedem Individuum in jeder Familie und zu jedem Zeitpunkt die gleiche Symptomatik zur Folge. Diese triviale Aussage hat erhebliche Folgen für die Betrachtung von Problemen: Ein massives Trauma, wie z.B. der sexuelle Missbrauch, kann sehr unterschiedliche Auswirkungen auf das betroffene Kind haben, abhängig von dem komplexen Zusammenspiel unterschiedlicher (personaler, zeitlicher und Entwicklungs-) Faktoren, die auf eine oft nicht vorhersehbare Weise den weiteren Verlauf bestimmen.

Allgemein können vier Faktorengruppen unterschieden werden:

> **I. biologische Faktoren:** Geschlecht, genetische Ausstattung, konstitutionelle Faktoren, somatische Vorerkrankungen, Unfälle, Behinderungen, Ernährung
>
> **II. psychosoziale Faktoren:** individuelle psychosoziale Entwicklung, familiäre, schulische und Peergruppen-Sozialisation
>
> **III. soziokulturelle Faktoren:** sozioökonomische Bedingungen, epochale, historische und politische Bedingungen wie Migration, Krieg etc., kulturelle Bedingungen wie Medieneinflüsse, religiöse Prägungen etc.
>
> **IV. aktuelle Lebensumstände:** situative Faktoren und Belastungen wie Trennung, Scheidung, Schulwechsel, akute Krisen

Tab.1: Ätiologische Faktoren psychischer Störung

In allen Ebenen werden protektive (=schützende) oder Ressource-Faktoren und Risiko- (=Vulnerabilitäts-) faktoren wirksam (s. Abb.1).

Mittlerweile gibt es einen recht guten Kenntnisstand zu den **Risikofaktoren:**

- *Jungen* haben bis zur Pubertät ein 2-5-fach erhöhtes Risiko für Entwicklungsstörungen, Teilleistungsschwächen, Hyperkinetische Störungen und für aggressive Verhaltensauffälligkeiten. Sie gelten als insgesamt verletzlicher durch äußere und innere Belastungen, besonders im Zentralnervensystem. Ihr Entwicklungstempo und die Stabilität der Reifung ist langsamer als bei Mädchen.
- Kinder mit *zerebralen Schädigungen* haben je nach Ausprägung und Lokalisation ein bis zu 10 x höheres Risiko für psychische Störungen als gesunde.

- Familiäre Belastungen bei gesunden Kindern erhöhen dieses Risiko um nahezu den gleichen Faktor. Dazu zählen u.a.: psychische Erkrankung oder Delinquenz eines Elternteiles, dauerhafte Streitatmosphäre, Elternverlust durch Scheidung, körperliche und psychische Vernachlässigung und Misshandlung.

Vergleichsweise jung ist die Erforschung protektiver Faktoren. Im Sinne der **Salutogenese** (Antonovsky, Kap. 15) scheint es bedeutsam, mehr darüber herauszufinden, wieso ca. 25% der Kinder und Jugendlichen gegen ungünstige Entwicklungsbedingungen nahezu immun zu sein scheinen. Hier eine auszugsweise Auflistung bislang bekannter Aspekte:

Individuelle protektive Faktoren, die den Kindern erleichtern, „es zu schaffen", trotz widriger äußerer Umstände:

- *Kinder, die ein heiteres, fröhliches Grundtemperament mitbringen, haben auch unter schwierigen Umweltbedingungen bessere Entwicklungschancen.*
- *Kinder, mit besonders guten Aufmerksamkeits- und Reaktionsfähigkeiten.*
- *Kinder, die weniger leicht zu irritieren sind und bei ihren einmal gesteckten Zielen bleiben. Diese Kinder können unangenehme Situationen relativ gut aushalten und ihr Kern-Selbst vor Verletzungen schützen.*
- *Kinder, die bereits eine Beziehung erlebt haben, die getragen hat; wenn mindestens ein Jahr lang eine gute Mutter-Kind-Beziehung bestanden hat (selbst, wenn das Kind später von der Mutter misshandelt wird!).*
- *Kinder, die es auch in schlechteren Verhältnissen schaffen, gut durchzukommen, fallen in Heimen oft dadurch auf, dass sie sich stärker für andere in der Gemeinschaft engagieren, und es gleichzeitig fertig bringen, sich eine Privatsphäre zu schaffen.*

Äußere protektive Faktoren:

- *Eine stabile und gute familiäre Atmosphäre mit emotionaler Verbundenheit, Förderung von Autonomie der Familienmitglieder, eindeutiger Kommunikation, konsequenter Erziehungshaltung und klarer Aufgabenverteilung liefert beste Entwicklungsbedingungen, auch bei ansonsten belastenden Risikofaktoren.*
- *Früherkennung von medizinisch-neurologischen Risikofaktoren (sekundäre {körperliche Behinderungen} und tertiäre {Neurotisierung und*

negative psychosoziale Folgen} Schädigungen können eher verhindert werden).
- Ein „wissender Zeuge" (Alice Miller): Ein Mensch, der nicht direkt in die problematischen Umstände verwickelt ist, dem das Kind aber als Vertrautem etwas davon erzählen kann (entfernt wohnender Großvater, Lehrer, ältere Geschwister etc.), der dem Kind das Gefühl vermittelt: Hier ist jemand, der zu mir steht, mir ein Stück Wert gibt und der mir eine Reflektion über das Erlebte ermöglicht.

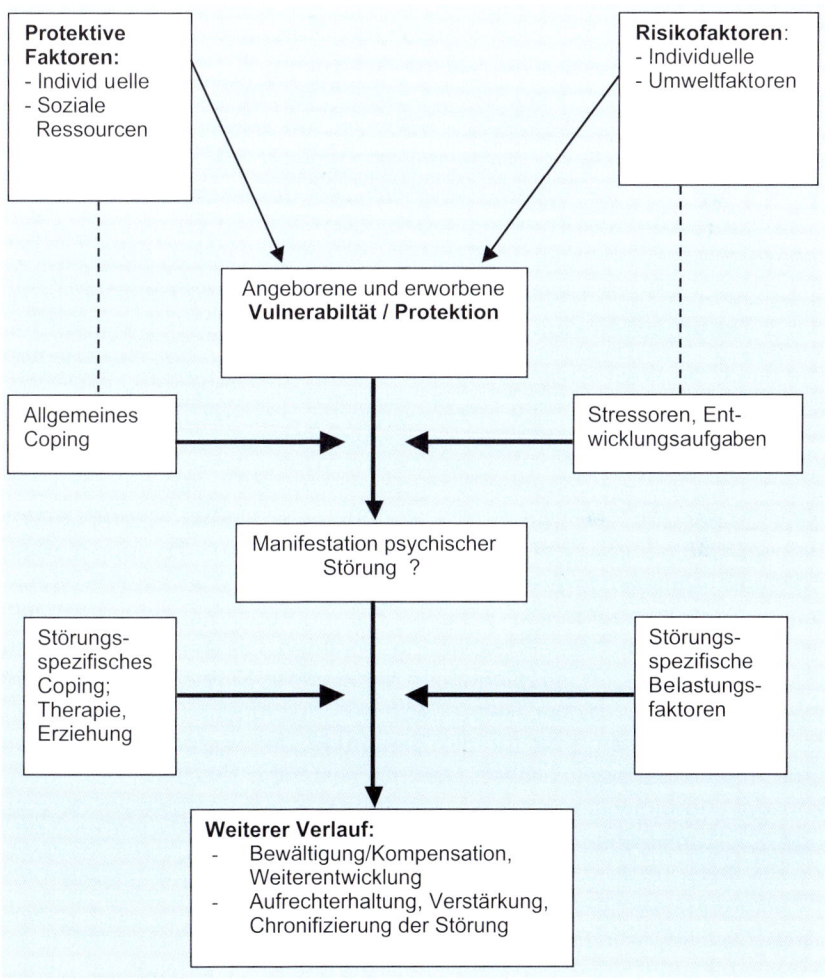

Abb. 1: Prozessmodell psychiatrischer Krankheitsverläufe

- *Größere soziale Netze bieten mehr Sicherheit vor psychischer Erkrankung. Eine isoliert lebende Dreikopffamilie birgt ein höheres Risiko als eine stärker sozial vernetzte größere Familie. Wenn mehrere Erwachsene als Bezugspersonen zur Verfügung stehen, kann das Kind zwischen ihren Verhaltensweisen differenzieren lernen. Es ist nicht nur einer Sichtweise ausgeliefert und es kann sich bei Schwierigkeiten mit dem einen auf den anderen stützen.*

Das Zusammenspiel von Risiko- und Protektionsfaktoren, von Krankheits- und Bewältigungsvariablen (Coping) entscheidet wesentlich über Entstehung und Verlauf einer psychischen Störung. Neuere Erkenntnisse zeigen, dass *biologische Risiken* sich primär in Beeinträchtigungen von motorischen Entwicklungen bemerkbar machen, während der Einfluss *psychosozialer Risiken* sich stärker in der kognitiven und sozialen emotionalen Entwicklung niederschlägt. Dabei ändert sich auch die relative Bedeutung der Risikofaktoren im Verlauf der Entwicklung: Während biologische Risiken mit zunehmendem Alter an Bedeutung verlieren, wächst im Gegenzug der Einfluss von psychosozialen Risiken.

4.2.2 Gehirnentwicklung und Psyche

Die durch die Weiterentwicklung der modernen bildgebenden Verfahren heute mögliche Erforschung neurobiologischer Zusammenhänge mit psychischen Prozessen kommt zu noch weitergehenden Schlussfolgerungen:

Hirnforscher wie Manfred Spitzer (2000) oder Gerald Hüther (2001) betonen heute immer stärker die *psychischen* Voraussetzungen für eine adäquate *somatische* Entwicklung des Gehirns. Die im kindlichen Gehirn angelegten neuronalen und synaptischen Verschaltungsmuster sind weitaus (ver-)formbarer als bisher angenommen. Die am stärksten durch die jeweiligen Nutzungsbedingungen strukturierte Hirnregion ist der frontale Kortex. Die in dieser Region während der Kindheit herausgebildeten Verschaltungen sind für die Steuerung der wichtigsten späteren Leistungen des menschlichen Gehirns zuständig (Selbstwirksamkeitskonzept und Motivation, Impulskontrolle und Handlungsplanung, soziale und emotionale Kompetenz).

Hüther weist nach, dass *„Liebe ein Naturgesetz ist und das Gehirn ein Sozialorgan"*. Das menschliche Gehirn ist vom Aufbau her optimiert für „psychosoziale Kompetenz". Dabei ist die strukturelle Ausformung, die Vernetzung einzelner Hirnareale zu funktionellen Einheiten zu einem großen Teil nutzungsabhängig.

Um die hierfür erforderlichen, hochkomplexen Verschaltungen ausbilden zu können, müssen Kinder möglichst viele und möglichst unterschiedliche eigene Erfahrungen machen. Dazu brauchen sie vielfältige stimulierende (ihre emotionalen Zentren aktivierende) Angebote und Herausforderungen und – um diese annehmen und erfolgreich bewältigen zu können – Sicherheit- und Orientierung-bietende Bindungsbeziehungen.

Nur unter dem einfühlsamen Schutz und der kompetenten Anleitung durch erwachsene „Vorbilder" können Kinder vielfältige Gestaltungsangebote auch kreativ nutzen und dabei ihre eigenen Fähigkeiten und Möglichkeiten erkennen und weiterentwickeln. Nur so kann im Frontalhirn ein eigenes, inneres Bild von Selbstwirksamkeit stabilisiert und für die Selbstmotivation in allen nachfolgenden Lernprozessen genutzt werden.

Emotionale Prozesse stellen eine wesentliche Komponente für die Fokussierung von Aufmerksamkeit, Verarbeitungstiefe von Ereignissen, für Lernen und für Motivation dar. Lernen – auch Lernen von Sprache – ist damit immer eingebettet in emotionale Bewertung. Sichere emotionale Bindungen sind für Kinder die wichtigste Ressource zur Bewältigung von Unsicherheit, Angst und Stress. Die Ausformung und Stabilisierung sicherer Bindungsmuster hängt davon ab, ob ein Kind die wiederholte Erfahrung machen kann, dass es in der Lage ist, neue Anforderungen, die zu einer Störung seines emotionalen Gleichgewichtes führen, mit der Unterstützung einer primären Bezugsperson zu bewältigen.

Emotionale Verunsicherung führt zur Aktivierung limbischer und anderer stress-sensitiver *neuro-endokriner Regelkreise* und zwingt das Kind, nach geeigneten Strategien zur Wiederherstellung seines emotionalen Gleichgewichtes zu suchen. Einseitige, unbalancierte Bahnungsprozesse führen zwangsläufig zu defizitären Entwicklungen in anderen Bereichen: Wahrnehmung, Motorik, Lernverhalten, Motivierbarkeit, Sozialverhalten. Dazu wissen wir, dass Hirnfunktionen irreversible Schäden erleiden, wenn während der frühkindlichen Entwicklung Erfahrungen aus der Umwelt vorenthalten werden, beispielsweise bei den visuellen Wahrnehmungsleistungen. Fazit: Erfährt das kindliche Gehirn nicht genügend auf seine Struktur hin angepasste Zuwendung, wird es – bedingt kompensierbar – unter seinen Möglichkeiten für psychosoziale Kompetenz, Liebes- und Lernfähigkeit bleiben.

Der Hippocampus als Teil des limbischen Systems ist eng mit affektiven Motivationssystemen, v.a. mit dem präfrontalen Cortex, verknüpft, dazu ein wichtiges Orientierungswerkzeug und Trainer der Großhirnrinde bei der Abspeicherung von Lernprozessen. Bei Kindern, die aufgrund wiederholter emotionaler Traumatisierungen keine geeignete Strategie zur Wiederherstellung ihres emotionalen Gleichgewichtes finden, kommt es zu einer lang anhaltenden, unkontrollierbaren Aktivierung ihres neuroendokrinen Stress-Systems mit nachhaltigen destabilisierenden Auswirkungen auf psychischer (z.B. Angststörungen) und/oder körperlicher Ebene (adaptive Veränderungen endokriner und vegetativer Regelkreise).

Chronischer Stress, messbar am Serum-Cortisolspiegel, zerstört neuronale Strukturen des Hippocampus (Zentrum für Gedächtnis), der Amygdala (Mandelkern, Zentrum für Emotionen) und des Corpus callosum (Balken, die Verbindung zwischen den Hirnhemisphären) und verursacht damit organisch begründbare Regulationsstörungen, später auch komplexe Störungen von Lernen, Emotionen und Verhalten. Man geht davon aus, dass diese Störungen abhängig von der Art und Dauer der schädigenden Einwirkungen reversibel sind, wenn das Beziehungs- und Erziehungsmilieu entsprechend verbessert wird. Studien zu stark deprivierten rumänischen Waisenkindern haben gezeigt, dass nur bei drastischer Milieuverbesserung vor dem 18. Lebensmonat gute Aufholeffekte im Kognitiven, Motivationalen und Sozialen zu erzielen sind.

4.2.3 Psychische Störung und Krise

Es ist ein Grundmerkmal menschlicher Entwicklung, dass sie sowohl kontinuierlich, als auch sprunghaft verläuft: Dazu gehören das Durchleben von Krisen ebenso wie Perioden scheinbarer Ruhe. Ein Sprichwort sagt: „Das einzig Beständige ist der Wandel". Der größte Teil der „normalen" Krisen wird vom Individuum eigenständig bewältigt: In der Pubertät beispielsweise findet ein gravierender Umbruch auf allen Ebenen statt: Zum körperlichen Gestaltwandel kommt mit der aufkeimenden Sexualität ein verändertes psychisches Erleben und eine notwendige Neudefinierung der sozialen Rolle, kurz: Die persönliche Identität muss neu gefunden werden. Der größte Teil der Jugendlichen schafft das recht gut, trotz schwieriger werdender gesellschaftlicher Bedingungen. Ein kleinerer Teil bedarf stützender Hilfe seitens der sozialen Primärgruppen wie Familien, Schule, Peers. Erst bei erheblichen Einschränkungen des Erlebens von Autonomie und Selbstwert mit entsprechender Symptombildung wird professionelle Hilfe erforderlich. Dabei werden in der Regel zunächst sozialpädagogische oder psychologische Beratungsangebote in Anspruch genommen. Wird die Krise überdeutlich, wie z.B. bei der Pubertätsmagersucht, einer Adoleszentenpsychose oder einem akuten Suizidversuch, ist medizinisch-jugendpsychiatrische Hilfe unabweisbar notwendig geworden. Der Ausgang der Krise ist nicht allein von der Intervention abhängig: Wie bei allen menschlichen Systemen finden sich in einem nichtlinearen „chaotischen" Zusammenspiel aller Elemente (Personen, Institutionen, Risiko- und Protektionsfaktoren, Zeit und Ort) neben vorhersehbaren Ergebnissen auch oft überraschende Lösungen.

> *Meine eigene Arbeit hat sich in den vergangenen Jahren dahingehend gewandelt, vielen Menschen, die mit ihren Kindern in meine Praxis kommen, zu verdeutlichen, dass keine (langfristige) Therapie notwendig ist. Das stärkt die oft verschüttete Überzeugung der Klienten, dass auch „etwas Gutes" an ihnen, ihrem Beziehungsverhalten und ihren Erziehungsmühungen ist. Schließlich kommen viele Eltern mit sehr schlechten Gefühlen über sich und ihr Kind, mit Schuldgefühlen und Verunsicherung, weil sie keine Modelle haben, wie sie gut mit ihren Kindern umgehen können. Der Anteil pädagogischer Interventionen in der kinderpsychiatrischen Praxis ist gegenüber den medizinisch-therapeutischen mit der Zunahme erzieherischer Hilflosigkeit bei den Bezugspersonen erheblich größer geworden.*

Es geht also nicht darum, dass wir jedes Problem bis ins Letzte lösen, das entspricht nicht dem Leben. *Es geht darum, dass blockierte Entwicklung – da wo der Lebensfluss ins Stocken gekommen ist, wo eine Stromschnelle am Weiterschwimmen hindert – wieder „in Fluss kommt".*
Das kann sich auf das Individuum Kind mit all seinen körperlichen, seelischen und geistigen Aspekten als auch auf seine Familie oder sein weiteres Umfeld beziehen.
Wenn dann längerfristige Entwicklungsstörungen bei einem Kind vorliegen sollten, ist es vielleicht notwendig, das Kind und seine Eltern ein Stück an die Hand zu nehmen und zu begleiten, um einiges nachzuholen, anderes zu lassen oder den Blick nach vorne zu lenken. Dabei steht Begleiten und Anstoßen im Vordergrund und weniger „Verändern" und „In-der-Tiefe-Graben".

Exkurs: Was ein Kind braucht:
- **Geborgenheit und Sicherheit**, einen klaren Platz im Mikrokosmos
- **Zuwendung und Beachtung,** liebevolles Interesse
- **Verständnis** für Möglichkeiten und Grenzen des jeweiligen Entwicklungsstandes
- **Anerkennung** für Initiative, Kontaktbereitschaft und Leistung

---

Tab. 2

4.2.4 Normale und gestörte Entwicklung: Entwicklungsaufgaben und ihre Bewältigung

Entwicklungsperiode	Entwicklungsaufgaben	Psychosexuelle Phase /Themen
Säuglingsalter 0 – 6 – 12 Monate	- Aufbau früher interpersoneller Bindung - Physiologische und sensomotorische Regulation - Spannungs- und Erregungskontrolle - Elementare Kommunikation mit der Umwelt	- Oral - Urvertrauen vs. Urmisstrauen
Kleinkindalter 12 - 24 - 36 Monate	- Motorische Kontrolle - Stabile Bindung - Kognitive und sprachliche Funktionen - Erkundungsverhalten	- Anal - Autonomie vs. Scham und Zweifel
Kindergartenalter 3 – 5 Jahre	- Realitätsprüfung - Grundlagen der Autonomieentwicklung und Selbstkontrolle: Ausscheidung, motorische Fähigkeiten - Sprachentwicklung - Spiel und Fantasie	- phallisch-ödipal - Initiative vs. Schuldgefühl
Vorschul- und frühes Schulalter 5 – 7 Jahre	- Impulskontrolle - Einfache moralische Unterscheidungen - Geschlechtrollenidentifikation - Beziehung zu Gleichaltrigen - Spiel in Gruppen	- Latenz - Fleiß vs. Minderwertigkeitsgefühl
Grundschulalter 7 – 11 Jahre	- Soziale Kooperation in der Gruppe - Freundschaften - Arbeitshaltung - Kulturtechniken - Kompetenzerleben und Selbstbewusstsein	- Latenz - Fleiß vs. Minderwertigkeitsgefühl
Pubertät 11 – 15 Jahre	- Auseinandersetzung mit körperlichen Veränderungen - Auseinandersetzung mit psychischen Veränderungen (Emotionalität, Sexualität) - Abstrakt-formales Denken	- Pubertät - Identität vs. Identitätsdiffusion
Mittlere Adoleszenz 15 – 17 Jahre	- Gemeinschaft mit Gleichaltrigen - Heterosexuelle Beziehungen - Stabilisisierung der Geschlechtsrollenidentität - Auseinandersetzung mit moralischen Prinzipien	- Genital - Identität vs. Identitätsdiffusion
Späte Adoleszenz 17 – 21 – 25 Jahre	- Ablösung von den Eltern - Stabilisierung eines internalisierten moralischen Bewusstseins - Berufswahl	- Genital - Intimität und Distanzierung versus Selbstbezogenheit

Tab. 3: Entwicklungsaufgaben

In tabellarischer Form sind die Entwicklungsperioden mit den dazugehörigen vorherrschenden Entwicklungsaufgaben dargestellt, zusätzlich die psychosexuellen Phasen nach *Freud* und die *psychosozialen Konfliktthemen (Erikson)* der jeweiligen Periode. Die Aufstellung gibt eine Orientierung; je nach Autor werden die Perioden etwas unterschiedlich eingeteilt.

„Entwicklungsaufgaben sind (nach Havighurst) voraussehbare und reguläre Anforderungen, die sich dem Individuum und seiner Familie zu einer bestimmten Zeit in seiner Biographie stellen und deren erfolgreiche Bewältigung für die weitere Entwicklung von großer Bedeutung ist."

Das Modell der Entwicklungsaufgaben orientiert sich wie andere, frühere Phasenmodelle an bestimmten Entwicklungsperioden, betont aber gegenüber diesen das Moment der aktiven Auseinandersetzung und die Selbstregulation von Entwicklungsprozessen. Psychische Störungen können aus diesem Verständnis heraus als:

- *Inadäquate Lösungsversuche für anstehende Entwicklungsaufgaben*
- *Ergebnis unzureichender Bewältigung früherer Entwicklungsaufgaben*
- *Hindernis für die Bewältigung aktueller Entwicklungsaufgaben* angesehen werden.

Jede Entwicklungsphase hat ihre typische Ausformung psychischer Störung:

Säuglingsalter (1. Lebensjahr):
Schon die Schwangerschaft, vor allem aber die ersten Lebensmonate sind eine besonders chancenreiche, aber auch vulnerable Zeit für die Ausbildung „guter" Interaktionszyklen zwischen dem Kind und seinen primären Bezugspersonen. Besonders in Fällen einer nicht geglückten Anfangsphase der Beziehung ist die Entstehung einer ungünstigen psychosozialen Entwicklung, von psychischer Auffälligkeit und Anfälligkeit für Suchtprobleme bei den betroffenen Kindern wahrscheinlich. Ein frühzeitiges Erkennen und Behandeln solcher Probleme kann die Ausbildung von destruktiven Zyklen in der Beziehungsgestaltung zwischen Mutter (Vater) und Kind verhüten.

Im frühesten Lebensalter reagieren Kinder noch überwiegend motorisch und vegetativ auf Irritationen. Der obere Magen-Darmtrakt (Gewöhnung an orale Ernährung) und die Haut (Kontaktaufnahme zur Umwelt) stehen als Austragungsort im Vordergrund. Die Probleme zeigen sich als frühkindliche Regulationsstörung der postnatalen Anpassungs- und Reifungsprozesse:

- im Schlaf-Wach-Rhythmus
- bei der Nahrungsaufnahme und Verdauung: Fütter- und Gedeihstörungen
- bei der Spannungs- und Affektregulierung: exzessives Schreien, motorische Unruhe
- in einem überwachen oder gedämpften Explorationsverhalten.

Bei seinen komplexen Adaptationsprozessen ist das Baby existentiell auf äußere Hilfe angewiesen. Mary Ainsworth beschrieb elterliche **Feinfühligkeit** als Fähigkeit, die angeborenen, in Belastungs- und Gefährdungssituationen aktivierten Signale des Kindes (Rufen, Schreien, Anklammern, Nähesuchen etc.) wahrzunehmen und sie richtig zu interpretieren (z.B. als Suche nach Körperkontakt, Hunger etc.) und sie prompt

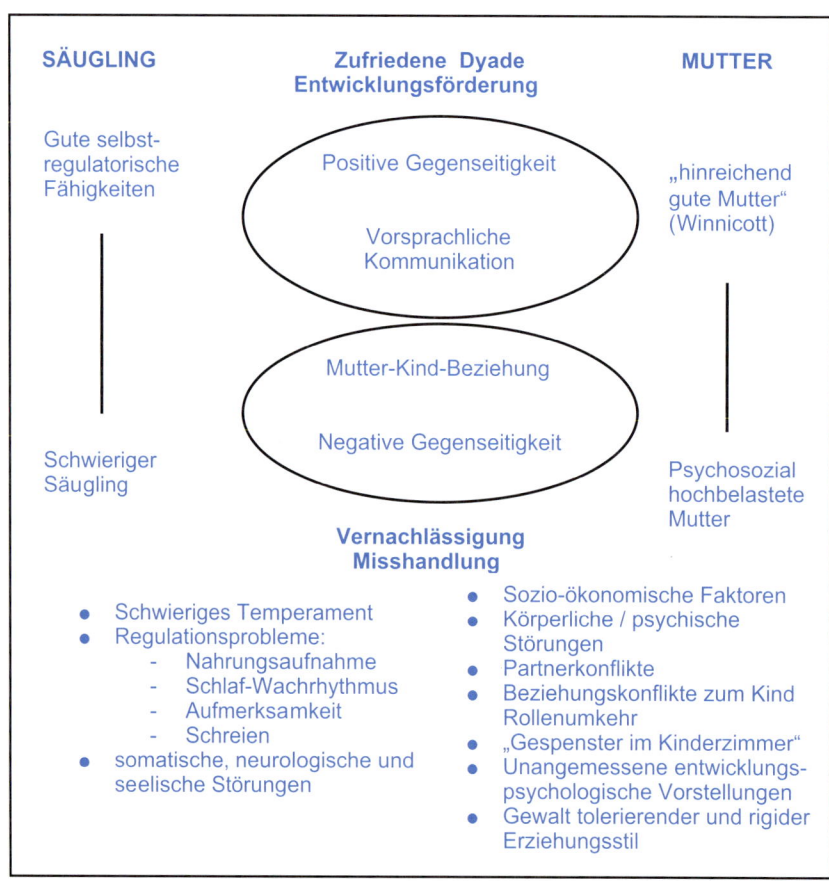

Abb. 2

und angemessen zu befriedigen. Dieser Austausch von Signalen und Reaktion geschieht jeden Tag unzählige Male, seine Qualität entscheidet wesentlich über die Art der Bindungsbeziehung, die sich dabei herausbildet. Das Kind, so wissen wir heute, ist jederzeit mitgestaltender Akteur und bestimmt durch sein Temperament und seine Interaktionsbereitschaft den Ausgang eines jeden Interaktionszyklus mit.

Von H. und M. Papoušek stammt das erweiterte Konzept der **intuitiven elterlichen Kompetenzen**. Damit sind Fertigkeiten der vorsprachlichen Kommunikation gemeint, die ein Spektrum von typischen Verhaltensmustern umfassen:

- Dialogabstand, Grußreaktion
- Ammensprache – erhöhte Stimmlage
- Verlangsamtes Tempo, prototypische Melodik
- Prototypische Mimik
- Imitationsneigung
- Interaktive Spielchen
- Gemeinsame Ausrichtung der Aufmerksamkeit
- Entwicklungsphasenspezifische Anpassungen und Verhaltensmuster

„Das elterliche Kommunikationsverhalten kompensiert die anfängliche Unreife und unterstützt die postnatalen Regulations- und Anpassungsprozesse des Säuglings. Es erleichtert den Übergang zu Schlaf oder zu guten Wachphasen, in denen der Säugling aufnahme- und interaktionsbereit ist, Blickkontakt einüben kann und lernt, seine Erfahrungen mit der Umwelt gut zu integrieren und ruhige Kommunikationsformen zu entwickeln." (M. Papoušek, 1995). Unter hinreichend entspannten und ressourcevollen Bedingungen gelingender Elternschaft kommt es in den Wochen nach der Geburt in hochkomplexen Rückkoppelungsprozessen zu einer individuellen Abstimmung zwischen Säugling und Mutter. Während das Baby diese Erfahrungen im prozeduralen (nicht bewussten, vorsprachlichen) Gedächtnis speichert und zur Grundlage seines „Arbeitsmodells" der Bindungserfahrungen macht, bezieht die Mutter ihre eigene Bindungsrepräsentation als Niederschlag der eigenen Bindungserfahrungen unbewusst, aber wirksam strukturierend in den Kommunikationsprozess ein.

Wenn dies nicht in positiver, entwicklungsförderlicher Weise möglich ist, aufgrund einer nicht zustande gekommenen oder unterbrochenen Hinwendung (Frühgeburt mit Krankenhausaufenthalten, frühe Trennungen, Misshandlung in der Schwangerschaft, ...) können die genannten Symptome auftreten. Das Gleiche gilt für Mütter und Väter, die sich aufgrund eigener Sorgen oder Krisen nicht auf das Kind einstellen können: Psychische Krankheit oder Traumatisierung, Suchtproblematik, Ablehnung in der eigenen Ursprungsfamilie, ausgeprägte Beziehungsstörungen oder andere existentielle Sorgen können Gründe dafür sein. Das führt häufig dazu, dass kindliche Signale ignoriert oder verzerrt wahrgenommen werden. Selma Fraiberg nannte dies die Wirkung der „Gespenster im Kinderzimmer", die nur schwer bewusst kontrolliert und die genuinen elterlichen Kompetenzen überlagern oder abschwächen können. Im extremen Fall frühkindlicher Deprivation kann eine *anaklitische Depression* mit Apathie, wimmerndem Weinen, motorischen Stereotypien und starker Selbstbezogenheit entstehen.

Hilfebedürftiger „Patient" in dieser Lebensphase ist immer die Dyade Mutter-Kind oder die Triade Mutter-Vater-Kind, nie das Kind allein. Dabei werden regulationsgestörte Säuglinge selten dem Kinderpsychiater vorgestellt, häufiger in kinderärztlichen Praxen oder den zunehmend eingerichteten „Schreiambulanzen". MitarbeiterInnen der sozialen Dienste sollten eine Sensibilität diesen Problemen gegenüber entwickeln und im Sinne einer primärpräventiven Sozialarbeit ihren KlientInnen lösungs- und ressourcenorientierte Hilfen anbieten. Dabei führt eine Kombination von körperlicher und psychischer Entlastung, praktischer Anleitung und Familienberatung nahezu immer zum Erfolg.

Für junge Eltern bedeutet die Geburt eines Kindes keineswegs nur ungetrübte Freude: In dieser Zeit erweist es sich, ob die Beziehung auch unter der täglichen Belastung trägt, ob hinreichende Abgrenzungen zu den jeweiligen Ursprungsfamilien erreicht werden konnten, ob brauchbare Regeln für das Zusammenleben entwickelt werden konnten. Für die Familienentwicklung ist darüber hinaus bedeutsam, dass durch die neu entstandene Dreiersituation (Triade) erstmalig Koalitionen möglich sind, bei der eine(r) ausgeschlossen werden kann. Daher ist es auch und gerade in dieser Phase wichtig, die Paarbeziehung zu stärken, Rollen und Aufgaben partnerschaftlich auszuhandeln und dabei für individuelle Unterschiede Raum zu lassen.

Kleinkindalter (2. und 3. Lebensjahr):

Exkurs: Zur Entwicklung und Bedeutung von Bindung

Im Zuge der interaktionellen Erfahrungen des ersten Lebensjahres entwickelt sich beim Kind ein stabiles Bindungsverhalten, dessen Qualität im psychologischen Verfahren der „Fremden Situation" (Ainsworth, M. et. al. 1978) erfasst werden kann. Dieses Verhaltensmuster zeigt die emotionale und motivationale Antwort des Kleinkindes auf eine experimentelle, kurze Trennung von seiner Hauptbezugsperson. Man unterscheidet sicher und unsicher gebundene Kinder, bei den unsicheren wird nochmals zwischen unsicher-vermeidend, unsicher-ambivalent und nicht klassifizierbar (meist desorganisiert) differenziert. Mit zunehmender Reifung des Gehirns und der psychischen Funktionen entsteht aus dem Bindungsmuster die, meist das ganze Leben lang bestimmende *Bindungsrepräsentation* als differenzierte Fühl-, Denk-, Sprach- und Handlungsstrategie.

- *Unsicher-vermeidende Kinder* – und später auch Erwachsene – zeigen Misstrauen in die Hilfsbereitschaft anderer und eine Idealisierung der eigenen Kompetenzen, sie scheinen von ihren (Bindungs-) Gefühlen abgekoppelt und leugnen eigene Verwundbarkeit. Im Spiel mit anderen Kindern werden sie eher zu „Tätern", aggressiv und verletzend.
- *Unsicher-ambivalente Kinder* zeigen ein stark anklammerndes und wenig selbstvertrauendes Verhalten, sie überlassen anderen die Initiative, werden eher „Opfer", erfahren durch ihre mangelnde Autonomie letztlich ebenso Ablehnung.
- *Desorganisierte Bindungsstrategien* wurden gefunden, wenn Kinder oder ihre Eltern bedeutsame Traumata in ihren Bindungserfahrungen erlebt hatten oder wenn Kinder von Geburt an massiv depriviert wurden.

Es wundert nicht, dass Jugendliche in Heimerziehung nur zu 3-5% eine sichere Bindung aufweisen, während 1/3 vermeidend unsicher gebunden waren und sogar mehr als 50% nicht klassifizierbar/desorganisiert (Schleiffer, R. 2002).

Sichere emotionale Bindungen sind für Kinder die wichtigste Ressource zur Bewältigung von Unsicherheit, Angst und Stress. Die Ausformung und Stabilisierung sicherer Bindungsmuster hängt davon ab, ob ein Kind die wiederholte Erfahrung machen kann, dass es in der Lage ist, neue Anforderungen, die zu einer Störung seines emotionalen Gleichgewichtes führen, mit der Unterstützung einer primären Bezugsperson bewältigen zu können (Hüther, G. 2001).

Bei mindestens 70% der Kinder entspricht das Bindungsverhalten der Bindungsrepräsentation der primären Bezugsperson, i.d.R. der Mutter. Derzeit wird noch erforscht, wie Änderungen dieser „Bindungstransmission" im Sinne einer günstigeren Entwicklung zu erreichen sind.

Unterschiede in der Auswirkung von Bindung bei Kindern (...und Jugendlichen)		
Bindungstyp	sicher gebunden	unsicher gebunden
Sozio - emotionale Kompetenz	- wenig aggressiv - mehr soziale Kompetenz im Umgang mit anderen Kindern	- öfter feindselig, wütend - Isolation, Anhänglichkeit
Selbst- und Persönlichkeitsentwicklung	- beziehungsorientiert - eher angemessenes Selbstbild - höhere Ich-Flexibilität - bessere Emotionsregulierung - bessere Verhaltensregulierung	- auf sich selbst fixiert - idealisiertes oder negatives Selbstbild - weniger Ich-Flexibilität - schlechtere Emotions- und Verhaltensregulierung
Kognitiver Bereich	- planvolleres Handeln - höhere Effektivität	- planloseres Handeln - niedrigere Effektivität

Tab. 4

Beim Erwerb neuer Kompetenzen im zweiten Lebensjahr steht zunächst die motorische Integration im Vordergrund. Aufrechter Gang und zunehmende feinmotorische Geschicklichkeit ermöglichen neue Perspektiven und einen gezielteren Umgang mit der dinglichen Umwelt. Dies umfasst die Möglichkeit, sich von der Mutter zu entfernen und zurückzukehren, damit erste Ansätze zur Autonomie zu realisieren, den Spracherwerb mit der Fähigkeit zur Symbolisation und der erweiterten Kommunikation und die Kontrolle über Blase und Darm (anale Phase). Damit entstehen erste (All-)Machtgefühle, die sich in den Wutanfällen der Trotzphase gegen Einschränkungen und Verbote wehren. In diesen und anderen Auseinandersetzungen mit der Umwelt entsteht ein erstes Bewusstsein der eigenen Person: „Ich!" Störungen in diesem Alter werden meist noch als vorübergehend gewertet, obwohl heute immer mehr hilflose Eltern mit Problemen der Durchsetzung ihrer meist motorisch hochaktiven Kleinkinder in die kinderpsychiatrische Praxis kommen.

Psychische Störungen in diesem Alter zeigen sich als Angstsyndrome (z.B. Trennungsangst), Schlafstörungen mit panischen Angstträumen (pavor nocturnus), Hyperventilationskrämpfe (=respiratorische Affektkrämpfe), motorische Stereotypien wie Kopfschlagen, Wutanfälle und deutliche motorische Unruhe (hyperkinetisches Verhalten). In dieser Zeit beginnen Sprachentwicklungsstörungen und Sinnesbehinderungen (Hören, Sehen) deutlich zu werden, motorische Entwicklungsverzögerungen, autistische Verhaltensweisen und eine mögliche geistige Behinderung.

Im **Kindergarten- und Vorschulalter (4. – 7. Lebensjahr)** geht es um die kritische Überprüfung der Realität. Geschlechtsunterschiede werden in ihrer sozialen Bedeutung wahrgenommen. Erstes Zählen, Messen, Vergleichen, die Vergrößerung kognitiver und sprachlicher Fertigkeiten ermöglichen eine kritische Bestandsaufnahme und die erste Festlegung sozialer Ränge und Rollen. Das die Initiative lenkende, gerade entstehende Gewissen beinhaltet auch die Möglichkeit zu Schuldgefühlen. Die Psychoanalyse betont die Bedeutung der frühen genitalen Sexualität in dieser Phase, deren Ausdruck „Doktorspiele" und verstärkte genitale Manipulationen sein können. Vater und Mutter werden als geschlechtlich unterschiedlich wahrgenommen. Dies kann zur Verliebtheit in den gegengeschlechtlichen Elternteil und zur Konkurrenz mit dem gleichgeschlechtlichen führen. Auf der Ebene der Familiendynamik ist es jetzt besonders wichtig, das Kind nicht zum Ersatzpartner zu machen, die „Elternachse" zu stärken und damit dem Kind seinen angemessenen Spielraum zuzuweisen. Besonders Kinder in Scheidungssituationen oder Söhne alleinerziehender Mütter sind hier besonders „bündnis"-gefährdet.

Seelische Störungen in dieser Zeit zeigen sich in Sprach- und Sprechstörungen, in psychosomatischen Störungen wie Bauchschmerzen, in motorischer Unruhe (Hyperaktivität) oder Schüchternheit und Ängsten. Ab dem 5. – 6. Lebensjahr werden auch Einnässen und Einkoten als behandlungsbedürftig gewertet. Depressive oder aggressive Entwicklungen werden deutlich, ebenso die sogenannten „Kinderfehler" wie Daumenlutschen oder Nägelbeißen.

Latenzphase

Dieser von der Psychoanalyse für die Zeit zwischen Schuleintritt und Pubertät verwendete Begriff soll darauf verweisen, dass in dieser Zeit Themen der Sexualität eher im Hintergrund bleiben. Leistungsbereitschaft, Lerninteresse und die Orientierung an Regeln und Sprache der Gruppe Gleichaltriger stehen im Vordergrund des kindlichen Interesses. Wenn es nicht gelingt, auf diesen Gebieten befriedigende Erfahrungen zu machen, z.B. aufgrund von Teilleistungsschwächen, Lernstörungen oder körperlichen Einschränkungen, kann die Entwicklung eines angemessenen Selbstwertgefühls behindert werden. Minderwertigkeitsempfinden und Selbstzweifel sind die mögliche Folge. Trotz der schon relativ ausgeprägten Autonomie benötigt das Kind noch viel Anleitung, Unterstützung und Führung.

Typische psychische Störungen in dieser Zeit sind Verhaltensauffälligkeiten in der Schule, Versagensängste, Leistungsprobleme und Schulschwänzen oder Schulverweigerung. Letztere bezieht sich auf Konflikte im Lebensfeld Schule selbst, während die Schulphobie meist eine unbewusste Verschiebung familienbezogener Trennungsängste auf die öffentliche Institution Schule bedeutet.

In dieser Altersspanne treten auch vermehrt Ticstörungen, Symptome von Zwangserkrankungen oder der elektive Mutismus (Schweigen trotz vorhandener Sprachfähigkeit in bestimmten Lebenskontexten, z.B. Schule) auf.

Bislang überwiegend psychosomatisch, durch Bauchschmerzen, Übelkeit, Unruhe etc. ausgedrückte neurotische Störungen erhalten nun eher einen psychischen Ausdruck: z.B. als depressive oder Angstneurose. Dissozialität und Verwahrlosung, Zündeln und Stehlen geben Erziehern und Therapeuten manchmal große Probleme auf.

Die **Pubertät und Adoleszenz (12 – 18 Jahre),** Übergangszeit zwischen Kindheit und Erwachsenenalter, stellt den Jugendlichen vor eine Reihe von Lebensaufgaben, deren Bewältigung hochkomplex und häufig mit krisenhaften emotionalen Begleiterscheinungen verbunden ist. Stichworte dazu sind:

- *Biologische Reifung:* körperliche Veränderungen, Disharmonie in Körperproportionen, Gefühlslage und Haltung, Bedeutendwerden und Integration von Sexualität,
- *Soziale Integration:* Liebeskontakte zum anderen Geschlecht, neue soziale Rollen in Schule und Berufsleben, unklarer Status: Nicht-Mehr-Kind und Noch-Nicht-Erwachsener,
- *Ablösung vom Elternhaus:* Auseinandersetzung mit (vormals oft selbstverständlichen) Werten, Regeln, Normen, mit der Person von Vater und Mutter, mit alten Bindungsmustern.

Mit den genannten Themenkomplexen werden die wesentlichen Bereiche der personalen Identität berührt. Ist die Individuation und Sozialisation bis dahin einigermaßen ungestört verlaufen, so kann davon ausgegangen werden, dass auch diese Phase konstruktiv bewältigt wird. Im anderen Fall, also bei intensiven und anhaltenden früheren Kränkungen durch wichtige Bezugspersonen, massive Versagenserlebnisse oder eigene Handicaps, können die Konflikte früherer Entwicklungsstadien nochmals krisenhaft aufbrechen und auf diese Weise eine „endgültige" Lösung vor dem Erwachsenwerden herausfordern.

In unserem Kulturkreis können drei Reaktionsmuster auf diese Herausforderung als typisch angesehen werden:

- *Emotionale Instabilität* (mit regressiven, vermeidenden Verhaltensweisen)
- *Angriffs- oder Rückzugstendenzen* (oppositionelles, regelverletzendes Verhalten oder resignierter Rückzug)
- *Idealistische Denk- und Verhaltensweisen* (als Versuch, die eigene Begrenztheit nicht annehmen zu müssen)

Häufige psychische/psychosomatische Störungen in der Pubertät/Adoleszenz sind:

- Auf die körperliche Identität bezogene Störungen wie: Anorexia nervosa (Pubertätsmagersucht), Adipositas (Pubertätsfettsucht), Bulimie (Ess-Brechsucht), Hypochondrische Selbstbeobachtung.
- Auf die psychische Identität bezogene Störungen: Psychosen (juvenile Schizophrenie, vereinzelt manisch-depressive Psychosen), Borderline-Störung, Suchterkrankungen, Störungen der Geschlechtsrollenübernahme und des Sexualverhaltens, narzisstische Krisen (wer bin ich, was bin ich wert?), Selbsttötungsideen und -versuche, Zwangsstörungen.
- Auf die soziale Identität bezogene Störungen: Dissozialität und Delinquenz, Autoritätskrisen, als universeller Protest oder mehr auf die Familie bezogen, Weglaufen.

Familiendynamisch gesehen fällt die Adoleszenz der Kinder nicht selten mit einer „midlife-crisis" der Erwachsenen zusammen, die sich auf die zweite Lebenshälfte hin mit der Erkenntnis nachlassender Leistungsfähigkeit beruflich, sozial und als Paar neu orientieren müssen. Eltern wie Kinder brauchen einander in diesen Lebensphasen, müssen sich aber auch loslassen. Am Ende steht eine neu gefundene Balance zwischen Nähe und Distanz, Führen und Eigene-Wege-Gehen, von der im Idealfall alle profitieren.

4.3 Klassifikation psychischer Störungen im Kindes- und Jugendalter

Die Einteilung psychischer Auffälligkeiten in einem Klassifikationssystem ist, wie bereits in Kap.1 beschrieben, ein Versuch, psychopathologische Phänomene unter Aspekten gleicher oder ähnlicher gemeinsamer Merkmale systematisch einzuordnen. Dies ist notwendig, um sinnvolle Abgrenzungen von Störungsbildern vorzunehmen, darüber in einer gemeinsamen Sprache zu sprechen, therapeutische Konzepte und prognostische Einschätzungen abzuleiten.

Es ist allerdings problematisch, dieses lineare Denkmodell der somatischen Medizin auf psychische Erkrankungen, zumal bei Kindern und Jugendlichen, zu übertragen. Auch erscheint es im Lichte neuerer Protektions- und Vulnerabilitätsforschung heute diskussionswürdig, solche Einteilungen nahezu ausschliesslich pathologie- und defizitorientiert vorzunehmen. Professionelle Hilfe in unserem Fachgebiet orientiert sich zunehmend an den erkennbaren Entwicklungsressourcen bei Individuum und Bezugssystemen und weniger an deren Defiziten.

In jedem Fall werden nicht Personen, sondern Störungsbilder klassifiziert!

> *Ein Ergebnis der Anwendung dieser Klassifikation, der Bemühungen, Ordnung in die Vielfalt der Symptome zu bringen ist ein Fortschritt in der epidemiologischen Forschung, gerade in Bezug auf psychisch auffällige Kinder und Jugendliche: Nur mit einer einheitlichen Klassifikation lassen sich **Prävalenzen**, die Häufigkeit des Auftretens von kinderpsychiatrisch relevanten Störungen innerhalb einer Population erfassen. Wir finden dabei in den verschiedenen Ländern Zahlen zwischen 7% und 30% aller Kinder vor. Für Deutschland ist mit Behandlungsbedürftigkeit bei 8-15% aller Kinder zu rechnen. In jeder Schulklasse von 30 Kindern sind das 4-5 deutlich auffällige Schüler!*

Zwei weitere Begriffe, die für eine differenzierte Betrachtung wichtig sind: Wir sprechen in der Kinder- und Jugendpsychiatrie von internalisierenden und externalisierenden Störungen. **Internalisierende Störungen** sind solche, die einen Konflikt nach *innen* und externalisierende solche, die ihn eher nach *außen*, in die Umwelt verlagern. Zwänge oder psychosomatische Beschwerden, depressiver Rückzug, schizoide oder Angststörungen sind internalisierend, hier wird versucht, mehr *innerhalb* des Menschen auszuhandeln. Delinquenz, Aggressivität, Hyperaktivität u.ä. werden hingegen als **externalisierende Störungen** bezeichnet. Internalisierende Störungen werden gesellschaftlich generell milder und freundlicher beurteilt werden als externalisierende. Ein ängstliches Mädchen hat viel mehr an Liebe und Verständnis zu erwarten als ein aggressiver, verhaltensauffälliger Junge, der möglicherweise aber innerlich unter der gleichen Not leidet.

Das **„Multiaxiale Klassifikationssystem (MAS) für psychische Störungen des Kindes- und Jugendalters"** hat sich seit langem in der

Kinder- und Jugendpsychiatrie als sinnvoll und praktikabel erwiesen. Obwohl es, wie alle anderen Systeme, nur eine Momentaufnahme wiedergibt, wird durch die sechs „Achsen" des MAS ein differenziertes Bild ermöglicht:

- **Achse 1: Psychiatrische Syndrome (ICD-10, Kapitel F0 – F99)**
- **Achse 2: Umschriebene Entwicklungsrückstände (ICD-10, Kapitel F80 – 83)**
- **Achse 3: Intelligenzniveau (orientiert an ICD-10)**
- **Achse 4: Körperliche Erkrankungen und Beeinträchtigungen (ICD-10, Kapitel A – E und G – Y)**
- **Achse 5: Abnorme psychosoziale Umstände**
- **Achse 6: Globalbeurteilung der psychosozialen Anpassung**

Tab. 5: MAS

– Auf die Inhalte der **Achsen 1 und 2,** die die psychiatrischen Syndrome und die Entwicklungsrückstände beschreiben, wird später näher eingegangen.
– Die **dritte Achse** kodiert das intellektuelle Niveau zum Zeitpunkt der Untersuchung auf einer Skala zwischen 1 und 8 (sehr hohe Intelligenz IQ > 129 bis schwerste Intelligenzminderung IQ < 20).
– Da körperliche und vor allem cerebrale Erkrankungen die Erwartungshäufigkeit psychischer Erkrankungen erhöhen und ihren Verlauf mitbestimmen, ist es bedeutsam, diese Beeinträchtigungen auf der **vierten Achse** aufzuführen. Dazu gehören insbesondere Epilepsien, entzündliche Erkrankungen des Zentralnervensystems, gut- und bösartige Tumore, Stoffwechselerkrankungen, Fehlbildungssyndrome, Körper- und Sinnesbehinderungen.
– **Fünfte Achse:** Ein Spezifikum der Kinder- und Jugendpsychiatrie ist die Erfassung von *„assoziierten aktuellen abnormen psychosozialen Umständen"* im Verlaufe des diagnostischen Prozesses. Die Codierung dieser Umstände ist im besonderen Maß von der subjektiven Bewertung des Untersuchers abhängig. Einige wichtige Kategorien sind:
- *Abnorme intrafamiliäre Beziehungen:* Mangel an Wärme in der Eltern-Kind-Beziehung, Disharmonie in der Familie zwischen Erwachsenen, feindselige Ablehnung oder Sündenbockzuweisung gegenüber dem Kind, sexueller Missbrauch oder körperliche Kindesmisshandlung.

- *Psychische Störung, abweichendes Verhalten oder Behinderung in der Familie.*
- *Inadäquate oder verzerrte intrafamiliäre Kommunikation:* widersprüchliche Botschaften, Familiengeheimnisse, Verleugnung, ständige Auseinandersetzung.
- *Abnorme Erziehungsbedingungen:* elterliche Überfürsorge, unzureichende elterliche Aufsicht und Steuerung, unangemessene Anforderungen an das Kind.
- *Abnorme unmittelbare Umgebung:* Erziehung in einer Institution, abweichende Elternsituation (Adoption, Pflegefamilie, alleinstehender Elternteil...), isolierte Familie, gefährdende äußere Lebensbedingungen.
- *Akute, belastende Lebensereignisse:* Verlust einer liebevollen Beziehung, negativ veränderte familiäre Beziehung durch neue Familienmitglieder, Entführung, Naturkatastrophen ...
- *Gesellschaftliche Belastungsfaktoren:* Verfolgung, Diskriminierung, Migration.

Mit der **Sechsten Achse** wird der Grad der erfolgreichen psychosozialen Anpassung erfasst. Sie soll sich auf folgende Bereiche beziehen:

- *Beziehungen zu Familienangehörigen, Gleichaltrigen und Erwachsenen außerhalb der Familie*
- *Bewältigung von sozialen Situationen (allg. Selbständigkeit, lebenspraktische Fähigkeiten, persönliche Hygiene und Ordnung*
- *Schulische (bzw. berufliche) Anpassung*
- *Interessen und Freizeitaktivitäten.*

Die Beurteilung erfolgt anhand einer Skala von 1 – 8, wobei **(1)** für hervorragende oder gute soziale Anpassung auf allen Gebieten steht. Es bestehen gute zwischenmenschliche Beziehungen zu Familienangehörigen, Gleichaltrigen und zu Erwachsenen außerhalb der Familie; erfolgreiche Bewältigung aller sozialer Situationen und vielfältige Interessen und Freizeitaktivitäten. Der Wert **(5)** bezeichnet deutliche und übergreifende durchgängige soziale Beeinträchtigung in den meisten Bereichen, während mit der Ziffer **(8)** völliges Angewiesensein auf ständige Betreuung bezeichnet wird. Der Patient ist unfähig zu minimaler körperlicher Hygiene und/oder hat ein ständiges Risiko der Selbst- und/oder Fremdgefährdung oder er ist völlig unfähig zu sinnvoller Kommunikation. Eine solche Situation ist häufig bei einer hochakuten Psychose gegeben oder auch bei schwerster Verwahrlosung.

Der Schweregrad einer Störung richtet sich nach dem Grad der Fähigkeit des Patienten, trotz oder mit der Symptomatik noch sein tägliches Leben zu gestalten. Ein ausgeprägter Schweregrad bedeutet in der Regel die Indikation für eine stationäre Behandlung. In der Praxis hängt die Behandlungsform jedoch oft weniger von der Ausprägung der Symptome, sondern von den verfügbaren Ressourcen bei dem betroffenen Kind/Jugendlichen und seinem Umfeld ab: Eine völlig erschöpfte und genervte alleinerziehende Mutter eines hyperkinetischen sechsjährigen Knaben wird diesen wahrscheinlich eher in klinische Behandlung geben, als ein souverän handelndes und sich gegenseitig unterstützendes Elternpaar mit genügend Kraftreserven.

4.4 Eine Übersicht über die wichtigsten Störungsbilder

Die folgende Aufstellung liefert einen orientierenden Überblick über häufige kinder- und jugendpsychiatrische Störungsbilder, wie sie nach ICD-10 auf der ersten und zweiten Achse des MAS beschrieben werden.

Eine Reihe von Störungen wird in anderen Kapiteln dieses Buches behandelt: Dies betrifft vor allem solche Auffälligkeiten, die im Jugendalter, oft im Rahmen der Ablösungskonflikte vom Elternhaus, beginnen und auch im Erwachsenenalter noch häufig vorkommen:

- F 1   *Psychiatrie der Suchterkrankungen*   (Kapitel 7)
- F 2   *Schizophrene Psychosen*   (Kapitel 5)
- F 3   *Affektive Störungen*   (Kapitel 5)
- F 4   *Neurotische Störungen*   (Kapitel 9)
- F 50   *Essstörungen*   (Kapitel 9)
- F 60.3 *Borderline-Störung*   (Kapitel 5)
-        *Suizidales Verhalten*   (Kapitel 6)

Das wichtige Thema der körperlichen und sexuellen Gewalt gegen Kinder und Jugendliche wird wegen der besonderen sozialen Komponenten im Rahmen unseres **Lehrbuchs der Sozialmedizin** (Th. Hülshoff in: W. Schwarzer, Hrsg.) abgehandelt, ebenso einige kindliche Entwicklungsstörungen und die geistige Behinderung. Nach einer tabellarischen Auflistung wird im späteren Verlauf das Hyperkinetische Syndrom, als aktuell epidemiologisch bedeutsame Störung, exemplarisch dargestellt.

Erste Achse: Psychiatrische Syndrome

F 84 Tiefgreifende Entwicklungsstörungen

Diese Gruppe von Störungen ist gekennzeichnet durch qualitative Beeinträchtigungen in den wechselseitigen sozialen Interaktionen und Kommunikationsmustern und durch ein eingeschränktes, stereotypes, sich wiederholendes Repertoire von Interessen und Aktivitäten. Diese qualitativen Auffälligkeiten sind in allen Situationen ein grundlegendes Funktionsmerkmal des betroffenen Kindes.

F 84.0 Frühkindlicher Autismus (Kanner-Syndrom)
F 84.1 Atypischer Autismus (Intelligenzminderung mit autistischen Zügen)
F 84.2 Rett-Syndrom
F 84.3 Dementia infantilis (Heller-Syndrom)
F 84.5 Asperger-Syndrom (autistische Psychopathie)

F 9 Verhaltens- und emotionale Störungen mit Beginn in der Kindheit und Jugend

F 90 Hyperkinetische Störungen

Beginn vor dem 6. Lebensjahr, Mangel an Ausdauer bei Beschäftigungen, die kognitiven Einsatz verlangen, Tendenz, rasch von einer Tätigkeit zur anderen zu wechseln, ohne etwas zu Ende zu bringen. Exzessive Ruhelosigkeit mit überschießender, schlecht regulierter Aktivität, Zappeln und Sich-Winden im Sitzen. Achtlosigkeit und Impulsivität, dadurch verstärkte Unfallneigung, hohes Mitteilungs- und geringes Schlafbedürfnis, Distanzlosigkeit zu Erwachsenen, Übertreten sozialer Regeln. Kognitive Beeinträchtigung ist häufig, ebenso Verzögerung der motorischen und sprachlichen Entwicklung. Sekundäre Komplikationen sind dissoziales Verhalten und niedriges Selbstwertgefühl.

F 90.0 Einfache Aktivitäts- und Aufmerksamkeitsstörung
F 90.1 Hyperkinetische Störung des Sozialverhaltens

F 91 Störungen des Sozialverhaltens

Charakterisiert durch ein anhaltendes (> 6 Monate), sich wiederholendes Muster dissozialen, aggressiven und aufsässigen Verhaltens. Dazu kann gehören: extremes Maß an Streiten oder Tyrannisieren, Grausamkeit gegenüber Personen oder Tieren, Destruktivität gegenüber Sachen, Stehlen, Lügen, Schulschwänzen, Weglaufen, extremer Ungehorsam und massive Wutausbrüche.

F 91.0 Auf den familiären Rahmen beschränkt
F 91.1 Bei fehlenden sozialen Bindungen
F 91.2 Bei vorhandenen sozialen Bindungen
F 91.3 Mit oppositionellem, aufsässigem Verhalten

F 92 Kombinierte Störung des Sozialverhaltens und der Emotionen

Störung des Sozialverhaltens wie beschrieben, kombiniert mit deutlichen Symptomen von Angst, Depression oder anderen emotionalen Problemen

F 92.0 Störung des Sozialverhaltens mit depressiver Störung

F 93 Emotionale Störungen des Kindesalters

Verstärkungen normaler Entwicklungskrisen in Abgrenzung zu den neurotischen Störungen (F40 – 49)

F 93.0 Mit Trennungsangst
(auch: Schulangst, -phobie, oft mit psychosomatischen Begleiterscheinungen)
F 93.1 Phobische Störung
F 93.2 Mit sozialer Ängstlichkeit (Selbstunsicherheit)
F 93.3 Mit Geschwisterrivalität (Geschwister-Eifersucht)

F 94 Störungen sozialer Funktionen mit Beginn in der Kindheit und Jugend

Eine heterogene Gruppe von Störungen, häufig durch schwerwiegende Milieuschäden oder Deprivation (mit-)verursacht

F 94.0 Elektiver Mutismus
Kind redet nur in best. Situationen und nur mit best. Personen
F 94.1 Reaktive Bindungsstörung
Anhaltende Auffälligkeiten im sozialen Beziehungsmuster des Kindes, Ängstlichkeit, Übervorsicht, eingeschränkte soziale Interaktion mit Gleichaltrigen, Aggressionen gegen sich und andere, oft auch traumatisch bedingt
F 94.2 Bindungsstörung des Kindesalters mit Enthemmung („Heimsyndrom")

F 95 Ticstörungen

Syndrome, bei denen Tics die Hauptsymptome darstellen: unwillkürliche, rasche, wiederholte, entladungsartige Bewegung meist umschriebener Muskelgruppen, oder Lautbildung, die plötzlich einsetzt und keinem erkennbaren Zweck dient. Nicht willentlich beinflussbar, kurze Zeit unterdrückbar, unter Belastung stärker, im Schlaf verschwindend.

F 95.0 Vorübergehende Ticstörung
F 95.1 Chronische motorische oder vokale Ticstörung
F 95.2 Kombinierte vokale und multiple motorische Ticstörung (Tourette-Syndrom)

F 98 Sonstige Verhaltens- und emotionale Störungen mit Beginn in der Kindheit und Jugend (Sammelkategorie)

F 98.0 Enuresis (unwillkürlicher, nicht organisch bedingter Harnabgang am Tag und/oder in der Nacht)
F 98.1 Enkopresis (meist unwillkürliches, nicht durch organische Störung bedingtes Stuhlabsetzen zur falschen Zeit am falschen Ort)
F 98.2 Fütterstörung im frühen Kindesalter (auch: Rumination)
F 98.3 Pica im Kindesalter (anhaltender Verzehr nicht essbarer Substanzen)
F 98.4 Stereotype Bewegungsstörung (Kopfschlagen, Körperschaukeln, ...)
F 98.5 Stottern (Stammeln)
F 98.6 Poltern
F 98.8 Sonstige: Exzessive Masturbation, Nägelkauen, Daumenlutschen, Nasebohren

Zweite Achse: Umschriebene Entwicklungsstörungen (Teilleistungsschwächen)

Es handelt sich um Entwicklungseinschränkungen oder -verzögerungen, die in der frühen Kindheit auftreten und eng mit der biologischen Reifung des Zentralnervensystems verknüpft sind. Die allgemeine Intelligenz ist dabei in der Regel nicht beeinträchtigt.

F 80 Umschriebene Entwicklungsstörungen des Sprechens und der Sprache

F 80.0 Artikulationsstörung (Dyslalie)

F 80.1 Expressive Sprachstörung (Expressive Entwicklungsdysphasie)
F 80.2 Rezeptive Sprachstörung (Rezeptive Entwicklungsdysphasie)
F 80.3 Erworbene Aphasie mit Epilepsie (Landau-Kleffner-Syndrom)
F 81 Umschriebene Entwicklungsstörung schulischer Fähigkeiten (schulische Bewertung: < 3% der Schulkinder)
F 81.0 Lese- und Rechtschreibstörung (Entwicklungsdyslexie, Legasthenie)
F 81.1 Isolierte Rechtschreibstörung
F 81.2 Rechenstörung (Dyskalkulie)
F 81.3 Kombinierte Störung schulischer Fertigkeiten
F 82 Umschriebene Entwicklungsstörung der motorischen Funktionen (Syndrom des ungeschickten Kindes, Entwicklungsdyspraxie)
F 83 Kombinierte umschriebene Entwicklungsstörungen („MCD")

Tab. 6: Störungsbilder nach ICD-10

Dem Leser dürfte deutlich geworden sein, dass ein Klassifikationssystem in der Tat nur eine Hilfe zum Finden einer gemeinsamen Sprache sein kann. Über psychodynamische, biologische und kontextuelle Faktoren der Ätiologie und Therapieplanung kann damit ebensowenig ausgesagt werden, wie über individuelle Ausprägungen und spezifisch sinnvolle Behandlungsansätze. Aus diesem Grund schließen sich an dieses Kapitel Überlegungen zum diagnostisch-therapeutischen Prozess in der KJP allgemein an.

4.5 Symptome, Diagnostik und Therapie

Die unreflektierte Anwendung eines Klassifikationssystems birgt neben aller Nützlichkeit auch Gefahren: Symptome werden aus dem Bedeutungszusammenhang der *konkreten* psychosozialen Situation gerissen und verallgemeinert. Damit geht die *Bedeutung des Symptoms* im Sinne eines durchaus sinnvollen, wenn auch missglückten Lösungsversuches für eine schwierige Situation verloren.
Ein Symptom ist ein Anzeichen für etwas, ein Merkmal, ein Hinweis auf etwas anderes, Auslöser für die Inanspruchnahme von professioneller

Hilfe, für einen diagnostisch-therapeutischen Prozess. Symptome können sich aber auch verselbständigen, aus dem Kontext herauslösen, in dem sie entstanden und einmal sinnvoll waren.

Ein Symptom ist ein *Verhaltensmerkmal*, etwas, das kommuniziert wird. In der Praxis erleben wir es oft, dass Verhalten ungenau beschrieben wird. Ein Elternteil sagt z.B.: „Das geht nicht mehr so weiter, das Kind ist so aggressiv!" und erst bei intensivem Nachfragen erfahren wir Genaueres: Das Kind haut andere Kinder, es stört in der Klasse, schlägt auf seine Eltern ein, quält Tiere oder tritt gegen Zigarettenautomaten. Zu einer vollständigen Beschreibung gehören dann auch noch *Zeitpunkte, Kontexte und andere Umstände* des symptomatischen Verhaltens. Besonderes Augenmerk richten wir heute auf die Situationen, in denen das beklagte Verhalten nicht auftritt, also die **Ausnahmen** vom Problemverhalten. Solche Situationen bergen meist schon die notwendigen Ressourcen für einen Veränderungsschritt in sich. Darüber hinaus hilft das Bewusstwerden der symptomfreien Situationen Eltern und Kindern, sich zu entspannen. Sie können sich eher aus der „Problemtrance" lösen und Zuversicht für eigene Lösungsansätze gewinnen.

Aus systemisch-tiefenpsychologischer Sicht ist es bedeutsam, das *Verhalten* von der *Absicht* zu trennen. Gerade bei den häufigen externalisierenden Störungen wie Aggressivität und Dissozialität wird das Handeln des Kindes zunächst einmal moralisch negativ belegt. Ein aggressives Kind wird ganz selten Zustimmung bekommen, damit erleben wir häufig eine Zuschreibung von: „der ist auch böse" oder „der ist krank". Ein Kind, das einnässt, wird wahrscheinlich, wenn es nicht gerade offensichtlich gezielt einnässt, um seine Mutter zu ärgern, eher als *krank* definiert werden. Ein Kind, das „verrücktes" Verhalten zeigt, das Stimmen hört, das mit nicht anwesenden Personen spricht, wird man eher in die Kategorie der Kranken eingruppieren und das auffällige, aggressive, unruhige, vielleicht auch hyperkinetische Kind sicher eher in die Kategorie „schlecht, böse, unverschämt, erziehungsbedürftig". D.h. wir finden bei der Bewertung von Symptomen häufig eine unbewusste Aufspaltung in entweder „krank, verrückt, hilfe- und pflegebedürftig", oder aber „auffällig, unfreundlich, böse", englisch: **„mad or bad"**. Manchmal ist es dann „nur" notwendig – und in Therapien auch oft möglich –, die Kategorien auszutauschen, d.h., dass das „kranke" Verhalten als erziehungsbedürftig „konnotiert" (bewertet) wird, bzw. das Unverschämte als Signal für Hilfebedürftigkeit. Dadurch entstehen neue Sichtweisen mit neuen möglichen Lösungswegen.

Symptome haben Ursachen und Wirkungen, wobei die Wirkungen sehr vieldeutig sein können und die Ursachen mannigfaltig und möglicherweise nie genau herauszufinden. Wir können davon ausgehen, dass viele Symptome Beziehung zu einem inneren Konflikt haben. Andere sind mehrdeutig und auf verschiedenen Ebenen verstehbar:

> *Ein Kind mit einer Aufmerksamkeitsstörung, das einfach nicht zuhören kann, kann psychisch gestört sein, muss es aber nicht. Es muss nicht seine Auffälligkeit aus einem psychodynamischen Konflikt holen, in dem Sinne: „Ich kann das nicht mehr hören, also schalte ich ab", sondern es kann ja auch einfach sein, dass dieses Kind einen infektbedingten Erguss im Ohr hat und rein physiologisch nicht gut hören kann, dass das lange Zeit unerkannt blieb, dass dieses Kind aufgegeben hat, hinzuhören, weil es sowieso nichts versteht. Oder es kann sein, dass dieses Kind eine cerebrale Dysfunktion hat, die es ihm verunmöglicht, Geräusche nach Bedeutungshierarchien zu ordnen, Gestalt von Hintergrund zu trennen (➜ das Wort der Lehrerin deutlicher als die Hintergrundgeräusche der Klasse wahrzunehmen). Dieses Kind hört mehr ein Gewirr von Geräuschen und Stimmen und eben nicht so sehr einzelne Klangfiguren. Dies wäre ein physiologischer Aspekt, der in der Folge einen psychischen bzw. psychologischen Ausdruck findet. Hier haben wir schon Mühe, eine eindeutige Ursache zu finden. Die Wirkung eines Symptoms kann bei unterschiedlichen Ursachen durchaus ähnlich sein: Das Kind, das nicht hört, weil es nichts hören kann, wirkt auf seine Umwelt vielleicht ganz ähnlich und es kann ein ähnliches Feedback erhalten, wie das Kind, das aus einem psychischen Konflikt heraus bei völlig intakten physiologischen Verhältnissen nicht hört. Symptome sind somit häufig mehrdeutig. Sie weisen auf mehrere Quellen hin und können von unterschiedlichen Beobachtern auch unterschiedlich interpretiert werden.*

Die Psychoanalyse liefert uns auch die Erkenntnis, dass Symptome *mehrfach determiniert* sein können, sie haben sowohl einen **Sinn** als auch ein **Ziel** und sie sind oft ein **Lösungsversuch** in einem psychischen Konflikt, ein Kompromiss zwischen einem Triebwunsch und der äußeren Realität. Auf das Beispiel des Einnässens bezogen, könnte man annehmen, der Triebwunsch ist, weiterhin im wohligen Nass des Mutterleibes zu sein. Die äußere Realität ist aber: Ich bin schon sieben Jahre alt, soll in die Schule gehen und möchte das nicht oder kann das nicht, weil ich durch andere Faktoren nicht gut auf die Schule vorbereitet bin. Das Einnässen wäre dann der – unbewusste – Kompromiss zwischen dem vollständigen Zurückschlüpfen in den Mutterleib und dem im Großen und Ganzen doch realitätsgerechten Meistern des kindlichen Alltags.

Ein Symptom erzeugt Wirkung. Diese besteht dann häufig in der Bildung eines sogenannten **Problemsystemes**.

Ein Problem, z.B. das Einnässen, ruft i.d.R. Wirkungen in Beziehungen hervor: Die Mutter muss öfter die Betten abziehen, sie wird beunruhigt sein, weil ihre anderen drei Kinder mit vier Jahren komplett trocken waren. Diese jüngste Tochter ist bereits sieben und macht weiterhin ins Bett, und zwar fast jede Nacht, vor allen Dingen aber dann, wenn es vorher Krach zwischen den Eheleuten gegeben hat. Also wird dieses Kind möglicherweise davon in der Schule erzählen oder auch mal, wenn es eilig war, nicht ganz frisch riechend in der Schule erscheinen und vielleicht wird das die Lehrerin auf den Plan rufen, die sagt, wenn das Mädchen einnässt, muss man doch etwas unternehmen! Also wird die Lehrerin mit der Mutter sprechen und ihr den Gang in eine Beratungsstelle nahelegen. Daraufhin gibt es dann einen Streit zwischen den Eheleuten, weil der Vater das für „Quatsch" hält. Auf Druck der Schule gehen sie dann doch in die Beratungsstelle und treffen dort auf Berater, die je nach Vorbildung und derzeitiger Meinungstrends ihre eigene Sicht zum Phänomen Einnässen haben: Emotionaler Konflikt, Entwicklungsverzögerung, organische Störung oder gar Zeichen für sexuellen Missbrauch... wir haben dann schon ein kleines Problemsystem, in dem jede(r) seine eigene offene oder geheime Meinung zum Problem hat: die Mutter, das Kind, der Vater, die Geschwister, die Lehrerin, die Beratungsstelle, der hinzugezogene Kinderarzt.

Das Beispiel karikiert die Situation, aber: Eine Reihe unserer psychosozialen Sorgenfälle mündet in solche Problemsysteme. Das hat auf der einen Seite natürlich Chancen, nämlich dem Kind Hilfe angedeihen zu lassen, auf der anderen Seite aber auch Gefahren, weil sich eigene Gesetzmäßigkeiten und Regeln im Problemsystem entwickeln, das damit zum „Selbstläufer" werden kann. Die Auflösung des Problemsystems bereitet manchmal mehr Mühe, als die Behebung des primären Symptoms.

Zum diagnostisch-therapeutischen Prozess: Aus dem bisher Gesagten lassen sich die wichtigsten Vorgehensweisen ableiten:

1. Kontaktaufnahme und Auftragsklärung: Wer hat mit welcher Fragestellung und mit welchem Ziel Interesse an einer kinderpsychiatrischen Behandlung? (Eltern, Schule, Institutionen, das Kind selbst?) Wer hat ein Problem, wer nicht, welche Sichtweisen des Problems bestehen?

2. Absprache multimodal-diagnostischer Vorgehensweisen mit den Verantwortlichen (Eltern, andere Personensorgeberechtigte):
   - *Somatische Ebene*: körperlich-neurologische, evtl. biochemische (Blutanalysen) und apparative (CT, NMR) Diagnostik
   - *Psychische Ebene:* Exploration, Diagnostisches Gespräch mit Kind / Jugendlichem und Eltern, Verhaltensbeobachtung, Psychologische Testdiagnostik
   - *Soziale Ebene:* Familien- und Umfelddiagnostik, vgl. Achse 5

3. Diagnostik in der KJP versteht sich als hypothesengeleiteter adaptiver Problemlösungsprozess; neue Schritte werden aus den Ergebnissen der vorigen abgeleitet. Hierbei ist zu beachten, dass eine diagnostische Intervention immer schon therapeutische Auswirkungen hat: Je nachdem, *wie* ich zum zweiten Termin den Vater mit einlade, hört die Mutter Interesse, Misstrauen, Vorwurf oder Zustimmung gegenüber ihrer Version des Problems mit ihrem Sohn. Die Bedeutung einer vorurteilsfreien und unparteiischen Kontaktaufnahme für die Bereitschaft der Familie, sich in den weiteren Verlauf des Behandlungsprozesses einzulassen, kann nicht hoch genug eingeschätzt werden. Manche diagnostischen Schritte, wie z.B. die Erstellung eines Genogramms (Familienstammbaum, zum Erkennen generationsübergreifender Muster) erfordern bereits viel Vertrauen und sind daher erst im Laufe des Therapieprozesses möglich.

4. Therapie in der Kinder- und Jugendpsychiatrie ist ebenfalls multimodal zu verstehen. Je nach Art und Ausprägung des Störungsbildes kommen unterschiedliche Verfahren zur Anwendung. Dabei ist es besonders wichtig, dass die verschiedenen Therapien im Sinne eines echten Kontraktes mit den Betroffenen und den Bezugspersonen vereinbart werden: Wenn Eltern eine Kunsttherapie bei einem einkotenden Mädchen für unsinnig halten, wird sie in der Regel auch keinen positiven Effekt haben können. Wichtig ist auch, dass die Therapieverfahren ressourcen- und lösungsorientiert angelegt sind, dass sie mehr die Entwicklungschancen als die Risiken der Störung ansprechen. Im Einzelnen sind folgende **Verfahren** gebräuchlich:

- Familientherapie, Mutter-Kind-Behandlung, Elterntherapie, Erziehungsberatung der Eltern, Video-home-training
- Individuelle Psychotherapie: Spieltherapie, psychoanalytisch fundierte Therapie, kognitiv-behaviorale Therapien (=Verhaltenstherapie)
- Gruppentherapie
- Milieutherapie, Soziotherapie bei stationärer oder tagesklinischer Behandlung

- Trainingsverfahren: Psychomotorik, Rhythmik, Ergotherapie, Legastheniebehandlung, Autogenes Training, Entspannungsgruppen
- Heilpädagogische Entwicklungsbegleitung
- Schulbezogene Maßnahmen, z.B. Sonderbeschulung
- Pharmakotherapie: z. B. bei akuten Psychosen, bei bestimmten Formen des hyperkinetischen Syndroms, Zwangsstörungen etc.

Als **Behandlungsmodalität** wird die jeweilige Rahmenbedingung für die unterschiedlichen Therapieverfahren bezeichnet. Im Einzelnen sind das:

- **Ambulante Behandlung:** Mit Abstand die häufigste Behandlungsform, bei leichten bis mittelschweren Beeinträchtigungen bevorzugt. Sie findet heute meist als kurz bis mittelfristige Therapie in Praxen, Beratungsstellen oder Klinikambulanzen statt. Eine flexible und individuelle Handhabung von Setting, Intensität und Frequenz ist gut möglich. Die Eigenverantwortung von Patient und Familie wird betont, die Aktivierung von Selbstheilungskräften steht im Vordergrund
- Therapie im natürlichen Milieu (**Home-Treatment, aufsuchende Familientherapie**): Eine der familiären Wirklichkeit noch stärker angenäherte Form der ambulanten Behandlung, bei der ein Therapeutenteam in die Wohnung der betroffenen Familie kommt. Verhaltenstherapeutische und pädagogische Interventionen stehen hier im Vordergrund, auch Video-Home-Training als Methode systemisch-behavioraler Rückkopplung lässt sich gut einsetzen. Manchmal können mit dieser Vorgehensweise Personen erreicht werden, die den Gang in die Institution nicht machen würden.
- **Tagesklinische Behandlung:** Die Patienten kommen morgens in die Tagesklinik und bleiben bis zum späten Nachmittag. Familientherapeutische Sitzungen können sich bis in den Abend anschließen. Das Kind bleibt im häuslichen Milieu, Beeinträchtigung durch die Trennung vom Elternhaus wird vermieden. Der Patient kann aber tagsüber in der Gruppe und in intensiven therapeutischen Beziehungen neue Verhaltensmuster lernen und erproben. Eine Beschulung findet meist integriert statt. Tagesklinische Behandlung vereinigt die Vorteile von ambulanter und stationärer Behandlung und ist dabei deutlich kostengünstiger als ein gleich lange dauernder vollstationärer Aufenthalt.
- **Vollstationäre Behandlung:** Die kostspieligste und aufwändigste Form der Behandlung. Sie ist bei schwereren Störungen indiziert, bei denen eine Trennung vom Elternhaus sinnvoll ist (z.B. bei Ablö-

sungskonflikten Jugendlicher) und bei solchen Störungen, bei denen der Patient intensive Aufsicht und Überwachung braucht. Insbesondere bei akuter Suizidalität, bei akuten Psychosen, bei starker körperlicher Gefährdung wie z.B. durch krisenhafte Zuspitzung einer Anorexia nervosa (Pubertätsmagersucht) und bei massiven Verwahrlosungszuständen kann auch heute noch nicht auf diese Behandlungsform verzichtet werden. Um negative Effekte durch die Hospitalisierung und Herauslösung aus dem natürlichen Umfeld zu vermeiden, ist der stationäre Aufenthalt so kurz wie möglich zu halten. Erst in neuerer Zeit etabliert sich in der KJP die stationäre Behandlung von drogenabhängigen Jugendlichen.

- **Behandlung auf Stationen für Eltern und Kinder:** eine Sonderform der Intensivbehandlung, ursprünglich in der Behandlung von Autisten und anderen seelisch behinderten Kindern und Jugendlichen eingesetzt, bei denen eine stark interaktionell ausgerichtete Diagnostik und Behandlung angezeigt erschien. Mittlerweile wird sie auch bei sehr jungen Kindern eingesetzt zur intensiven und parallelen Behandlung von Kindern und Eltern in Gruppen bei hartknäckigen Be- und Erziehungsstörungen.

Leitlinien: ein Ansatz zur Qualitätssicherung – Risiko der Schematisierung

Die (wissenschaftliche) Deutsche Gesellschaft für Kinder- und Jugendpsychiatrie und Psychotherapie legt in Zusammenarbeit mit den Verbänden der niedergelassenen und in Kliniken tätigen Fachärzte für KJPP Leitlinien für die Diagnose und Behandlung nahezu aller psychischer Störungen von Kindern und Jugendlichen vor. Ziel der Leitlinien ist es, praktisch und wissenschaftlich bewährte Vorgehensweisen im Sinne einer „Evidence Based Medicine" als Hilfe für einen effektiven Diagnose- und Therapieprozess zu benennen. Dies geschieht sowohl in Textform als auch mit Hilfe von komplexen grafischen Entscheidungsbäumen. Die Leitlinien sind im Internet (s. Anhang) frei zugänglich, sie werden laufend aktualisiert und stellen den jeweiligen aktuellen Standard dar.

Neben aller Orientierungshilfe birgt eine solche Sammlung natürlich auch Gefahren: Um einem Risiko späterer juristischer Auseinandersetzung mit unzufriedenen Patienten(-Eltern) aus dem Weg zu gehen, hält man sich vielleicht allzu starr an die Vorgaben und engt so die eigene therapeutische Kreativität und Freiheit ein. Außerdem suggeriert ein zertifiziertes Vorgehen bei einer psychischen Störung eine der somatischen

Medizin vergleichbare Gegenständlichkeit des Problems: Im Unterschied zu Masern „hat" man aber keine Angststörung, psychische Auffälligkeiten spielen sich praktisch immer in Beziehungskontexten ab und werden durch diese maßgeblich ausgestaltet. Die pragmatische Kontrollfrage, die ein professioneller Helfer sich (innerlich) stellen sollte, lautet: Die Mutter, der Lehrer, das Kind sagt, es *habe* ein ADHS! *Hat das Kind es heute dabei?* Und wie verhält sich das Kind, wenn es *sein* ADHS (oder *sein* xyz...) gerade nicht dabei hat?

4.6 Ein Störungsbild konkret: Das Hyperkinetische Syndrom (ICD-10: F.90)

Kaum ein kindbezogenes Thema bewegt die Gemüter von Eltern und Ärzten, Schul- und Sozialpädagogen in den letzten Jahren wie das Syndrom des unaufmerksamen, unruhigen und impulsiven Kindes. Dieser nach wie vor unscharf definierte Symptomenkomplex „beerbte" die in den siebziger und achtziger Jahren vor allem bei Kinderärzten beliebte Diagnose „MCD" = minimale cerebrale Dysfunktion, eine Verhaltensstörung mit motorischer Ungeschicklichkeit, Unruhe und Konzentrationsstörung, die eine große Schnittmenge zu den Kindern aufweist, die heute mit der Diagnose HKS = *Hyperkinetisches Syndrom,* ADHS = *Attention Deficit and Hyperactivity Syndrom* bedacht werden. Glaubt man den Fachberichten, so leiden je nach Altersgruppe 2-7% aller Kinder, fragt man Grund- und Hauptschullehrer, sind mindestens 10-15% aller Jungen von dieser Störung betroffen. Bei Mädchen finden sich mehr Verlaufsformen ohne Hyperaktivität (ADS), bisweilen „Träumerchen" genannt. Entsprechend ist der „Verbrauch" an symptomvermindernden Medikamenten, meist Stimulantien, allein in den 90er Jahren in Deutschland um den Faktor 40 gestiegen. Diese Entwicklung war Anlass für die Drogenbeauftragte der Bundesregierung, eine Konsensus-Konferenz aller beteiligter Berufsgruppen und der Elternverbände einzuberufen, deren Ergebnisse kürzlich verabschiedet wurden. In dieser Pressemitteilung des BMGS werden Eckpunkte für die Diagnose und Therapie mit dem Ziel einer interdisziplinären, qualitätsgesicherten und bedarfsgerechten Versorgung der Betroffenen genannt. In Abgrenzung zum oft emotional geführten Streit über die möglichen Entstehungsbedingungen des ADHS enthält sich das Konsensuspapier jeglicher Ursachenzuschreibung.

4.6.1 Definition

Nach ICD10-Leitlinie sind „Hyperkinetische Störungen durch ein durchgängiges Muster von Unaufmerksamkeit, Überaktivität und Impulsivität gekennzeichnet, das in einem für den Entwicklungsstand des betroffenen Ausmaß situationsübergreifend (mindestens in zwei Lebensbereichen) und vor dem 7. Lebensjahr beginnend, auftritt.

Leitsymptome:

1.) Motorische Hyperaktivität

mit einer Unfähigkeit, auch nur kürzeste Zeit still zu sitzen. Dazu kommt ein offenbar geringes Schlafbedürfnis, großes Mitteilungsbedürfnis, rauher Umgang mit Kleidern und Spielsachen und ein insgesamt sehr hohes Energieniveau.

2.) Ablenkbarkeit und kurze Aufmerksamkeitsspanne

besonders in schulbezogenen Situationen, aber auch schon im Kleinkindalter zu beobachten. Wenig Ausdauer bei Spielen oder Aufgaben, schneller Wechsel der Aktivitäten.

3.) Impulsivität

Die Kinder tun oft Dinge, ohne die unmittelbaren Folgen zu bedenken, bringen sich in Gefahr, verletzen sich und andere. Unüberlegtes Vorgehen nach dem Motto: erst Handeln, dann Denken!

4.) Reizbarkeit

äußert sich in Wutausbrüchen schon bei geringsten Frustrationen, Überdrehen in stimulierenden Situationen, häufig rascher Stimmungswechsel.

Sekundäre Symptome

werden solche bezeichnet, die nicht zwingend zum ADHS gehören, d.h. nur bei einem Teil der Kinder beobachtet werden, und als Folgeerscheinung der Verarbeitung der *Leitsymptome* interpretiert werden, häufig aber dann das Erscheinungsbild prägen.

1.) Aggressivität und antisoziales Verhalten (F.90.1)

treten neben dem „tyrannischen" Verhalten im Kleinkindalter u.a. als ausgeprägtes Störverhalten in Schule und Peergruppe auf. Die Kinder verlieren in komplizierteren sozialen Situationen leicht den Überblick und reagieren dann mit dem ihnen vertrauten Handlungsmuster der

Expansivität und unruhigen Durchsetzung. Oft scheinen diese Kinder die ihnen zugeschriebene Sündenbock- und Außenseiterrolle sekundär anzunehmen und zu bestätigen. Damit schließen sie schlecht Freundschaft, sind als schlechte Verlierer, Spielverderber und Störenfried oft unbeliebt, was zu einem Teufelskreis von Versagen und Ablehnung bis hin ins Erwachsenenalter führen kann.

2.) Lernstörungen

ergeben sich bei mehr als der Hälfte der Kinder. Sie lassen sich zum großen Teil aus den Leitsymptomen erklären. Hyperkinetische Kinder bleiben in ihren Schulleistungen oft weit hinter den Möglichkeiten ihrer Intelligenzkapazität zurück. Im Einzelfall muß auch ein Vorliegen von Teilleistungsschwächen ausgeschlossen werden.

3.) Emotionale Störungen:

finden sich bei vielen hyperaktiven Kindern in Form depressiver Beschwerden und geringen Selbstvertrauens. Dies wird häufig als Reaktion auf häufige Misserfolgserlebnisse und Zurückweisungen in Folge der Leitsymptome interpretiert.

4.6.2 Entwicklungsverlauf

Etwa 60% der Kinder, die später ein ADHS entwickeln, fallen schon als *Säuglinge* den Eltern durch besonders ausgeprägte Aktivität und motorische Unruhe auf. Hinzu kommen Störungen beim Essen, des Schlafrhythmus, der Verdauung. Sie schreien mehr als andere Kinder, lassen sich schwerer beruhigen. Aus diesen Verhaltensweisen lässt sich noch kein ADHS diagnostizieren, da sie bei sehr vielen Kindern unter den unterschiedlichsten Umständen vorkommen. Sie geben jedoch bereits einen Hinweis auf eine erhöhte innere Spannung beim Kind, eine Regulationsstörung, sowie auf erste Ansätze einer Kommunikationsstörung. Ein Beispiel:

> *Die Mutter eines 12-jährigen hyperaktiven, sozial auffälligen und latent depressiven Jungen schildert mit einer Mischung von Resignation und Empörung, dass ihr Sohn schon mit dreieinhalb Monaten auffällig gewesen sei. Marco habe nämlich die Gardine am Säuglingsbettchen heruntergerissen. Außerdem habe er sich immer von ihr weggewandt, so dass sie Ihn nicht stillen konnte.*

Mit dem *Laufenlernen* wird das erhöhte Aktivierungniveau deutlicher, oft auch bereits eine Aufmerksamkeitsstörung. Das Kind kann oft nicht bei einer Tätigkeit verharren, wechselt ständig den Aufmerksamkeitsfokus und wehrt sich heftig gegen eine Beschränkung seiner Aktivität, seines Aktionsradius und überhaupt gegen jegliche erzieherische Maßnahme. Dadurch entwickeln sich oft schon Entwicklungsdefizite.

Im *Schulalter*, wenn erstmals die Forderung einer ernsthaften sozialen Anpassung an vorgegebene Regeln mit einer Leistungserwartung verknüpft werden, „stellen" Lehrer die Diagnose häufiger. Der Anstoß für die Inanspruchnahme einer Beratung oder psychiatrischer Hilfe geht hier oft von der Schule aus, während im Elternhaus das Problem zwar störend, aber im Sinne eines Status quo nicht selten aushaltbar geworden ist. Der Druck von außen auf den Schüler und seine Eltern steigt mit zunehmendem Schulversagen.

Mit fortschreitender *Pubertät* treten die Leitsymptome bei der Hälfte der Fälle in den Hintergrund, die Hyperaktivität kehrt sich manchmal zur Hypoaktivität um und die sekundären Symptome wie Depressivität, antisoziales Verhalten und der Rückstand in den Schulleistungen dominieren das Erscheinungsbild, wenn nicht bereits eine deutliche Besserung eingetreten ist. Nicht behandelte Jugendliche sind besonders für Alkohol- und Drogenmissbrauch gefährdet. Die Rauschmittel werden u.a. im Sinne einer spannungsreduzierenden Selbstmedikation genommen.

Risikofaktoren für die Persistenz der hyperkinetischen Störung
(Frölich, 2001)

1. niedrige Intelligenz
2. früh einsetzende, schwere und hartnäckige begleitende oppositionelle und aggressive Verhaltensstörungen
3. schlechte Beziehung zu Gleichaltrigen und Eltern sowie schlechte soziale Einbindung („Einzelgänger")
4. psychische Störungen bei den Eltern, vor allem antisoziale Persönlichkeitsstörungen des Vaters
5. familiäre Instabilität und Ehezwistigkeiten
6. niedriger sozioökonomischer Status der Familie
7. strafender, inkonsequenter und inkonsistenter Erziehungsstil mit geringer emotionaler Wärme
8. Entwicklungsrückstände im motorischen Bereich, der Sprache sowie der visuellen Wahrnehmungsfähigkeit

Tab. 7

Über den *weiteren Verlauf* gibt es noch keine einhellige Meinung. Man muss mit einer Persistenz der Symptomatik bei 30-60% der Betroffenen rechnen. Sehr häufig wird nur eine geringe Schulbildung erreicht; Delinquenz und dissoziale Persönlichkeitsstörung treten bei 15-30% auf. Die Tabelle zeigt eindrucksvoll, dass die meisten Risiken für ein Weiterbestehen der Symptomatik psychosozialer Art sind, damit einer multimodalen Behandlung und Betreuung, auch im Sinne Sozialer Arbeit zugänglich.

Mittlerweile werden auch Erwachsene als ADHS-Patienten erfolgreich behandelt. Für zukünftige Forschung interessant wäre die Frage, *wie* die 40-70% der früheren ADHS-Patienten ihr Problem los geworden sind. Die meisten hatten ja keine qualifizierte Behandlung.

4.6.3 Diagnostik

Im Verhältnis zum öffentlichen Interesse und der hohen Forschungsaktivität in Bezug auf ADHS ist die Ausbeute an spezifischen diagnostischen Verfahren ausgesprochen gering. Objektive Untersuchungsverfahren, die rationell und zuverlässig die Symptomatik und ihre Stoffwechseläquivalente erfassen, fehlen bislang. Noch immer steht neben den üblichen kinderpsychiatrischen Vorgehensweisen nur ein einziges Instrument zur Verfügung: der – mittlerweile modifizierte – Fragebogen nach *Conners*, ein nicht objektivierbares Verfahren, das sich m. E. allenfalls zur Verlaufsbeurteilung einer Therapie eignet. Eine Diagnosecheckliste (DCL-HKS, Döpfner und Lehmkuhl 2000) mit den Symptomkriterien als diagnoseermöglichende Synopse von ICD-10 und DSM IV illustriert auf dieser Basis eine solide leitlinienkonforme Vorgehensweise. Aussagen zu einer spezifischen Behandlung für eben *dieses* Kind können damit allerdings nicht getroffen werden. Notwendig ist hierzu der diagnostische und später auch therapeutische Einbezug der Familie und aller sozial relevanten Institutionen, auch *der* Felder, in denen die Symptomatik *nicht* auftritt. Die Leitlinien enthalten ein Ablaufdiagramm zum Ausschluss anderer differentialdiagnostisch in Frage kommender Störungen (Abb. 3).

Zwei Drittel der Kinder mit ADHS zeigen noch andere Symptome, die oft als eigenständige Erkrankungen gewertet werde. Dies wird als **Komorbidität** bezeichnet. Neben den genannten Störungen des Sozialverhaltens und den Lernstörungen gehören dazu Angststörungen, Tics, depressive Störungen. Auch hier ist ein integratives Behandlungskon-

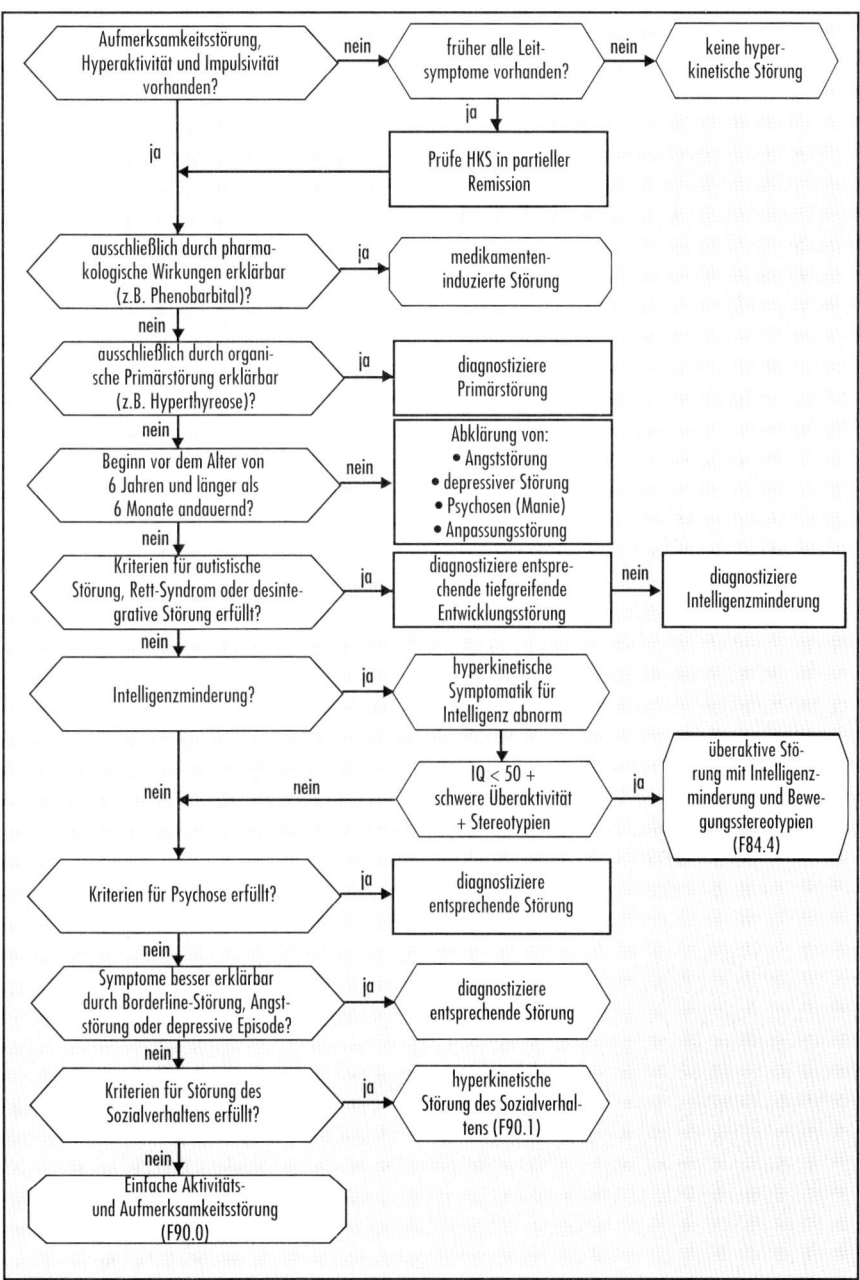

Abb. 3: Ausschlussdiagnostik bei ADHS (Leitlinien 2000)

zept für das Kind und seine Familie notwendig und nicht eine Summe störungsspezifischer Verfahren.

4.6.4 Ursachenhypothesen

Ein einheitliches Erklärungskonzept fehlt bislang. Demgegenüber steht eine Reihe von Einzelerkenntnissen, die möglicherweise in Zukunft zu einem Konzept verbunden werden können.

Genetische Einflüsse: Die ungleiche Verteilung von Jungen und Mädchen, das gehäufte Auftreten bei Vollgeschwistern im Unterschied zu Halbgeschwistern sowie bei eineiigen Zwillingen nährten die Hypothese einer genetischen Mitverursachung. Zumindest eine genetisch determinierte Vulnerabilität ist anzunehmen, wenngleich der rapide Anstieg der ADHS-Diagnosen in der letzten Dekade dazu kaum zu passen scheint.

Hirnorganische und funktionelle Aspekte: Die Annahme, dass eine Hirnfunktionsstörung ursächlich für das ADHS sei, erklärte sich zunächst aus der Tatsache, dass hyperkinetisch-hyperaktives Verhalten bei Kindern mit prä- oder perinatalen Hirnschädigungen in ähnlicher Ausgestaltung beobachtet werden kann. Die mittlerweile vorliegende Fülle von neurobiologischen Einzelbefunden (Übersicht in: Krause, 2000) kann aber noch nicht als hinreichend für eine schlüssige Verursachungstheorie bewertet werden. Offenbar hat sich das Gehirn dieser Kinder nutzungsabhängig in vielfältiger Weise anders strukturiert als das „normaler" Kinder.

Die derzeit am häufigsten diskutierte Hypothese ist die einer Störung im Dopamin-Transmittersystem. Auch hier sind sich die Experten allerdings nicht einig, ob es sich um einen Mangel oder ein Überangebot dieses Botenstoffs in den betroffenen Gehirnregionen handelt. Völlig ungeklärt ist zudem, ob die Transmitterstörung Ursache oder eher Folge der ADHS-Symptomatik ist. Allerdings ist es unbestritten, dass die seinerzeit zufällig entdeckte Wirkung des Amphetamins Methylphenidat (z.B. Medikinet® oder Ritalin®) zumindest auch den Dopamin-Stoffwechsel betrifft.

Unter Neurobiologen gilt die ADHS-Symptomatik als eine in früheren Zeiten („Der Mann als Jäger") vorteilhafte Verhaltensausstattung, die unter den Bedingungen moderner, auf kontinuierliches, konzentriertes Lernen und komplexe sozialer Systeme ausgerichtete Gesellschaften („Der Mann als Farmer") zur Entwicklungs-Behinderung werden kann. Kern dieser Störung sei ein generelles Defizit in der Fähigkeit zur Hemmung motorischer, kognitiver und emotionaler Abläufe.

Ein Großteil der ADHS-Kinder zeigt keine klinisch-neurologische Auffälligkeiten, ein kleinerer Teil Teilleistungsschwächen und spezifische Lernstörungen. Wichtige Hinweise auf das Vorliegen von Störungen der Körperwahrnehmung, insbesondere der sensorischen Integration der verschiedenen Sinnesmodalitäten liefert die Methode der Sensorischen Integration J. Ayres' (1984).

Mittlerweile ist aber erwiesen, dass mütterliches Rauchen in der Schwangerschaft als unabhängiger, das ZNS schädigender Risikofaktor für ein ADHS angesehen werden muss (Laucht, M. et al, 2004).

Stoffwechsel und Ökologie: Im Zusammenhang mit einem allgemein gesteigerten Bewusstsein für Schadstoffbelastungen in der Nahrung und Umwelt wurden bereits in den 70er Jahren Hypothesen zur Verursachung des ADHS durch verschiedene Substanzen erörtert. Am bekanntesten wurde Feingolds Farbstoff-Hypothese. Sie besagte, dass in Nahrungsmitteln enthaltene Farbstoffe hyperkinetisches Verhalten auslösen könnten. Trotz langjähriger Erfahrung mit einer spezifischen Diät gibt es bislang keine abgesicherte Studie zur Überprüfung seiner Hypothese.
In Deutschland erklärte 1984 die selbst betroffene Mutter H. Hafer einige Symptome, die dem ADHS ähnelten, als Schädigung durch Phosphate in der Nahrung. Bei den Kindern, welche die von Frau Hafer vorgeschlagene phosphatreduzierte Diät einhielten, ergaben sich in der Tat positive Verhaltensänderungen. Diese konnten aber in verschiedenen wissenschaftlichen Studien nicht mit der Nahrungsumstellung in Verbindung gebracht werden. Aus systemischer Sicht kann vermutet werden, dass eher die psychosozialen Veränderungen (Grenzsetzung, spezielle Aufmerksamkeit), die mit der Verabreichung einer so aufwendigen Diät verbunden sind, zu den festgestellten positiven Verhaltensänderungen beitragen.

Sozio-ökonomische und kulturelle Bedingungen: Lempp (1987) betont, dass die Anforderungen, die die schulische und gesellschaftliche Wirklichkeit an Kinder seit der Zeit des Hoffmann'schen Zappelphilipp in Bezug auf längeres Stillsitzen, auditiver und visueller Reizverarbeitung stellt, erheblich gewachsen sind. Schulische Leistungen, die diese Fähigkeiten voraussetzen, sind immer wichtiger geworden, während die praktische Mithilfe der Kinder als Beitrag zum Lebensunterhalt der Familie an Bedeutung abnahm. Heute sind die Bewegungsmöglichkeiten vieler Kinder durch die Lebensbedingungen in den Städten, durch verführerische Medien wie Fernsehen oder Computerspiele geringer geworden. Während körperliche Bewegung nicht mehr zur Alltagsgestaltung notwendig ist, bauen sich mehr innere Spannungen auf, die nach einer motorischen Abfuhr und Integration verlangen: Gewaltdarstellungen, das hautnahe Miterleben von persönlichen und kriegerischen Katastrophen via Bildschirm, eine größere Wichtigkeit des Kindes für das psychische Wohlbefinden seiner Eltern, gesellschaftliche Auflösungs- und Neubildungsprozesse erfordern vom Kind eine ständige Wachsamkeit und Anpassung an sich verändernde soziale Wirklichkeiten. Da sei es, so Lempp, eher erstaunlich und ein Beweis für die hohe Flexibilität der menschlichen Psyche, dass der überwiegende Prozentsatz der Kinder und Jugendlichen diese Anpassung gut leistet.

Psychodynamik und Familiendynamik: Im Hinblick auf die Medizinisierung des Problems und die Verbreitung der Therapie mit Amphetaminen ist es vielleicht verständlich, dass zum Thema „Hyperkinetisches Syndrom" oder „Tyrannische Kinder" vergleichsweise wenig Forschungsarbeiten aus psychodynamisch-psychotherapeutischer Sicht vorliegen. Dennoch sind für eine halbwegs vollständige Darstellung des Phänomens ADHS einige dieser Erkenntnisse von Bedeutung.

- **Holding:** D. W. Winnicott (engl. Kinderarzt und Psychoanalytiker) stellte in seinen Arbeiten vor allem die Bedeutung des **Haltens und Gehaltenwerdens** in der frühen Mutter-Kind-Beziehung heraus. Voraussetzung für eine gesunde Persönlichkeitsentwicklung des Kindes sei die Erfahrung, von der frühesten Säuglingszeit an von der primären Bezugsperson hinreichend gehalten worden zu sein. Ihm ging es dabei sowohl um das physische Halten als auch um das Vermitteln von Sicherheit durch die Bezugspersonen, wenn das Kind sich neuen Entwicklungsaufgaben zuwendet. *„Es (das Halten) folgt den winzigen Veränderungen, die von Tag zu Tag eintreten und zum Wachstum und zur Entwicklung des Säuglings in physischer und psychischer Hinsicht gehören"* (1974). Eine besonders kritische Zeit dafür liegt in der Phase der ersten Autonomiebildung, also der Zeit zwischen ca. 7. und 24. Lebensmonat. Im Grunde geht es dabei um die aus der Bindungtheorie bekannte „sichere Basis" als Voraussetzung für ein Erleben von Selbstwirksamkeit und Lust auf Exploration der Umwelt.
- Die Bedeutung früher **Bewegungsaktivitäten** für eine ungestörte Entwicklung der Mutter-Kind-Beziehung kann nicht hoch genug eingeschätzt werden. Schon in der Schwangerschaft und später noch bis zum Abschluss des Spracherwerbs stellt die Motorik des Kindes *das* basale Element des kommunikativen Austauschs dar. Die Entwicklung eines gesunden Selbst-Wert-Gefühls ist unlösbar mit den

frühen Bewegungserfahrungen, ihrem ungestörten Ausdruck und dem Erlernen der Kontrolle über die eigene Motilität verknüpft. Die scheinbar ziellose motorische Unruhe des Hyperkinetikers löst im Gegenüber nicht selten Gefühle von Irritation, Nicht-ernst-genommen-Sein und Ablehnung aus. Dies kann vielleicht als ein Hinweis darauf gewertet werden, wie das betroffene Kind sich selbst fühlt, welche Defizite in seinem Selbstwert es spürt.
- **Zur Familiendynamik:** Ein hyperkinetisch auffälliges Kind bindet ein Höchstmaß an Aufmerksamkeit und den Großteil der familiären Energien an seine Person, es bündelt die Kräfte der Eltern, die ansonsten womöglich eher auseinander driften würden. Die meist schreiende Symptomatik erlaubt kaum noch eine Auseinandersetzung mit anderen wichtigen oder gar schmerzhaften Themen. In vielen Fällen erweist sich so die Auffälligkeit des Kindes als sinnvoller Beitrag zur Aufrechterhaltung des familiären Zusammenhaltes bzw. zur Stabilisierung eines oder beider Elternteile. Gleichzeitig holt das Kind durch seine Symptomatik Hilfe, die dann allerdings nicht auf Medikation allein beschränkt werden darf, sondern psychodynamische und familiendynamische Aspekte mit einschließen muss. Wichtige Lösungsschritte für die Eltern können dabei sein: Eine innere Ablösung von den eigenen Herkunftsfamilien, Betrauern des Verlustes einer nahen Bezugsperson durch Tod oder Trennung, Akzeptieren und Integrieren eigener schmerzhafter Kindheitserfahrungen und Versagenserlebnisse oder die Verarbeitung einer eigenen schweren Erkrankung oder Behinderung. Oft können Eltern erst dann ihren sensiblen und labilen ADHS-Kindern den nötigen Halt, die Sicherheit und die konstante emotionale Zuwendung geben, die sie brauchen.

4.6.5 Behandlung bei ADHS

Entsprechend den unterschiedlichen Verursachungshypothesen muss die Therapie multimodal ausgerichtet sein. Nach derzeitigem Erkenntnisstand und fachlicher sowie politischer Übereinkunft ist heute eine **Kombination von Verhaltenstherapie des Kindes, intensiver Elternarbeit in Form von Elterntrainings und Familientherapie, Beratung von LehrerInnen und ErzieherInnen und bei trotz intensiver Ressourcenmobilisierung fortbestehender Symptomatik eine Therapie mit Methylphenidat** angezeigt. (vgl. z.B. Leitlinien, 2003 , auch ➜ Kap. 7).
Bei der Verordnung und dem Handling der Medikation ist es (bei aller notwendigen Aufklärung über Wirkungen und Nebenwirkungen) entschei-

dend, welche Botschaft dem Kind und den Eltern mitgegeben wird: Medikation als Behandlung einer Gehirnkrankheit verringert das Erleben der Kontrolle über das eigene Leben und die Beeinflussbarkeit schwieriger Umstände. Medikation als „Brille", z.B. als Werkzeug, als „Vitamin für's Gehirn" hingegen vergrößert genau dieses Erleben und wirkt damit entwicklungsfördernd und letztlich „antidepressiv". Je nach Begleitstörung ist eine Bewegungstherapie als Psychomotorik oder schlicht Judo, Karate etc., eine Paartherapie für die Eltern, Ergotherapie bei Wahrnehmungsstörungen oder spezielle schulische Förderung zusätzlich angezeigt.

4.7 Kinderpsychiatrie konkret: Peter, seine Familie und die Tagesklinik

Kinder- und jugendpsychiatrische Arbeit spielt sich, wie das ganze Leben, in Geschichten ab. Im Erzählen werden Wirklichkeiten und Wahrheiten erzeugt, Sichtweisen eröffnet oder verschlossen. Dabei sind die Geschichten der betroffenen Kinder vielfach andere als die der Eltern und diese wiederum anders als die der Ärzte, Lehrer, Sozialpädagogen. ... In diesem Abschnitt wird – aus unterschiedlichen Perspektiven heraus – die Geschichte eines Jungen erzählt, der seit seiner frühen Kindheit multiple Symptome psychischer Störung gezeigt hat.

Gleichzeitig handelt es sich auch um die Darstellung eines Behandlungskonzeptes im tagesklinischen Rahmen, das exemplarisch vorgestellt wird. Tagesklinische Behandlung gilt heute als wirksame Möglichkeit, auch komplexe Verhaltensauffälligkeiten zu behandeln. Besonders günstig ist dabei die Kombination von hoher Behandlungsintensität und dem Verbleib im häuslichen Umfeld.

→ Vielleicht lassen Sie sich bei der Lektüre dazu anregen, Ihre Sicht der Wirklichkeit des Jungen und seiner Familie auf der Basis der ICD-10 bzw. des MAS zu formulieren, sprich: Diagnosen zu stellen, sie auf einen Zettel zu notieren und mit dem zu vergleichen, was der Autor am Ende dazu meint.

4.7.1 Vorstellungsanlass

Frau G. stellte ihren Sohn Peter, damals knapp 9 Jahre alt, in der kinder- und jugendpsychiatrischen Ambulanz einer größeren Klinik vor. Sie nannte folgende Sorgen:

Peter zeige extreme Verhaltensstörungen, er schreie laut und unmotiviert, verletze sich bewusst selber, schnüffle an Lösungsmitteln. Zudem sei er sehr albern und spiele den Clown. Er zeige große Ängstlichkeit, sei sehr sensibel und empfindlich, als auch häufig sehr erregbar, unbeherrscht und ungehorsam. Abends wolle er nicht ins Bett, schliefe schlecht ein, wache oft nachts auf und habe Alpträume. Außerdem lüge er, er sei unehrlich, ausgesprochen zappelig und nervös. Bei Regelübertretungen bestrafe sie ihn aber nicht. Sie versuche dann mit ihm zu reden, ebenso ihr Mann. Sie als Mutter habe das bessere Verhältnis zu ihm, ihr Mann sei der Adoptivvater und lehne ihn ab. Personen, die Leistung von ihm verlangten, lehne er regelmäßig ab. In der Schule störe er andauernd, sei unkonzentriert, zappelig und aggressiv, trotzdem gehe er gerne in seine dritte Klasse. Die Anfertigung der Hausaufgaben sei allerdings ein ständiger Kampf, er arbeite unter ihrer Aufsicht bis zu zwei Stunden täglich trödelig und nachlässig daran herum.

Peter habe trotz dieser Verhaltensauffälligkeiten einige Freunde, von denen ließe er sich aber sehr leicht beeinflussen und er nehme ihnen auch schon mal etwas weg.

4.7.2 Die Geschichte der Mutter und Peters erste Lebensjahre

Um Peters Werdegang verstehen zu können, ist es sinnvoll, zunächst die Geschichte der Mutter zu umreißen. Kinder treffen ja schon zum Zeitpunkt ihrer Zeugung auf ein familiäres System ihrer Eltern, das durch deren individuelle Geschichte geprägt wurde, und das dem Kind bereits bestimmte Wahrnehmungs-, Kommunikations- und Entwicklungsmöglichkeiten erleichtert und andere erschwert (siehe auch das Genogramm der Familie):

Frau G. war die ersten Lebensjahre bei ihrer Großmutter aufgewachsen. Ihre Mutter war, als sie noch ein Säugling war, umgezogen, um eine neue Familie zu gründen. Ihren eigenen Vater hatte sie nicht kennengelernt. Nach vier Jahren wurde sie nachgeholt. Von dem neuen Mann ihrer Mutter wurde sie als Stiefkind zurückgesetzt, geschlagen und in ihrem Freiraum eingeengt. Noch mit dreizehn Jahren musste sie am späten Nachmittag ins Bett und wurde eingeschlossen. Durch häufiges Ausreißen erweiterte sie ihre Überlebens- und Daseinstechniken. Schließlich landete sie in einem Heim, von wo sie auch immer wieder entwich. Der Arzt, der die Mädchen untersuchte, nachdem sie von ihren Ausreißversuchen zurückgebracht wurden, stellte fest, dass G. zu diesem Zeitpunkt bereits tablettenabhängig war und verschaffte ihr gegen sexuelle Dienstleistungen weitere Medikamente.

Nach ihrem ersten Suizidversuch kam sie in eine Entzugsklinik, wo sie eine Pflegerin kennenlernte, die sie an Kindes statt aufnahm. Offensichtlich hatte das junge Mädchen die Fähigkeit, andere Menschen positiv für sich einzunehmen. Allerdings musste sie dieses Haus später wieder verlassen. Zu diesem Zeitpunkt war sie fünfzehn Jahre alt, nahm sich eine eigene Wohnung und begann, um sich ihren Lebensunterhalt zu finanzieren, in einer Bar zu arbeiten, zunächst als Kellnerin. Später wurde sie dazu angehalten, sich mit den Männern sexuell zu beschäftigen. Sie habe, berichtet sie, viel Valium® genommen, um das zu ertragen. Nach einiger Zeit wurde sie von einem amerikanischen Soldaten schwanger, der sie gerne mochte und auch das Kind bejahte. Er bot ihr an, nach USA nachzukommen. Nach ihrer Ablehnung wurde die nach USA mitgenommene Tochter auf tragische Weise vom Hund dieses Mannes durch Bisswunden tödlich verletzt, worauf dieser sich das Leben nahm.

Auch die zweite Schwangerschaft, aus der dann Peter hervorging, entstand durch einen nicht identifizierten „Kunden" in der Bar. Sie habe zunächst ihren Zustand verleugnet, dann viel Sport getrieben, um das Kind zu verlieren. Weiterhin habe sie ständig „Valium®" genommen und viel Alkohol getrunken. Nach einigen Monaten akzeptierte sie dann die Schwangerschaft und wandte sie sich um Hilfe ans Jugend- und Sozialamt. Sie konnte mit deren Hilfe ihre Heimatregion verlassen, wohl auch um ihre Geschichte hinter sich zu lassen und kam so in ein Mutter-Kind-Heim im Rheinland. Wegen Fruchtwasserverlustes habe sie die letzten drei Wochen liegen müssen und ihr Sohn, Peter, kam schließlich in der 31. Schwangerschaftswoche und mit 1850 g Körpergewicht per Saugglocke zur Welt. Er wurde zunächst beatmet, ein Blutaustausch war zweimal notwendig, Peter hatte eine Gelbsucht und blieb über vier Wochen im Inkubator. Auch danach habe sie sich als Mutter nicht gut um ihn kümmern können, weil sie im Heim habe mitarbeiten müssen, während der Junge von Erzieherinnen versorgt wurde. Sie habe ihn auch nicht gestillt. Bis zum dritten Lebensjahr habe sich keine rechte Mutter-Kind-Beziehung entwickeln können. In einer Art Torschlusspanik habe sie ihren jetzigen Mann nach wenigen Wochen Bekanntschaft geheiratet. Dieser, selbst ein kontaktgehemmter und sich minderwertig fühlender Mensch, hatte selbst eine Heiratsanzeige aufgegeben. Er nahm an, eine Frau mit Kind würde ihn leichter nehmen als eine ohne und er verliebte sich in Frau G. Diese nahm ihn zum Ehemann, weniger aus

Liebe, sondern als Möglichkeit, aus dem Heim herauszukommen und versorgt zu sein. Das Paar zog dann zunächst in die Wohnung der Eltern des Mannes. Zwei Jahre später – die Familie hatte inzwischen eine eigene Wohnung bezogen – kam als erstes und einziges gemeinsames Kind die Tochter Iris auf die Welt. Der Vater hatte mittlerweile Peter adoptiert, um es „leichter zu machen".

*Zur besseren Verständlichkeit wird an dieser Stelle ein **Genogramm**, die grafische Darstellung des Familienstammbaums von Peters Familie eingefügt. Hier die wichtigsten Erläuterungen: In der untersten Zeile sind die Namen der Kinder eingezeichnet: J (Julia), Peter, I (Iris), M (Marie). Sie sind mit den jeweiligen Elternteilen auf der mittleren Generationsebene mittels durchgezogener Linien verbunden. Peters Vater ist unbekannt; die Linie zu ihm ist unterbrochen dargestellt. Der schwarze Kasten markiert die zusammenlebenden Familienmitglieder. Die obere Ebene stellt die Großelterngeneration dar. Die „liegende Acht" ∞ bezeichnet eine eheliche Verbindung, V = Vater, SV = Stiefvater, M = Mutter, GM = Großmutter der Mutter. Mit gestrichelten Linien werden besondere Beziehungen gekennzeichnet.*

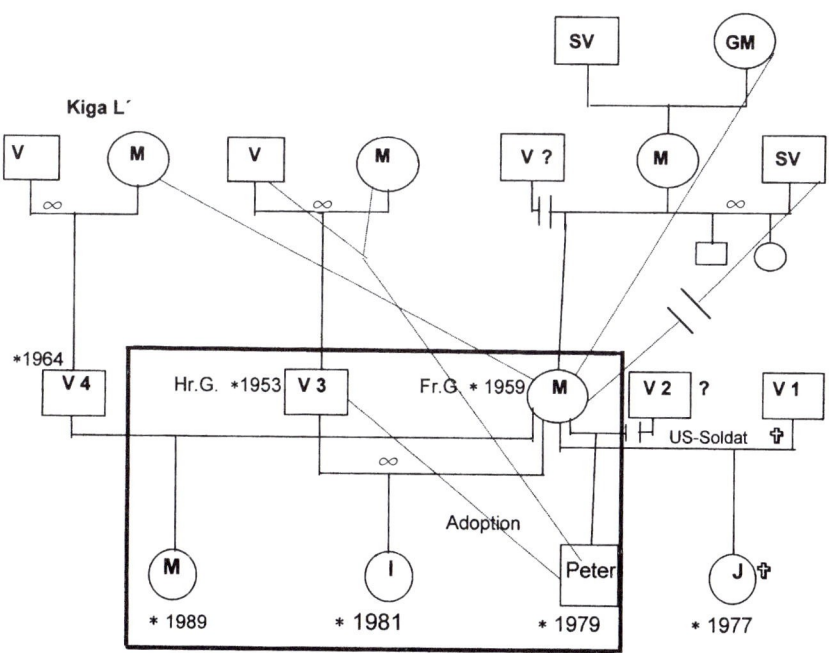

Abb. 4: Genogramm Familie G.

4.7.3 Peters weitere Geschichte

Im Alter von zwei Jahren war Peter zur Beobachtung wieder in einer Kinderklinik, da er schon seit dem achten Lebensmonat sehr unruhig gewesen war, schlecht gegessen und viel geschrien hatte und sich auf kein Spiel konzentrieren konnte. Damals wirkte die Mutter auf die behandelnden Ärzte in der Erziehung sehr unsicher und ambivalent ihrem Sohn gegenüber. Peter hatte wegen seiner Unruhezustände bereits verschiedene Psychopharmaka bekommen. Er wirkte damals vom körperlichen und psychischen Gesamtverhalten zunächst altersgemäß, interessiert und sehr durchsetzungsstark. Wegen seiner Verhaltensauffälligkeiten wurde bereits zu diesem Zeitpunkt Spieltherapie und Erziehungsberatung empfohlen und – ohne dauerhaft positive Auswirkungen – auch durchgeführt. Wegen einer Sprachentwicklungsverzögerung erhielt Peter auch Sprachtherapie.

Die Mutter verliebte sich während dieser Zeit in den Sohn der Kindergartenleiterin, in der sie eine Ersatzmutter für sich sah. Der Ehemann hatte sich von seiner Frau als Partner mittlerweile deutlich zurückgezogen, er sah die Ehe eher als Versorgungsgemeinschaft. Eigentlich waren beide auf der Suche nach einem gegengeschlechtlichen Elternteil. Der Vater blieb die Woche über oft über Nacht im Büro und kam nur am Wochenende nach Hause. Er gab an, den „Freund" der Ehefrau teilweise sogar als Entlastung zu erleben, weil dieser sich um die Frau und die Kinder kümmerte. Er selbst war froh, von seiner Frau im Alltag versorgt zu werden, andererseits erlebte er natürlich die Anwesenheit dieses Mannes, der wie ein Sunnyboy auftrat, der lebendig war und auch Spaß an den Kindern hatte, als eine narzisstische Kränkung und als erhebliche Störung der familiären Einheit.

Zu Beginn der Schulbesuchszeit wurde Peter dann sehr aggressiv und unruhig, er schlug andere Kinder und kotete zuletzt auch ein. Mit acht Jahren kam er wieder in die Kinderklinik, weil er absichtlich Geschirrspülmittel geschluckt hatte und Reißzwecken in seinen Arm gebohrt hatte. Als „Grund" gab er ein von der Mutter als Strafe verhängtes Fernsehverbot an. In dieser Zeit gab es phasenweise Zustände mit großer Unruhe, er sei zeitweise „nicht ansprechbar" gewesen, lief ziellos umher und urinierte in andere Zimmer.

Ein Jahr später erfolgte ein weiterer Kinderklinikaufenthalt, in dem seine nächtlichen Abwesenheitszustände differentialdiagnostisch abgeklärt und als Somnambulismus (=Schlafwandeln) gedeutet wurden. Im EEG fanden sich zu diesem Zeitpunkt leichte Allgemeinveränderungen. Wegen der motorischen Unruhe wurde auch eine Schilddrüsendiagnostik (mit negativem Ergebnis) durchgeführt.

Psychologische Untersuchungen sprachen damals für einen überdurchschnittlichen Intelligenzquotienten. Mittlerweile war bereits von mehreren Seiten befürchtet worden, dass eine Heimunterbringung des Jungen nicht zu vermeiden wäre.

Zum Zeitpunkt der Vorstellung Peters in der Klinik plante Frau G., sich von ihrem Mann zu trennen und bei ihrem Freund oder auch allein zu bleiben. „Eigentlich brauche ich keinen Mann", sagte sie einmal. Kurz darauf wurde sie von diesem Freund schwanger. Dies stürzte die Familie zunächst in eine neue Krise, die aber während Peters Behandlungszeit in der Tagesklinik konstruktiv gelöst werden konnte. Marie, das vierte Kind, wurde geboren. Seit dieser Zeit leben Vater (Herr G.), Mutter, Peter, Iris und Marie zusammen. Familie G. wirkte, von außen gesehen, wie eine durchschnittliche bürgerliche Familie. Aber ihre Mitglieder erlebten sich immer wieder massiven, subjektiv kaum zu bewältigenden Stresssituationen ausgesetzt: im Zusammenhang mit Aktualisierungen der eigenen Vorgeschichte, mit eigenen inneren Bildern und dem alltäglichen Lebenskampf.

4.7.4 Peters Weg in die Tagesklinik

Nach heutigem systemisch-psychoanalytischem Verständnis beginnt eine therapeutische Beziehung mit der persönlichen Anmeldung, spätestens aber in der ersten Begegnung zwischen Hilfesuchendem und professionellem Helfer. Ab diesem Zeitpunkt bilden alle Beteiligten Hypothesen, die bereits erkenntnis- und handlungsleitend sind: das Helfersystem über die psychische und interaktionelle Dynamik auf Seiten der Klienten, die Klienten über die Institution und die Personen, auf die sie treffen. Damit wird diese Phase der ersten Kontaktaufnahme prägend, wenn nicht entscheidend für den weiteren Verlauf.

Die bei der Anmeldung von der Mutter gegebenen Vorinformationen und die Berichte der überweisenden Beratungsstelle ließen eine tagesklinische Behandlung bei Peter sinnvoll erscheinen.

Ab diesem Zeitpunkt *handelt* man, als Therapeut, als Berater, als Arzt – auch als Sozialpädagoge, Sozialarbeiter und Heilpädagoge. Man wird konfrontiert mit einer nicht selten dramatischen Geschichte und man *tut* bereits etwas: mimisch, gestisch, verbal. Um hier für alle Beteiligten günstige Bedingungen zu schaffen, ist es notwendig, diese Phase sorgfältig zu planen, durchzuführen und zu reflektieren.

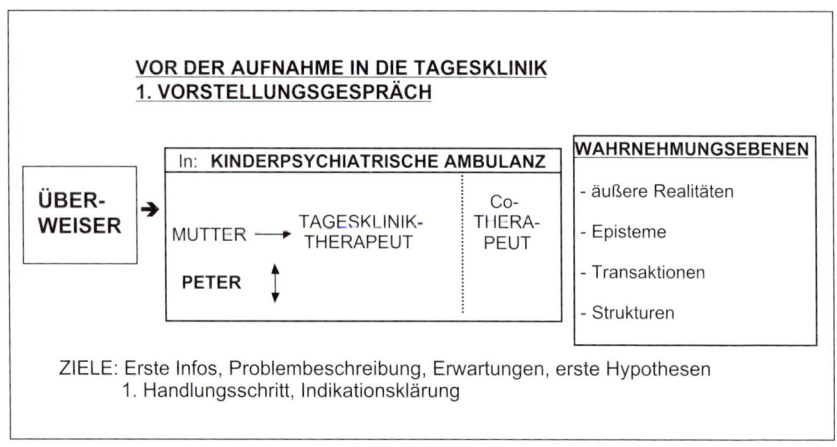

Abb. 5

Schon im ersten Gespräch, wie auch im weiteren Diagnostik- und Therapieprozess der systemisch-psychodynamischen Arbeit in der Tagesklinik wird versucht, die Wirklichkeit der Familie auf mehreren Ebenen zu erfassen: Erstens: die äußeren Realitäten, die „Fakten", wie z.B. Geburts-, Heirats-, Trennungs- und Todesdaten, sodann die Sichtweisen (Episteme), über das was passiert. Diese Ebene meint den Bedeutungsgehalt, den Menschen den äußerlich beobachtbaren Ereignissen zuweisen, die sie bei sich und anderen erleben. Eine dritte Ebene betrifft die Interaktionen sowie Transaktionen innerhalb der Familie. Der Begriff Transaktionen meint hier die wiederkehrenden Muster in Handlungs- und Gesprächsablauf. Weiterhin versuchen wir, schon etwas von den Strukturen innerhalb dieser Familie zu erfassen, d.h. der Frage nachzugehen, ob beispielsweise feste Koalitionen zwischen einzelnen Familienmitgliedern auch über Generationen hinweg gebildet worden sind. Die Frage der Innen- und Außengrenzen des Gesamtsystems und der Subsysteme und auch mehrgenerationale Aspekte der Symptomweitergabe finden Berücksichtigung.

Hypothesen:

Wir gewannen den Eindruck, dass Peter ein sicherer Halt in seinem Leben, insbesondere in seiner Familie fehlte. Die körperlichen und seelischen Bedrohungen seiner Schwangerschaft, Geburt und Frühkindheit hatten dazu geführt, dass er in seiner frühen Ich-Entwicklung gestört war, mit stark eingeschränktem Urvertrauen. Damit blieb er ein Stück fixiert in der ersten Lebensphase, in der es um das Ankommen in der

Welt geht, in der das Lebensthema „Urvertrauen vs. Urmisstrauen" (Erikson) eine große Rolle spielt. Peter war zu keinem Zeitpunkt psychotisch, aber wir erlebten in der Behandlung immer wieder paranoide Tendenzen, Spaltungsprozesse und eine massive frei flottierende Angst. Die sind sehr frühe Weisen, einer existentiellen Bedrohung zu begegnen. Die Entwicklung der Bindungen zu seinen primären Bezugspersonen blieb bis zum Zeitpunkt der tagesklinischen Behandlung konflikthaft und unklar.
Es handelte sich also um eine schwere narzisstische Störung, die im Erwachsenenalter wohl als *Borderline-Störung* diagnostiziert worden wäre.
Aus diesen Hypothesen leiteten wir ab, dass er verstärktes „Holding" (=Gehaltenwerden) im Sinne D. W. Winnicotts brauchte: Sicherheit und Klarheit, eine deutliche Beziehungsstruktur und viel Verlässlichkeit der – möglichst stabilen – Bezugspersonen.

Aus der Vorgeschichte konnten wir die Annahme ableiten, dass Frau G.s Beziehungen zu Männern offensichtlich von Anfang an gestört waren. Gleichzeitig fiel auf, dass Peter das einzige männliche Kind dieser Frau war. Wir mussten also, auch nach ihren Schilderungen über die Art der Erziehungsschwierigkeiten, von einer sehr frühen ambivalenten und gleichzeitig symbiotischen Mutter-Kind-Beziehung ausgehen: Die Individuen sind relativ schlecht voneinander getrennt, die Rollen diffus. Einmal ist Peter Ergebnis eines „Berufsunfalls" und von daher nicht das à priori gewollte und geliebte Kind, gleichzeitig ist er ein Junge, bei einer Mutter, die mit Männern nur ausbeuterische und negative Erfahrungen gemacht hatte, dabei sehnt sie sich andererseits nach einer kraftvollen väterlich-männlichen Figur. Mit Peter verbindet sie eine enge Schicksalsgemeinschaft, die intensivste Bindung, die sie vermutlich je hatte.

Es musste somit ein *Rahmen* für die Verantwortungsbereiche und Ziele festgelegt werden: Es schien dazu unabdingbar, den Vater, von dem wir annahmen, dass er in der Familie eher eine periphere Position einnahm, mit einzubeziehen. Wir erfuhren, dass er während des Erstkontaktes im Auto draußen wartete und so ging der gesprächsführende Therapeut danach zu ihm hinaus, berichtete ihm davon, dass er sehr davon beeindruckt sei, wie die Familie bislang mit dem schwierigen Jungen umgegangen ist und dass die Behandler, um Peter helfen zu können, <u>sein</u> Wissen und <u>seine</u> Erfahrung mit dem Kind bräuchten. Der Vater konnte dies zunächst kaum glauben, war aber bereit, beim nächsten Termin mitzukommen.

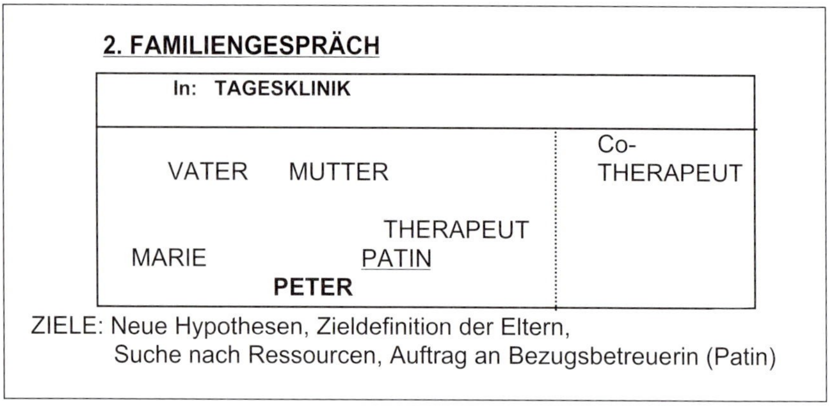

```
┌─────────────────────────────────────────────────────┐
│   2. FAMILIENGESPRÄCH                               │
│  ┌────────────────────────────────────────────────┐ │
│  │         In:  TAGESKLINIK                       │ │
│  ├──────────────────────────────────┬─────────────┤ │
│  │                                  │   Co-       │ │
│  │      VATER    MUTTER             │  THERAPEUT  │ │
│  │                                  │             │ │
│  │                    THERAPEUT     │             │ │
│  │     MARIE          PATIN         │             │ │
│  │            PETER                 │             │ │
│  └──────────────────────────────────┴─────────────┘ │
│   ZIELE: Neue Hypothesen, Zieldefinition der Eltern,│
│          Suche nach Ressourcen, Auftrag an          │
│          Bezugsbetreuerin (Patin)                   │
└─────────────────────────────────────────────────────┘
```

Abb. 6

Beim zweiten Termin, bereits in der Tagesklinik, waren der Vater, Iris, die Mutter und Peter mit anwesend. Es ging jetzt darum, die Einrichtung anzusehen, Einblick in die Institution, in die das Kind vielleicht gegeben werden sollte, zu erhalten. Ebenso sollten die Betreuer erste Bekanntschaft mit der Familie machen und es sollte eine Bezugsbetreuerin gefunden werden. Während das Erstgespräch darauf abzielte, überhaupt eine Behandlungsmöglichkeit in der Tagesklinik abzuklären, sollte beim zweiten Termin bereits der mögliche Behandlungsrahmen abgesteckt werden. In Anwesenheit der Bezugsbetreuerin (Patin) wurden neue Informationen gesammelt, es wurde versucht, eine erste Zielbeschreibung von den Eltern zu hören und sie mit unseren Möglichkeiten in Einklang zu bringen. Dabei war die Suche nach Ressourcen innerhalb des Familiensystems von Anfang an besonders wichtig.

Diesen Eltern wirklich in einem tiefenpsychologischen Verständnis zu begegnen, hieß, ihre vielleicht ihnen selbst gering erscheinenden Ressourcen herauszustreichen, sie als Kraftquellen zu nutzen und im Sinne einer besseren Selbstakzeptanz zu stärken: Wer sich selbst besser akzeptiert, kann auch andere besser annehmen. Damit wurde auch die Fähigkeit, Grenzen zu anderen zu halten und zu setzen, verbessert.

Zu den Ressourcen in dieser Familie:

- Bereitschaft, etwas zu tun und sich Hilfe zu holen.
- Der Vater „hielt die Stellung", obwohl er wie ein „getretener Hund" wirkte.

- Der Vater war bereit, am Therapieprozess teilzunehmen, auch wenn er laut eigener Aussagen keinen „Nutzen" von der Therapie erwartete.
- Der Vater war trotz der Kränkung, die er seitens seiner Frau erlebt hatte, bereit, bei ihr zu bleiben.
- Peter war intelligent und in guten Zeiten sozial wach und hilfsbereit.
- Die Mutter liebte den Jungen, wenn auch ambivalent.
- Die Kinder waren trotz ihrer „Patchworksituation" im positiven Sinn aufeinander bezogen.
- Die Mutter war in der Lage, eine funktionierende Alltagsstruktur aufrechtzuerhalten.

Am dritten Vorgespräch nahm zusätzlich Peters zukünftige Lehrerin in der Tagesklinik teil. Da die Kinder fast die Hälfte ihres Tages in der Schule verbrachten, war eine gute Kooperation mit der Lehrerin und eine Abstimmung der Therapieinhalte und Therapieziele, ebenso wie der pädagogischen Aspekte der Behandlung essentiell. Die Lehrerin hatte auch zu entscheiden, ob sie dieses Kind mit in ihre Klasse nehmen wollte.

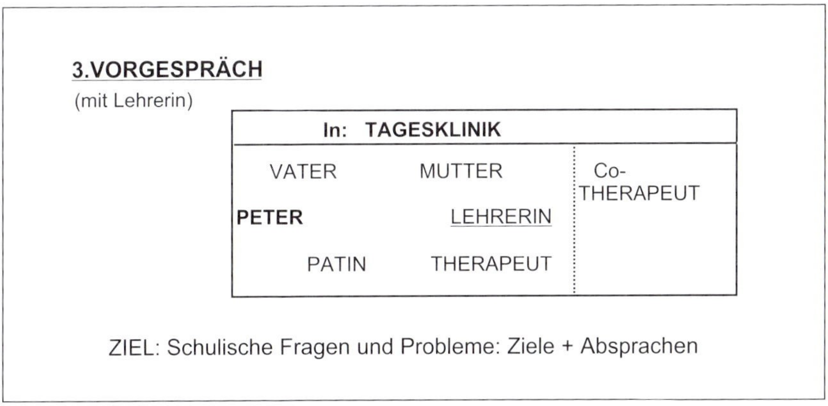

3.VORGESPRÄCH
(mit Lehrerin)

In: TAGESKLINIK		
VATER	MUTTER	Co-THERAPEUT
PETER	LEHRERIN	
PATIN	THERAPEUT	

ZIEL: Schulische Fragen und Probleme: Ziele + Absprachen

Abb. 7

Das entspricht dem Prinzip des „vollen Ja" zu dem Kind, das sich die Tagesklinik zu Eigen gemacht hat. Fast alle Kinder, die schwerere psychische Symptome aufweisen, haben nach unserer Erfahrung über längere Zeit wiederholte „Jeins" aus ihrer sozialen Umgebung erfahren. Dieses „Jein" sehen wir als wesentlichen Teil des Problems mit an, da es das Kind in unsicherer und unklarer Beziehungsposition lässt. Das

Prinzip des „vollen Ja" betrifft nicht nur die Lehrerin, sondern auch die Patin und den Therapeuten. Alle Teammitglieder, die in signifikanter Weise mit dem Kind und seiner Familie zu tun haben werden, lernen die Familie kennen und können einschätzen, mit wem sie „das Risiko" und die Beziehung eingehen. Dabei werden emotional begründete Vorbehalte ebenso ernst genommen wie fachlich formulierte. Bleibt es trotz versuchter Klärung bei Einwänden gegen die Behandlung, wird eine neue Konstellation gesucht, oder im Extremfall kommt die Behandlung nicht zustande. Dies kommt praktisch nicht vor: Die prinzipielle Möglichkeit einer Ablehnung sowohl seitens der Familie als auch seitens der Tagesklinik unterstreicht aber die fachliche und personale Eigenständigkeit und Verantwortlichkeit der therapeutisch und pädagogisch tätigen Mitarbeiter und auch des Patientensystems. Es fördert zudem die Motivation der Beteiligten und eine Bereitschaft, in Krisensituationen später durchzuhalten.

Nur bei einem klaren „Ja" kommt ein Therapievertrag zustande: Das Kind bekommt einen festen Platz auf der Warteliste. Während einer eventuellen Wartezeit finden bereits stützende und klärende Familiengespräche statt. In Peters Fall erfolgte die Aufnahme wenige Tage nach dem dritten Vorgespräch.

Exkurs: Behandlungsziele

Eine gelingende Kooperation von Kind, Familie und Tagesklinik wird nur möglich sein, wenn Behandlungsziele klar benannt sind und einvernehmlich akzeptiert sind. Mit einer Frage: „Woran werden sie bzw. wir erkennen, dass genau das erreicht wurde was sie wollen?" wird bereits der Zustand nach der Lösung des Problems fokussiert. Es liegt in der Natur menschlichen Verhaltens, dass diese Ziele im Behandlungsverlauf auf koevolutive Weise modifiziert werden. Die Operationalisierung der Ziele hilft zudem, notwendige Trauerarbeit bei unrealistischen Zukunftsvorstellungen einzuleiten und tatsächlich nur „machbare" Veränderungen anzusteuern. Wie bereits beschrieben, gehen wir bei der Aushandlung des Behandlungskontraktes von der Problembeschreibung der Eltern bzw. des Überweisers aus und treten mit den Beteiligten in einen zirkulären Prozess der Zielfindung und Zieldefinition ein.

Generell ließen sich drei Hauptkategorien bei den von Eltern angegebenen Zielen herausfiltern:

1. *„Kontrolle":* „Marcus soll das Richtige zur rechten Zeit am rechten Platz tun" ➢ Mutter eines Jungen mit einer leichteren Stoffwechsel-

krankheit, der im Unterricht wie ein Hund bellend umherkroch oder laut Kirchenlieder sang.
2. *„Entwicklung"*: „Philipp soll mehr Selbstbewusstsein bekommen und mehr Kontakt zu Gleichaltrigen" ≻ Eltern eines emotional gestörten und psychosomatisch reagierenden neunjährigen Knaben.
3. *„Hilfe für die Familie"*: „Frieden in der Familie soll wieder hergestellt werden!" „Wie können wir mit Nina besser umgehen, sie besser verstehen?"

Aus den Zielen ergibt sich häufig auch der **Typ des Behandlungsauftrages**. Tornow hat vier Typen des Behandlungsauftrages herausgearbeitet. Die Anwendung dieser Kategorien hat sich als nützlicher Indikator für den Behandlungsfortschritt in der tagesklinischen Arbeit herausgestellt: Während bei der Aufnahme unter 20 % der Eltern die Symptomatik als Familienproblem angesehen hatten, so waren es zum Zeitpunkt der Entlassung über 80 %. Das heißt, es ist im Verlauf der Behandlung eine „Verflüssigung" der Sichtweisen eingetreten, eine wichtige Voraussetzung für eine Entwicklung der familiären Dynamik.

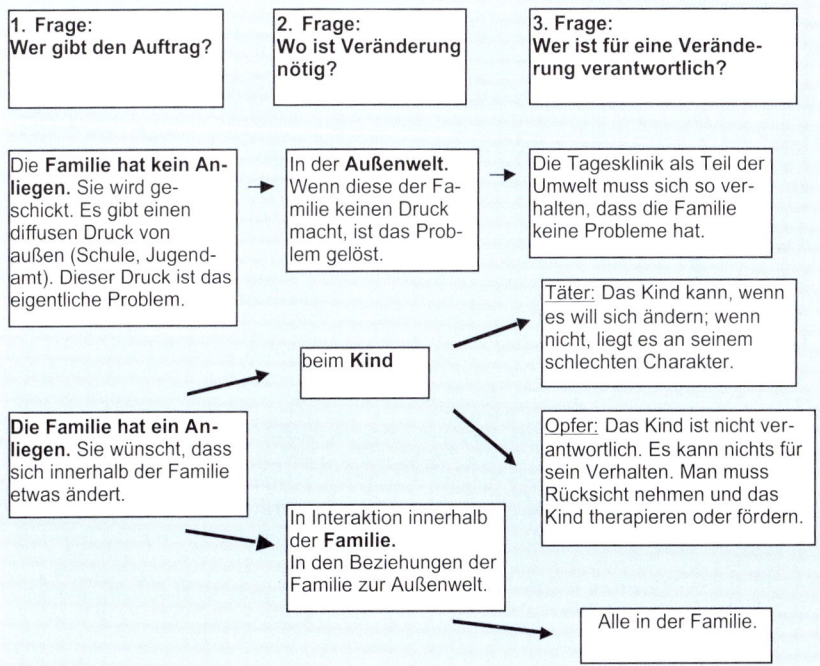

Abb. 8: (nach Tornow 1986)

4.7.5 Das Definieren der Verantwortungsbereiche

Die Betreuerin als hauptverantworliche pädagogische Bezugsperson während des tagesklinischen Aufenthaltes des Kindes handelt mit dem zuständigen Elternteil ihre Aufgaben in der etwa folgenden Weise aus:
„Worauf soll ich in der Zeit des Aufenthaltes erzieherisch besonders achten?"
„Welche Schwierigkeit wird für mich vermutlich zu erwarten sein?"
„Was genau soll ich tun, wenn das Kind das von ihnen geschilderte kritische Verhalten zeigen wird und was auf jeden Fall nicht?"
„Wie werde ich erfahren, wenn sie mit meinen Maßnahmen nicht einverstanden sind?" usw.
Die Betreuerin stellt ihre Arbeit in den Dienst der Eltern. Besonders für solche Eltern, die sich gern inkonsequent und wenig durchsetzungsfähig darstellen, hat sich dieses Vorgehen als wirksame therapeutische „Falle" erwiesen. Sie müssen Stellung beziehen, Verantwortung übernehmen und Autorität (mit ihren Konsequenzen) annehmen oder offen „Nein" dazu sagen. In jedem Falle eröffnet sich so für das Kind und andere Beteiligte eine Chance, Klarheit zu gewinnen.

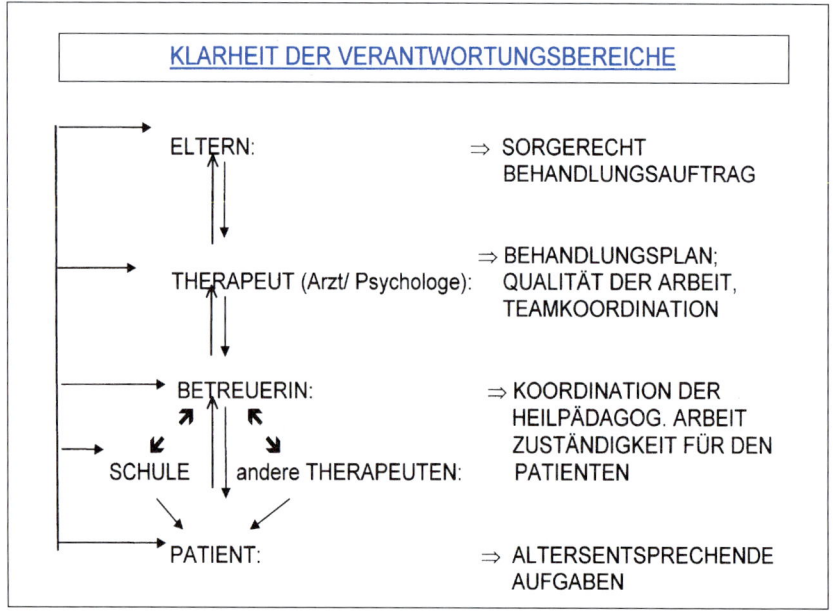

Abb. 9

Nach Gesprächen, die dem Herstellen einer therapeutisch wirksamen Beziehungsstruktur dienen, Erwartungen und Ziele auf Seiten des Kindes, seiner Familie und der Tagesklinik abklären, kann die Aufnahme in die teilstationäre Behandlung erfolgen.

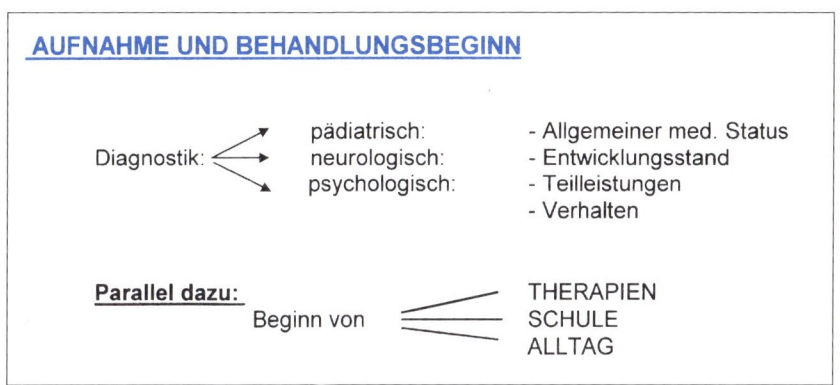

Abb. 10

Wie im klinischen Rahmen üblich, wird nach Absprache mit den Bezugspersonen eine ausführliche Diagnostik durchgeführt, soweit dies nicht im Vorfeld schon geschehen ist. Parallel dazu beginnen der Alltag in der Tagesklinik, die Schule, die Therapien.

4.7.6 Die Ebenen der therapeutischen Arbeit

Bei Peter haben wir unter einer tiefenpsychologischen und familiendynamischen Gesamtperspektive sowohl einzeltherapeutisch als auch gruppen- und milieutherapeutisch gearbeitet. Hinzu kamen funktionelle Trainings zur Förderung bestimmter Einzelaspekte.

Die **einzeltherapeutische** Arbeit übernahm Peters Betreuerin, eine erfahrene Kinderkrankenschwester mit mehreren Zusatzausbildungen und großer klinischer Erfahrung in der Kinder- und Jugendpsychiatrie. In Abstimmung mit dem ärztlichen Leiter hat sie körpernah, struktur- und haltgebend Unterstützung bei der Bewältigung seiner basalen Ängste angeboten. In der ersten Zeit ist Peter regelmäßig „ausgerastet". Er hatte intensive paranoide Ängste, die Suppe sei vergiftet, man wolle ihm etwas. Er fühlte sich bedroht von der ganzen Welt. In diesem Außer-und-neben-sich-Sein atmete sie mit ihm, hielt ihn fest, sprach mit ihm, streichelte ihn – und unternahm all die Dinge, die nötig waren, um

EBENEN DER THERAPEUTISCH - HEILPÄDAGOGISCHEN ARBEIT	
PETER	**ELTERN**
→ EINZELTHERAPIE (tiefensychologisch fundierte / körperorientierte Psychotherapie / „Therapeutisches Festhalten" → MUSIKSTUNDEN	→ EINZEL-/PAARGESPRÄCH MIT ÄRZTLICHEM LEITER UND HEILPÄDAGOGISCH AUSGEBILDETER ERZIEHERIN (pädagogische und individualpsychologische Themen)
→ AUTOGENES TRAINING	→ ANLEITUNG ZUR GESTALTUNG VON ENTSPANNUNGSSITUATIONEN ZUHAUSE
→ HEILPÄDAGOGISCHE ÜBUNGSBEHANDLUNG → MOTOPÄDISCHE BEHANDLUNG	→ ANLEITUNG ZUM „FESTHALTEN", ZUM „HEIL- PÄDAGOGISCHEN SPIEL"
→ GRUPPENTHERAPIE ALS INTERAKTIONS- UND KONFLIKTTRAINING, MALTHERAPIE	→ ANLEITUNG ZUR KREATIVEN KONFLIKTBEWÄLTIGUNG
→ SCHULISCHE FÖRDERUNG IN KLEINSTKLASSEN (5 - 6 Schüler)	→ LEHRERKONTAKTE / ABSPRACHEN ÜBER HAUSAUFGABEN / ÜBUNGEN
FAMILIENTHERAPEUTISCHE KONTAKTE ZUR AKTUELLEN UND TIEFEREN BEARBEITUNG AUFTRETENDER KONFLIKTE	
- INTEGRATION aller Behandlungsmaßnahmen -	

Abb. 11

ihm ein Stück basaler Sicherheit zu vermitteln. Diese Art der Therapie geschah naturgemäß situationsgebunden und nicht in Form von terminlich fixierten Einzelstunden. Über diesen Einzelkontakt gab es regelmäßigen Austausch mit der Mutter und in den parallel zur tagesklinischen Behandlung stattfindenden Elterngesprächen (alle drei bis vier Wochen) wurden diese zum therapeutischen Festhalten angeleitet: Das in der Tagesklinik sich bewährende Vorgehen sollte so auf den häuslichen Bereich übertragen werden. Dies war insbesondere deshalb so wichtig, weil die Mutter sich sehr erziehungsunsicher fühlte und mit dem Festhalten eine Alternative zum eigenen Nervenverlieren, Ausrasten oder Schlagen angeboten wurde, die beiden Seiten gut tat.

Zu Peters Auffälligkeiten gehörte auch, dass er nicht gut spielen konnte. So spielte die Betreuerin dann oft mit ihm zunächst alleine, dann in kleineren Gruppen. Auch dieses wurde den Eltern vermittelt. Bei dieser Familie war ein regelmäßiger, manchmal täglicher Telefonkontakt zwischen Mutter und Betreuerin notwendig und sinnvoll. So konnten sich beide über das, was vorgefallen war austauschen, gegenseitig unterstützen und so eine Symmetrie herstellen, die aufkeimende Rivalitätsgefühle über die Rolle der „besseren Mutter" überwinden half und dazu als adäquate Antwort auf Peters manchmal paranoides Misstrauen hilfreich war.

Heilpädagogische Übungsbehandlung und motopädische Behandlung wurden als Verfahren zur Verbesserung von Koordination, Feinmotorik, Raumlage, Empfindung und Handlungsplanung eingesetzt. Im Laufe der Jahre wurde dieser Bereich erheblich ausgebaut, da – wie sowohl aus der eigenen Statistik als auch aus anderen Untersuchungen ersichtlich wird – teilstationär behandelte Kinder überproportional häufig (50 – 60 %) an Teilleistungsschwächen und Wahrnehmungsstörungen leiden.

Autogenes Training und Musikstunden: Weniger zur Förderung von Einzelfertigkeiten als zur Anbahnung von innerer Entspannung, zur Verbesserung des Kontaktes zu sich selbst, lernte Peter – trotz seiner hyperkinetischen Verhaltensweisen – das Autogene Training in einer Kleingruppe mit anderen Kindern. Dazu erhielt er musiktherapeutische Stunden, mit deren Hilfe er, über sein Rhythmusgefühl und über seinen Sinn für Töne, zu einem eigenen inneren Zustand kam, der ihm Ruhe gab.

Neben den individuumszentrierten Förder- und Behandlungsmaßnahmen nehmen die Tagesklinikkinder auch an gruppentherapeutischen Aktivitäten teil: In der **Interaktionsgruppe** werden Konflikte zwischen den Kindern aufgegriffen und modellhaft besprochen, in der **Gruppenmaltherapie** spezifische Themen unter tiefenpsychologischer Perspektive auf nonverbaler Weise behandelt. Dem entspricht auf der Ebene der Elternarbeit eine Anleitung zur kreativen Konfliktbewältigung im häuslichen Bereich.

Einen großen Raum nahm die **schulische Förderung in der Kleinstklasse** ein. Auf der Elternebene entsprachen dem wiederum regelmäßige Kontakte zwischen Schule und Eltern, Absprachen über Hausaufgaben, zusätzliche Übungen, die meist unter Betreuung der Patin, manchmal aber auch zu Hause unter elterlicher Supervision abgeleistet wurden.

Eine Integration sämtlicher pädagogischer und therapeutischer Maßnahmen fand in den **familientherapeutischen Kontakten** statt, die je nach Bedarf in unterschiedlichen Settings unter Einbeziehung von Eltern des Kindes, der Lehrer, der Betreuerinnen oder auch einzelner Therapeuten aus den anderen Bereichen verabredet wurden.

4.7.7 Zum Verlauf der Behandlung

Nach Peters Aufnahme in die Tagesklinik gewannen wir recht früh eine Bestätigung unseres Eindrucks, dass Peter emotional sehr verunsichert war und ständig überprüfen musste, inwieweit er noch in seiner Familie bleiben kann. Schließlich schwebte ja noch das Damoklesschwert der drohenden Heimeinweisung über ihm. Das Kind musste austesten, inwieweit es einen Platz in dieser Familie hatte. Er zeigte durch sein ganzes Verhalten immer wieder, dass er Halt und Sicherheit suchte. Durch das therapeutische Festhalten konnten Unruhezustände in Entspannungszustände überführt werden und wir konnten nach und nach Peter in eine triadische Beziehung zu seinen Eltern einführen, die bislang nicht möglich gewesen war. Ein Beispiel: Wir schlugen vor, dass er abends vom Vater auf den Schoß genommen wurde, während die Mutter ihm vorlas. Die Mutter hatte ja dem Vater immer wieder den Auftrag gegeben, mit dem Jungen zu spielen, was dieser jedoch nicht gut konnte. Das einfache Auf-den-Schoß nehmen, mit dem Zulassen von Körperkontakt machte dann auf eine andere Weise seine Präsenz und Bedeutung deutlich. Es half auch dem Vater, einen neuen Platz innerhalb dieser Familie zu finden. Durch die Anwesenheit des Freundes, die neue Schwangerschaft und die unklare Beziehungsdefinition der Frau war seine Position ja nur schwer fassbar gewesen. Die vierte Schwangerschaft der Mutter wurde dann auch intensiver Gegenstand der familientherapeutischen Beratungen. Es gelang ihr schließlich, sich für ihren Mann zu entscheiden und das Kind in die Familie miteinzubringen. Dadurch wurde die „Wertigkeit" des Vaters erhöht und er nahm aktiver an der ganzen Behandlung teil. Er nahm das Baby schließlich sehr liebevoll an.

Nach und nach gelang es, das aufgeregte und schreiende Kommunizieren von Peter zugunsten einer gelasseneren und altersentsprechenderen Interaktion zu vermindern. Sein Misstrauen, er würde Gift bekommen (fußend auf seiner früheren Erfahrung von Beruhigungsmitteln im Essen) konnte langsam in den Hintergrund treten. Dann hatte er eine längere Zeit über eine anale Problematik gezeigt: Peter hielt tagelang seinen Stuhl inne, schmierte mit Kot und thematisierte immer wieder die Fragen von Wahrheit und Lüge. Zuhause erzählte er in den ersten Wochen haarsträubende Geschichten über die Tagesklinik, die die Mutter verunsicherten. Wir verstanden das als unbewussten Ausdruck eines Verlangens von sehr enger Kooperation zwischen der Tagesklinik und seiner Mutter. Dies führte zu den bereits erwähnten, oft täglichen Telefonkontakten, die das Misstrauen überwinden halfen und eine gute

Beziehungsbasis für Peter zwischen Elternhaus und Tagesklinik schaffen konnten.

Peter war andererseits auch sehr bereit loszulassen, wenn er vorgelesen bekam oder eine Einzelzuwendung erhielt. Die anfangs starken Konzentrationsstörungen konnten durch die einzelne Zuwendung von Erwachsenen auf diese Weise meist kompensiert werden.

Immer wieder „schaffte" es Peter, die Mutter zum Zweifeln zu bringen, ob die Behandlung nützlich war. Vor allem der Vater hatte über lange Zeit die Einstellung, dass sich sowieso nichts ändern könne und wir scheiterten immer wieder darin, ihn durch die real erfahrenen Verbesserungen bei Peter vom Gegenteil zu überzeugen. Erst nach einiger Zeit verstanden wir diese Aussage des Vaters als Metapher für sein eigenes Bedürfnis nach Sicherheit vor zu großer Veränderung. Wir konnten dann aktzeptieren, dass er dies sagte und arbeiteten fortan mit ihm nur noch daran, wie wir mit konkreten Schwierigkeiten umgehen könnten, ohne „Veränderung" als Ziel zu formulieren. Durch unser Annehmen seines Weltbildes konnte er seine Haltung dann nach und nach etwas lockern, so dass er bei der Entlassung verhalten lächelnd einräumen musste, dass sich doch einiges verändert hätte.

Während die Einzelarbeit mit der Mutter vor allem von der Betreuerin durchgeführt wurde, kam der Vater zu mehreren Einzelgesprächen zum ärztlichen Leiter, zu dem er Vertrauen fasste und über seine eigenen Ängste und Befürchtungen sprechen konnte. Dies betraf nicht nur seine eigenen Lebensängste, sondern vor allem auch seinen schwierigen Kontakt zu Peter, den er ja auf der einen Seite ablehnte, was er sich auf der anderen Seite aber auch nicht eingestehen konnte. Nachdem wir ihm ausdrücklich die „Erlaubnis" zur Ablehnung gaben und die „Erlaubnis", seine leibliche Tochter mehr lieben zu dürfen als seinen Adoptivsohn, entspannte sich dieses Verhältnis zunehmend. Er konnte, weil er es nicht musste, den Jungen besser annehmen und später auch mit Freude mit ihm spielen.

4.7.8 Peters schulische Entwicklung in der Tagesklinik

In der Grundschulklasse wurde Peter mit vier anderen Kindern beschult. Auch hier verhielt er sich häufig unkonzentriert, ablenkbar und störend. Er benötigte zusätzliche heilpädagogische Übungsbehandlung, um seine Konzentrations- und Wahrnehmungsfähigkeiten zu verbessern. Die Schulleistungen, im ersten Halbjahr sehr mäßig, verbesserten sich nach und nach, Ausdauer und Konzentration normalisierten sich fast. Nach einiger Zeit machte er sogar seine Hausaufgaben selbständig, nachdem die Mutter gelernt hatte, mehr spielerisch mit seinem Kampfverhalten in dieser Thematik umzugehen. Im Sachkundeunterricht fiel er sogar durch besonders gutes Wissen auf.

4.7.9 Wie es nach der Behandlung weiterging

Gegen Ende des Schuljahres entschlossen sich die Eltern – dabei ging die Initiative vom Vater aus – den Sohn erst einmal aus der Tagesklinik herauszunehmen und in die Grundschule zurückzuschulen. Wir befürchteten zunächst, dass der Vater mit diesem Schritt das Scheitern der Maßnahme dokumentieren und allen beweisen wollte, dass Peter nun doch ins Heim müsste. Uns schien zu diesem Zeitpunkt der Übergang in eine Regelschule nahezu aussichtslos. Auf der anderen Seite bedeutete die Initiative des Vaters aber auch eine Veränderung im familiären Transaktionsgefüge. Seine Aufwertung als Person und seine deutlicher werdende Stellung als Familienoberhaupt war nicht zu übersehen. Aus diesem Grund stimmten wir diesem Vorschlag mit Überzeugung zu. Die Lehrerin bahnte Kontakte zur überweisenden und wiederaufnehmenden Grundschule an und der Rektor bemühte sich persönlich um die Wiedereingliederung des Jungen. In dieser kleinen, dörflichen Grundschule nahm der Rektor ihn in seine eigene Klasse und beaufsichtigte ihn auch noch nachmittags bei den Hausaufgaben. Nach einigen Kämpfen fügte sich Peter gut in die Gruppe ein und die Mutter, die früher auf einer eher geschwisterlichen Ebene um die Erledigung der Hausaufgaben gekämpft hatte, war von dieser Arbeit jetzt völlig entlastet.

Zu Hause war Peter dann nur noch selten angespannt. Er schrie kaum mehr, so dass die Eltern auch nicht befürchten mussten, zur Räumung der Wohnung gezwungen zu werden.

Ein halbes Jahr später war sogar der Vater mit der Situation sehr zufrieden. Alle in der Familie hatten neuen Platz gefunden. Peter kam ab und zu in die Tagesklinik, brachte einmal einen selbst gebackenen Kuchen mit, eine Metapher dafür, dass er nun auch für sich selber sorgen konnte.

Nach 2, 4, 6 und 10 Jahren haben wir eine Nachkontrolle durchgeführt: Peter ist erwachsen geworden, er lebt in einer eigenen Wohnung, er arbeitet, hat aber wenig Kontakte. Die Eltern leben im eigenen Haus, sind aber als Paar getrennt. Alle Beteiligten haben sich weiterentwickelt und kommen mit ihrem Leben zurecht. Wunder sind allerdings nicht geschehen: Wir konnten an einer biografischen Station Stagnation beseitigen, die Strukturen sind aber ähnlich geblieben.

Schlussbetrachtung

Der beschriebene Fall ist hoch komplex, aber für ein klinisches Setting nicht ungewöhnlich. Er gibt damit Gelegenheit, Normales und Auffälliges, Sichtweisen und Hintergründe, Risiken und Ressourcen von allen Seiten zu betrachten und die Behandlung über einen längeren Zeitraum zu beobachten.

Abschließend ist es nun interessant, eine diagnostische Zuordnung anhand des zuvor dargestellten Multiaxialen Klassifikationsschemas nach ICD-10 zu versuchen. Vielleicht hat die LeserIn dies im Sinne einer Übung entsprechend dem Vorschlag zu Beginn der Falldarstellung selbst bereits orientierend durchgeführt ...?

Diese Diagnosen galten zu bestimmten Zeitpunkten in der Entwicklung und Behandlung Peters, nicht alle trafen zum selben Zeitpunkt zu. Hier der Vorschlag:

1. **Achse:** F 90.1 Hyperkinetische Störung des Sozialverhaltens
   F 92 Kombinierte Störung des Sozialverhaltens und der Emotionen
   F 98.1 Enkopresis

2. **Achse:** F 80 Umschriebene Entwicklungsstörung des Sprechens und der Sprache (nicht näher zu bezeichnen)
   F 82 Umschriebene Entwicklungsstörung der motorischen Funktionen: leichte Koordinationsstörungen, feinmotorische Störung, neurologische Unreife

3. **Achse:** Überdurchschnittliche Intelligenz

4. **Achse:** P00 Komplikationen bei der Entbindung, Frühgeburt,
   P50 erheblicher Neugeborenenikterus (Gelbsucht)

5. **Achse:** 1.1 Disharmonie in der Familie zwischen Erwachsenen
   1.2 Sündenbockzuweisung gegenüber dem Kind
   2.0 Psychische Störung / abweichendes Verhalten eines Elternteils
   4.1 Unzureichende elterliche Aufsicht und Steuerung
   5.1 Abweichende Elternsituation

6. **Achse:** Zu Beginn der Behandlung: 5 – 6 = Deutliche und tiefgreifende soziale Beeinträchtigung in den meisten Bereichen. Am Ende der Behandlung: 2 = Leichte soziale Beeinträchtigung. Adäquate Anpassung in den meisten Bereichen, aber leichte Schwierigkeiten, z.B. im Umgang mit den Familien-

mitgliedern, in effektiver Bewältigung von sozialen Situationen, ...

Wie wäre Ihre Einschätzung gewesen?

4.8 Berufe der Sozialen Arbeit im Kontext der Kinder- und Jugendpsychiatrie

Die Kinder- und Jugendpsychiatrie als interdisziplinäres Arbeitsfeld an der Schnittstelle zwischen Medizin und Psychologie, Sozialwissenschaften und Pädagogik hat schon immer eng mit Angehörigen sozialer Berufe zusammengearbeitet.
Innerhalb der kinder- und jugendpsychiatrischen Einrichtungen spielen Heil- und SozialpädagogInnen, Diplom-PädagogInnen, ErzieherInnen und SozialarbeiterInnen eine wichtige Rolle in der diagnostisch-therapeutischen Kette. Gleichzeitig sind sie als MitarbeiterInnen anderer helfender Institutionen häufig mit kinder- und jugendpsychiatrischen Themenstellungen befasst. Hier eine Auswahl der möglichen Tätigkeitsbereiche:

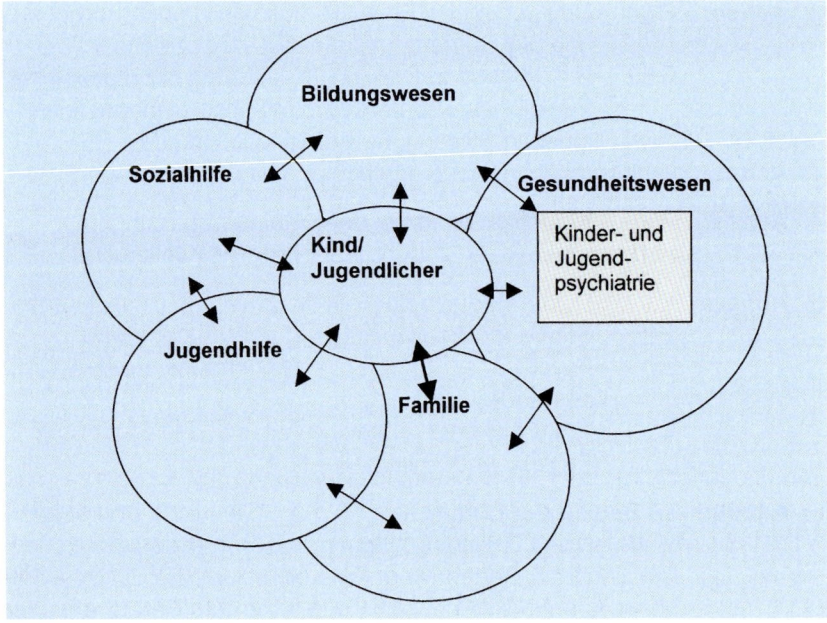

Abb. 12

1. Im Gesundheitswesen:

- Als Mitarbeiter beim Gesundheitsamt
- Als Mitarbeiter in KJPP-Praxen im Rahmen der Sozialpsychiatrie
- Als Mitarbeiter in stationären und teilstationären KJPP-Einrichtungen: Stationsdienst/-leitung, übergreifender heilpädagogischer / Sozialdienst
- Als Mitarbeiter des Sozialdienstes in einer Kinderklinik

2. Im Bildungswesen:

- In Frühförderung, Regel- , Integrativ- und Sonderkindergärten
- Sozialdienst an Gesamtschulen
- In Sonderschulen
- In Einrichtungen beruflicher Rehabilitation, Lehrwerkstätten, Werkstätten für Behinderte

3. In der Jugendhilfe:

- Als Mitarbeiter der Jugendämter
- In Erziehungs-, Familien-, Drogenberatungsstellen
- Bei der Jugendgerichtshilfe
- In der außerfamiliären Erziehung: Pflegekinderhilfe, Kinder- und Jugendheime, heilpädagogische Heime

4. Im Sozialdienst:

- Als Mitarbeiter des ASD, wirtschaftliche Sozialhilfe
- Sozialpädagogische Familienhilfe
- Migranten-, Obdachlosen- und Asylsuchendenhilfe etc.

Die inhaltliche Ausgestaltung der möglichen Tätigkeiten ist so vielfältig, dass sie hier nicht näher dargestellt werden kann. Immer gilt es zu beachten, dass die Heil-/SozialpädagogIn bzw. SozialarbeiterIn eine **eigene Position** im Fadenkreuz **zwischen pädagogischen, therapeutischen, sozialen und juristischen Aspekten** der Arbeit finden muss. Dies verlangt eine gute Ausbildung, Beziehungsfähigkeit, Berufs- und Lebenserfahrung, ggf. zusätzliche Weiterbildungen und eine ständige Selbstreflexion im Team mit den anderen beteiligten Berufsgruppen. (→ Kapitel 15). Um effektive Hilfe leisten zu können, ist eine dialogische Auseinandersetzung mit anderen Professionen unabdingbar. Leitlinie kann dabei nicht das eigene Partikularinteresse sein, sondern der auf der Basis eines zielgerichteten Auftrages der Eltern bzw. ihrer Vertreter im Hinblick auf eine „heilsame" Entwicklung des Kindes geschlossene Behandlungskontrakt.

Literatur

Ainsworth, M.D.D., Blehar, M.C., Waters, E, Wall, S.: Patterns of attachment. A psychological study of the strange Situation. Hillsdale, NJ (Erlbaum) 1978

Antonovsky, A.: Salutogenese. Tübingen 1997

Ayres, A.J.: Bausteine der kindlichen Entwicklung. Berlin 1984

Brisch, K.H.: Bindungsstörungen. Stuttgart 1.1999

Cierpka, M. (Hrsg.): Handbuch der Familiendiagnostik. Berlin 1996

DGKJPP, BKJPP, BAG (Die deutschen kinder- und jugendpsychiatrischen Fachgesellschaften, Hrsg): Leitlinien für Diagnostik und Therapie in der Kinder- und Jugendpsychiatrie. Köln 2000

Döpfner, M., & Lehmkuhl, G.(2000): Diagnostik-System für psychische Störungen im Kindes- und Jugendalter nach ICD-10 und DSM-IV (DISYPS-KJ), Bern: 2. erweiterte Auflage

Frölich, Jan: Frühe Interventionen bei hyperkinetischem Problemverhalten. In: Praxis Ergotherapie, Jg. 13 (6), S. 376, 2001

Hartmann, Hellmut: Eltern-Kind-Station: Ein Angebot für Eltern und ihre gestörten und/oder behinderten Kinder – 10 Jahre Arbeit in Viersen – Vergleich zweier Phasen und Therapieschwerpunkte. In: **Klosinski, G. (Hrsg):** Stationäre Behandlung von psychischen Störungen im Kindes- und Jugendalter. Bern 1998

Hoffmann, H.: Der Struwwelpeter. Hrsg: Hessenberg, E., Herzog, G.H. Frankfurt 1983

Hüther, G., Bonney, H.: Neues vom Zappelphilipp. Düsseldorf 2002

Hüther, G.: Die Evolution der Liebe. Göttingen 1999

Klemenz, B.: Ressourcenorientierte Diagnostik und Intervention bei Kindern und Jugendlichen. Tübingen 2003

Klüwer, C., Christ, H., Elbert, M., Krebs, E.: Dissozialität, Familie, Institution. Forschungsbericht für die DFG, Bonn 1983

Krause, K.-H., Dresel, St., Krause, J.: Neurobiologie der ADHS. Psycho 26 (2000) 199-208

Laucht, M., Schmidt, M.H.: Mütterliches Rauchen in der Schwangerschaft: Risikofaktor für eine ADHS des Kindes? Z. Kinder-Jugendpsychiatr. 32 (3) 2004

Lempp, R.: Nachwort zu: Hartmann, J.: Zappelphilipp – Störenfried. München, 1987

Mertens, W.: Entwicklung der Psychosexualität und der Geschlechtsidentität. Bd. I+II, Stuttgart 1993

Moll, G., Rothenberger, A.: Neurobiologische Grundlagen. Ein pathophysiologisches Erklärungsmodell der ADHD. In: Kinderärztliche Praxis (2001) Sonderheft „Unaufmerksam und hyperaktiv"

Papoušek, M. & Papoušek, H.: Vorsprachliche Kommunikation: Anfänge, Formen, Störungen und psychotherapeutische Ansätze. In: *Petzold, H.* (Hrsg.). Die Kraft liebevoller Blicke: Psychotherapie & Babyforschung – Bd. 2 – Säuglingsbeobachtungen revolutionieren die Psychotherapie. Paderborn 1995

Papoušek, M., Schieche, M., Wurmser, H. (Hrsg): Regulationsstörungen der frühen Kindheit. Bern 2004

Reich, G., Massing, A., Cierpka, M.: Die Mehrgenerationenperspektive und das Genogramm.

Remschmidt, H., Schmidt, M.H.: Multiaxiales Klassifikationssystem für psychische Störungen des Kindes- und Jugendalters nach ICD-10 der WHO. Bern 2003

Schleiffer, R.: Der heimliche Wunsch nach Nähe – Bindungstheorie und Heimerziehung. Münster 2001

Schwarzer, W. (Hrsg): Lehrbuch der Sozialmedizin. Dortmund 2002

Spangler, G., Zimmermann, P.: Die Bindungstheorie. Grundlagen, Forschung und Anwendung. Stuttgart 1995

Spitzer, M.: Geist, Gehirn und Nervenheilkunde, Stuttgart 2000

Tornow, H.: Bilanz 2 – sechs Jahre teilstationäre Behandlung. Heilpädagogisch therapeutische Tagesstätte der Bergischen Diakonie Aprath. Wülfrath 1986

Trost, A. und Wienand, F.: Praxis der lösungsorientierten Therapie in der kinder- und jugendpsychiatrischen Praxis. In: Forum KJPP 10/2, 2000

Trost, A.: Binden-Halten-Lösen: Ein mehrdimensionales Entwicklungs- und Balancemodell für die seelische Gesundheit von Kindern, Jugendlichen und Erwachsenen. In: Kretz, G.: (Hrsg.): Lebendige Psychohygiene 2000 plus. München 2002

Trost, A.: Systemisch-tiefenpsychologisch orientierte Behandlung in einer kinderpsychiatrischen Tagesklinik – Konzepte und Ergebnisse. Unveröffentl. Forschungsbericht. Köln 1996

Winnicott, D.W.: Die Theorie von der Beziehung zwischen Mutter und Kind. In: Reifungsprozesse und fördernde Umwelt. München 1974

Wolfgang Schwarzer

5. Psychische Erkrankungen im Erwachsenenalter

Psychische Störungen können in jedem Alter beginnen und von der Kindheit bis ins Greisenalter reichen. Psychische Störungen im Kindes- und Jugendalter sowie psychische Erkrankungen im hohen Lebensalter weisen jedoch Besonderheiten auf oder finden sich typischerweise nur oder überwiegend in dieser Altersgruppe, so dass sich hier eigene Bereiche der Psychiatrie etabliert haben: Kinder- und Jugendpsychiatrie sowie Gerontopsychiatrie.

Auch für Menschen mit einer Abhängigkeitserkrankung oder einer psychosomatischen oder neurotischen Störung gibt es differenzierte Versorgungsangebote (Suchtberatungsstellen und Fachabteilungen/Fachkliniken für Suchtkranke, Psychosomatische Kliniken etc.). Diese Diagnosegruppen werden in den jeweiligen Kapiteln dieses Buches ausführlich beschrieben.

Der Aufbau des Buches folgt dieser Aufgliederung, so dass in diesem Kapitel die wichtigsten psychiatrischen Störungen Erwachsener behandelt werden:

- Organische psychische Störungen,
- Psychosen (insbes. Schizophrenie),
- Affektive Störungen (Depression und Manie),
- Persönlichkeitsstörungen (besonders die Borderline-Störung),
- Neurotische und reaktive Störungen (Ängste, Zwänge, Anpassungsstörungen).

5.1 Organische psychische Störungen (ICD-10: F 0)

Diese Gruppe umfasst alle psychischen Erkrankungen, die eine nachweisbare körperliche, also organische Ursache haben. Dazu zählen

a) Bestimmte Erkrankungen des Gehirns (z.B. Entzündungen des Gehirns, Demenzen oder Hirntumor)
b) Gehirnverletzungen
c) Erkrankungen außerhalb des Gehirns, die aber zu einer Gehirnfunktionsstörung führen (z.B. schwere Schilddrüsenfunktionsstörungen mit daraus resultierender psychischer Veränderung)

Eine solche Gehirnfunktionsstörung kann *primär* sein, wenn das Gehirn selbst unmittelbar betroffen ist (bei a und b) oder *sekundär*, wenn es mittelbar infolge einer anderen organischen Störung betroffen ist (bei c).

Durch die Gehirnfunktionsstörung entstehen sowohl Störungen der kognitiven Funktionen (wie Denken, Gedächtnis, Bewusstsein, Aufmerksamkeit, Konzentrations- und Urteilsfähigkeit) als auch Störungen in der Wahrnehmung (Halluzinationen, also Sinnestäuschungen), in der Stimmung (Depression, gehobene Stimmung, Angst) oder Veränderungen der Gesamtpersönlichkeit (Wesensänderung).

Wichtige Krankheitsbilder aus dieser Gruppe sind:

5.1.1 Demenz (F 00 – F 03)

Unter einer Demenz versteht man eine Beeinträchtigung der kognitiven Funktionen (besonders Gedächtnis und Denkvermögen). Es ist eine im Alter erworbene geistige Behinderung. Daraus resultieren Beeinträchtigungen der Alltagskompetenz (Aktivitäten des täglichen Lebens). Am häufigsten und bekanntesten ist die Alzheimer Demenz. (→ Kap. 12: Gerontopsychiatrie).

5.1.2 Delir und Verwirrtheitszustand (F 05)

Das Delir ist ein schwerer Verwirrtheitszustand mit psychischen Beeinträchtigungen des Bewusstseins, der Aufmerksamkeit, der Wahrnehmung (man sieht Dinge oder Gestalten, die gar nicht vorhanden sind), des Denkens, des Gedächtnisses, mit körperlichen Symptomen wie Unruhe, Zittern, Schweißausbrüche, Herzrasen und Blutdruckanstieg. Am bekanntesten ist das *Alkoholdelir* (F 1x.4) im Rahmen einer Alkoholabhängigkeit (ausführlicher dazu im Kapitel 7: Abhängigkeitserkrankungen). Ein Delir kann aber auch bei schweren körperlichen Erkrankungen (chronische Lebererkrankung, Krebs, Entzündungen) oder als Nebenwirkung bei Medikamenten auftreten.

Der Beginn ist meist akut, die Dauer wechselhaft. Eine solche Krankheit wird auch als *akute organische Psychose* bezeichnet.

5.1.3 Andere organische psychische Störungen (F 06, F 07)

Darüber hinaus können noch sehr unterschiedliche und vielfältige psychische Störungen im Rahmen einer organischen Krankheit auftreten: z.B. organische wahnhafte Störungen, organische manische oder depressive Störungen, organische Angststörung, organische Persönlichkeitsstörung, organisches Psychosyndrom nach Schädelhirntrauma. Entscheidend ist für diese Diagnosen immer das Vorliegen einer nachweisbaren körperlichen Ursache, die allein das Krankhafte erklärt. Das bedeutet nicht, dass bei anderen psychischen Erkrankungen (z.B. bei der Schizophrenie oder der Depression) nicht auch organische, also körperliche Faktoren eine Rolle spielen, nur sind sie hier nicht die ausschließliche oder überwiegende Ursache.

> *Beachte:*
> *Jede psychische Auffälligkeit oder Veränderung eines Menschen kann eine körperliche Ursache haben! Nicht alle psychischen Veränderungen sind psychologisch zu erklären oder zu verstehen! Daher gilt, dass bei jeder psychischen Erkrankung, besonders wenn sie neu und akut auftritt, eine mögliche körperliche Ursache gefunden oder ausgeschlossen werden muss.*

Die **Therapie** der organisch bedingten psychischen Störungen richtet sich im wesentlichen nach der zugrunde liegenden körperlichen Erkrankung: Die Schilddrüsenstörung muss behandelt werden, ein Hirntumor entfernt oder eine Gehirnentzündung beseitigt werden. Darüber hinaus können psychische Symtome mit Psychopharmaka behandelt werden: wahnhafte Symptome mit Neuroleptika, depressive mit Antidepressiva, Angst und Unruhe mit Neuroleptika oder Tranquilizern, kognitive Beeinträchtigungen mit Antidementia (Nootropika). Rehabilitative (z.B. Geriatrische Rehabilitation) und soziotherapeutische Maßnahmen (z.B. Betreute Wohn- und Arbeitsformen) sowie pflegerische Hilfen sind oft über lange Zeit oder dauerhaft notwendig.

5.2 Schizophrenie (Psychosen aus dem schizophrenen Formenkreis) (F 2)

Beispiel
Herr A., 30 Jahre alt, war bis zu seinem 22. Lebensjahr psychisch unauffällig. Nach gutem Abitur und Zivildienst begann er ein Elektrotechnikstudium und bezog mit 21 Jahren ein kleines Zimmer in einem Appartementhaus. Etwa ein Jahr später begann eine merkwürdige Veränderung: Er zog sich immer mehr von seinen Freunden und seinen Eltern zurück, berichtete von großen und geheimen Aufträgen und einer Organisation, für die er tätig sei, über die er aber nichts verraten dürfe. In seinem Haus fiel er durch nächtliche überlaute Musik auf, darauf

angesprochen reagierte er äußerst gereizt. Als er bei einer Auseinandersetzung wegen seines ruhestörenden Verhaltens mit einem Messer schreiend durch das Haus lief, wurde er von der Polizei festgenommen und – weil er einen verwirrten Eindruck machte – in die Psychiatrische Klinik eingeliefert. Dort berichtete er nach anfänglichem Schweigen von seinem Auftrag, die Welt vom Drogenhandel zu befreien. Er bekomme Befehle „durchgegeben", zumeist aus parkenden Lieferwagen vor seinem Haus. Er müsse vorsichtig sein, da das Drogenkartell ihn auf die Todesliste gesetzt habe. Wahrscheinlich hätten die Drogenbosse auch die Polizei bestochen, ihn in die „Klapse" zu bringen... Bei den Untersuchungen in der Klinik wurden keine körperlichen Ursachen für seine psychische Auffälligkeit gefunden. Auch für Alkohol- oder Drogenmissbrauch gab es keine Hinweise. Eine Tante (die Schwester der Mutter) war wegen einer Schizophrenie oft in Kliniken und hatte sich vor einigen Jahren das Leben genommen. Unter einer medikamentösen Behandlung beruhigte er sich und distanzierte sich von seinen wahnhaften Gedanken, er konnte aber nach seiner Entlassung aus der Klinik wegen Konzentrationsstörungen sein Studium nicht mehr aufnehmen. Nachdem mehrere Versuche einer beruflichen Ausbildung und Wiedereingliederung gescheitert sind, lebt er inzwischen von Sozialhilfe und hat Anschluss an die Tagesstätte eines Sozialpsychiatrischen Zentrums gefunden. Einmal in der Woche besucht ihn eine Sozialarbeiterin des Betreuten Wohnens und unterstützt ihn beim selbständigen Wohnen in einem kleinen Appartement. Da er gegen ärztlichen Rat die Medikamente absetzte, musste er in der Zwischenzeit wieder zweimal für mehrere Wochen wegen psychotischer Symptome behandelt werden

Symptomatik

Die Diagnose einer Schizophrenie wird dann gestellt, wenn nach Ausschluss einer körperlichen (organischen) Ursache (z.B. Gehirnentzündung, Drogen- oder Alkoholeinfluss) bestimmte Symptome vorliegen:

Nach ICD-10 müssen von den folgenden Symptomen 1 bis 4 mindestens ein Symptom oder von den Symptomen 5 bis 8 mindestens 2 über einen Zeitraum von mindestens einem Monat zutreffen:

Symptome der Schizophrenie

1. Gedankenlautwerden, Gedankeneingebung oder Gedankenentzug, Gedankenausbreitung
2. Kontrollwahn, Beeinflussungswahn, Gefühl des Gemachten bezogen auf Körper- oder Gliederbewegungen, Tätigkeiten oder Emp-

> findungen; Wahnwahrnehmungen (d.h.: reale Gegenstände werden wahnhaft gedeutet: ein parkendes Auto wird für eine Abhöranlage feindlicher Agenten angesehen)
> 3. Kommentierende oder dialogische Stimmen, die über den Patienten und sein Verhalten sprechen oder andere Stimmen, die aus einem Körperteil kommen
> 4. Anhaltender, kulturell unangemessener und völlig unrealistischer Wahn, wie der, eine religiöse oder politische Persönlichkeit zu sein, übermenschliche Kräfte und Möglichkeiten zu besitzen (z.B. das Wetter kontrollieren zu können oder im Kontakt mit Außerirdischen zu sein)
> 5. Anhaltende Halluzinationen jeder Sinnesmodalität
> 6. Gedankenabreißen, Zusammenhangloses Denken (Zerfahrenheit) oder Wortneuschöpfungen (Neologismen)
> 7. Katatone Symptome: Erregung oder Verharren in einer bestimmten Bewegungshaltung, Mutismus (= Verstummen) oder Stupor (= Regungslosigkeit bei klarem Bewusstsein)
> 8. Symptome wie auffällige Apathie, Sprachverarmung, verflachter oder unangemessener Affekt, sozialer Rückzug und Nachlassen der sozialen Leistungsfähigkeit

Wahn bedeutet eine krankhafte Fehlbeurteilung der Realität, eine feste und unerschütterliche Überzeugung (Diskussionen sind zwecklos!) ohne realen Bezug.

Wahnformen sind Verfolgungs-, Größen- oder Beziehungswahn. Ein Wahn kann auch bei anderen Erkrankungen als der Schizophrenie auftreten!

Halluzinationen sind Störungen der Wahrnehmung, d.h. es wird etwas gesehen, gehört, gerochen, geschmeckt oder gefühlt, was nicht real vorhanden ist. Halluzinationen sind ebenfalls auch bei anderen Erkrankungen möglich.

Bei der akuten Phase einer Schizophrenie finden sich häufig Symptome von 1 bis 7, sie werden auch *produktive Symptome* oder *Plussymptome* genannt, da sie bei einem psychisch gesunden Menschen nicht vorhanden sind, also hinzukommen.

Beim chronischen Verlauf finden sich häufig die Symptome unter 8., die auch *Minussymptome* genannt werden, da hier im Unterschied zum Gesunden normale Fähigkeiten fehlen oder weniger (minus) vorhanden sind.

Die Symptome führen, besonders wenn sie längere Zeit andauern, zu erheblichen **psycho-sozialen Auswirkungen**:

Die Erkrankung verändert die bisherige Lebenskontinuität, sie verändert nicht nur das subjektive Denken, Wahrnehmen und Empfinden, sondern auch die sozialen Beziehungen und Kompetenzen. Neben Schwierigkeiten bei der individuellen Lebensbewältigung (Tagesstruktur, Hygiene, Ernährung ...) ergeben sich soziale Konflikte und Probleme. Die emotionale Belastbarkeit ist vermindert, soziale Verpflichtungen werden nicht mehr wahrgenommen (z.B. Miete zahlen, die Wohnung sauber halten, zur Arbeit gehen ...), Angst und Verwirrung führen zu Rückzug und Isolation. Die Vernachlässigung wichtiger sozialer Kontakte und Aufgaben lässt Betroffene aus sozialen Netzen (Familie, Freunde, Nachbarn ...) fallen und soziale Sicherungen (Beruf, Wohnung, Krankenversicherung ...) gehen verloren. Daher benötigen Betroffene neben medizinischer Hilfe auch psychosoziale und sozialrechtliche Beratung und Unterstützung (Sozialpsychiatrische Dienste).

> *Beachte:*
> *Psycho-soziale Arbeit mit schizophreniekranken Menschen ist ressourcenorientierte Arbeit unter Berücksichtigung krankheitsbedingter vorübergehender oder bleibender Fähigkeitsstörungen. Professionelle Arbeit ist eine Gratwanderung zwischen notwendiger aktiver Hilfestellung (unter Umständen auch gegen den momentanen Willen des Betroffenen) und die Persönlichkeit verletzender Entmündigung.*

Formen der Schizophrenie

Da es nicht „die" Schizophrenie, sondern verschiedene Formen der Erkrankung gibt, spricht man auch von **Psychosen aus dem schizophrenen Formenkreis**. Die wichtigsten nach ICD-10 sind:

Paranoid-halluzinatorische Schizophrenie (F 20.0)

Beispiel:
In seinen Krankheitsphasen ist Herr B. davon überzeugt, seine Nachbarn schmieden ein Komplott gegen ihn. Sie hätten seine Wohnung mit Abhörgeräten verwanzt, würden seine elektrischen Leitungen verstrahlen und versuchten so, ihn fertig zu machen. Seine Darmirritationen kämen durch die Gase der Nachbarn, er spüre es, wenn per Fernsteuerung seine Darmdrehungen ausgelöst würden ...

Diese Form der Schizophrenie ist mit etwa 80 % weltweit am häufigsten. Die Symptomatik ist gekennzeichnet durch paranoide (wahnhafte) und halluzinatorische (Sinnestäuschungen) Symptome. Häufig sind
- *Verfolgungswahn* (Gedanke der Bedrohung und Verfolgung),
- *Beziehungswahn* (Dinge aus der Zeitung oder dem Fernseher werden auf sich bezogen),
- *akustische Halluzinationen* (besonders befehlende oder kommentierende Stimmen) oder
- *coenästhetische Halluzinationen* (Veränderungen des Körpers oder von Körperteilen).

Hebephrene Schizophrenie (Hebephrenie) (F 20.1)

Beispiel:
Frau C. erkrankte erstmals um ihr 17. Lebensjahr herum. Damals war sie noch auf dem Gymnasium, ihre Leistungen ließen immer mehr nach und sie zog sich von ihren bisherigen Freunden und Aktivitäten zurück, lag stundenlang in ihrem Zimmer ohne etwas zu tun, ein Gespräch mit ihr war kaum noch möglich, unvermittelt lachte sie auf oder zeigte ein kindlich-läppisches Verhalten. Die Alterskameradinnen zogen sich immer mehr von ihr zurück, so dass sie schließlich sehr einsam wurde. Die ratlosen Eltern und Lehrer vermuteten eine Adoleszenzkrise, so dass eine fachliche Beratung und Intervention unterblieb.

Die Hebephrenie beginnt im Jugendlichenalter und ist gekennzeichnet durch einen deutlichen Leistungsknick verbunden mit Abbrüchen bisheriger Interessen, Kontakte und Aktivitäten und zunehmender Isolation und Leistungsunfähigkeit. Wahn oder Halluzinationen sind eher selten. Das Fehlen schizophrenietypischer Plussymptome und die Nähe zu noch normalem und vorübergehendem postpubertärem und adoleszentem Verhalten macht die diagnostische Einordnung schwierig. Die Prognose ist insgesamt eher ungünstig.

Katatone Schizophrenie (F 20.2)

Beispiel:
Eine Sozialarbeiterin des Betreuten Wohnens findet ihre Klientin Frau D., die sie nach einer akuten Schizophrenie wöchentlich besucht, bei einem ihrer Besuche wach, nicht alkoholisiert oder erkennbar unter Drogeneinfluss, aber völlig regungslos auf dem Sofa liegend vor. Auf Ansprache reagiert sie nicht. Die Frau selbst, ihr Kind, das die Tür aufgemacht hat und ihre Wohnung sind in einem stark verwahrlosten Zustand.

Diese eher seltene Form der Schizophrenie kann isoliert oder in Verbindung mit einer paranoid-halluzinatorischen Schizophrenie vorkommen. Typisch sind psychomotorische Störungen in Form von Erstarren (Stupor) oder Erregung. Die Betroffenen sind dabei hellwach, bewusstseinsklar und hoch sensibel. Dieser Zustand, den die Betroffenen nicht steuern oder bewusst unterbrechen können, kann als autistischer Rückzug in einer psychischen Extremsituation gedeutet werden und stellt einen psychiatrischen Notfall dar, der eine rasche Klinikeinweisung erfordert (Arzt oder Rettungsdienst rufen!), da neben der psychischen Problematik auch körperliche Probleme (mangelnde Nahrungs- und Flüssigkeitszufuhr) drohen. Eine Sonderform stellt die lebensbedrohliche fieberhafte Katatonie mit hohem Fieber, Austrocknung und Kreislaufkomplikationen dar. Während der Organisation des Transportes in die Klinik und der Behandlung dort ist eine fürsorglich schützende und menschlich warme Haltung geboten: „Wie mit einem Kind oder Säugling handeln, aber wie mit einem Erwachsenen sprechen." (Kipp)

Schizophrenia simplex

Beispiel:
Herr W. lebt allein in einem möblierten Zimmer. Früher ist er Angestellter einer Firma gewesen, seine Arbeit hat er vor Jahren verloren. Er lebt von Sozialhilfe, hat keine Kontakte. Gespräche sind mit ihm kaum möglich. Er wirkt merkwürdig verschroben und unzugänglich, aber auch nicht abweisend. Da er nicht ausreichend in der Lage ist, seine Angelegenheiten zu regeln, wurde eine gesetzliche Betreuung eingerichtet. Der Betreuer organisiert regelmäßig die Entrümpelung seines Zimmers, das Herr W. in kurzer Zeit bis zur Unbewohnbarkeit mit allem Möglichen voll stellt, bis er völlig den Überblick verliert.

Dieses seltene Krankheitsbild mit schleichender Progredienz und ungünstiger Prognose ist gekennzeichnet durch merkwürdiges Verhalten, zunehmende Unmöglichkeit, soziale Anforderungen zu erfüllen und Verschlechterung der allgemeinen Leistungsfähigkeit und der individuellen und sozialen Kompetenz. Die Diagnose ist schwer zu stellen, da „produktive" Symptome wie Wahn oder Halluzination, aber auch Krankheitseinsicht fehlen, die soziale Situation aber immer desolater wird und Handlungsbedarf entsteht, da sonst völlige Verwahrlosung und Wohnungslosigkeit drohen.

Erklärungsmodelle der Schizophrenie

Die Ursache der Schizophrenie ist bis heute ungeklärt. Ältere biologische, psychologische oder soziale einseitige Erklärungsmodelle (Virus-

hypothese, Theorie der „schizophrenogenen Mutter" oder familiendynamische Hypothesen) gelten heute als widerlegt. Vermutlich gibt es nicht e i n e Ursache, sondern es handelt sich um eine multifaktoriell bedingte Erkrankung. Am überzeugendsten ist zur Zeit das **Vulnerabilitäts – Stress – Konzept:**
Demnach lassen sich die Entwicklung hin zur Psychose und der weitere Verlauf in drei Phasen einteilen:

Prämorbide Entwicklung (Phase 1):
Genetische und/oder Hirnreifungsstörungen führen unter dem Einfluss ungünstiger psychosozialer Faktoren lange vor Krankheitsbeginn zu einer Prädisposition, die als *Vulnerabilität (Verletzbarkeit)* bezeichnet wird. Diese *Vulnerabilität* besteht im Wesentlichen in einer nicht optimalen Reiz- und Informationsverarbeitung vor allem in Form einer unzureichenden Filterfunktion, d.h. insbesondere in Stresssituationen kann es schneller zu einer angsterregenden Reizüberflutung im Gehirn und damit zu einer psychischen Überforderung kommen. Bei einem Teil der (später) Schizophrenen finden sich dazu passende strukturelle Auffälligkeiten in bestimmten Hirnregionen, vor allem im sogenannten Limbischen System und in vorderen Hirnabschnitten (➔ Kap. 3: Neurobiologie).

Ausbruch der Psychose (Phase 2):
Bereits vor Ausbruch der akuten Erkrankung zeigen die Betroffenen oft schon Jahre oder Monate vorher zunächst unspezifische Auffälligkeiten wie Rückzug, Ängstlichkeit, fremdartige Ideen, geringere Belastbarkeit sowie weniger Freundschaften und soziale Kontakte. Besonders im jungen Erwachsenenalter können besondere Lebensereignisse (*Life-Events*) wie erste Liebe oder deren Ende, Schwangerschaft, Heirat, Trennungen, Ausbildungs- oder Studienbeginn, eigene Wohnung und vieles mehr zu einer Überforderung im Sinne von belastendem **Stress** werden, der die **akute Psychose** auslöst. Während die zugrunde liegende *Vulnerabilität* heute überwiegend biologisch (neurophysiologisch) erklärt wird, sind die *stressenden Auslösefaktoren* bei erstem oder wiederholtem Ausbruch der schizophrenen Psychose überwiegend psychosozialer Natur. Als zusätzliche und psychoseauslösende Faktoren dürfen Alkohol- und Drogenkonsum, insbesondere Cannabiskonsum, nicht unterschätzt werden.
In der akuten Psychose zeigen die Betroffenen oft in typischer Weise die oben beschriebenen wahnhaften oder halluzinatorischen Symptome. Neurophysiologisch handelt es sich in dieser Phase um eine Überaktivität des Neurotransmitters (Botenstoffes zwischen den Nervenzel-

len) Dopamin. Hier liegt auch der Ansatzpunkt der notwendigen medikamentösen Behandlung.
Die erste akute schizophrene Psychose bricht meist zwischen dem 18. und 30. Lebensjahr aus: bei Männern meist um 21, bei Frauen meist um 26 Jahre. Dieser mit hormonellen Faktoren erklärte spätere Ausbruch der Psychose hat insofern soziale Konsequenzen, da Frauen häufiger als Männern bei Ausbruch der Erkrankung bereits Berufsausbildung und Berufserfahrung und eigene familiäre Beziehungen als Ressource zur Verfügung steht.

Langzeitentwicklung (Phase 3):
Wie es nach einer (ersten) akuten Psychose weitergeht, hängt von unterschiedlichen Faktoren ab, besonders davon, ob ein Gleichgewicht gefunden wird zwischen den oft nicht zu vermeidenden Stressfaktoren im weiteren Leben und den zur Verfügung stehenden Bewältigungsmöglichkeiten (*Copingstrategien*), denn die zugrunde liegende Vulnerabilität bleibt weiterhin bestehen.

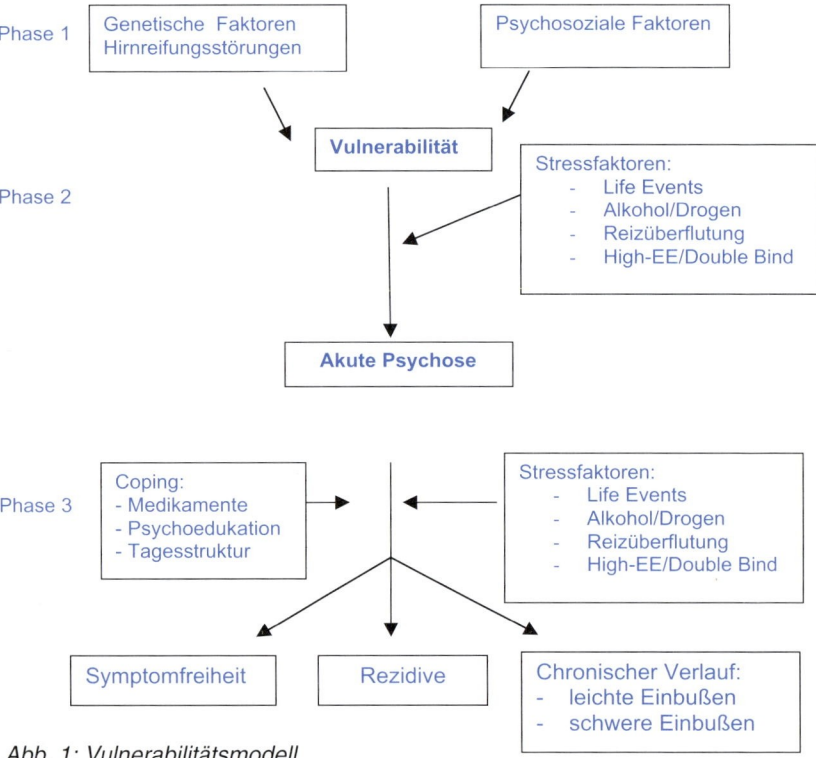

Abb. 1: Vulnerabilitätsmodell

Günstig sind:
- Längere medikamentöse Behandlung mit Neuroleptika zur Rückfallprophylaxe, feste Tagesstruktur,
- nicht überfordernde Aufgaben und
- stabile soziale Beziehungen mit klarer, eindeutiger und einfacher Kommunikation.

Ungünstig und rückfallfördernd sind:
- Zu frühes Absetzen der Medikamente,
- Alkohol- und Drogenkonsum, Reizüberflutung,
- aber auch Unterforderung,
- ein soziales Klima, das geprägt ist von zu starken Emotionen und Kritik an dem Betroffenen *(High-Expressed-Emotions EE)*
- sowie unklare und widersprüchliche Botschaften in der alltäglichen Kommunikation (*Double-Bind-Kommunikation*).

Für den weiteren *Verlauf* gilt auch heute noch die „*Drittelregel*": Bei etwa einem Drittel kommt es zu einer völligen Rückbildung der Symptome und dauerhafter Symptomfreiheit, bei einem weiteren Drittel zwar zu einer Besserung, aber nicht völligen Symptomfreiheit (oft bleiben „Minussymptome" mit verminderter Leistungsfähigkeit) und/oder mehrmaligen Rückfällen (Rezidiven) und beim letzten Drittel handelt es sich um einen schweren chronischen Verlauf mit erheblichen Leistungseinbußen, dauerhaften Plussymptomen (Wahn, Halluzination) und/oder Minussymptomen (Verlust individueller und sozialer Kompetenzen) und dauerhaftem psychosozialem Betreuungsbedarf. Letztlich sicher vorhersehbar ist der Krankheitsverlauf jedoch zunächst nicht.

Therapie

Für die Therapie stehen unterschiedliche Behandlungsbausteine zur Verfügung, die miteinander kombiniert werden können:

- Medikamentöse Behandlung	Neuroleptika - Akutbehandlung - Dauerbehandlung - Rückfallprophylaxe
- Psychiatrische Pflege	
- Psychotherapie/Psychoedukation	Krankheitsbewältigung kognitives Training Patientenschulung Rückfallprophylaxe
- Soziotherapie/Rehabilitation	Wohnen, Arbeit, Freizeit, Tagesstruktur
- weitere Therapien	Ergotherapie Physiotherapie Bewegung/Sport
- Selbsthifegruppen	Psychoseseminare
- Angehörigenarbeit	Angehörigengruppen, Familientherapie

Medikamentöse Behandlung

Die medikamentöse Behandlung bildet heute einen in der Regel unverzichtbaren Baustein in der *Akut- oder Dauerbehandlung* sowie in der *Rückfallprophylaxe* schizophrener Psychosen. Im Mittelpunkt stehen die **Neuroleptika**, gegebenenfalls ergänzt durch angstlösende und beruhigende Tranquilizer oder stimmungsaufhellende Antidepressiva.

Die Neuroleptika, in den 50er Jahren des 20. Jahrhunderts erstmals entwickelt, haben eine außerklinische Behandlung und Lebensform für schizophrene Menschen ermöglicht; die moderne Sozialpsychiatrie mit den vielen ambulanten Möglichkeiten wäre ohne sie nicht vorstellbar. Heilen können sie die Krankheit nicht, aber die Symptome reduzieren oder beseitigen.

Neuroleptika wirken antipsychotisch und in geringem Umfang beruhigend. Sie greifen in den gestörten Neurotransmitterstoffwechsel ein und bremsen besonders die Dopaminübererregung. Dabei machen sie nicht abhängig und können auch nach längerer Einnahme wieder abgesetzt werden, wenn es der Krankheitsverlauf zulässt.

Man teilt Neuroleptika heute in zwei große Gruppen ein:

Typische/klassische Neuroleptika

- starke	Flupentixol	3-6 mg/Tag mittlere Tagesdosis
	Fluphenazin	2-15 mg/Tag
	Benperidol	2-6 mg/Tag
	Haloperidol	3-15 mg/Tag
- mittelstarke	Clopenthixol	75-200 mg/Tag
- schwache	Thiodazin	200-400 mg/Tag
	Perazin	200-500 mg/Tag
	Chlorprothixen	200-400 mg/Tag

Starke Neuroleptika wirken gut und schnell antipsychotisch, d.h. die psychotischen Symptome wie Wahn oder Halluzinationen lassen nach. *Schwache Neuroleptika* wirken kaum antipsychotisch, dafür aber beruhigend (sedierend) und angstlösend. Es kann besonders in Akutphasen sinnvoll sein, beide miteinander zu kombinieren.

Die Medikamente können in Tabletten, Tropfen oder als Spritze verabreicht werden. In der Praxis haben sich gerade bei chronischen und/ oder in der Einnahme der Medikamente nicht zuverlässigen Patienten *Depotpräparate* bewährt: Das sind Spritzen, die alle ein bis vier Wochen in einen großen Muskel gespritzt werden und dann langsam den neuroleptischen Wirkstoff freigeben, so dass die Betroffenen keine tägliche Tabletteneinnahme benötigen und dennoch ausreichend behandelt sind.

Leider können diese klassischen Neuroleptika viele unangenehme Nebenwirkungen haben, die die Compliance, also die Mitarbeit des Patienten bei der Behandlung, beeinträchtigen:

Typische Nebenwirkungen sind
- *Frühdyskinesien:* Kurz nach Einnahme der Medikamente kann es zu unwillkürlichen Bewegungsstörungen wie Augen-, Zungen-, Mund- und Schlundkrämpfen kommen, die in schweren Fällen mit einem Gegenmittel beseitigt werden können.
- *Parkinsonähnliche Bewegungseinschränkungen:* Mimik und Bewegungen der Arme und Beine sind eingeschränkt, die Muskulatur verspannt. Die Betroffenen wirken steif und gebremst. Hier ist die Dosis der Medikation zu überprüfen und wenn möglich zu reduzieren.

- *Spätdyskinesien:* Diese können nach jahrelanger Neuroleptikaeinnahme und auch nach deren Absetzen noch auftreten und bestehen in nicht steuerbaren Bewegungsautomatismen im Gesichts- oder Rumpfbereich. Sie sind sozial stigmatisierend und selten zu beseitigen.
- *Sitzunruhe (Akathisie) und Bewegungsunruhe*
- *Weitere Nebenwirkungen* können sein: Mundtrockenheit, Harnentleerungsstörungen, Verstopfung, sexuelle Funktionsstörungen, Gewichtszunahme, Leberschädigungen, Herz-Kreislauf-Störungen, Konzentrationsstörungen, depressive Verstimmungen und Müdigkeit. Besonders die letzteren Nebenwirkungen sind schwer oder gar nicht von der Grunderkrankung mit einer ausgeprägten Minussymptomatik zu differenzieren.

Atypische Neuroleptika

Amisulprid (Solian ®)	400 - 800 mg / Tag
Clozapin (Leponex ®)	100 - 400 mg / Tag
Olanzapin (Zyprexa ®)	10 - 20 mg / Tag
Quetiapin (Seroquel ®)	50 - 500 mg / Tag
Risperdon (Risperdal ®)	4 - 12 mg / Tag (auch als Depot-Medikation)
Ziprasidon (Zeldox ®)	80 - 160 mg / Tag
Zotepin (Nipolept ®)	100 - 400 mg / Tag

Außer dem älteren Clozapin (Leponex®) sind diese Neuroleptika erst in den letzten Jahren entwickelt worden. Sie wirken ebenfalls gut antipsychotisch, haben aber weniger Nebenwirkungen als die klassischen Neuroleptika: Insbesondere die Beweglichkeit der Patienten wird weniger beeinträchtigt. Außerdem wirken einige gegen die Minussymptomatik besser, indem sie aktivieren. Sie bilden eine wesentliche Verbesserung in der Behandlung schizophrener Menschen. Insbesondere jüngere und neu erkrankte Patienten sollten vorwiegend auf neue atypische Neuroleptika eingestellt werden. Bei Patienten, die auf ältere Präparate gut eingestellt sind, sollte nicht ohne konkreten Grund gewechselt werden, da nicht automatisch davon ausgegangen werden kann, dass ein neueres Präparat genauso gut oder besser wirkt. Letztlich muss individuell bei jedem Patienten geprüft werden, welches Präparat ihm am besten und mit den wenigsten Nebenwirkungen hilft.

Soziotherapie und Rehabilitation

Soziotherapie und Rehabilitation besonders in den Bereichen Wohnen, Arbeit und Freizeitgestaltung bilden den zweiten wesentlichen

Baustein der Schizophreniebehandlung. Sie sind besonders Aufgabe von Sozialarbeit/Sozialpädagogik, Ergotherapie und Sport- und Bewegungstherapie. Wegen der besonderen Bedeutung für soziale und pädagogische Berufe wird auf Kapitel 13 (*Soziale Arbeit in der Psychiatrie*) verwiesen.

Psychotherapie und Psychoedukation

Eine Schizophrenie kann man nicht psychotherapeutisch heilen. Dennoch ist Psychotherapie ein wichtiger Behandlungsbaustein mit dem Ziel der psychischen Krankheitsbewältigung und des Erlernens eines besseren Umgangs mit der eigenen Vulnerabilität besonders in Stresssituationen *(Rückfallprophylaxe)*. Es geht also nicht um die Beseitigung oder Aufarbeitung einer vermeintlichen Ursache, sondern um zukunfts- und lösungsorientierte *Copingstrategien*. Wegen der Besonderheiten einer psychotischen Erkrankung unterscheidet sich die Psychotherapie schizophrener Menschen deutlich von der neurotisch oder psychosomatisch Kranker. Bei schizophrenen Menschen ist ein halt- und strukturgebendes Setting besonders wichtig, unterstützende Bearbeitung von bestehenden intrapsychischen und interpersonellen Konflikten ist wichtiger als aufdeckendes analytisches Arbeiten. Daher hat sich besonders die Verhaltenstherapie bewährt, die durch andere Verfahren (Musiktherapie, Kreativ- oder Körpertherapie u.a.) ergänzt werden kann. Psychotherapeuten sollten ausreichend Erfahrung in der Behandlung psychosekranker Menschen besitzen, da auch eine Psychotherapie Stress und Überforderung bedeuten und so einen psychotischen Rückfall fördern kann.

In der **Psychotherapie** geht es (trotz vieler Überschneidungen!) primär um die Bearbeitung der *inneren* Realität im Unterschied zur *Soziotherapie*, die primär die Bewältigung der *äußeren* Realität intendiert. Der thematische Schwerpunkt der Psychotherapie liegt auf der inneren (und konsekutiv äußeren) Bewältigung aktueller Probleme und Konflikte, wie Ängste, Rückzugstendenz, Selbstunsicherheit oder Ambivalenz. Im Kontext der Erkrankung geht es um das Erkennen, Verstehen und Verändern innerer und äußerer psychosozialer Arrangements und typischer Wiederholungen (Muster), die immer wieder zu Krisen oder psychotischen Rückfällen führen könnten. Besonders wichtig ist es hier, typische Stressoren zu identifizieren, künftig zu vermeiden oder bei ersten Krisenanzeichen (*Frühwarnsymptome* wie Schlafstörungen, Unruhe, Aggressivität u.a.) richtig zu reagieren (Reizreduktion, Beruhigung, Ablenkung, eventuell Medikamenteneinnahme u.a.). Besonders geeignet dazu ist die **Psychoedukation**, eine Patientenschulung, die – aufbauend auf dem Vulnerabilitäts-Stress-Konzept – in Form von Gruppensitzungen Betroffenen (und Angehörigen) Kenntnisse und Einsichten über die Erkrankung, ihre Auslöser, ihre Behandlung und besseren Umgang mit ihr vermittelt sowie Bewältigungsstrategien (z.B. Erkennen von und Reagieren auf Frühwarnsymptome) einübt. Diese von Sozialarbeitern und Ärzten gemeinsam moderierten Gruppen bieten Informationen (über die Krankheit und ihre Behandlungsmöglichkeiten), Edukation (Aufklärung über individuelle Rückfallprophylaxe) und Training individueller und sozialer Kompetenzen.

Auf die Verbesserung kognitiver und sozialer Kompetenzen zielen auch andere Therapien wie das **Integrierte Psychologische Therapieprogramm (IPT)** sowie **ergotherapeutische** Verfahren ab.

Nach Möglichkeit sollten auch die **Angehörigen** in die Behandlung mit einbezogen werden. Im Unterschied zu früher, als man noch glaubte, die Angehörigen seien ein Ursachenfaktor der Schizophrenie, anerkennt man heute die oft schwierige Situation, in der sich Angehörige, besonders die junger Schizophrener, zwischen Fürsorglichkeit und notwendiger Abgrenzung befinden. Dörner hat hier den zutreffenden Begriff vom längst überfälligen „Freispruch der Familie", die lange als Täter und weniger als Mitbetroffene gesehen und von der Psychiatrie fern gehalten werden sollten, geprägt (Dörner u.a. 2003). Dabei soll nicht unterschlagen werden, dass es psychosefördernde Kommunikationsformen in Familien gibt (High-Expressed-Emotions, Double-Bind-Kommunikation, s.o.). Diese können als Auslöser oder Verstärker schizophrener Psychosen, nicht aber als primäre Ursache der eigentlichen Erkrankung gesehen werden. **Angehörigenarbeit** ist heute ein wichtiger Behandlungsbaustein, nicht zuletzt, weil die Angehörigen oft die einzigen Bezugspersonen sind, die noch übrig bleiben, wenn andere soziale Beziehungen krankheitsbedingt zerbrochen sind. Neben Einzelberatung, Gruppengesprächen und Selbsthilfegruppen von Angehörigen gibt es auch psychoedukative Gruppenangebote in Kliniken oder Sozialpsychiatrischen Einrichtungen.

Professionelle Beziehungsgestaltung

Schizophrenie ist eine Erkrankung, die zu erheblichen *Beziehungsstörungen* und *sozialen Konflikten* führen kann. Menschen, die behaupten, andere würden sie vergiften oder bestrahlen oder auf andere Weise verfolgen und beeinträchtigen, die über bizarre Körperveränderungen berichten und Wahrnehmungen und Gedanken schildern, die andere nicht nachvollziehen können, die sich und ihre Wohnung nicht mehr sauber halten können und Nachbarn durch Geruch oder laute nächtliche Musik (mit der sie die Stimmen, die sie hören, übertönen wollen) stören, die wichtige Post ignorieren, die Miete nicht mehr zahlen und allgemein akzeptierte Gepflogenheiten im sozialen Umgang miteinander außer Kraft setzen, diese Menschen irritieren andere, können Ängste auslösen und Ablehnung provozieren.

Dabei sind Menschen mit einer Schizophrenie in der Regel alles andere als aggressiv oder gewalttätig (die Zahl der Straftaten ist nicht höher als im Durchschnitt der Bevölkerung und wenn, dann geschehen aggressive Handlungen oft als Abwehr einer vermeintlichen Bedrohung): Sie sind im Gegenteil besonders sensibel und vulnerabel, also seelisch „dünnhäutig" und verletzlich. Ein zentrales Problem für sie ist die *Regulation von Nähe und Distanz*. Diese Aufgabe ist jedem geläufig, aber für diese Menschen stellt sie ein besonderes und existentielles Problem dar: Zu viel Nähe wird als bedrohlich erlebt und kann eine Psychose auslösen, zuviel Distanz macht Angst, kränkt und verunsichert, so dass auch dadurch eine Psychose provoziert werden kann. Es gilt auch und gerade in der professionellen Beziehungsgestaltung das richtige Maß zu finden, wobei dem Helfer eine besondere Verantwortung zukommt. Gut gemeinte, aber unprofessionelle Kumpelhaftigkeit (z.B. Duzen von Klienten/Patienten, auch wenn es von diesen angeboten oder gewünscht wird) kann ebenso problematisch sein wie pseudoprofessionelle Kühle und Gleichgültigkeit.

Der schizophren Kranke kann sich auf seine eigenen psychischen Grenzen nicht durchgängig verlassen. Besonders in unklaren, doppeldeutigen oder widersprüchlichen Situationen und Kommunikationsmustern wird er schneller irritiert und verletzt. Daher sind Klarheit, Eindeutigkeit und Einfachheit in der *Beziehungs- und Kommunikationsgestaltung* unabdingbar und haben stabilisierende Wirkung: Ein klares Ja oder Nein ist besser als ein uneindeutiges „Jein". Besonders in akuten Krankheitsphasen ist ein ruhiges, sicheres, verlässliches und angstfreies Setting notwendig. Reizreduktion und Reizabschirmung sind in akuten Phasen besonders wichtig, während in weniger akuten oder chronischen Phasen vorsichtig dosierte und nicht überfordernde Förderung, Stimulierung und Anregung hilfreich sind.

> *Beachte:*
> *In der Beziehung mit schizophrenen Menschen sind Empathie, Klarheit, Eindeutigkeit und ein gesundes Verhältnis von Nähe und Distanz notwendig.*

In akuten psychotischen Krisen soll der Wahn nicht kritisiert, konfrontiert oder diskutiert werden. Wichtig ist, die hinter den psychotischen Äußerungen erkennbaren Gefühle (Angst, Verwirrung, Verunsicherung ...) zu erkennen, ernst zu nehmen und eine Beziehungsform zu finden, die eher beruhigt als aufregt und noch mehr verwirrt: *Gemeinsames praktisches Tun* (Kistner 1996) kann besser sein als vieles Reden, da es die Möglichkeit gibt, sich in einem Rahmen zu bewegen, der auf Realität bezogen ist und so die gesunden Anteile fördert. Auch eine *Triangulierung* (Kipp 1996) kann hilfreich sein: Die Einbeziehung eines Dritten (Kollege oder anderer Klient) oder die Bezugnahme auf etwas Drittes (z.B. eine Hausregel oder eine getroffene Absprache) kann eine konflikthafte Zweiersituation entspannen: Die kritische Äußerung eines Betreuers wird dann nicht mehr als persönliches Nichtmögen verkannt, sondern als Rückgriff auf eine für alle geltende Regel in einer Wohngemeinschaft einsichtiger und akzeptabler.

Professionelle Beziehungsgestaltung mit schizophren erkrankten Menschen stellt hohe Anforderungen, denn es geht um mehr als gute Versorgung oder Pflege.

Folgende *Empfehlungen im professionellen Umgang* können hilfreich sein:

- klare, transparente und eindeutige Rahmenbedingungen des Kontaktes (Setting)
- klare und eindeutige Absprachen (z.B. über Art und Umfang des Kontaktes)
- frühe und eindeutige Ankündigungen von Veränderungen (z.B. Urlaub, Betreuerwechsel)
- Verbindlichkeit und Verlässlichkeit im Kontakt
- gute und verbindliche Absprachen im Team
- offener Austausch im Team, um Spaltungen zu vermeiden
- größtmögliche Kontinuität in der Beziehungsgestaltung

5.3 Affektive Erkrankungen: Depression und Manie (F 3)

Bei diesen Erkrankungen handelt es sich um eine Störung in den Affekten, also der Stimmung und des Gemütes. Sie kann sich in einer krankhaft niedergedrückten Stimmung *(Depression)* oder einer pathologisch gehobenen Stimmungslage *(Manie)* oder in einem Wechsel von depres-

siven, manischen und gesunden Phasen *(Manisch-depressive Erkrankung = Bipolare affektive Störung)* zeigen.
Dabei geht es nicht um noch normale und jedem geläufige, sondern um deutlich vom Normalen abgehobene Stimmungsschwankungen mit gravierenden individuellen und sozialen Konsequenzen, die als Krankheit zu verstehen sind, oft aber von den Betroffenen und ihren Angehörigen nicht als solche erkannt werden.

Affektive Störungen stellen mit die häufigsten psychischen Erkrankungen dar: Zwischen 5 und 10 % der Bevölkerung erkrankt mindestens einmal im Leben an einer behandlungsbedürftigen affektiven Erkrankung, davon verlaufen in etwa 65 % als unipolare Depression, 30 % als bipolare und 5 % als rein manische Psychose.

5.3.1 Depression (F 32 – F 33)

Beispiel:
Herr K., 56, Angestellter in einem großen Betrieb, verheiratet mit 2 erwachsenen Kindern, hat sich seit einigen Wochen erkennbar verändert: Sonst aktiv, optimistisch und aufgeschlossen, fällt ihm jetzt alles unendlich schwer, er fühlt sich kraftlos, schon morgens erschöpft nach schlecht geschlafener Nacht. Er kann sich bei der Arbeit schwer konzentrieren und hat häufig Kopfschmerzen. Selbst einfache Entscheidungen fallen ihm schwer, stundenlang grübelt er über alles Mögliche. Seine Vorgesetzten und Kollegen sind schon aufmerksam auf seine Veränderung geworden. An seinem Hobby (Modelleisenbahn), an Kontakten mit Freunden oder sonstigen Aktivitäten zeigt er kein Interesse. Für seine Frau wird er immer unzugänglicher, sein sexuelles Interesse ist völlig erloschen. Weder er noch seine Familie können sich diesen Zustand erklären. Der Hausarzt kann bei einer gründlichen Untersuchung keine krankhaften organischen Veränderungen feststellen. Herr K. zeigt die typischen Symptome einer Depression:

Symptome

> Typische depressive Symptome sind:
>
> - *depressive Verstimmung:* Freudlosigkeit, Lustlosigkeit, innere Leere, „Gefühl der Gefühllosigkeit", Interesselosigkeit, Ängstlichkeit
> - *depressive Antriebsstörung:* Antriebslosigkeit, Entschluss- und Handlungsunfähigkeit
> - *depressive Denkstörung:* Konzentrations- und Merkfähigkeitsstörungen, Neigung zum Grübeln, Gedankenkreisen um immer die

> gleichen Themen (oft Angst, Schuld, Versagen, Verarmen, Perspektivlosigkeit)
> - Hinzu kommen häufig *körperliche Symptome:* Appetitlosigkeit, Schlafstörungen, Libidoverlust (Nachlassen des sexuellen Interesses), Schwindel, Kopf-, Rücken-, Brust- oder Magenschmerzen ohne organische Ursache. Diese körperlichen Symptome können – insbesondere bei der sogenannten „larvierten Depression" – ganz im Vordergrund stehen und die dahinter befindliche depressive Gestimmtheit verdecken

Das größte Problem der Depression ist die Selbsttötungsgefahr (**Suizidalität**). Etwa 15 Prozent der schwer depressiv Kranken sterben durch Selbsttötung (Suizid), oft getarnt als (Verkehrs)Unfall. Ungleich höher ist die Zahl der überlebten Suizidversuche, die oft ebenfalls unerkannt bleiben.

Für ein *hohes Suizidrisiko* sprechen akute starke Angst und ein Gefühl der Aussichtslosigkeit, lang anhaltende und schwere Depressivität, Schulderleben und massive Selbstvorwürfe, eigene Suizidversuche in der Vergangenheit, Suizide in der Herkunftsfamilie und aktuelle Suizide (Suizidversuche) im sozialen Umfeld (Wohnheim, Nachbarschaft ...).

> *Beachte:*
> *Jede Depression ist eine ernst zu nehmende Erkrankung! Die größte Gefahr dabei ist die Suizidalität. Je schwerer die Depression, umso größer die Suizidgefahr! Je konkreter die Äußerungen und Vorbereitungen, umso größer ist das akute Risiko. Akute Selbstgefährdung erfordert umgehendes Handeln (Arzt einschalten) und Einweisung in eine Klinik!*

(→ Kap. 6: Suizidalität)

In seltenen Fällen kann eine Depression mit einer erheblichen Realitätsverkennung einhergehen: Entgegen der tatsächlichen Situation halten sich die Betroffenen für verarmt (Verarmungswahn), eines schweren Verbrechens oder einer schweren Sünde für schuldig (Schuld- und Versündigungswahn): *psychotische Depression.*

Einteilung und Erklärungsmodelle

Früher hat man die Depressionen nach ihrer vermeintlichen oder gesicherten Ursache eingeteilt:

- *Organisch bedingte Depression,* wenn die Depression durch eine körperliche Störung (Gehirnerkrankung, Stoffwechselstörung mit Auswirkungen auf die Gehirnfunktion, Medikamente u.a.) verursacht ist.
- *Endogene Depression,* wenn keine psychosoziale Ursache erkennbar ist, sondern innere neurophysiologische Regulationsstörungen zu einer oft phasenhaft verlaufenden und wiederkehrenden Depression führen.
- *Neurotische Depression,* wenn aktuelle Konflikte und Belastungen (z.B. aktuelle Trennungserfahrung) einen (zumeist unbewussten) kindlichen Grundkonflikt (z.B. Angst vor Trennung der Eltern) in Form einer Depression reaktivieren.
- *Reaktive Depression,* wenn die Depression ausgelöst wird durch eine akute Belastungssituation und in einem konkreten und plausiblen Zusammenhang mit dieser inneren oder äußeren Belastungssituation steht und keine zusätzlichen tiefergehenden Konflikte und Probleme – wie bei der neurotischen Depression – reaktiviert werden.

Diese oft etwas willkürlich anmutende Einteilung ist *heute* zugunsten einer bio-psycho-sozialen Sichtweise aufgegeben worden, nach der in der Regel nicht ein, sondern mehrere Faktoren – in jeweils unterschiedlicher Gewichtung – zu einer Depression führen können: Auf der Basis einer möglichen genetischen Disposition, frühen kindlichen Trennungs-, Verlust- oder anderen Belastungserfahrungen kommt es zu einer *depressiven Vulnerabilität.* Aktuelle körperliche und/oder psychische Stressoren können dann zu einer Störung der Neurotransmitter (Botenstoffe im Gehirn), besonders des Serotonin und Noradrenalin im Limbischen System, also dem Teil des Gehirns, der für Affekt- und Emotionsregulation verantwortlich ist, führen und eine Depression auslösen (➜ Kap. 3: Grundlagen Neurobiologie).

Tritt eine Depression erstmals auf, spricht man von einer *depressiven Episode,* hat ein Mensch immer wieder solche depressiven Episoden, nennt man es *rezidivierende depressive Störung.* Dazu wird der *Schweregrad (leicht, mittelgradig oder schwer)* bestimmt, was für die Therapie wichtig ist.

Eine besondere Form der Depression ist die **Wochenbettdepression (postpartale Depression)**, die innerhalb von etwa 4 Wochen nach einer Geburt bei der Mutter auftritt und sich in Schweregrad und Verlauf deutlich von den normalen hormonell bedingten Verstimmungszuständen („maternity blues", „Baby blues") unterscheidet. Die Ursachen der

Wochenbettdepression sind unklar. Diese Depression ist jedoch sehr ernst zu nehmen, da sie mit Suizidalität und Suizidversuchen einhergehen kann und in den Suizid oft die Kinder mit einbezogen und vorher getötet werden (sogenannter *„erweiterter Suizid"*). Frauen mit einer Wochenbettdepression neigen auch in späteren Lebensphasen häufiger zu Depressionen, so dass hier eine erhöhte Vulnerabilität unterstellt werden kann.

Therapie

Nicht mehr die Frage der (vermeintlichen) Ursache bestimmt heute das Therapiekonzept, sondern der Schweregrad und Verlauf der Erkrankung. Unabhängig von der Genese können alle Depressionen medikamentös (mit Antidepressiva) und/oder psychotherapeutisch behandelt werden, wobei in den meisten Fällen eine Kombinationsbehandlung aus Antidepressiva und Psychotherapie am effektivsten und dauerhaft wirksamsten ist. Besonders bei schweren und vor allem bei psychotischen Depressionen liegt der Therapieschwerpunkt auf der Pharmakotherapie, bei leichteren Depressionen auf der Psychotherapie.

Antidepressiva

Als Antidepressiva bezeichnet man eine Gruppe von Psychopharmaka, die den gestörten Neurotransmitterstoffwechsel regulieren und bei längerer Einnahme (mindestens ein halbes Jahr) die Selbstregulation wieder in Gang setzen. Sie führen nicht zu einer körperlichen Abhängigkeit und auch nicht zu einer Wesensveränderung eines Menschen, sondern stellen im Gegenteil die ihm eigenen, aber vorübergehend blockierten Fähigkeiten und Kompetenzen wieder her. Daher sind die neueren Präparate auch keine Beruhigungsmittel, sondern führen im Gegenteil zu einer allmählichen Aktivierung und Wiederherstellung der ursprünglichen Leistungsfähigkeit.

Alle Antidepressiva haben jedoch den Nachteil, dass sie nicht sofort, sondern erst nach ein bis fünf Wochen langsam ihre Wirksamkeit entfalten, aber oft schon am Anfang Nebenwirkungen zeigen, so dass die Patienten sie vorschnell absetzen.

Man unterscheidet folgende Gruppen von Antidepressiva:

Ältere Antidepressiva:

Z.B. Amitriptylin, Doxepin, Clomipramin, Trimipramin (Tagesdosierung zwischen 25 und 200 mg). Diese Präparate können wegen ihrer breiten Wirkung zahlreiche unerwünschte Nebenwirkungen haben: Mundtrockenheit, Gewichtszunahme (!), Müdigkeit (daher fälschlicherweise als Beruhigungsmittel bezeichnet), Verstopfung, Herz- und Kreislaufprobleme u.a.m.

Neuere Antidepressiva

In den letzten 10 Jahren sind zahlreiche neuere Antidepressiva in den Handel gekommen, die sich sehr deutlich von den älteren unterscheiden. Bei gleich gutem depressionslösendem Effekt haben sie wegen einer selektiveren, d.h. gezielteren Wirkweise erheblich weniger Nebenwirkungen, insbesondere führen sie nur noch in Einzelfällen zu Müdigkeit oder Gewichtszunahme. Sie werden vorwiegend morgens eingenommen.

Selektive Serotonin-Rückaufnahme-Inhibitoren (=Hemmer) (SSRI):
Fluoxetin (20-80 mg Tagesdosis), Fluvoxamin (50-300 mg), Paroxetin (20-80 mg), Sertralin (50-150 mg), Citalopram (20-60 mg) und Escitalopram (5-20 mg).
Häufigste Nebenwirkungen sind in den ersten Tagen Übelkeit und Kopfschmerzen. Ängstlichkeit und innere Unruhe können zunächst etwas zunehmen, um dann abzuklingen.

Serotonin- und Noradrenalin-Rückaufnahme-Inhibitoren (SNRI, NaSSA): Venlafaxin (SNRI), (75-300 mg), Mirtazapin (NaSSA) (15-45 mg). Während Venlafaxin nicht zu Gewichtszunahme und Müdigkeit führt, kann es bei Mirtazapin dazu kommen (daher letzteres abends einnehmen).
Die Nebenwirkungen sind wie bei den SSRI.

Noradrenalin-Rückaufnahme-Inhibitor:
Reboxetin (4-12 mg). Wirkt antriebssteigernd.

Reversibler MAO-Hemmer:
Moclobemid (100-600 mg). Leicht aktivierende Wirkung.

Außer den älteren und neueren Antidepressiva steht als pflanzliches Antidepressivum noch Johanniskraut zur Verfügung:

> *Johanniskraut:*
> Kann bei leichten bis mittelschweren Depressionen eingesetzt werden, ist aber bei schweren Depressionen nicht ausreichend wirksam.

> *Beachte:*
> *Jede Depression geht auch mit einer Stoffwechselstörung im Gehirn einher.*
> *Daher sind depressionslösende Psychopharmaka (Antidepressiva) bei jeder Depression eine wichtige Behandlungsmöglichkeit. Antidepressiva sind keine Beruhigungsmittel, sie machen nicht abhängig und verändern nicht die Persönlichkeit, sondern stellen vorübergehend gestörte Fähigkeiten wieder her.*

Psychotherapie

Inzwischen stehen zahlreiche differenzierte Psychotherapieverfahren zur Behandlung von Depressionen zur Verfügung. Sowohl *analytische und tiefenpsychologisch fundierte* wie auch besonders *verhaltenstherapeutische* Verfahren haben sich als wirksam erwiesen (→ Kapitel 11: Psychotherapie). In Kliniken werden sie ergänzt durch Musik-, Kreativ- oder Gestalttherapien, die als alleinige ambulante Psychotherapieverfahren von den Krankenkassen nicht übernommen werden.

Inzwischen besteht weitgehend Konsens, dass sich Psychotherapie und antidepressive Pharmakotherapie nicht ausschließen, sondern sich gut ergänzen. Besonders zu Behandlungsbeginn kann mit Antidepressiva ein relativ rascher Durchbruch erreicht und können viele Patienten erst psychotherapiefähig werden, während dann im weiteren Verlauf tiefere Probleme sowie depressionsfördernde Denkmuster und Verhaltensweisen bearbeitet und verändert werden.

> *Beachte:*
> *Die beste Behandlung einer Depression besteht in der Kombination von medikamentöser antidepressiver Therapie und Psychotherapie! Beide Verfahren schließen sich nicht aus sondern sollten miteinander kombiniert werden!*

Ergänzende Therapieverfahren

Antidepressive medikamentöse Therapie und Psychotherapie können sinnvoll ergänzt und verstärkt (nicht ersetzt!) werden durch:

Bewegung und Sport
Ein zusätzlicher depressionslösender Effekt ist nachgewiesen schon bei täglicher körperlicher Betätigung (z.B. strammes Spazierengehen) von einer halben bis zu einer Stunde. Außerdem fördern Bewegung und Sport das allgemeine Aktivitätsniveau, das durch die depressive Antriebsminderung blockiert ist.

Lichttherapie
hilft unterstützend bei der Saisonalen Depression *(Saisonabhängige Depression = SAD)*, die regelmäßig disponierte Menschen in den Herbst- und Wintermonaten befällt. Spezielle Lichtquellen werden hier mehrmals in der Woche für mehrere Stunden eingesetzt.

Schlafentzugstherapie (Wachtherapie)
Eine teilweise oder ganz durchwachte Nacht kann – auch bei Gesunden – zu einer vorübergehenden Stimmungsaufhellung führen. In Kliniken nutzt man dieses Verfahren, das bei Erfolg mehrmals wiederholt wird.

Elektrokrampftherapie, Elektrokonvulsionstherapie (EKT)
Dieses in Deutschland vernachlässigte, international aber akzeptierte Verfahren als ultima ratio, d.h. letzter Versuch bei bislang erfolglos therapierter schwerer Depression besteht in einem künstlich unter Vollnarkose und muskelentspannender Medikation ausgelösten hirnorganischen Krampfanfall (Konvulsion), der – mehrmals durchgeführt – zu einer Verbesserung der Neurotransmittersituation führen kann. Außer vorübergehenden Kopfschmerzen und Gedächtnisstörungen sind keine ernsthaften Komplikationen zu befürchten. Die Erfolgsrate liegt bei bis dahin als therapieresistent eingeschätzten Patienten bei etwa 50 Prozent! Patienten, denen infolge ihres bisherigen Therapieversagens nach langen Klinikaufenthalten das Pflegeheim droht, sollte diese letzte therapeutische Möglichkeit nicht vorenthalten werden. Das in der Öffentlichkeit existierende und durch Medien und (alte) Filme verbreitete negative Image dieser Therapiemethode („Einer flog über das Kuckucksnest") ist angesichts neuerer Erkenntnisse über die Indikation dieser Methode und ihre moderne, gefahrlose Anwendungsform nicht mehr gerechtfertigt.

Professionelle Arbeit mit depressiv kranken Menschen

Depressiv kranke Menschen stellen hohe Anforderungen an professionelle Helfer. Zunächst gilt es, die oft unerkannte und unbehandelte Erkrankung als solche zu erkennen und einer Behandlung zuzuführen. Die Beziehungsgestaltung ist durch die depressive Veränderung geprägt.

Der Depressive fühlt sich in einem psychischen Gefängnis, aus dem er keinen Zugang zu seinen sonstigen Fähigkeiten findet. Beziehungs- und Hilfsangebote werden oft als sinnlos und unwirksam zurückgewiesen, so dass beim Helfer nach anfänglichem Engagement Hilflosigkeit und dann Wut aufkommen. Daher sind Geduld und die Bereitschaft, den Betroffenen durch sein oft langes psychisches Tal zu begleiten, wichtig und müssen unter Supervision wiedergefunden werden. Auch hier gilt: Gemeinsames praktisches Tun kann wichtiger sein als lange und den Depressiven belastende Gespräche.

Im *Umgang mit depressiv Kranken* sollten folgende Grundsätze berücksichtigt werden:

- Gut gemeinte Ratschläge und Appelle vermeiden
- In akuter Depression nicht zu Ablenkung oder Zerstreuung (Ausgehen, Urlaub) raten
- Von wichtigen oder folgenschweren Entscheidungen abraten
- Nicht zu wichtigen privaten oder beruflichen Veränderungen raten
- Immer wieder glaubhaft deutlich machen, dass die depressive Phase vorübergeht und keine bleibenden Einschränkungen zu erwarten sind („Prinzip der stellvertretenden Hoffnung")

Verlauf

Verlauf und Dauer einer depressiven Erkrankung können sehr unterschiedlich sein: Durch akute Belastungen und Konflikte ausgelöste Depressionen (früher: *Reaktive Depression* genannt) klingen mit zeitlichem Abstand zum Auslöser allmählich ab. Depressionen mit stärker genetisch-biologischem Hintergrund (früher: *Endogene Depression*) können Monate anhalten und immer wieder auftreten (Rezidivneigung, phasenhafter Verlauf). Meistens dauert eine depressive Episode Wochen bis wenige Monate, sie kann aber auch (in etwa 20 %) chronifizieren *(Chronische Depression, Dysthymie)*. Depressive Episoden können auch – unterbrochen durch gesunde Phasen – mit manischen Phasen abwechseln: *Manisch-depressive Erkrankung = Bipolare affektive Störung*.

Je schneller eine Depression erkannt und fachgerecht behandelt wird, umso besser sind die Chancen einer vollständigen Wiederherstellung *(Remission)*. Da gerade ersteres selbst durch (Haus-)Ärzte oft nicht geschieht, haben auch nichtmedizinische soziale Berufe eine diagnostische Aufgabe in dem Sinne, dass sie an eine Depression denken und zu einer (fach-)ärztlichen Konsultation raten sollten, wenn sie mit den Auswirkungen einer Depression in Form sozialer Funktionsstörungen und Probleme konfrontiert werden.

5.3.2 Manie (F 30)

Beispiel:
Herr M., 36, von seiner Persönlichkeit her ruhiger, kinderlos verheirateter Beamter veränderte sich innerhalb weniger Wochen grundlegend: Er wurde zunehmend unruhiger, wirkte aufgedreht, verwickelte seine Kollegen und sein privates Umfeld in nicht enden wollende Diskussionen, in denen er sehr großspurig und rechthaberisch auftrat, vernachlässigte dabei zunehmend seine eigentlichen Aufgaben und fiel allmählich in seiner Umgebung unangenehm auf. Nach einem Streit mit seiner Frau verließ er die Wohnung mit unbekanntem Ziel. Auf der Arbeit fehlte er unentschuldigt.

Einige Tage später wurde die Ehefrau von einer Polizeistation einer weit entfernten Stadt benachrichtigt, ihr Mann sei in eine psychiatrische Klinik eingewiesen worden, nachdem er in einem Hotel in offensichtlich verwirrtem Zustand ein Festbankett organisieren wollte und den misstrauisch gewordenen Hoteldirektor verprügelt hatte. In den darauf folgenden Wochen kamen mit der Post zahlreiche Rechnungen von Geschäften, Autohändlern, Hotels und Restaurants, in denen der Mann eine endlose Spur seiner Kaufwut hinterlassen und für ihn unnötige Dinge bestellt hatte.

Nur mit Mühe und Hilfe der Sozialarbeiterin der nahen Klinik, in die der Mann inzwischen verlegt worden war, konnten auf der Basis ärztlicher Bescheinigungen einer manischen Psychose mit vorübergehender Geschäftsunfähigkeit wenigstens die meisten Kaufverträge rückgängig gemacht werden. Dennoch blieben die Eheleute auf mehreren Tausend Euro Schulden sitzen.

Symptome

Eine Manie oder manische Psychose ist gekennzeichnet durch:

- *Manische Verstimmung*
  mit unangemessener und übertriebener Heiterkeit, Selbstüberschätzung, oft wechselnd mit Gereiztheit und Aggressivität

- *Manische Antriebssteigerung*
  mit übertriebener Aktivität und Umtriebigkeit, Rededrang, Verlust

> sozialer Hemmungen und Rücksichtnahme, Distanzlosigkeit, sexueller Enthemmung
>
> - *Manische Denkstörung*
> mit enthemmtem, gelockertem, stark assoziativem Denken: „vom Hölzchen auf Stöckchen" (Ideenflucht), starke Ablenkbarkeit und Größenideen (Größenwahn)
>
> - *Körperliche Begleitstörungen*
> mit reduziertem Schlafbedürfnis und extrem wenig Schlaf, bedrohlicher Vernachlässigung von Hygiene sowie Nahrungs- und Flüssigkeitsaufnahme

Für **soziale Berufe** ist es wichtig, die Manie als ernste und dringend behandlungsbedürftige Krankheit und nicht als vielleicht sogar zu unterstützende Form der Selbstverwirklichung anzusehen, die – wie das Beispiel zeigt – zu erheblichen persönlichen und sozialen Konflikten und Problemen führt. In der Manie handelt man wesensfremd und tut und sagt Dinge, die man hinterher oft bitter bereut und die nicht immer völlig wieder gutzumachen sind. Übliche und sonst gepflegte soziale Formen und Rücksichtnahmen gehen verloren, ein zentrales Symptom ist neben der Selbstüberschätzung die Distanzlosigkeit. Beides kann zu privaten (Trennung), beruflichen (Kündigung), finanziellen (Verschuldung bis zum Ruin), sexuellen (ungewollte Schwangerschaft) und gesundheitlichen (Geschlechtskrankheiten, HIV-Infektionen) Katastrophen führen. Obwohl manische Phasen in der Regel nur wenige Wochen andauern, kann der in ihnen angerichtete Flurschaden beachtlich sein. Bei dem Betroffenen besteht in dieser Zeit keinerlei Krankheitseinsicht und deshalb sieht er auch keine Notwendigkeit einer Behandlung, im Gegenteil fühlt er sich besonders gut und den anderen überlegen. Diese Fehleinschätzung des eigenen Zustandes verhindert eine Compliance, so dass eine Behandlung oft erst dann erfolgen kann, wenn wegen akuter Fremd- oder Eigengefährdung eine Zwangseinweisung nach dem *Psychisch-Kranken-Gesetz (Psych-KG)* des jeweiligen Bundeslandes erfolgen kann. Soziale Berufe sollten sich daher umgehend mit dem *Sozialpsychiatrischen Dienst (SpD)* des zuständigen Gesundheitsamtes in Verbindung setzen, um rechtzeitig Behandlungsmöglichkeiten auszuloten. Sie müssen wissen, dass die Steuerungsfähigkeit und damit die Absprachefähigkeit des Manikers herabgesetzt oder sogar aufgehoben ist. Oft plötzlich einschießende Stimmungsumbrüche oder auf die Manie folgende depressive Verstimmungen können neben den aufkommenden Schuldgefühlen bei Erkennen der in der Manie angerichteten Schäden zur Suizidalität führen.

Da die Manie regelhaft in Phasen verläuft, zwischen denen die Betroffenen oft jahrelang gesund sind, sollten soziale Berufe um diesen Phasenverlauf wissen und erste Anzeichen einer erneuten Phase, meist in Form von persönlichkeitsuntypischen Veränderungen, aufmerksam registrieren und das Hilfesystem rechtzeitig aktivieren.

Häufigkeit, Ursache und Verlauf

Ausschließlich manische Episoden im Leben eines Menschen sind insgesamt eher selten (rund 5 % der Gesamtheit affektiver Störungen), häufiger treten sie im Wechsel mit depressiven (und gesunden) Episoden als Bipolare affektive Störungen (=Manisch-depressive Erkrankung) auf.

Die **Ursachen** sind zumeist unklar. Neben Drogen, Vergiftungen oder anderen körperlich bedingten Gehirnfunktionsstörungen findet man in den meisten Fällen keine erkennbaren Ursachen, oft aber eine familiäre Häufung (Disposition). Neurophysiologisch liegt eine Neurotransmitterstörung im Sinne einer Übererregung im Limbischen System vor.

Unter einer antipsychotischen und beruhigenden Medikation klingt die Manie nach Tagen oder wenigen Wochen ab.

Behandlung

Eine manische Phase muss primär mit **Medikamenten** (Neuroleptika und Beruhigungsmitteln) in einem ruhigen reizarmen Milieu, am besten in einer Klinik behandelt werden. Schon während der Akutbehandlung sollte die Einstellung auf ein rückfallverhinderndes Phasenprophylaktikum begonnen werden, das anschließend zeitlich unbegrenzt, unter Umständen lebenslang eingenommen werden sollte, da Rückfälle bei dieser Erkrankung häufig sind und mit ihren sozialen Folgen katastrophal werden können. Medikamentös stehen als *Phasenprophylaktika* oder stimmungsstabilisierende Medikamente neben Lithium seit neuerem Carbamazepin oder Valproinsäure (die bisher nur in der Epilepsiebehandlung eingesetzt werden) zur Verfügung. Wichtig ist, dass diese Medikamente sehr lange und auch in langen symptomfreien Phasen eingenommen werden, da nur so eine dauerhafte Stabilisierung möglich ist.

Eine **Psychotherapie** nach einer manischen Phase kann eine sinnvolle Ergänzung der medikamentösen Behandlung sein, um einerseits die in der manischen Phase entstandenen Probleme aufzuarbeiten und andererseits mögliche Belastungs- und Gefährdungssituationen im Hinblick auf einen möglichen Rückfall zu erkennen und Bewältigungsmöglichkeiten zu verbessern. Eine Psychotherapie in einer akuten manischen Phase ist sinnlos und nicht möglich.

Angesichts der in manischen Phasen oftmals entstandenen sozialen und finanziellen Probleme und Konflikte ist eine Unterstützung durch **Sozialarbeiter** in Form von psychosozialer und sozialrechtlicher Beratung notwendig.

Die **Beziehungsgestaltung** zu einem Menschen in einer manischen Phase ist äußerst schwierig. Da der Maniker von sich aus nicht in der Lage ist, sich an Regeln, Grenzen und Absprachen zu halten, müssen diese immer wieder deutlich und konsequent aufgezeigt und eingefordert werden. Wichtig sind verlässliche und deutliche Grenzen gerade angesichts provozierender Grenzüberschreitungen der Betroffenen (z.B. in Form von persönlicher Annäherung bis hin zu sexueller Provokation). Das Herstellen einer möglichst reizarmen Umgebung ist hilfreich. Diskussionen sollten vermieden werden, die Ansprache sollte klar, einfach und eindeutig sein. Wenn möglich, sollte der Maniker in seinem Tatendrang, seinen Planungen und Aktionen gebremst werden, um unbedachte und folgenreiche Schritte zu verhindern. Ist dies im ambulanten Setting nicht möglich, sollte eine Klinikeinweisung angestrebt werden.

5.3.3 Bipolare affektive Störung (Manisch-depressive Erkrankung) (F 31)

Beispiel
Der jetzt 70-jährige Herr H. erkrankte erstmals mit 19 Jahren nach seinem Abitur mit einer dreimonatigen depressiven Phase. Während seines Jurastudiums geriet er einmal in eine manische Phase, in der er „über Tische und Bänke sprang", zum Erstaunen seiner Kommilitonen große Reden schwang und viel Geld in kurzer Zeit verprasste. Die folgenden Jahrzehnte waren geprägt von immer wieder auftretenden manischen (seltener) und depressiven (häufiger) Episoden, in denen er privat und beruflich erhebliche Probleme hatte, die schließlich auch zu einer vorzeitigen Pensionierung führten.

Die Bipolare affektive Störung oder Manisch-depressive Erkrankung besteht in einem unregelmäßigen Wechsel von depressiven, gesunden und manischen Episoden im Leben eines Menschen. Reihenfolge und Dauer der einzelnen Phasen können individuell sehr unterschiedlich sein. Manchmal liegen mehrere gesunde und symptomlose Jahre vor, bis wieder eine neue manische oder depressive Episode auftritt.

Behandlung

Die Behandlung der akuten Episoden besteht primär in medikamentösen Möglichkeiten: In der depressiven Episode werden Antidepressiva, in der manischen Phase Neuroleptika und Beruhigungsmittel eingesetzt. Wichtig ist spätestens in der ersten manischen Phase mit einer *Phasenprophylaxe* in Form von Lithium oder Carbamazepin oder Valproinsäure zu beginnen, die dann sehr lange bis lebenslang weitergeführt werden soll. Die Lithiumprophylaxe vermag in 50-80 % Rückfälle ganz zu vermeiden oder wenigstens in Dauer und Intensität erheblich abzuschwächen.

Eine begleitende Psychotherapie kann hilfreich sein, um die Auswirkungen der Erkrankung zu bearbeiten, die in den manischen oder depressiven Episoden entstandenen Belastungen zu bewältigen und belastende oder rückfallprovozierende Verhaltensweisen oder Lebenssituationen zu verändern.

5.4 Schizoaffektive Störungen (F 25)

Beispiel:
Eine 38-jährige Frau wurde vom Rettungsdienst in die Klinik gebracht, nachdem sie in verwahrlostem und verwirrtem Zustand von der Polizei auf der Straße aufgegriffen wurde. Sie war gereizt bis aggressiv, redete ununterbrochen unverständliche und absurde Dinge. Sie höre die Stimme Gottes, die ihr Verschiedenes befehle. Sie werde aber auch verfolgt und bedroht. Auf der Straße hatte sie leere Blätter an Passanten verteilt und ihnen angeboten, sie vor dem drohenden Weltuntergang zu retten. Dabei hatte sie sich mehrfach entblößt, dann wieder auf groteske Weise angezogen. In der Klinik kannte man sie aus mehreren solcher Phasen, in denen sie auch depressiv und suizidal war. Zwischen den Phasen lebt sie recht geordnet, ist arbeitslos, lebt von Sozialhilfe und hält sporadischen Kontakt zu einem Sozialpsychiatrischen Zentrum, verweigert aber jede medikamentöse und ambulante psychiatrische Behandlung.

Symptomatik

Es handelt sich um eine episodisch auftretende Erkrankung, bei der in den einzelnen Episoden schizophrenietypische und affektive, d.h. manische oder depressive Symptome zur gleichen Zeit oder dicht hintereinander auftreten: z.B. Wahn und Halluzination plus depressive Verstimmung bzw. manische Antriebssteigerung mit Größenideen.

Entstehung, Verlauf und Behandlung

Die **Ursache** dieser Erkrankung ist unklar, eine multifaktorielle Genese (aktuelle Stressoren als Auslöser bei entsprechender Vulnerabilität) ist am wahrscheinlichsten.

Der Verlauf ist unterschiedlich, zumeist phasenhaft, seltener (20 %) chronisch. Die Prognose ist etwas günstiger als bei der Schizophrenie und ungünstiger als bei rein affektiven Erkrankungen. In einer Langzeitstudie über 25 Jahre wurden durchschnittlich 6 Rezidive (Rückfälle) beobachtet (Berger 1999).

Die **Behandlung** erfolgt primär medikamentös: in den *akuten Phasen* mit Neuroleptika gegen die psychotischen Symptome, gegebenenfalls kombiniert mit Antidepressiva bei depressiver Symptomatik. Zur *Rückfallprophylaxe* werden Lithium oder Carbamazepin als Langzeitbehandlung eingesetzt.

Psychotherapeutisch stehen Krankheitsverarbeitung, Stressreduktion und Schaffung eines die besondere Vulnerabilität berücksichtigenden Umfeldes im Vordergrund.

Sozialarbeit wird notwendig, wo krankheitsbedingte soziale Konflikte und Verluste (Wohnung, Arbeit, Beziehungs- und Freizeitgestaltung) drohen oder eingetreten sind.

5.5 Persönlichkeitsstörungen (F 6)

Der Begriff Persönlichkeitsstörung hat die früher gebräuchlichen Begriffe *Psychopathie* oder *Abnorme Persönlichkeit* oder *Akzentuierte Persönlichkeit* abgelöst.

Unter einer **Persönlichkeitsstörung** versteht man bestimmte, tief in der Persönlichkeit eines Menschen verwurzelte Merkmale und Verhaltensmuster, die extrem ausgeprägt, starr und unflexibel sind. Durch die extreme, starre und unflexible Ausprägung oft grundsätzlich positiver Eigenschaften kommt es neben innerer Unzufriedenheit besonders in sozialen Beziehungen zu Konflikten und Problemen. Über diese Konflikte und Probleme entsteht oft ein psychosozialer Beratungs- und Hilfebedarf: Persönlichkeitsgestörte Menschen beanspruchen wegen ihrer

Neigung zu konfliktträchtigem Verhalten, zu Suizidalität, zu Aggressivität oder selbstschädigendem Verhalten wie Alkohol- und/oder Drogenmissbrauch zunehmend das Gesundheits- und Sozialsystem.

> ICD-10 – Kriterien für eine **Persönlichkeitsstörung**:
>
> - deutliche Unausgeglichenheit in den Einstellungen und im Verhalten in Beziehungen
> - andauernde und nicht auf Episoden begrenzte abnorme Verhaltensmuster
> - tiefgreifende und in vielen Situationen eindeutig unpassende Verhaltensmuster
> - Störungsbeginn in Kindheit und Jugend und volle Ausprägung im Erwachsenenalter
> - deutliches subjektives Leiden
> - Einschränkungen der beruflichen und sozialen Leistungsfähigkeit

ICD-10 unterscheidet 8 spezifische Persönlichkeitsstörungen, die oft gemischt vorkommen können:

1) Paranoide Persönlichkeitsstörung (F 60.0)

Auf dem Boden übertriebener Empfindlichkeit und Kränkbarkeit werden Erfahrungen und Erlebnisse als gegen die eigene Person gerichtet gedeutet. Auch fanatische und querulatorische Persönlichkeiten werden zu dieser Gruppe gezählt.

2) Schizoide Persönlichkeitsstörung (F 60.1)

Neben Unvermögen zum Erleben von Freude (Anhedonie) imponiert hier eine emotionale Kälte und Distanz in Verbindung mit Misstrauen, Isolation und Mangel an vertrauensvollen Beziehungen. Der Begriff schizoid bedeutet keine Nähe oder gar einen Übergang zur Schizophrenie!

3) Dissoziale Persönlichkeitsstörung (soziopathische oder antisoziale Persönlichkeit) (F 60.2)

Im Vordergrund steht eine Neigung zu dissozialem Verhalten mit Verantwortungs- und Rücksichtslosigkeit, Missachtung sozialer Regeln und Verpflichtungen. Frustrationstoleranz, natürliches Angstempfinden und Schuldbewusstsein sind häufig herabgesetzt. Aus Strafen wird wenig gelernt.

Für soziale und pädagogische Berufe ist wichtig zu wissen, dass (spätere) dissoziale Persönlichkeiten schon als Kinder und Jugendliche durch Schulschwänzen, Stehlen und Alkohol- und Drogenkonsum auffallen!

4) Emotional instabile Persönlichkeitsstörung (F 60.3)

Diese zeichnet sich durch eine starke Tendenz aus, Impulse auszuagieren ohne Rücksicht auf mögliche Konsequenzen in Verbindung mit wechselhafter Stimmung.
ICD-10 differenziert zwischen einem **impulsiven Typ (F 60.30),** dessen wesentliches Kennzeichen mangelnde Impulskontrolle und emotionale Instabilität sind, und dem **Borderline-Typ (F 60.31)**, auch **Borderline-Persönlichkeitsstörung** genannt, die unten wegen der hohen Relevanz für soziale und pädagogische Berufe ausführlicher beschrieben wird.

5) Histrionische (hysterische) Persönlichkeitsstörung (F 60.4)

Sie ist gekennzeichnet durch starkes Geltungs- und Selbstdarstellungsbedürfnis, Neigung zu Dramatisierung und übertriebenem (theatralischem) Verhalten (histrios=griech.: der Schauspieler) bei eigentlich selbstunsicherer Persönlichkeit.

6) Zwanghafte (anankastische) Persönlichkeitsstörung (F 60.5)

Pedanterie, Perfektionismus, übertriebene Ordnungsliebe, Kontrollbedürfnis und wenig Kompromissbereitschaft kennzeichnen diese Störung. Diese Merkmale gehören zur Persönlichkeit, sind für den Betroffenen stimmig im Gegensatz zur differentialdiagnostisch abzugrenzenden Zwangsstörung (früher: Zwangsneurose), bei der bestimmte Zwänge (z.B. Waschzwang) losgelöst von der ansonsten nicht zwanghaft strukturierten Persönlichkeit vorhanden sind und von dem Betroffenen selbst als störend erlebt werden.

7) Ängstliche (vermeidende) Persönlichkeitsstörung (F 60.6)

Hier stehen Mangel an Selbstvertrauen bei massiver Störung des Selbstwertgefühls und Überempfindlichkeit gegenüber Kritik und Zurückweisung und ein übertriebenes Verlangen nach Zuneigung, Sicherheit und Risikovermeidung im Vordergrund.

8) Abhängige (asthenische) Persönlichkeitsstörung (F 60.7)

Rasche Erschöpfbarkeit und Ermüdbarkeit, oft in Verbindung mit einem Gefühl allgemeiner Schwäche und Hilflosigkeit führen zu einem Überlassen der Verantwortung für wichtige Lebensbereiche an andere und zu mangelnder Durchsetzungsfähigkeit.

Weitere, nicht in ICD-10, aber in der psychiatrischen und psychotherapeutischen Literatur beschriebene Persönlichkeitsstörungen sind

9) Narzisstische Persönlichkeitsstörung

Sie ist gekennzeichnet durch übertriebene Selbstbetrachtung (Narziss verliebte sich in der Mythologie in sein eigenes Spiegelbild) bei ständig wiederkehrenden Krisen des Selbstwertgefühls und den Versuch, sich durch Bewunderung und Anerkennung anderer zu stabilisieren. Sie sind schnell kränkbar und verletzt, wirken aber oft arrogant und eitel. Innerlich spüren sie Leere und ein Gefühl von Bedeutungslosigkeit, was sie mit Aktivitäten und Beziehungen zu füllen suchen. Narzissten missbrauchen andere zur ständigen Selbstbestätigung und dadurch sind die Beziehungen oft kurzlebiger Natur.

Die *Borderline-Persönlichkeitsstörung* wird auch als Extremform einer narzisstischen Persönlichkeitsstörung gesehen.

10) Depressive Persönlichkeitsstörung

Sie ist gekennzeichnet durch eine durchgängige und nicht phasenhaft verlaufende depressiv-gehemmte Grundeinstellung mit pessimistischer Lebenseinstellung und überwiegend gedrückter Stimmungslage.

Die Frage nach der **Ursache** einer Persönlichkeitsstörung ist letztlich nicht geklärt. Neben möglichen genetischen Faktoren dürften frühe Prägungen der ersten Lebensjahre eine entscheidende Rolle spielen (daher spricht man auch von einer „frühen Störung") und die Wesenszüge eines Menschen, seinen „Charakter", prägen (daher wird auch der Begriff der „Charakterneurose" synonym für Persönlichkeitsstörung verwandt).

Behandlung von Persönlichkeitsstörungen

Für Soziale und Pädagogische Berufe ist wichtig zu wissen, dass Persönlichkeitsstörungen von dauerhafter und bleibender Natur sind und nicht therapeutisch beseitigt werden können, sondern dass eine sinnvolle und in der Regel langfristige Psycho- oder Soziotherapie das Ziel hat, extreme Auswirkungen der Persönlichkeitsmerkmale zu mildern und den Betroffenen eine größere individuelle und soziale Kompetenz zu ermöglichen. Sowohl psychoanalytische als auch verhaltenstherapeutische Verfahren können wirksam sein. In einem stabilen und rücksichtsvollen Umfeld können die störungsbedingten Konflikte und Probleme gemildert werden. Die Betroffenen selbst erleben dabei eher die Umwelt als das eigentliche Problem, das es zu verändern gilt, als dass sie ihre eigenen Anteile daran erkennen, reflektieren und verändern wollen. Daher fehlt oft eine wirkliche Therapiemotivation, auch wenn Leidensdruck durchaus vorhanden ist.

5.5.1 Borderline – Persönlichkeitsstörung (F 60.31)

Beispiel:
Eine 27-jährige ledige Frau ohne Berufsausbildung nach ihrer mittleren Reife befindet sich seit einer Woche zum wiederholten Mal auf der geschützten (geschlossenen) Station einer psychiatrischen Klinik, nachdem sie sich wieder zahlreiche Schnittwunden an den Unterarmen zugefügt hatte. Sie selbst berichtet über immer wieder aufkommende Anspannungen, die ihr so Druck machen, dass sie sich nicht anders zu helfen wisse als sich zu verletzen. Ihr Verhalten auf der Station ist äußerst wechselhaft, sie schwankt zwischen freundlicher Kooperation und aggressiver Impulsivität, immer wieder kommt es zu schweren Verstimmungszuständen mit Suiziddrohungen und am Vortag hatte sie versucht, sich mit einem Gürtel auf der Toilette zu strangulieren. Das Stationsteam ist gespalten: Einige Mitarbeiter versuchen immer wieder auf sie einzugehen und an ihre Kooperation zu appellieren, andere haben die Nase voll und sprechen sich für stärkeres Durchgreifen und strengere Überwachung aus. Die Patientin bringt viel Unruhe in die Station und ist immer wieder Thema von Besprechungen und Supervision. Hierbei geht es auch um die desolate soziale Situation der intelligenten Frau, die auch in besseren Phasen wenig kooperativ ist und ihren Ankündigungen und Versuchen, ihr Leben in Ordnung zu bringen, keine entsprechenden Taten und Konsequenzen folgen lässt. Mehrere Ausbildungsversuche hat sie abgebrochen, drei ambulante Psychotherapieversuche schon nach wenigen Sitzungen beendet und mit der Sozialarbeiterin der Klinik vereinbarte Termine nimmt sie meist nicht wahr.

Symptomatik

Das Beispiel zeigt, dass das Stabilste bei dieser Störung die Instabilität ist, die sich durch alle Lebensbereiche durchzieht. Daneben handelt es sich um eine „Persönlichkeitsstörung mit deutlicher Tendenz, Impulse auszuagieren ohne Berücksichtigung von Konsequenzen" (ICD-10) und starken Stimmungsschwankungen (Impulsivität).

> **Mindestens 5 der folgenden Kriterien sichern die Diagnose:**
>
> 1. Verzweifeltes Bemühen, tatsächliches oder vermutetes Verlassenwerden zu verhindern
> 2. Ein Muster instabiler, aber intensiver zwischenmenschlicher Beziehungen, das durch einen Wandel zwischen den Extremen der Idealisierung und der Entwertung gekennzeichnet ist
> 3. Identitätsstörung mit ausgeprägter und andauernder Instabilität des Selbstbildes und der Selbstwahrnehmung
> 4. Impulsivität in mindestens zwei potentiell selbstschädigenden Bereichen (z.B. Alkohol- und Drogenmissbrauch, Essstörungen, rücksichtsloses Fahrverhalten, riskantes Sexualverhalten)
> 5. Wiederholte suizidale Handlungen, Suizidandrohungen und -andeutungen, Selbstverletzungen
> 6. Affektive Instabilität mit starken, kurzzeitigen Stimmungsschwankungen
> 7. Chronisches Gefühl von Leere und Langeweile
> 8. Unangemessene, heftige Wut oder Schwierigkeiten, die Wut zu kontrollieren (häufige Wutausbrüche, körperliche Auseinandersetzungen)
> 9. Vorübergehende, durch Belastungen ausgelöste kurzzeitige psychotische Symptome („Minipsychosen") oder schwere dissoziative Symptome (Gedächtnis- oder Wahrnehmungsinhalte oder körperliche Funktionen werden nicht als zur Person gehörig erlebt und in das aktuelle Erleben integriert, sondern abgespalten)

Der Name Borderline-Persönlichkeitsstörung meint eine Persönlichkeitsstörung im Grenzbereich (Borderline) von Psychose und Neurose mit Überschneidungen zu diesen Krankheitsgruppen.

Schätzungsweise leiden 2-5 Prozent der Bevölkerung an einer Borderline-Persönlichkeitsstörung. Betroffen scheinen überwiegend (ca. zwei Drittel) Frauen. Man kann aber davon ausgehen, dass bei vielen Männern diese Störung zwar auch vorliegt, aber aufgrund des häufiger fremdaggressiven Verhaltens keine psychiatrische Diagnostik und Behandlung erfolgt (sondern eher Anzeige und strafrechtliche Verfolgung), während Frauen nach selbstverletzendem Verhalten in medizinische Behandlung kommen und dadurch diagnostisch erfasst werden. Zwischen 10 und 15 Prozent der Borderline-Klienten sterben eines gewaltsamen Todes, wobei oft unklar bleibt, ob sie sich tatsächlich töten wollten oder ob der Tod die unbeabsichtigte Folge einer massiven Selbstverletzung ohne Todeswunsch war.

Entstehungshypothesen

Die Ursachen einer Borderline-Persönlichkeitsstörung sind noch nicht eindeutig geklärt. Man geht heute von einer multifaktoriellen Genese aus, an der wahrscheinlich folgende Faktoren beteiligt sind:

- *Genetische Disposition:* Dafür sprechen Zwillings-, Adoptions- und Familienstudien.
- *Neurobiologische Vulnerabilität:* Einmal gemachte und besonders negative Erfahrungen der frühen Kindheit (z.B. willkürlich strenge Bezugspersonen) werden im emotionalen Gedächtnis gespeichert. Dort bleiben sie fest verhaftet und werden bei einer (scheinbaren) Ähnlichkeit mit aktuellen Auslösesituationen (kritische „strenge" Bemerkung eines Sozialarbeiters über das Verhalten der Klientin) sofort reaktiviert, in einer übersteigerten und dramatischen Form wieder erlebt und führen zu einer heftigen inneren Anspannung und emotionalen Krisensituation. Die Betroffenen können schwer oder gar nicht differenzieren zwischen der (gespeicherten) Erfahrung und der aktuellen anderen Situation.
- *Gestörte Autonomieentwicklung* im zweiten bis vierten Lebensjahr: Die zunehmende Autonomie des Kindes (Laufen und Sprechen, Kontrolle über die Ausscheidung, erstes Trotzalter ...) wird von den Eltern eher als Bedrohung denn als zu unterstützender Entwicklungsschritt gesehen und sanktioniert, so dass Autonomie als etwas Ambivalentes oder gar Schlechtes erlebt wird („frühe Störung").
- *Traumatisierung:* Hierzu zählen alltägliche Traumatisierungen in Form von Vernachlässigung, fehlender Zuwendung, Unzuverlässigkeit der Bezugspersonen, stark wechselhaftes Verhalten der Eltern (instabiles Beziehungsverhalten) und häufiger oder ständiger Streit in Familien (familiäre Disharmonie) ebenso wie Gewalterfahrung und besonders sexueller Missbrauch. Der sexuelle Missbrauch, schätzungsweise bei etwa 80 % der Betroffenen in der Vorgeschichte zu finden, führt zu einer besonders tiefgreifenden Verwirrung, da er zumeist von nahestehenden Menschen ausgeübt wird, so dass ein hochgradig irritierendes Beziehungsgefüge entsteht. Um vorschnelle Schuldzuweisungen zu vermeiden, sei nochmals ausdrücklich betont, dass sexueller Missbrauch bei diesem Störungsbild zwar häufig stattgefunden hat, aber nicht obligat vorliegen muss und andererseits sexueller Missbrauch allein nicht zwangsläufig zu einer Borderline-Persönlichkeit führt.

Diese Faktoren können zu einer zutiefst verunsicherten und ängstlichen Persönlichkeit führen, die durch die höher werdenden Lebensanforderungen des jungen Erwachsenenalters schnell überfordert wird. „Normale" Anforderungen oder Herausforderungen führen zu krisenhaften Zuspitzungen mit heftiger emotionaler und impulsiver Reaktion. Menschen mit dieser Störung werden von heftigen und diffusen emotionalen Spannungszuständen überflutet, aus denen sie verzweifelt einen Ausweg suchen, den sie oft nur in letztlich destruktivem, aber kurzfristig entlastendem und spannungsreduzierendem Verhalten (Alkohol- und Drogenkonsum, Selbstverletzungen, aggressive Impulsdurchbrüche) finden.

Professionelle Beziehungsgestaltung

Instabilität, Impulsivität und heftige emotionale Krisen durch scheinbar geringfügige Auslöser prägen auch die professionelle Arbeit mit Borderline-persönlichkeitsgestörten Menschen. Für die Betroffenen selbst verhindern Instabilität und Impulsivität häufig eine tragfähige und realistische Lebensplanung und -gestaltung. So scheitern gerade junge Erwachsene an wichtigen Lebensschritten wie Lösung aus dem Elternhaus, Eingehen stabiler Partnerschaften und schulischer sowie beruflicher Perspektive. Immer wieder kommt es zu krisenhaften Situationen, die mit Abbruch oder Verweigerung, Alkohol- oder Drogenkonsum und Selbstverletzung beantwortet werden. Die große Angst, in engen Beziehungen beherrscht und der eigenen unsicheren Autonomie beraubt zu werden, lässt gerade begonnene Beziehungen – auch professionelle und therapeutische – zu einer Bedrohung werden, die durch Entwertung und Abwertung des anderen gelockert werden. Die Spaltung in gut und böse, z.B. eines Teams in gute und schlechte Mitarbeiter, ist ein Abwehrmechanismus gegen die ansonsten bedrohlich werdende Integration differenzierten Erlebens von Menschen mit ihren „guten" und „bösen" Anteilen. Die Tendenz zum Schwarz-weiß-Sehen, das keine Zwischenfarben zulässt, ist ein weiterer Abwehrmechanismus gegen realistische, aber anstrengende und überfordernde Differenzierungsarbeit. Verführerische Idealisierung einzelner Mitarbeiter kann schnell mit Abwertung und Entwertung derselben Person einhergehen und umgekehrt. Für professionelle Helfer bedeutet das ein Wechselbad der Beziehungsgestaltung und bedarf ständigen Austauschs im Team bei regelmäßiger Supervision. Die ärgerlich machenden und oft verletzenden Verhaltensweisen dürfen nicht als persönliche Kränkung missverstanden werden, sondern stellen den oft verzweifelten Versuch der Betroffenen dar, in Angst machenden und bedrohlichen Beziehungssituationen einen Ausweg zu finden. Borderline-gestörte Menschen können im Helfer heftige Gefühle wie Wut, Enttäuschung und Aggression auslösen

(*Gegenübertragung*), die es nicht zu überspielen oder zu unterdrücken, sondern zu bearbeiten gilt. Diese negativen und heftigen Gefühle sind keineswegs unprofessionell, aber sie müssen reflektiert und in professionelles Handeln umgesetzt werden. Daher sind offener Austausch im Team, Intervision und Supervision in der Arbeit mit Borderline-Klienten besonders wichtig. Entgegen den Spaltungstendenzen gilt es für Teams immer wieder zu einer klaren einheitlichen Linie zurückzufinden. Die Klienten werden immer wieder versuchen, Situationen zu provozieren, in denen sie bestraft oder entlassen (verlassen) werden, was ihre negative Erwartung bestätigt. Selbst erfahrene professionelle Helfer können hier an Grenzen stoßen. Umgekehrt können sexuell traumatisierte Patientinnen professionelle Helfer zu verführen versuchen (Wiederholungszwang).

Besonders wichtig ist daher für die Arbeit mit diesen Klienten ein klares, transparentes und gut strukturiertes Setting. Besonders diese irritierbaren und schnell zu verunsichernden Menschen müssen wissen, woran sie sind. Professionelle Helfer bieten ein konstantes, aber geklärtes oder immer wieder zu klärendes Beziehungsangebot unabhängig von der jeweiligen instabilen Gestimmtheit des Gegenüber. Sie deuten Abwertungen und Idealisierungen nicht als persönlich gemeinte Kränkung, sondern als dysfunktionale Form der Beziehungsregulierung (auf zu viel Nähe folgt als Gegengewicht eine heftige Abwertung und umgekehrt). Sie sprechen ihre Gefühle, die sie dabei empfinden, aus und verhalten sich authentisch, ohne mit Gegenschlägen zu reagieren. Damit bieten sie eine Orientierung und ermöglichen mit der Zeit eine differenziertere Wahrnehmung von Realität: Die Sozialarbeiterin wird nicht nur als gut oder böse, sondern in unterschiedlichen Facetten als verlässliche Bezugsperson erlebt, die wie jeder Mensch gute und weniger gute Eigenschaften hat und gerade damit menschlich und zuverlässig erlebt wird.

Zu dem klaren Setting gehört auch die möglichst schnelle Klärung des Arbeitsauftrags, dem der professionelle Kontakt unterliegt. Diffuse und wenig konkrete Formulierung wie „Begleitung in allen Fragen des Alltags" sind nicht hilfreich und können eher Allmachtsphantasien der Betreuer und zu hohe Erwartungen der Klienten fördern, was zu Enttäuschungen führen muss. Möglichst konkrete, überschaubare und nicht zu hoch gegriffene Teilziele sind sinnvoller, z.B. Unterstützung bei der Suche nach einer geeigneten Tätigkeit und Unterstützung bei der Organisation des Tages- und Wochenablaufs.

Behandlung

Die Behandlung einer Borderline-Persönlichkeitsstörung ist schwierig, anspruchsvoll und lange dauernd. Ohne Anspruch auf Heilung kann doch eine deutliche Verbesserung der individuellen und sozialen Kompetenzen erreicht werden. Im Vordergrund steht heute die störungsspezifische **Dialektisch-behaviorale-Therapie (DBT)** nach M. Linehan (vgl. Bohus, 2003):

Auf der Basis einer tragfähigen Beziehung lernen die Betroffenen in Einzelsitzungen und Gruppentherapien, in Stresssituationen mit Fertigkeiten („Skills") ihre momentane Gestimmtheit wahrzunehmen, zu akzeptieren und mit praktischen Methoden (äußere oder innere Ablenkungen) eine Reduzierung der emotionalen Anspannung und eine Situationslösung zu erreichen, statt sich zu verletzen oder impulsiv zu reagieren. Für den Alltag bekommen sie einen „Notfallkoffer", der Gegenstände und Anleitungen enthält, wie in Krisensituationen eine Deeskalation erreicht werden kann. In der Therapie lernen die Betroffenen zunehmend, dysfunktionales (z.B. Zuspätkommen, Weglaufen, Ausrasten, Abbrechen) oder schädigendes Verhalten (Selbstverletzungen, Alkohol- und Drogenmissbrauch) durch funktionales und adäquates Verhalten zu ersetzen.

Auch **psychoanalytische Psychotherapie** oder **tiefenpsychologisch orientierte Verfahren** wirken hilfreich, wenn sie gut strukturiert und der Dynamik des Störungsbildes angemessen sind. Wichtig ist vor allem die Möglichkeit einer längerfristigen Therapie. Kurztherapien sind bei diesem komplexen Krankheitsbild allenfalls zur Krisenintervention geeignet.

Die Behandlung von Borderline-Patienten sollte grundsätzlich ambulant über einen längeren Zeitraum (2-5 Jahre) erfolgen. **Klinikaufenthalte** können als Initialbehandlung oder als Krisenintervention bei akuter Suizidalität sinnvoll und notwendig sein, sollten aber nicht zu lange ausgedehnt werden, da die Gefahr der Hospitalisierung gerade bei diesen Patienten groß ist. Wichtig ist bei jeder Klinikeinweisung, den Arbeitsauftrag für und in der Klinik schnell zu klären, damit Betroffene und Helfer wissen, woran sie sind (z.B. Krisenintervention zur Reduktion der Suizidalität und nicht Heilung oder umfassende „Rundumverbesserung" der Lebenssituation).

Parallel zu der psychotherapeutischen Arbeit bedarf es oft umfassender **sozialarbeiterischer Hilfen**, um die häufig desolate soziale Situation zu stabilisieren. Hierbei ist darauf zu achten, die Ziele und Arbeitsschritte nicht zu hoch anzusetzen, da die Betroffenen schnell überfordert und frustriert sind und den Kontakt wieder abbrechen.

In starken Krisensituationen mit akuter Suizidalität ist eine Klinikeinweisung oft notwendig. Bei starker Neigung zu psychotischer Dekompensation und bei schwer zu beherrschenden Impulsdurchbrüchen können Neuroleptika antipsychotisch und impulsdämpfend hilfreich sein, bei ausgeprägten und länger dauernden Verstimmungszuständen können auch Antidepressiva eingesetzt werden. Der Behandlungsschwerpunkt liegt aber eindeutig – wie bei allen Persönlichkeitsstörungen – auf der Psycho- und Soziotherapie.

5.6 Neurotische, Belastungs- und somatoforme Störungen (F 4)

Diese drei Störungsformen werden wegen ihres historischen Zusammenhangs mit dem Neurosekonzept und wegen des beträchtlichen, wenn auch nicht genau bekannten Anteils psychischer Ursachenfaktoren in ICD-10 zu einer großen Gruppe zusammengefasst.

5.6.1 Angststörungen (F 40, F 41)

Diese Störungen, früher auch Angstneurosen genannt, sind noch vor den depressiven Störungen die häufigsten psychischen Krankheiten in der Bevölkerung. Eine Kombination von Angststörung und depressiver Störung ist nicht selten. Die Lebenszeitprävalenz dieser Störungen beträgt insgesamt etwa 15%.

Angststörungen werden unterteilt in

Phobische Störungen (Phobien) (F 40)

Hierbei handelt es sich um eine konkrete, aber irrationale und übertriebene Furcht vor bestimmten Objekten, Plätzen, Situationen oder Aktivitäten.
Man unterscheidet
- **Spezifische Phobien** (z.B. vor Prüfungen, Hunden, Schlangen, Spinnen ..., ca. 8 % Lebenszeitprävalenz)
- **Agoraphobie** (Angst vor Plätzen, Menschenmengen etc., ca. 5 %)
- **Soziale Phobie** (Angst vor und in einer kleinen überschaubaren Gesellschaft, ca. 11 %)

Kann man solche auslösenden Situationen nicht vermeiden, kommt es zu heftigen körperlichen Symptomen wie Herzrasen, Schweißausbrüche, Luftnot, die zunächst an eine körperliche Erkrankung denken lassen (diese muss vom Hausarzt ausgeschlossen werden).

Um solche unangenehmen Situationen zu verhindern, entwickeln die Betroffenen ein Vermeidungsverhalten, das kurzfristig zur Entlastung, langfristig aber zu einer zunehmenden Einengung des Lebensradius und der sozialen Aktivitäten führt.

Panikstörung (F 41.0) (Lebenszeitprävalenz 3 %)

Hierbei treten situationsunabhängig (!) heftige körperliche Symptome wie Atemnot, Schwindel, Herzrasen, Übelkeit, Zittern, Hitzewallungen und Kälteschauer verbunden mit einer großen Angst (zu sterben oder verrückt zu werden) auf. Diese Panikattacken wiederholen sich dann zunehmend und führen zu einer gravierenden Lebensbeeinträchtigung. Auch hier finden sich bei Untersuchungen keine körperlichen Erkrankungen.

Generalisierte Angststörung (F 41.1) (Lebenszeitprävalenz 7,5 %)

Diese früher als Angstneurose bezeichnete Störung ist gekennzeichnet durch eine generalisierte, nicht auf bestimmte Situationen oder Umstände konzentrierte Angst. Es handelt sich um unrealistische oder übertriebene Sorgen und Ängste, meist verbunden mit körperlicher Verspannung, vegetativer Übererregbarkeit (feuchte Hände, Mundtrockenheit, Benommenheit, Schwindel, Durchfall, Übelkeit, häufiges Wasserlassen, Kloßgefühl im Hals etc.) und ständig erhöhter Anspannung mit Schlafstörungen.

Entstehung von Angststörungen

Angststörungen können heute nicht mehr nur auf psychologische („neurotische") Faktoren zurückgeführt werden, weshalb der Begriff „Angstneurose" nicht mehr zutrifft. Es handelt sich am ehesten um eine komplexe multifaktorielle Genese aus neurobiologischen Faktoren (genetische Faktoren, Störungen der Neurotransmitterfunktion in bestimmten Hirnbereichen) in Kombination mit psychologischen lerntheoretisch erklärbaren und psychodynamisch verstehbaren kindlichen Erfahrungen und aktuellen Auslösesituationen.

Behandlung

Entsprechend diesem multifaktoriellen Erklärungsmodell sollte die Therapie heute nicht eindimensional nur pharmakologisch oder psychotherapeutisch ausgerichtet sein. Für die Akuttherapie, besonders bei Panikattacken, eignen sich schnell und kurz wirksame Tranquilizer (Benzodiazepine. Aber Vorsicht: Abhängigkeitsgefahr bereits bei mehrwöchiger Anwendung). Zur dauerhaften Regulation und Stabilisierung der gestörten Neurotransmitterfunktionen werden Antidepressiva mit gutem Erfolg für ein halbes bis ein Jahr eingesetzt.

Psychotherapeutisch hat sich die Verhaltenstherapie als wirksamste Therapie bei Angststörungen erwiesen, aber auch tiefenpsychologisch orientierte Verfahren sind hilfreich.

Vorübergehende *Pharmakotherapie* mit Antidepressiva und Psychotherapie werden bei Panikstörung, Agoraphobie, Sozialer Phobie und Generalisierter Angststörung am besten miteinander kombiniert. Spezifische Phobien (wie Examensangst, Hunde-, Katzen- oder andere Phobien) werden allein mit Verhaltenstherapie behandelt.

5.6.2 Zwangsstörung (F 42)

Beispiel:
Die 22-jährige Studentin Marion K. kommt seit Monaten kaum noch zur Universität oder in die Bibliothek: Sie hat ständig das Gefühl, verschwitzt zu sein und duscht bis zu 20-mal am Tag. Außerdem muss sie, wenn sie ihr Zimmer verlassen hat, immer wieder zurückgehen und kontrollieren, ob sie alle elektrischen Geräte ausgeschaltet hat. All dies nimmt einen großen Teil ihrer Zeit und ihrer Gedanken in Anspruch, so dass sie sich kaum noch auf ihr Studium konzentrieren kann.

Unter einer Zwangsstörung, früher auch Zwangsneurose genannt, versteht man Gedanken, Handlungen und Impulse, die sich immer wieder aufdrängen und die die Betroffenen gegen ihren Willen und gegen ihre vernünftige Überlegung

- denken müssen (**Zwangsgedanken**: oft gewalttätigen oder obszönen Inhalts),
- sich als unangenehm oder ängstigend vorstellen (**Zwangsbefürchtungen**),
- ausführen müssen (**Zwangshandlungen**, z.B. Waschzwang).

Die Zwangsstörung mit ihren umschriebenen, nicht zur Gesamtpersönlichkeit passenden Phänomenen muss abgegrenzt werden gegen die zwanghafte Persönlichkeitsstörung (s.o.), bei der die gesamte Persönlichkeit zwanghaft strukturiert ist.

Neben Furcht und Angst (insbesondere bei bewusstem Unterdrücken der Zwänge) sind depressive Verstimmungen ein häufiges Begleitsymptom der Zwänge.

Zwangsstörungen entstehen wahrscheinlich multifaktoriell durch eine Kombination genetischer, verhaltenstheoretisch erklärbarer psychologischer Faktoren: Zwangsphänomene wurden erlernt und dienten der Reduktion von Angst, haben sich dann verfestigt und verselbständigt, und neurobiologischer Faktoren (Veränderungen in bestimmten vor allem vorderen Gehirnbereichen und Neurotransmitterstörungen im Serotoninsystem). Es gibt wenig sichere Belege, dass primär psychodynamische Faktoren eine Zwangsstörung verursachen.

Die **Therapie** besteht heute daher in einer Kombination von Verhaltenstherapie und antidepressiven Medikamenten, die das Serotoninsystem beeinflussen (Selektive-Serotonin-Rückaufnahme-Inhibitoren, SSRI, z.B. Fluoxetin, Paroxetin). Eine Besserung kann bei 50-60 % erreicht werden, insgesamt ist die Prognose nicht sehr gut, vor allem auch, weil viele Therapien zu spät oder ohne medikamentöse Mitbehandlung durchgeführt werden.

5.6.3 Reaktionen auf schwere Belastungen und Anpassungsstörungen (F 43)

Außergewöhnlich belastende Lebensereignisse können eine **akute Belastungsreaktion (F 43.0)** hervorrufen. Besondere, vor allem unangenehme Lebensveränderungen, können zu einer **Anpassungsstörung (F 43.2)** führen. Diese Störungen werden auch **depressive Reaktion** oder **reaktive Depression** genannt.

Typische Belastungsfaktoren

Bei Jugendlichen
Schul- oder Arbeitsplatzprobleme Elterliche Zurückweisung oder Trennung der Eltern Drogen- und/oder Alkoholprobleme Umzug

Bei Erwachsenen
Ehe- oder Beziehungsprobleme Trennung, Scheidung, Tod Probleme mit Kindern Arbeitsplatzprobleme, Arbeitslosigkeit finanzielle Probleme Krankheit Alkohol- und/oder Drogenprobleme

Eine Sonderform ist die **Posttraumatische Belastungsstörung (PTBS) (F 43.1)**, die als verzögerte und/oder akute Reaktion auf außergewöhnliche Belastungen (Trauma wie Verbrechen, Vergewaltigung, schwerer Unfall, Folter, Terrorismus) auftritt.

Typische Merkmale **der PTBS sind:**

- Wiederholtes Nacherleben des Traumas in Erinnerungen („Flashbacks")
- Andauerndes Gefühl, wie betäubt zu sein
- Vermeiden von Aktivitäten, die an das Trauma erinnern könnten
- Schreckhaftigkeit, Schlafstörungen und vegetative Störungen (Schweißausbrüche etc.)

Die *Therapie* besteht in Psychotherapie (Verhaltenstherapie oder Gesprächspsychotherapie) mit Bearbeitung des Traumas, Klärung der Gefühle und Erarbeitung individueller und sozialer Perspektiven. Unterstützend können Antidepressiva und in akuten Krisensituationen vorübergehend Benzodiazepine eingesetzt werden (Kap. 9: Psychotraumatologie).

Dissoziative Störungen (Konversionsstörungen) (F 44)

Bei diesen Störungen treten körperliche (Schmerzen, Bewegungsstörungen, Sensibilitäts- und Empfindungsstörungen, Seh- und Hörstörungen, Krampfanfälle) und/oder psychische (Gedächtnisverlust, Erleben mehrerer Persönlichkeiten) Symptome auf, ohne dass eine körperliche, z.B. neurologische, Erkrankung vorliegt.

Dissoziativ bedeutet, dass die Fähigkeit zu bewusster Kontrolle so gestört ist, dass die Symptome auftreten und nicht in das unmittelbare ganzheitliche Erleben der Person integriert werden können. Aus dem Gesamterleben ist etwas herausgefallen und nicht mehr voll bewusstseins- und damit steuerungsfähig.

Konversion bedeutet, dass unlösbare Konflikte oder Stresssituationen unbewusst und nicht gezielt in körperliche Symptome verwandelt (konvertiert) und körperlich ausgedrückt werden. Früher hat man dafür auch den heute obsoleten Begriff „hysterisch" verwandt.

Auslöser dieser Störungen sind meist belastende Ereignisse (Traumata), denen die Betroffenen unbewusst durch die Symptome vorübergehend auszuweichen versuchen. Durch Zuwendung und Beachtung anderer, auch professioneller Helfer (sekundärer Krankheitsgewinn) profitieren die Betroffenen noch zusätzlich von ihrer Symptomatik. Typischerweise werden von den Betroffenen selbst die für andere offensichtlichen sozialen Belastungen und Probleme verleugnet oder, wenn sie beklagt werden, auf die körperlichen Beschwerden als Ursache zurückgeführt und nicht umgekehrt.

Eine Sonderform stellt die **dissoziative Identitätsstörung (Multiple Persönlichkeit) (F 44.81)** dar:
Das Krankheitsbild wird heute kontrovers diskutiert und es ist umstritten, ob davon wirklich so viele Menschen betroffen sind wie von ihnen selbst geglaubt. Es dürfte in unserem Kulturraum sehr selten auftreten. Das seltene Krankheitsbild fand vielfach dramatisierende Darstellungen in der Literatur oder in den Medien. Liegt es tatsächlich vor, ist das Vorhandensein von zwei oder mehr Persönlichkeiten in einem Individuum kennzeichnend. Jede Persönlichkeit ist vollständig mit eigenen Erinnerungen, Vorlieben und Verhaltensweisen. Ein Wechsel von einer zu anderen ist möglich und die Wechsel treten bevorzugt in Stresssituationen, also auch in Therapiesitzungen, auf.

Ein umfassendes *Erklärungsmodell* existiert bis heute nicht. In der Vorgeschichte finden sich in der Regel Traumatisierungserfahrungen, so dass die Dissoziation als neurotischer Lösungsversuch in unerträglichen Erinnerungs- und Anspannungssituationen interpretiert wird: Statt durch (normale) Verdrängung ins Unbewusste abgewehrt zu werden, erscheinen die unerträglichen Erfahrungen gleichsam in einer oder mehreren anderen Persönlichkeiten repräsentiert.

Differentialdiagnostisch muss an eine Borderline-Persönlichkeitsstörung, an eine histrionische (hysterische) Persönlichkeitsstörung, aber auch an bewusste Simulation gedacht werden.

Die *Behandlung* besteht in Psychotherapie. Im *Umgang* mit Betroffenen sollen besonders dramatisch wirkende Symptome nicht durch zu viel Aufmerksamkeit und Überreaktionen noch verstärkt werden. Das größte Problem liegt im möglichen Krankheitsgewinn: Wenn der Patient sich in seinen Krankheitserscheinungen eingerichtet hat und durch prompte Reaktion seiner Umwelt darin bestärkt wird, minimiert sich die Änderungsmotivation. Professionelle Helfer reagieren oft mit sehr viel Betroffenheit und Mitleid und verstärken damit ungewollt die Symptomatik. Eine nüchterne Atmosphäre in überlegter Ausgewogenheit von Zuwendung und Distanz (Tölle 2003) ist notwendig. Aussicht auf Besserung besteht nur, wenn anstelle des Krankheitsgewinns neue Ziele und Änderungen der gesundheitlichen und sozialen Situation erstrebenswert erscheinen.

Somatoforme Störungen (F 45)

Kennzeichen dieser Störungen ist das wiederholte Darbieten körperlicher Symptome ohne erkennbaren organischen Befund und Versicherungen der Ärzte, dass die Symptome nicht körperlich verursacht seien, mit hartnäckiger Forderung nach erneuten medizinischen Untersuchungen. Auch wenn Beginn und Verlauf der Symptomatik eine enge Beziehung zu belastenden und konflikthaften Lebensereignissen und Schwierigkeiten aufweisen, widersetzt sich der Patient gewöhnlich allen Versuchen, die Möglichkeit einer psychischen Ursache zu erwägen.

Somatoforme und psychosomatische Störungen ➔ Kap. 9

Psychotherapieverfahren ➔ Kap. 11

Literatur

Angehörige. Themenheft. In: Psychiatrische Praxis 28(2001), H.3, S.156 ff

Bäuml, J.: Psychosen aus dem schizophrenen Formenkreis. Ein Ratgeber für Patienten und Angehörige. Berlin u.a. 1994

Bandelow, B.: Angst- und Panikerkrankungen. Bremen 2003

Berger, M. (Hrsg.): Psychiatrie und Psychotherapie. München u.a. 2.2003

Bock, Th.: Umgang mit psychotischen Patienten. Bonn 2.2003

Bohus, M.: Borderline-Störung. Göttingen, 2002

Bossard, M., Ebert, U., Lazarus, H.: Sozialarbeit und Sozialpädagogik in der Psychiatrie. Bonn 2.2001

Ciompi, L.: Affektlogik. Über die Struktur der Psyche und ihre Entwicklung. Ein Beitrag zur Schizophrenieforschung. Stuttgart 5.1998

Diagnostisches und Statistisches Manual Psychischer Störungen – Textrevision – DSM-IV-TR. Deutsche Bearbeitung und Einführung von Saß H. u.a. Göttingen 2003

Dörner, K., Plog U., Teller, Ch, Wendt, F.: Irren ist menschlich. Lehrbuch der Psychiatrie/Psychotherapie. Bonn 2.2004

Dörner, K., Egetmeyer, A., Koenning, K. (Hrsg): Freispruch der Familie. Bonn 3. 2001

Dulz, B., Schneider, A.: Borderline-Störungen. Theorie und Therapie. Stuttgart u.a. 2. Nachdruck 2000

Bundesverband der Angehörigen psychisch Kranker e.V. (Hrsg.): Mit psychisch Kranken leben. Rat und Hilfe für Angehörige. Bonn 2001

Fiedler, P.: Persönlichkeitsstörungen. Weinheim 5.2001

Finzen, A.: Schizophrenie – die Krankheit verstehen. Bonn 6.2003

Finzen, A.: Schizophrenie – die Krankheit behandeln. Bonn 2.2003

Finzen, A.: Medikamentenbehandlung bei psychischen Störungen. Bonn 14.2004

Häfner, H.: Das Rätsel Schizophrenie. Eine Krankheit wird entschlüsselt. München 3.2004

Hoffmann, S.O., Hochapfel, G.: Neurosenlehre, psychotherapeutische und psychosomatische Medizin. Stuttgart, 5.1999

Kipp, J. u.a.: Beziehung und Psychose. Leitfaden für den verstehenden Umgang mit schizophrenen und depressiven Patienten. Stuttgart u.a. 1996

Linehan, M.: Dialektisch-Behaviorale Therapie der Borderline-Persönlichkeitsstörung. München 1996

Mentzos, S.: Psychodynamische Modelle in der Psychiatrie. Göttingen 5.2002

Mentzos, S.: Depression und Manie. Psychodynamik und Therapie affektiver Störungen. Göttingen, 3.2001

Mentzos, S., Münch, A. (Hrsg.): Borderline-Störung und Psychose. Göttingen 2.2003

Möhlenkamp, G.: Was ist eine Borderline-Störung? Antworten auf die wichtigsten Fragen. Göttingen 2004

Möller, H.J., Laux, G., Deister, A.: Psychiatrie und Psychotherapie. Stuttgart 2.2001

Piontek, R.: Wegbegleiter Psychotherapie. Bonn 2002

Rahn, E., Mahnkopf, A.: Lehrbuch Psychiatrie für Studium und Beruf. Bonn 2.2000

Rahn, E.: Arbeitsbuch Psychiatrie. Bonn 2001

Rahn, E.: Umgang mit Borderline-Patienten. Bonn 2003

Rohde-Dachser, C.: Das Borderline-Syndrom. Bern u.a. 7.2004

Scharfetter, C.: Schizophrene Menschen. München 5.1999

Stark, F.M. u.a.: Ich bin doch nicht verrückt... Erste Konfrontation mit psychischer Krise und Erkrankung. Bonn 2.2000

Stark, F.M. u.a.: Wege aus dem Wahnsinn. Therapien bei psychischen Erkrankungen. Bonn 3.2002

Tölle, R., Windgassen, K.: Psychiatrie. Berlin 13.2002

Wienberg, G. (Hrsg.): Schizophrenie zum Thema machen. Psychoedukative Gruppenarbeit mit schizophrenen und schizoaffektiv erkrankten Menschen – PEGASUS – Grundlagen und Praxis. Bonn, 3.2003

Wienberg, G. u.a.: Manual und Materialien. Bonn, 4.2003

Wolfersdorf, M.: Krankheit Depression. Erkennen, verstehen, behandeln. Bonn, 3.2001

Karla Misek-Schneider

6. Zum Umgang mit Suizid und suizidgefährdeten Personen

6.0 Einleitung

Viele Menschen erleben irgendwann einmal in ihrem Leben eine depressive Krise mit Gefühlen von Sinnlosigkeit, Verzweiflung und Leere. Solche Verstimmungen werden häufig ausgelöst durch Enttäuschungen, Kränkungen oder Misserfolge im beruflichen sowie im privaten Bereich.
Sie können aber auch psychische Begleiterscheinungen unterschiedlicher körperlicher oder psychiatrischer Leiden sein. Selbstmordversuche oder Selbstmord stehen immer am Ende einer solchen depressiven Krise, wenn ein Mensch einer ihm unerträglich oder unlösbar erscheinenden Situation nur dadurch glaubt entrinnen zu können, indem er sich dem Leben entzieht.
Suizidalität – Selbstmordabsichten – sind keine eigenständige Krankheit, aber in jedem Fall ein Ausdruck der Not, ein lebensgefährlicher Leidenszustand, der eine Fülle krankhafter Vorgänge umfassen oder zur Folge haben kann. Für den Umgang mit suizidalen Menschen stehen keine Patentlösungen bereit; fast immer gilt es, einen persönlichen Zugang zum Betroffenen zu finden und ihn zu motivieren, seinen eigenen Weg aus der Krise zu entdecken und diesen dann auch zu beschreiten.
Eine Verbesserung des Wissens um suizidales Verhalten und dessen Ursachen sowie die Reflexion eigener Einstellungen zur Selbsttötung sind bei professionellen HelferInnen, seien es SozialarbeiterInnen, SeelsorgerInnen, ÄrztInnen, usw., notwendige Voraussetzungen, um effektive Hilfe leisten zu können.

6.1 Relevanz des Themas für psychosoziale Berufe

Suizidalität ist eine ubiquitäre menschliche Denk-, Erlebens- und Verhaltensweise, die grundsätzlich jedem Menschen offensteht und mit der jeder Mensch auch im Laufe seines Lebens in irgendeiner Form in Berührung kommt. So verwundert es nicht, wenn Angehörige psychosozialer Berufe, die sich ja vorwiegend mit Menschen beschäftigen – und

hier vor allem mit Menschen, die irgendein Leid haben oder in Not sind
– immer wieder mit Suizid und Suizidgefährdung konfrontiert sind. Sofern sie nicht speziell hierfür geschult sind, kommt es im Umgang mit suizidgefährdeten Personen meist zu Gefühlen der Überforderung, der Angst und der Hilflosigkeit, die durch die allgemeine gesellschaftliche Tabuisierung dieser Thematik noch verstärkt werden. Die als bedrohlich erlebte Verunsicherung führt zu verschiedenen extremen Verhaltensweisen oder sehr raschen Entscheidungen, wie z.B. Bagatellisierung und Negierung der Problematik von der betroffenen Person, schnelles Abgeben der Zuständigkeit, Einleiten von Zwangsmaßnahmen usw. Oft entstehen Schuldgefühle bei den psychosozialen HelferInnen – entweder, weil sie glauben zu wenig bzw. nicht das Richtige getan zu haben, oder sich nicht richtig eingesetzt zu haben, oder weil sie sich Versäumnisse und Unzulänglichkeiten vorwerfen. In einigen Fällen kann es sogar zu psychischen Krisen mit heftigen Selbstanklagen und schweren Schuldvorwürfen kommen, insbesondere wenn sich die zu betreuende suizidgefährdete Person tatsächlich umbringt.

Immer wieder überrascht es, wie wenig die AbsolventInnen psychologischer oder sozialer Studiengänge an Fachhochschulen oder Universitäten über das Phänomen der Suizidalität wissen, bzw. wie selten – wenn überhaupt – diese Thematik in ihrem Studium behandelt wurde. Ein fundierteres Wissen über Suizid und das Wesen suizidaler Krisen und die Kenntnis von wichtigen Interventionsschritten im Umgang mit suizidgefährdeten Personen ist jedoch unerlässlich, um die Angst und Hilflosigkeit vor und in solchen Situationen zu vermindern und die eigene Handlungsfähigkeit und Handlungskompetenz zu erhöhen. Somit stellen die Verbesserung des Wissensstandes und die Vermittlung von Interventionsmöglichkeiten wichtige Ziele dieses Buchbeitrages dar. Dieser Artikel versteht sich weiterhin als ein kleiner Beitrag zur Enttabuisierung der Suizidthematik und soll damit auch zur Angstreduktion und zur Prävention von Fehleinschätzungen bzw. von Vorurteilen gegenüber suizidalen Menschen beitragen.

So wird zunächst auf Fakten über Suizid und Hintergünde bzw. Ablauf von suizidalen Krisen eingegangen. Weiterhin werden Maßnahmen für den Umgang mit suizidgefährdeten Menschen skizziert und ein entsprechendes Kriseninterventionsmodell vorgestellt. Den Abschluss bildet eine Aufzählung wichtiger Literatur, stationärer und ambulanter Hilfsmöglichkeiten und Beratungsangebote für Betroffene und Angehörige.

6.2 Basiswissen Suizidalität

Die Beurteilung der Suizidalität und damit sowohl die gesellschaftliche als auch die individuelle Haltung zu einem suizidalen Mitmenschen ist von Epoche zu Epoche einem Wandel unterworfen und steht in Abhängigkeit von dem jeweils herrschenden Zeitgeist im psycho-sozio-kulturellen Umfeld, was sich u.a. in solchen Ausdrücken wie Selbstmord, Suizid, Selbsttötung oder Freitod niederschlägt. In der modernen Suizidologie wird wegen seines eher wertneutralen Verständnisses der Begriff *Selbsttötung* und im internationalen Sprachgebrauch der Begriff *Suizid* verwendet.

Definitionen

Unter Suizid wird die absichtliche Selbsttötung verstanden.

Suizidalität umfasst alle unbewussten und bewussten Denk-, Erlebens- und Verhaltensweisen, die das eigene Leben selbst gefährden oder töten können. Unter *Suizidalität verstehen wir eine „... Denk-, Erlebens- und Verhaltensweise, die ein bestimmtes psychisches Leiden ausdrückt, eine Bewältigung vom Betroffenen selbst aber nicht möglich erscheinen lässt und überwiegend bewusst oder unbewusst auf Fremdhilfe ausgerichtet ist. Nur in diesem Sinne besitzt Suizidalität als Befindlichkeit Krankheitswert, ohne jedoch den Kriterien einer Krankheitsentität zu entsprechen..."* (Götze, 1996).

Der Begriff *Suizidversuch* beschreibt einen misslungenen Suizid in Form einer aktiven Handlung oder auch einer passiven Unterlassung im Sinne einer *intendierten Selbsttötung ohne tödlichen Ausgang*.

Unter der Bezeichnung *parasuizidalen Handlungen* werden *selbstschädigende Handlungen ohne Tötungsabsicht* zusammengefasst, die aber – bewusst oder unbewusst intendiert – meist von der Umwelt als suizidale Handlungen verstanden werden und deutlichen appellativen Charakter besitzen.

6.2.1 Epidemiologie

Die offiziellen Zahlen zum Suizid und Suizidversuch können nur Anhaltspunkte für die Größenordnung des Problems geben, da viele Suizide als solche nicht erkannt bzw. nicht als diese statistisch so erfasst werden und z.B. als „Unfälle" (z.B. Autounfälle, etc.) beschrieben werden.

Die absolute Anzahl an Suiziden in der BRD schwankt in den letzten 20 Jahre zwischen 18711 (1982) und 11163 (2002). Auch die wesentlich aussagekräftigere *Suizidrate* (Anteil der Suizide bezogen auf 100.000 Einwohner der BRD) ist gesunken und hat sich in den letzten 5 Jahren zwischen 14 und 12 stabilisiert; hierbei findet sich eine zwei- bis dreimal höhere Suizidrate bei Männern als bei Frauen. Mit zunehmenden Alter steigt die Suizidrate gleichsinnig an und liegt um 100 bei den über 90-jährigen Personen.

Gründe für die sinkende Tendenz der Suizidrate sind vielfältig; Experten diskutieren unterschiedliche Ursachen, wie z.B. die Verschiebungen aufgrund der demographischen Entwicklung in der Bevölkerung, verschiedene Methoden und Erfassungen der Todesursachen, aber auch der Fortschritt in der Notfall- und intensivmedizinischen Versorgung nach Suizidversuch und die Verbesserung der psycho-sozialen Versorgung bestimmter Risikogruppen, wie Drogenabhängiger oder Depressiver.

Suizidversuche werden weitaus häufiger registriert, man orientiert sich an einem Verhältnis von Suizid zu Suizidversuch von 1 : 10. Bei den Suizidversuchen dominiert im Gegensatz zur Suizidrate das weibliche Geschlecht, d.h. Frauen begehen ca. 3- bis 4-mal häufiger einen Suizidversuch als Männer.

Für 40% derjenigen, die einen Suizidversuch unternommen haben, war es nicht das erste Mal, und bis zu 35% begehen in den folgenden 2 Jahren erneut eine suizidale Handlung.

Chronische Probleme in der Ehe oder in der Beziehung zum Partner, Kinder, Gesundheit, Alkohol oder finanzielle Sorgen werden am häufigsten als Auslöser für suizidale Handlungen genannt (Kreitman, 1986).

Welche *Suizidmethode* letztendlich gewählt wird, hängt von der Verfügbarkeit der Mittel bzw. den Möglichkeiten und in gewisser Weise auch vom Zeitgeist ab. So haben z.B. die Suizide durch Einatmung des giftigen Haushaltsgases seit Ersatz durch das relativ ungiftige Erdgas in den letzten 30 Jahres drastisch abgenommen. Im statistischen Jahrbuch 1996 finden wir folgende Rangfolge der gewählten Suizidmethoden:

Rangfolge der Suizidmethoden:

Erhängen	44,0 %
Vergiftung	16,0 %
Sturz aus der Höhe	8,3 %
Waffen, Gase	6,9 %
Ertrinken	4,5 %

Auch hier finden sich Unterschiede zwischen den Geschlechtern; so greifen Männer mehr zu der Methode des Erhängens oder benutzen eine Waffe, während Frauen eher die der Einnahme einer Überdosis von Medikamenten und gar Gifte wählen.

Wie die anschließende Tabelle zeigt, findet sich diese Bevorzugung bestimmter Methoden auch in den letzten vier Jahren.

Tabelle: Suizidrate und Suizidmethode der letzten 5 Jahre (Quelle: Statistisches Bundesamt)

	1998	*1999*	*2000*	*2001*	*2002*
SUIZIDRATE (Suizide pro 100.000 Einwohner)	14,2	13,6	13,5	13,5	13,5
Erhängen, Strangulierung oder Ersticken	7,6	6,9	7,1	6,9	6,8
Sturz in die Tiefe	1,2	1,3	1,3	1,1	1,3
Vorsätzliche Selbstvergiftung durch und Exposition gegenüber sonstige(n) und nicht näher bezeichnete(n) Arzneimittel(n)	1,0	0,9	0,9	1,2	1,1
Vorsätzliche Selbstbeschädigung durch Sichwerfen oder Sichlegen vor ein sich bewegendes Objekt	0,8	0,8	0,7	0,7	0,8
Vorsätzliche Selbstb. durch sonstige oder nicht näher bezeichnete Feuerwaffe	0,7	0,7	0,6	0,7	0,6
Vorsätzliche Selbstbeschädigung durch Ertrinken und Untergehen	0,5	0,5	0,5	0,5	0,5
Vorsätzliche Selbstbeschädigung durch scharfen Gegenstand	0,4	0,5	0,4	0,4	0,4
Vorsätzliche Selbstbeschädigung durch Handfeuerwaffe	0,3	0,3	0,3	0,3	0,3

Im internationalen Vergleich der Länder zeigen die Suizidraten deutliche Unterschiede. Nach der Anzahl der Selbstmörder je 100.000 Einwohner (WHO-Statistik 2002) liegt Litauen an der Spitze. In Europa gibt es ein Ost-West-Gefälle: Litauen (**74** Tote je 100.000 – gesamt 2.740), Russland, Estland, Weißrussland, Lettland, Ungarn, Finnland (**39** Tote je 100.000 – gesamt 2.000), Belgien (**31**), Schweiz (**29** – gesamt 2.000), ... (Japan **27,2** – gesamt 33.000) ... Österreich (**20** – gesamt 1.600), ... Deutschland (**13,2** – gesamt ca. 11.000), ... das Schlusslicht ist Portugal (**3** – gesamt lediglich 300!).

6.2.2 Risikofaktoren und Risikogruppen

Ein besonderes Problem stellt sich, wenn das Suizidrisiko einer Person beurteilt werden soll. Es sind eine Vielzahl von *Risikofaktoren* beschrieben worden, die meisten sind jedoch sehr allgemeiner Art, wie z.B. die Tatsache, allein zu leben oder sozial isoliert zu sein. Weitere Risikofaktoren sind Kinderlosigkeit, unverheiratet zu sein und die Trennung von Partnern.

Häufig korreliert Suizidalität mit einer neurotischen Grunderkrankung, Persönlichkeitsstörung, Suchterkrankung oder mit einer Psychose.

Zu den *Risikogruppen* im engeren Sinne zählt man:

- **suchtkranke Menschen (Alkohol-, Medikamenten- und Drogenabhängige):** Etwa bei 25% aller Suizide liegt entweder primär oder sekundär ein Alkoholismus vor, der meist schon mehrere Jahre besteht.
- **Depressive Menschen:** Etwa 60% aller, die an Suizid sterben, haben eine depressive Störung und ca. 15 % aller depressiv erkrankten Menschen sterben an Suizid (Guze, SB, Robins, E, 1972)
- **Schizophren erkrankte Menschen:** Viele Suizide von Schizophrenen werden in den ersten Jahren der Erkrankung verübt, manchmal unter dem Einfluss von akustischen Halluzinationen oder auch als Folge eines apathischen und depressiven Syndroms nach Besserung der akut schizophrenen Symptomatik.
- **Borderline-Persönlichkeitsgestörte**
- **Alte und Vereinsamte und Heimatlose (z.B. Asylanten u. Obdachlose)**
- **Personen, die in ihrer Vorgeschichte einen Suizidversuch aufweisen.**

Allerdings stellt Suizidalität jedoch auch häufig die Reaktion auf ein besonders belastendes, subjektiv nicht kompensierbares Erlebnis dar, ohne dass eine relevante psychiatrische Erkrankung zu erkennen ist. Verschiedene Untersuchungen haben gezeigt, dass besondere *Suizidgefährdung* beim Vorliegen folgender Faktoren gegeben ist:

Risikoliste für suizidale Handlungen:

- **gezielte oder ungezielte Suizidandrohungen**
- **gehäuftes Vorkommen von Suiziden bzw. Suizidversuchen in der Familie oder im sozialen Umfeld oder vorausgegangene eigene Suizidversuche**

- konkrete Vorstellungen über die Art der Durchführung
- Abbrechen sozialer Kontakte und eine negativ-mutistische Phase im Sinne einer Vorbereitung auf suizidale Handlungen
- zerbrochene Familienstruktur
- gleichzeitiges Hinzutreten verschiedener existentieller Konflikte (z.B. Liebeskummer, Leistungsschwierigkeiten, etc.)

Die sogenannten *protektiven Faktoren*, also solche Faktoren, die statistisch gesehen negativ mit dem Auftreten von suizidalen Krisen korrelieren, sind bislang wenig untersucht worden. Von Menschen mit Suizidwünschen und -gedanken werden als Gründe, keinen ernsthaften Suizid zu unternehmen, solche Motive wie religiöse Verankerung, die Angst vor Schmerzen oder die Sorgen um die eigenen Kinder genannt. So haben z.B. Frauen im ersten Jahr nach Geburt eines Kindes nur ein Sechstel des zu erwartenden Suizidrisikos im Vergleich zu Nicht-Müttern ihres Alters. Eine stabile zwischenmenschliche Beziehung hat ebenfalls protektiven Wert.

6.2.3 Internet, Suizidforen und Suizidalität

Ein interessanter Aspekt bei der Diskussion der Gefährdung betrifft die Rolle des Internets, speziell die der sog. „Suizidforen", und deren Wirkung auf den Verlauf suizidaler Krisen. In den Mittelpunkt kontroverser Diskussionen in der Öffentlichkeit gelangten diese Foren vor einigen Jahren, als eine 17-jährige Österreicherin und ein 24-jähriger Norweger sich über das Internet zu einem gemeinsamen Suizid verabredeten und tatsächlich zusammen von einem Felsen sprangen.
Bei den sog. Suizidforen handelt es sich um Internetseiten, auf denen – überwiegend Teenager oder junge Erwachsene – sich über Probleme, existentielle Fragen und auch über den Suizid austauschen bzw. chatten. In Deutschland gibt es davon schätzungsweise 30, weltweit mehr als 1000 solcher Foren.
Die Gefährlichkeit solcher Internetangebote ist schwer einzuschätzen, zumindest so lange im Dunkeln bleibt, wer sie mit welcher Intention nutzt. Hier bietet sich ein interessantes Feld für wissenschaftliche Untersuchungen an. Die bisherigen Forschungen konnten bisher noch nicht klären, ob der Besuch solcher Suizidforen und Suizidchats für bereits gefährdete Jugendliche tatsächlich zu einem höheren Gefährdungspotential führt. Es muss ja ebenso berücksichtigt werden, dass in der Nähe solcher Foren und Pages vielfältige Hilfsangebote existieren. Auch wird in diesen Foren, wie Besuche als Gast zeigten, nicht nur einseitig pro Suizid agiert, sondern durchaus auch differenziert diskutiert und zu

Alternativen geraten. Möglicherweise bietet das Internet bestimmten Menschen erstmals die Möglichkeit, zum Thema Suizid mit anderen zu kommunizieren, ohne sich als suizidal kennzeichnen zu müssen, was einen kathartischen Effekt haben kann oder auch andere Gleichdenkende zu treffen, was Zusammengehörigkeitsgefühle und Sinnhaftigkeit erzeugen mag (Eichinger 2002, Singh 2004).

Rat und Risiko liegen bei der Kommunikation im Internet dicht beieinander. So finden sich in den Weiten des World Wide Web neben den Suizidforen zahlreiche Hilfsangebote von professionellen Organisationen, die neben Beratung und Information auch konkrete Hilfen organisieren (s. Anhang „Liste der Hilfsangebote im Netz").

Besteht die ernsthafte Gefahr, dass eine Person Suizid begeht, schicken diese Ratschläge per E-mail, oder stellen den Kontakt zu einem Arzt, Psychotherapeuten oder anderen Beratungsstellen her. Insofern ergänzen und vervollständigen solche Angebote im Internet die professionelle Palette an Hilfsmöglichkeiten.

6.3 Charakteristika von und Erklärungsmöglichkeiten für suizidale Krisen

Jede Suizidhandlung steht am Ende einer mehr oder weniger lang andauernden Krise bzw. einer sog. suizidalen Entwicklung im Erleben und Verhalten des betroffenen Menschen. Bei der Krise handelt es sich meist um eine Situation, in der der suizidale Mensch eine Lebensveränderung nicht adäquat bewältigen kann; mit der Krise kann sich dann eine pathologische Entwicklung einstellen, im Sinne einer *suizidalen Entwicklung* und Ausprägung des *präsuizidalen Syndroms*.

6.3.1 Zum Verlauf von suizidalen Krisen

Pöldinger (1988) beschreibt eine in mehreren Stadien ablaufende suizidale Entwicklung.

Stufenmodell suizidaler Krisen:

- die Phase I der *Erwägung*
- die Phase II der *Ambivalenz*
- die Phase III des *Entschlusses*

In der *Phase oder Stadium I* wird Suizid als Mittel zur Lösung bzw. zur Bewältigung und Beendigung der aktuellen Krise *erwogen*. Dieses Stadium trifft man häufig, vielen Menschen ist der Gedanke, die aktuelle und sehr leidvoll erlebte Krise könne nur durch den eigenen Tod beendet werden schon einmal in ihrem Leben begegnet. Insbesondere bei Jugendlichen, denen aufgrund ihrer mangelnden Lebenserfahrung wenig Bewältigungsmöglichkeiten für Krisen und Leidenszustände zur Verfügung stehen und die sich sowieso in einem entwicklungsgemäß labilisierten psychischen Gleichgewicht befinden, findet man oft Suizidgedanken als potentielle bzw. erwogene Lösungmöglichkeiten (Wolf 1985). In diesem Stadium können suggestive Momente eine große und gefährliche Rolle spielen, z.B. wenn sich eine als Vorbild angesehene Person das Leben genommen (das sogenannte „Werther-Syndrom") hat, bzw. wenn sich in der Familie schon einmal ein Suizid ereignet hat.

Im *Stadium II* befindet sich der Mensch in der Ambivalenz zwischen lebenserhaltenden und lebensvernichtenden Kräften. In dieser Phase kommt es meist zu Suizidsignalen in Form von mehr oder weniger deutlichen Suizidankündigungen, vermehrtem Aufsuchen von Hilfepersonen (Ärzten, Seelsorgern usw.) und suizidalen Gesten, die hier als Appell zu verstehen sind. Oft werden derartige Hinweise von der Umwelt nicht wahrgenommen oder nicht für ernst gehalten.

Im Mittelpunkt des *Stadium III* steht der Entschluss zum Suizid. Es kommt zu einer Phase der Ruhe, die getroffene Entscheidung ermöglicht klares Denken, Empfinden und Handeln und einen Wiedergewinn von psychischer Kraft, die zur Durchführung der suizidalen Handlung auch erforderlich ist. Diese Menschen wirken nicht selten gefestigt, ja oft sogar zukunftsorientiert und in sich ruhend, Verhaltensweisen, die von der Umwelt fehlgedeutet werden und sogar – im Sinne eines Ablenkungsmanövers – fehlgedeutet werden sollen.

Der Ablauf der hier skizzierten Stadien ist idealtypisch und so nicht zwingend, diese Entwicklung muss nicht zwangsläufig mit einem Suizid enden, ist grundsätzlich jederzeit beendbar. Die zeitliche Dauer der einzelnen Phasen kann sehr unterschiedlich sein, kann nur einige wenige Tage oder auch viele Monate in Anspruch nehmen.

Ein weiterer Beschreibungsversuch, der zudem noch versucht, die intrapsychischen Abläufe psychodynamisch zu erklären, ist das sog. *Präsuizidale Syndrom* nach Ringel 1969.

Dieser Wiener Psychiater fand bei der Analyse von 700 Krankengeschichten ein wiederkehrendes Muster, das er als präsuizidales Syndrom bezeichnete und das durch drei Faktoren charakterisiert ist:

6.3.2 Präsuizidales Syndrom

> Eine zunehmende *Einengung* und *negative Tunnelisierung der Wahrnehmung,* die sich auch auf die zwischenmenschlichen Beziehungen und die Wertwelt ausdehnen kann.
> Ein Aggressionsstau und *Wendung der Aggression gegen die eigene Person.*
> Sich aufdrängende *Selbsttötungsphantasien,* die meist detailliert den Ablauf des Suizids beinhalten.

Das präsuizidale Syndrom hat v.a. diagnostischen Wert und liefert wichtige Hinweise, die eine Suizidgefahr erkennen lassen; diese Hinweise ermöglichen so gezielte und damit auch hilfreiche therapeutische Interaktionen und Maßnahmen.

Zur Abschätzung der Suizidgefährdung wurden in den vergangenen Jahrzehnten auch verschiedene Instrumente, meist in Form von sog. Risikolisten, Fragebögen und Fragesammlungen entwickelt (z.B. Haenel u. Pöldinger 1986)

Solche Fragenkataloge dienen weniger dazu, Suizidalität messtechnisch zu erfassen, sondern stellen eher Erinnerungsstützen dar, wenn es darum geht, das Ausmaß an Suizidalität bei einem Betroffenen zu beurteilen.

6.4 Theorien zum Suizid

Es gibt eine Fülle von Erklärungsversuchen für die Suizide von Menschen.

Die Untersuchungen von *soziologischen Bedingungen*, die zu Suizidhandlungen führen, lassen die These zu, dass Ziel- und Orientierungslosigkeit einer gesellschaftlichen Gruppe ein wesentlicher Prediktor suizidalen Verhaltens ihrer Mitglieder ist.

Die *Psychologie* betont die Entstehung von Suizidalität auf dem Hintergrund einer besonderen Lebensentwicklung, die sich mitunter bis in die Kindheit zurückverfolgen lässt. Es finden sich Persönlichkeitsmerkmale wie leichte Kränkbarkeit, überhöhter Selbstanspruch, Suchttendenzen und mangelnde Fähigkeiten zur adäquaten Konfliktbewältigung.

Aus *psychoanalytischer Sicht* erscheinen vor allem zwei Erklärungsmodelle zur Psychodynamik interessant Das eine stellt die *psychoanalytische Aggressionstheorie* der Suizidalität dar; die andere wird als *psychoanalytische Narzissmustheorie* der Suizidalität bezeichnet.

Die psychoanalytische Aggressionstheorie
Freuds vorwiegend triebdynamisch orientierte Aggressionstheorie der Suizidalität betrachtet diese als Lösung eines Aggressionskonfliktes bzw. als Wendung eines eigentlich gegen eine andere Person gerichteten aggressiven Impulses gegen sich selbst.

Die psychoanalytische Narzissmustheorie
Die Aggressionstheorie von Freud und Abraham reicht jedoch heute nicht aus, um das Spektrum der suizidalen Handlungen hinreichend erklären zu können. Durch die Berücksichtigung der Narzissmustheorien kann suizidales Erleben im psychoanalytischen Sinne befriedigend erklärt werden; hierbei sind Suizidhandlungen fast immer Reaktionen von partiell selbstunsicheren Menschen auf Enttäuschungen und Kränkungen („Trennungen bzw. Trennungsängste") in wesentlichen zwischenmenschlichen Beziehungen, die auch durch Abwehrmechanismen wie Verleugnung und Selbstidealisierung nicht mehr zu kompensieren sind. Der Suizid hat hier das Ziel, dem Gefühl der Verlassenheit, Schwächung und Hilflosigkeit aktiv zuvorzukommen, um so das Selbstwertgefühl zu bewahren

Die Umsetzung der psychoanalytisch orientierten Theorien in therapeutisches Handeln ist schwierig und bedarf eingehender Erfahrungen. Nicht zuletzt aus diesen Gründen haben mehrheitlich psychosozial ausgerichtete Kriseninterventionskonzepte Verbreitung gefunden.

6.5 Umgangsmöglichkeiten und Kriseninterventionskonzepte für suizidale Krisen

Der Umgang mit suizidalen Menschen und mit dem Problem der Suizidalität stellt für psychosoziale HelferInnen eine hohe emotionale Belastung dar und erfordert eigentlich ein hohes Maß an persönlicher und auch professioneller Kompetenz. Um zu entscheiden, welche Handlungsmöglichkeiten bei einer suizidalen Krise zur Verfügung stehen, muss die suizidale Krise bzw. die Suizidalität als solche erst einmal erkannt werden.

6.5.1 Das Erkennen von Suizidalität

Das Erkennen von Suizidalität stellt häufig ein Problem dar, da Suizidgefährdete zwar oft von sich aus nach Hilfe suchen, aber häufig nicht von ihrer Gefährdung sprechen, sondern diese durch Andeutungen, Gesten oder irgendwelche finanziellen bzw. körperlichen „Problemchen" vermitteln. Dadurch fällt es insbesondere den weniger erfahrenen HelferInnen schwer, das Ausmaß der Suizidgefährdung zu erkennen.

Zur **Beurteilung von Suizidalität** gehören:

- Die Krise, den Anlass dieser Krise und die Bewältigungsmöglichkeiten des betroffenen Menschen zu erfassen,
- die Zugehörigkeit zu einer der sog. Risikogruppen festzustellen und
- die suizidale Entwicklung auf dem Hintergrund des Ablaufes solcher suizidalen Krisen (Phasen nach Pöldiger) bzw. die Ausprägung des präsuizidalen Syndroms (nach Ringel) einzuschätzen.

Ein unabdingbares Mittel, um eine solche Einschätzung vorzunehmen, ist das *Ansprechen der Suizidalität*, etwa in Form von: *„Haben Sie in Ihrer Not schon einmal daran gedacht, nicht mehr leben zu wollen?"* Es ist leider ein weit verbreitetes, jedoch keineswegs zutreffendes Vorurteil, dass durch das Ansprechen von möglichen Suizidwünschen, diese bei den Betroffenen erst implementiert werden und suizidale Entwicklungen so erst in Gang gesetzt werden.

Eine weitere unabdingbare Voraussetzung ist die Einstellung, *Suizidankündigungen immer ernst zu nehmen* (etwa 80% der Menschen, die einen Suizidversuch unternehmen, kündigen diesen vorher an). Die auch heute noch verbreitete Auffassung, dass jemand, der über Suizid spricht, sich nichts antun wird („...bellende Hunde beißen nicht..."), ist erwiesenermaßen falsch.

Aufmerksamkeit und Handeln ist besonders dann verlangt, wenn nach latenten oder direkten Suizidankündigungen aufgrund von Krisenanlässen plötzlich eine Beruhigung eintritt. Während Suizidversuche kurz nach einer Kränkung oder dem Auftreten einer subjektiv schwer belastenden Situation durchgeführt werden, werden Suizide im Vergleich dazu eher langfristig innerhalb eines stadienhaften Ablaufes geplant und auch angekündigt. Daher gilt es auch bei der scheinbaren Bewältigung einer Krise das Thema Suizidwünsche nicht aus den Augen zu verlieren und immer wieder anzusprechen.

6.5.2 Ambulante Krisenintervention bei Suizidgefahr

Wichtigstes Medium der Krisenhilfe bei Suizidgefahr ist das *Gespräch zwischen HelferIn und betroffener Person*. Von besonderer Bedeutung hierbei ist das genaue Beobachten des Gegenübers, das Registrieren der eigenen Gefühle und Impulse sowie der Rahmenbedingungen, unter denen solche Begegnungen stattfinden. Hierbei sind ausreichend

Zeit und Ruhe eine wichtige Bedingung zum Gelingen solcher Gespräche. Die möglichst rasche Herstellung einer vertrauensvollen Beziehung stellt die Basis einer erfolgreichen Intervention dar. Ziel des Gespräches ist es, den Betroffenen aus seiner „Einengung" zu lösen und ihn aus seiner ihm ausweglos erscheinenden Vereinsamung und Starre herauszuführen.

Krisenintervention sollte rasch einsetzen, dem Betroffenen direkt Entlastung bringen, eine Zukunftsperspektive eröffnen und Hilfe bieten beim Erkennen und Definieren des Problems und Unterstützung beim Finden von Problemlösungen (Reimer1986).

Hilfreich insbesondere für das Erlernen solcher Kriseninterventionen können verschiedene Kriseninterventionsschemata bzw. Kriseninterventionskonzepte sein, wie z.B. das vom Wiener Kriseninterventionszentrum entwickelte Kriseninterventionskonzept BELLA.

(Hilfe-) Schema ambulanter Krisenintervention (*BELLA* Sonneck et al. 1991)

B	eziehung aufbauen
E	rfasse die Situation
L	indere die Symptome
L	eute einbeziehen
A	usweg aus der Krise suchen

Diese eingängige Abkürzung **BELLA** beschreibt als Kürzel die fünf relevanten Aspekte eines ambulanten Kriseninterventionskonzeptes bei suizidalen Krisen.

B steht für die Notwendigkeit, eine möglichst tragfähige Beziehung aufzubauen, indem man den Betroffenen ernst nimmt, ihn akzeptiert und ihm einfühlsam zuhört.

Das *E* soll die Aufforderung signalisieren, sich ein Bild von der aktuellen Krisensituation, dem Krisenanlass und der derzeitigen Lebenssituation des Betroffenen zu machen.

Zentral für das Gelingen der Krisenintervention ist das *L,* eine Linderung der Symptomatik bzw. eine erste emotionale Erleichterung für den Betroffenen z.B. durch Weinen, wütend sein, sich trösten und beruhigen zu lassen usw.

Im nächsten Schritt *L* geht es darum, das soziale Netz des Betroffenen wieder zugänglich zu machen, indem man Freunde der suizidalen Person telefonisch oder persönlich in die Krisenintervention mit einbezieht. Zusammen mit diesen – evtl. auch ohne diese – geht es im letzten Aspekt **A** darum, einen ersten Schritt hin zum Ausweg aus der aktuellen Krise zu suchen, der vielgestaltig sein kann und durchaus auch eine Einweisung in eine entsprechende Klinik bedeuten kann.

Für den psychosozialen Helfer ergeben sich abschließend **vier Handlungskonsequenzen** im Umgang mit suizidgefährdeten Menschen, die hier als Ratschläge formuliert sind.:

1. Sprechen Sie die Gefühle und v.a. auch die suizidalen Impulse, die sie glauben beim Betroffenen wahrzunehmen, im Gespräch an. Die Angst, durch Ansprechen von Depressivität und Selbstmordgedanken etwa die Suizidalität des Betroffenen zu verstärken, ist unbegründet. Stillschweigendes Übergehen oder schnelle Ablenkung durch Themenwechsel oder Trostspendung wird den Betroffenen in seiner Hoffnungslosigkeit vielmehr verstärken.
2. Für ein solches Gespräch bedarf es ausreichend Zeit und Ruhe. Wenn man diese im Moment nicht zur Verfügung hat, erscheint es ratsam, mit dem Betroffenen einen anderen Termin auszumachen, an dem das Gespräch unter günstigen Bedingungen fortgesetzt werden kann. Merkt der Betroffene, dass der Helfer ihn nicht nur abschieben will, sondern sich ernsthaft bemüht, wird er darauf positiv reagieren.
3. Es ist hilfreich, die eigene Reaktion auf den Suizidgefährdeten zu vermerken, die Wut, die eigene Ohnmacht, Hilflosigkeit usw. auf ihre Realität hin zu überprüfen und die eigene Ambivalenz gegenüber dem Leben und der Suizidalität zu reflektieren.
4. Ist kein Gespräch möglich, etwa aufgrund von massivem Widerstand oder bei akuter Verwirrtheit oder Psychose, bzw. lässt sich im Gespräch keine effektive Erleichterung der Situation herbeiführen oder stößt man an eigene Grenzen, so ist die Einschaltung von Fremdhilfe bzw. die Herausnahme aus dem Krisenfeld, z.B. durch eine Klinikeinweisung, indiziert. Allerdings sollte man sich hierbei vor Augen halten, dass auch ein stationärer Rahmen nicht immer ausreichend Schutz und Geborgenheit bieten kann.

Ich möchte hierbei ausdrücklich betonen, dass es unmöglich ist, jeden Suizid zu verhindern. So gibt es keinen wissenschaftlich haltbaren Beweis dafür, dass die frühere streng auf Sicherung bedachte psychiatrische Therapie im Falle suizidaler Personen erfolgreicher war als die heutigen psychiatrischen offeneren Maßnahmen. Immer wieder geschieht es, dass auch selbst sehr erfahrene Personen sich in der Beurteilung von Suizidalität irren. Misserfolge im Umgang mit suizidalen Menschen sind nicht selten, dürfen jedoch nicht zur Resignation, zu Bagatellisierung oder gar zu Verdrängung solcher Misserfolge führen. Die Auseinandersetzung mit diesen ist wichtig, muss z.B. durch Supervision in diesem Bereich speziell gefördert werden. Nur so ist ein weitgehend angstfreier und damit auch ein hilfreicher Umgang mit suizidalen Menschen möglich.

6.6 Weiterführende Tipps: Ausbildungsziele, Adressen, Literatur

Im Folgenden möchte ich noch einmal die **Ausbildungziele** zum *Thema „Umgang mit Suizidalität"* für professionelle HelferInnen zusammenfassen:

1. Erkennen (*Wissenskompetenz*)
- psychologische und psychoanalytische Grundkenntnisse der Persönlichkeitsentwicklung
- problemspezifisches Wissen
- psychische Auffälligkeiten und Verhaltensbesonderheiten in suizidalen Krisen
- Risikogruppen

2. Beratung und Krisenintervention (*Handlungskompetenz*)
Gesprächsführung mit den Zielen:
- emotionale Entlastung
- Problemdarstellung
- Herausarbeitung von Ressourcen und Barrieren
- Erarbeitung von Problemlösungen
- Abklärung etwaiger Indikationsstellungen zur Einbeziehung psychotherapeutischer bzw. psychiatrischer Hilfen

3. Stärkung *personaler Kompetenzen*
- Selbsterfahrung
- Supervision
- Lebenserfahrung („älter werden")

Verbände, Vereine:
Deutsche Gesellschaft für Suizidprävention – Hilfe in Lebenskrisen – e.V. (DGS)
über Prof. Dr .M. Wolfersdorf
PLK Weißenau
88214 Ravensburg-Weißenau

Viermal im Jahr erscheint die Zeitschrift „Suizidprophylaxe" als Forum für wissenschaftliche Untersuchungsergebnisse, Erfahrungsberichte und Informationsaustausch der Mitglieder des DGS.

Informations- und Kontaktstellen:
z.B. Verwaiste Eltern
Esplanade 5
D-20354 Hamburg
(Für Hinterbliebene von Suizidenten, speziell von jugendlichen Suizidenten)

Kriseninterventionszentren:
diverse, z.B.:
Therapie und Forschungszentrum für Suizidgefährdete (TZS)
Prof.Dr.med. Paul Götze
Psychiatrische und Nervenklinik
Universitäts-Krankenhaus Eppendorf
Martinistraße 22
20246 Hamburg

Hilfsangebote im Internet
    www.bke-Sorgenchat.de
    www.das-beratungsnetz.de
    www.krisen-intervention.de
    www.kompetenznetzwerk-depression.de
    www.kummernetz.de
    www.neuhland.de
    www.suizidprophylaxe.de
    www.telefonseelsorge.de
    www.youth-life-line.de

Literaturauswahl

Allgemein:

Bronisch, Thomas (1995): *Der Suizid - Ursachen, Warnsignale, Prävention.* München

Dorrmann, W. (1991): *Suizid. Therapeutische Interventionen bei Selbsttötungsabsichten.* München

Eichenberg, Christiane (2004): *Das Internet als therapeutisches Medium: Die Besonderheiten des Online-Settings in Selbsthilfe und Intervention.* Deutsches Ärzteblatt 19, 14-16

Etzensdorfer, Fiedler, Witte (2003): *Neue Medien und Suizidalität - Gefahren und Interventionsmöglichkeiten.* Göttingen

Faust, V.; Wolfersdorf, M. (Hrsg.; 1984): *Suizidgefahr. Häufigkeit - Ursachen - Motive - Prävention - Therapie.* Stuttgart

Freytag, R. (Hrsg.; 1990): *Grenzgänge zwischen Selbstzerstörung und Selbstbewahrung.* Hildesheim/Zürich/New York

Freytag, R.; Witte, M. (Hrsg.; 1997): *Wohin in der Krise? Orte der Suizidprävention.* Göttingen

Schneider, V.; Israel, M.; Felber, W. (Hrsg. 1994): *Suizidprävention und gesellschaftlicher Wandel.* Regensburg

Giernalczyk, T. (1995): *Lebensmüde. Hilfe bei Selbstmordgefährdung.* München

Götze, P. (1996): *Psychotherapeutischer Umgang mit Suizidgefährdeten.* S. 630 In: *Ahrends, S.* (Hrsg.), *Lehrbuch der psychotherapeutischen Medizin.* Stuttgart, New York

Haenel, T. (1989): *Suizidhandlungen.* Berlin/Heidelberg/New York

Haenel, Th., Pöldinger, W. (1986): *Erkennung und Beurteilung der Suizidalität.* In: *Kisker KP, Lauter H, Meyer JE, Müller C, Strömgren E.* (Hrsg.): *Psychiatrie der Gegenwart*, vol. 2. Springer, Berlin 107-132

Henseler, H. (1984): *Narzisstische Krisen. Zur Psychodynamik des Selbstmords.* Opladen

Pöldinger, W. (1988): *Erkennen und Beurteilen der Suizidalität.* In: *Hippius H., Schmauß M.* (Hrsg.): *Aktuelle Aspekte der Psychiatrie in Klinik und Praxis. Zuckschwerdt.* München 57-64

Pöldinger, W.; Reimer, Ch. (Hrsg.; 1985): *Psychiatrische Aspekte suizidalen Verhaltens.* Frankfurt a.M.

Reimer, Ch. (1986): *Prävention und Therapie der Suizidalität.* In: *Kisker KP, Lauter H, Meyer JE, Müller C, Strömgren E.* (Hrsg.): *Psychiatrie der Gegenwart.* vol. 2. Springer, Berlin,133-173)

Ringel, E. (Hrsg.; 1969): *Selbstmordverhütung.* Bern/Stuttgart/Wien

Sonneck, G. et al. (1991): *Krisenintervention und Suizidverhütung. Ein Leitfaden für den Umgang mit Menschen in Krisen.* Wien.

Wedler, H., Wolfersdorf, M., Welz, R. (Hrsg.; 1992): *Therapie bei Suizidgefährdung. Ein Handbuch.* Regensburg

Wolfersdorf, M., Franke, J. (2000): *Suizidforschung und Suizidprävention am Ende des 20. Jahrhunderts.* Regensburg

Suizid bei Kindern und Jugendlichen:

Biener, K. (1984): *Selbstmorde bei Kindern und Jugendlichen.* Zürich

Bründel, H. (1993): *Suizidgefährdete Jugendliche.* Weinheim

Gappmeyer, A. (1987): *Adoleszenz und Selbsttötung.* Regensburg

Jochmus, J., Förster, E. (Hrsg.;1983): *Suizid bei Kindern und Jugendlichen.* Stuttgart

McLean, G. (Hrsg.; 1990): *Suicide in children and adolescents.* Toronto

Misek-Schneider, K. (1994): *Aspekte ambulanter psychotherapeutischer Interventionen bei suizidalen Krisen im Jugendalter.* In: Beck, M.; Meyer, B. (Hrsg.), Krisenintervention, Konzepte und Realität. Tübingen

Orbach, I. (1990): *Kinder, die nicht leben wollen.* Göttingen

Singh, Amina (2004): *Eine Untersuchung zum Einfluss internetbasierter Kommunikation auf suizidales Verhalten Jugendlicher und professionelle Hilfe aus dem Netz.* Unveröffentl. Diplomarbeit an der FH Köln

Specht, F., Schmidtke, A. (1986): *Selbstmordhandlungen bei Kindern und Jugendlichen.* Regensburg

Wissen, P. van (1994): *Suizidalität bei Kindern und Jugendlichen.* Soziale Arbeit 7

Angehörigenproblematik:

Böhle, S. (1992): *Damit die Trauer Worte findet.* Düsseldorf

Heilborn, Maurer, U. (1987): *Nach dem Suizid. Gespräche mit Zurückbleibenden.* Frankfurt a.M.

Hömmen, Ch. (1989): *Mal sehen, ob ihr mich vermisst.* Reinbek

Ide, H. (1988): *Mein Kind ist tot.* Hamburg

Leach, Ch. (1990): *Abschied nehmen.* München

Misek-Schneider, K. und Schneider, W. (1997): *Die Problematik des Suizids von Kindern und Jugendlichen für ihre Angehörigen und Therapeuten.* In: Freytag, R. und Witte, M.(Hg.), Wohin in der Krise? Orte der Suizidprävention. Göttingen

Schiff, H. (1986): *Verwaiste Eltern.* München

Schmitz, J. (1990): *Ihr habt mein Weinen nicht gehört.* Frankfurt a.M.

Alexander Trost

7. Abhängigkeitserkrankungen

7.0 Einleitung

Seit Beginn der menschlichen Kulturgeschichte gibt es sowohl den kontrollierten als auch den außer Kontrolle geratenen Umgang mit Substanzen, die Rauschzustände und/oder Abhängigkeit erzeugen. Zu früheren Zeiten war die Einnahme von Drogen zur Erzeugung von besonderen Bewusstseinszuständen meist in soziale, religiöse oder spirituelle Rituale, angeleitet durch besonders befähigte PriesterInnen oder Medizinmänner, eingebettet. Alkoholische Getränke als Rauschmittel für breitere Bevölkerungsschichten sind bereits aus dem alten China und dem Mesopotamien des siebten Jahrtausends vor Christus bekannt. Seit frühester Zeit gibt es Berichte über die einerseits lösende und bewusstseinserweiternde („in vino veritas") wie auch enthemmungs- und gewaltfördernde Wirkung dieser Getränke.

Heute spielt die Alkohol- und Tabakindustrie als Wirtschaftsfaktor in den Industrieländern eine große Rolle. In einigen Schwellenländern Asiens und Südamerikas haben die Drogenmafias eine nicht zu unterschätzende wirtschaftliche und politische Macht. Damit ist die Drogensucht endgültig aus dem Betrachtungskreis vorwiegend individueller Vorliebe, Störung oder Krankheit herausgerückt und zum Gegenstand der „großen Politik" geworden. Bedeutsame Themen im Bereich der legalen Drogen sind dabei die Alkohol- und Tabakwerbung, die Beschaffungskriminalität sowie die Zunahme von Straftaten unter Alkoholeinfluss. Jugendpolitiker machen sich besonders Sorgen um den steigenden Alkoholkonsum ihrer Zielgruppe, insbesondere in Form der süßen Alcopops als neuestem Versuch der Alkoholindustrie, immer jüngere Zielgruppen zu erreichen. Obwohl im leichten Rückgang begriffen, bleibt der – in bestimmten subkulturellen Gruppierungen nahezu obligate – Gebrauch von Party- und Designerdrogen ebenfalls ein großes Problem. Die sozialpolitisch bedeutsamen Auswirkungen der Koinzidenz von Alkoholmissbrauch und dissozialem Verhalten sowie von Alkoholmissbrauch und Armut / Wohnungslosigkeit werden dagegen noch kaum beachtet. Während allein die Alkoholindustrie in Deutschland über eine Milliarde € pro Jahr für Werbung ausgibt, belaufen sich die Kosten für alle präventiven Maßnahmen auf gerade einmal 20 Millionen €.

7. Abhängigkeitserkrankungen

Im Bereich der illegalen Drogen geht es nach jahrelangen politischen Auseinandersetzungen um den Heroinersatzstoff Methadon derzeit um die Freigabe von reinem Heroin an Schwerstabhängige: „Heroin auf Rezept". Nach ermutigenden Forschungsergebnissen aus der Schweiz und den Niederlanden wurde im Frühjahr 2002 das „Modellprojekt zur heroingestützten Behandlung Opiatabhängiger" in sieben deutschen Großstädten gestartet. Ein weiterer Diskussionsschwerpunkt betrifft den weiter zunehmenden Gebrauch von Cannabis. Einem Wunsch nach Freigabe dieser Droge als Medikament, aber auch zum persönlichen Konsum stehen neue Erkenntnisse über die hirntoxischen Wirkungen bei längerfristigem Gebrauch gegenüber.

Das Zusammenwachsen Europas mit einer größeren Durchlässigkeit der Binnengrenzen und die Harmonisierung der Gesetzgebungen lassen für die nähere Zukunft deutliche Bewegung in den politischen Positionen zum Umgang mit Suchtmittel erwarten. Die Einstellung in der Bevölkerung zu den Suchtkrankheiten ist und bleibt ambivalent. Trotz vieler Informationsangebote aus den Medien, trotz mancher Betroffener im Bekanntenkreis wissen viele Menschen letztendlich wenig über das Phänomen „Sucht". Viele von ihnen können sich gar nicht vorstellen, dass die beruflich und gesellschaftlich anerkannten und erfolgreichen Konsumenten legaler Drogen an einer ernstzunehmenden Krankheit oder Störung leiden sollen. Gleichzeitig ist die kleine Gruppe der Konsumenten illegaler Drogen überproportional in den Medien vertreten. Dies gilt ebenso für die „neuen Süchte" wie Esssucht, Spielsucht, Kaufsucht, Fernsehsucht usw., die in der ICD-10 nicht unter den Suchtstörungen abgehandelt werden, sondern überwiegend als Störungen der Impulskontrolle klassifiziert werden.
Neben der Ideologisierung des Begriffes Sucht finden wir bisweilen in den Medien auch eine Inflation von Berichterstattung und Meinungsbildung, die gleichzeitig alles dramatisiert und verharmlost und damit das Phänomen der Abhängigkeiten einer fundierten Standpunkteinnahme entzieht.

Das Phänomen Abhängigkeit tritt dem professionellen Helfer heute in nahezu jedem Tätigkeitsfeld entgegen. Ein fundiertes Wissen über Suchterkrankungen, ihre Erkennung und Behandlung ist daher dringend erforderlich. Ein Psychiatriekompendium kann hier nur Basiswissen liefern. Der schwierigere Teil, nämlich der Umgang mit dem Suchtkranken und seinen Interaktionsmustern, die Auseinandersetzung mit den eigenen Anteilen von Abhängigkeit, Grenzüberschreitung und Selbstzerstörung, muss in speziellen Weiterbildungen und in jahrelanger Praxis in der Drogenarbeit erlernt werden. Für eine effiziente Hilfe ist hier ein hohes Maß an Professionalität erforderlich.

7.1 Abhängigkeitserkrankungen als sozialmedizinisches Thema

In den Industrienationen finden wir heute einen gesellschaftlich auf breiter Ebene tolerierten und von Wirtschaftsinteressen propagierten (=legalen) Konsum von Alkohol, Nikotin und Medikamenten, dem eine wesentlich kleinere, in den Medien aber vielbeachtete Gruppe von „Usern" negativ sanktionierter (=illegaler) Drogen wie Heroin, Kokain, LSD und Cannabis gegenübersteht. Legal, aber nicht gesellschaftsfähig und besonders toxisch ist das vor allem bei sozial deprivierten Kindern und Jugendlichen vorkommende Schnüffeln von Lösungsmitteln.

Teilweise nicht sanktioniert ist auch der Gebrauch von „Biogenen Drogen". Damit sind Pflanzen(-teile) aus der Gruppe der Nachtschattengewächse, Bilsenkraut oder halluzinogene Pilze gemeint, die in unseren Breiten in Wald und Flur wachsen. Seit etwa Mitte der 90er Jahre haben sich gefährliche Intoxikationen von Jugendlichen durch diese Drogen vervielfacht.

Ebenfalls in den letzten Jahren haben zusätzlich synthetische Designerdrogen vom Typ „Ecstasy" bei Jugendlichen und jungen Erwachsenen gravierende neue Probleme erzeugt. Während die Zuwachsrate erstauffälliger Heroinkonsumenten in den Jahren 1993 – 94 nur 1,5% betrug, erhöhte sich der Anteil erstauffälliger Ecstasy-Konsumenten im gleichen Zeitraum um 46,7%. Dieser Trend hat sich in den folgenden Jahren noch fortgesetzt: Die Zahl der erstauffälligen Konsumenten harter Drogen hat sich seit 1990 verdoppelt, maßgeblich durch den sprunghaften Anstieg des Ecstasy-Missbrauchs bedingt. Die am stärksten belastete Bevölkerungsgruppe ist dabei die der 18 – 24-Jährigen.

Ein weiteres wichtiges, aber noch wenig beachtetes Problem ist die zunehmend auftretende Komorbidität von Drogenmissbrauch und psychiatrischen Erkrankungen.

Das sozialmedizinische Problem in Deutschland und auch in Europa ist aber die Alkoholkrankheit, gefolgt von der Nikotin- und Medikamentenabhängigkeit. Nach einer Schätzung der Deutschen Hauptstelle gegen die Suchtgefahren (DHS) waren im Jahre 2001 5% aller Deutschen alkoholkrank, 1,48 Millionen medikamentenabhängig und 200.000 drogenkrank (Heroin, Kokain, Ecstasy). Die Zahl der Toten durch Tabakkonsum wird auf 130.000/Jahr, die durch Alkoholmissbrauch bei 42.000

/Jahr veranschlagt. Die gesellschaftlichen Folgekosten allein des Alkoholismus werden heute aufgrund einer komplexen Kosten-Nutzen-Analyse auf 21 Milliarden €/Jahr geschätzt. Nach neuen Erhebungen gelten bis zu 10 Millionen Deutsche als gefährdet, in die Alkoholsucht abzugleiten. Davon gehören 3,7 Millionen in die Gruppe der ernsthaft Gefährdeten und 1,6 Millionen zu den abhängigen Alkoholsüchtigen. Im Vergleich zum Anstieg der allgemeinen Lebenshaltungskosten ist der Preis alkoholischer Getränke in den 1990er Jahren deutlich gesunken.
Dagegen nimmt sich die Zahl der Drogentoten mit 1513 im Jahre 2002 geradezu gering aus. Trotz unbestreitbarer Erfolge der Zusammenarbeit von Polizei und Zoll „blüht" der Markt für illegale Drogen weiterhin: So wurden 2002 allein in Deutschland 11 Tonnen Cannabis (rückläufig), 520 Kilogramm Heroin (rückläufig), 2136 Kilogramm Kokain (starke Zunahme) sowie 3,2 Mio. Ecstasy-Tabletten (starke Zunahme) beschlagnahmt.

Die Tendenzen in der Entwicklung der Abhängigkeitserkrankungen sind nicht gleichförmig: Während wir bis vor einigen Jahren einen Anstieg in der Alkohol- und Medikamentenproblematik zu verzeichnen hatten, fanden wir bis etwa 1990 bei den Rauschmitteln eher eine Abnahme des pro-Kopf-Verbrauchs. Dieser Trend hat sich umgekehrt. Bis zur Jahrtausendwende ist der gesamtgesellschaftliche Verbrauch von Alkohol auf Werte der sechziger Jahre zurückgegangen, während immer mehr illegale Drogen wie Heroin, Kokain oder insbesondere auch Cannabis konsumiert wurden. Derzeit ist der Heroinkonsum eher rückläufig, während sich die Zahl primärer Kokainkonsumenten deutlich erhöht hat. Ein Schlüsselthema ist die Zunahme des Cannabisgebrauchs und eine gleichzeitig größere Inanspruchnahme ambulanter Beratungsangebote für diese Klientel (seit 1994: +500%).

Im Zusammenhang mit einem Verlust individueller Wertorientierung, progressiver Zerstörung familiärer Strukturen und gesamtgesellschaftlicher Perspektivlosigkeit haben immer mehr Menschen die Fähigkeit verloren, kontrolliert mit den für sie erreichbaren Drogen umzugehen. Eine „Kultur des Rausches" ist verloren gegangen. Viele Menschen entwickeln eine Suchtstörung. Dabei sind die am meisten verletzbaren Gruppen wie Kinder und Jugendliche, insbesondere auch jugendliche Migranten, besonders gefährdet.
Auch Abhängigkeitsformen, die nicht an eine Substanz gebunden sind, nehmen an Häufigkeit und sozialmedizinischer Bedeutung zu. Die wichtigsten sind: Arbeitssucht („Workoholics"), Spielsucht (geschätzte 100.000 Personen), Fresssucht, Fernsehsucht, Sexsucht.

7.2 Definitionen

Obwohl heute manche gängigen Unterteilungen, wie z.B. in „harte" und „weiche", „legale" und „illegale" Drogen fragwürdig geworden sind – Fachleute sprechen eher von harten und weichen *Konsummustern*, bzw. von *legalisierten* oder *illegalisierten* Drogen, sollen an dieser Stelle die wichtigsten Begriffe rund um die Suchtproblematik erläutert werden.

7.2.1 Abusus (=Missbrauch)

bezeichnet jede Verwendung von Drogen ohne medizinische Indikation sowie deren übermäßige Dosierung. Drogenmissbrauch kann eine Vorstufe der Drogenabhängigkeit darstellen. Die Wirkung der Droge hängt von der Substanz und von der physischen wie psychischen Konstitution der jeweiligen Person ab. So hat beispielsweise aufgrund der geschlechtsspezifischen Stoffwechselunterschiede die gleiche Menge Alkohol bei einer Frau eine wesentlich toxischere Wirkung als bei einem Mann. In jedem Fall kann es zu körperlichen, psychischen und sozialen Schädigungen kommen.

7.2.2 Abhängigkeit

1964 wurde der volkstümliche, aber auch unscharfe Begriff der „Sucht" von der WHO durch den der Drogen-Abhängigkeit ersetzt. Damit war ein Zustand von Abhängigkeit von einer Substanz mit psychoaktiver bzw. zentralnervöser Wirkung definiert, die zeitweise oder ständig eingenommen wird. Abhängigkeit ohne Substanzmissbrauch war zu dieser Zeit noch kein aktuelles Thema. Es werden zwei Formen der Abhängigkeit unterschieden:

• *Physische* Abhängigkeit mit je nach Droge unterschiedlichen Entzugserscheinungen wie Schmerzen, vegetativen Symptomen wie Frieren, Zittern, Durchfall, Schweißausbrüche sowie motorische Unruhe oder epileptische Anfälle, aber auch psychische Symptome wie Angst, Depressionen, Schlafstörungen oder sogar Psychosen (z.B. Delir beim Alkoholentzug). Durch erneute Zufuhr der Substanz bessern sich diese Symptome rasch. Eine physische Abhängigkeit besteht gesichert beim Alkohol/Barbiturattyp und beim Morphintyp der Drogenabhängigkeit, mit hoher Wahrscheinlichkeit auch bei Nikotin. Durch physiologische Mechanismen erhöht sich die Toleranz des Körpers für die Droge. Dadurch kommt es zum Verlangen nach Dosissteigerung und zu den genannten Abstinenzerscheinungen. Je nach Substanz und Dauer des vorhergehenden Missbrauchs dauert ein körperlicher Entzug 5-20 Tage.

- **Psychische** Abhängigkeit bei allen bekannten Suchtformen mit einem unabweisbaren Verlangen nach der immer wiederkehrenden Einnahme einer Substanz oder nach einer suchtartigen Betätigung wie z.B. bei der Spielsucht. Diesem Verlangen werden nach und nach ohne Rücksicht auf die Folgen alle Lebenskräfte untergeordnet, es entsteht ein Teufelskreis aus Verlangen, Beschaffung und Verheimlichung. Die seelische Abhängigkeit kann die körperliche auch nach erfolgtem Entzug überdauern.

Das derzeit aktuelle **Klassifikationsschema psychischer Störungen**, die **ICD-10** definiert wie folgt:

F1x.2 Abhängigkeitssyndrom

Es handelt sich um eine Gruppe körperlicher, Verhaltens- oder kognitiver Phänomene, bei denen der Konsum einer Substanz oder einer Substanzklasse für die betroffene Person Vorrang hat gegenüber anderen Verhaltensweisen, die von ihr früher höher bewertet wurden: Ein entscheidendes Charakteristikum der Abhängigkeit ist der oft starke, gelegentlich übermächtige Wunsch, Substanzen oder Medikamente (ärztlich verordnet oder nicht), Alkohol oder Tabak zu konsumieren.

Diagnostische Leitlinien Abhängigkeitssyndrom:

Die Diagnose Abhängigkeit sollte nur gestellt werden, wenn irgendwann während des letzten Jahres drei oder mehr der folgenden Kriterien vorhanden waren:

1. Ein starker Wunsch, oder eine Art Zwang, Substanzen oder Alkohol zu konsumieren.
2. Verminderte Kontrollfähigkeit bezüglich des Beginns, der Beendigung und der Menge des Substanz- oder Alkoholkonsums.
3. Substanzgebrauch mit dem Ziel, Entzugssymptome zu mildern, und der entsprechenden positiven Erfahrung.
4. Ein körperliches Entzugssyndrom.
5. Nachweis einer Toleranz: Um die ursprünglich durch niedrigere Dosen erreichten Wirkungen der Substanz hervorzurufen, sind zunehmend höhere Dosen erforderlich (eindeutige Beispiele hierfür sind die Tagesdosen von Alkoholikern und Opiatabhängigen, die Konsumenten ohne Toleranzentwicklung schwer beeinträchtigen würden oder sogar zum Tod führten).

> 6. Ein eingeengtes Verhaltensmuster im Umgang mit Alkohol (oder einer anderen Substanz), wie z.B. die Tendenz, an Werktagen wie an Wochenenden zu trinken und die Regeln eines gesellschaftlich üblichen Trinkverhaltens außer Acht zu lassen.
> 7. Fortschreitende Vernachlässigung anderer Vergnügen oder Interessen zugunsten des Substanzkonsums.
> 8. Anhaltender Substanz- oder Alkoholkonsum trotz Nachweises eindeutiger schädlicher Folgen. Die schädlichen Folgen können körperlicher Art sein, wie z. B. Leberschädigung durch exzessives Trinken, oder sozial, wie Arbeitsplatzverlust durch eine substanzbedingte Leistungseinbuße, oder psychisch, wie bei depressiven Zuständen nach massivem Substanzkonsum.

Tab.1

7.2.3 Toleranzentwicklung

Zunehmend große Mengen des Giftes werden „vertragen", bedingt durch zelluläre Gewöhnung, Beschleunigung des enzymatischen Abbaus und Aufnahme ins Gewebe. Damit ist die Organschädigung gebahnt. Oft bildet sich eine Kreuztoleranz heraus: Eine Toleranzsteigerung gegenüber einer psychotropen Substanz, beispielsweise Alkohol, kann also gleichzeitig auch gegenüber anderen Drogen, z.B. Barbituraten oder Benzodiazepinen gegeben sein. Die Substanzen können sich gewissermaßen gegenseitig „vertreten" und so Entzugserscheinungen vermeiden.
„Gewöhnung" bezeichnet sowohl den pharmakologisch-physiologischen Vorgang der Toleranzbildung wie auch den psychosozialen Prozess der Gewohnheitsbildung.

7.2.4 Polytoxikomanie

Dieser Begriff bezeichnet die heute vermehrt zu beobachtende Tendenz zum abhängigen Missbrauch mehrerer Substanzen gleichzeitig. Klassisches Beispiel dafür ist die Kombination von Medikamenten und Alkohol. Nicht selten potenzieren sich die Wirkungen der Drogen mit entsprechenden Konsequenzen für Symptomatik, Stoffwechsel und Entzugserscheinungen.

7.2.5 Komorbidität

Das gemeinsame Auftreten von psychiatrischen Störungen und stofflichem Missbrauch wird Komorbidität genannt. Bei der Hälfte der Alkoholkranken werden zusätzlich psychiatrische Erkrankungen wie Depression, Angstneurosen und Persönlichkeitsstörungen diagnostiziert. Opiatabhängige weisen eine noch höhere Rate an psychiatrischen Störungen auf. Bei schizophrenen Menschen findet sich ebenfalls in nahezu 50% ein Abusus von Alkohol. Dies ist einmal auf die bei diesen Patienten häufig anzutreffenden Störungen der Ich-Funktionen zurückzuführen, zum anderen dient der Alkoholmissbrauch bei einem Teil der Patienten auch der Selbstheilung: Durch die wahrnehmungseinengende und dämpfende Wirkung der Substanz können bisweilen psychotische Symptome zurückgedrängt werden. Bei anderen Patienten gibt es keine Besserung der schizophrenen Symptomatik.

7.3 Suchtmittel: Wirkungen, Risiken, Folgen

7.3.1 Legale Drogen

7.3.1.1 Alkohol (WHO: Barbiturattyp)

Seit Tausenden von Jahren wird die Wirkung des Alkohols auf die Psyche des Menschen genutzt, geschätzt und gefürchtet. In kleineren Dosen wirken alkoholische Getränke entspannend, erheiternd und anregend. Das Selbst(wert-)gefühl wird gesteigert, man ist „gut drauf", kommunikationsbereit. In den vergangenen Jahren wurde sogar intensiv ein angeblicher gesundheitsfördernder Einfluss von Alkohol diskutiert. Zwischen positivem und negativem Alkoholeffekt besteht jedoch nur ein schmaler Grat. Ein geringfügiger Alkoholkonsum senkt das relative Risiko für einige spezifische Erkrankungen wie koronare Herzkrankheiten oder den ischämischen Schlaganfall. Neuere Studien weisen allerdings darauf hin, dass bei einem täglichen Konsum ab 15g reinen Alkohols das Risiko für Schlaganfälle aufgrund von Gefäßrissen bei Männern signifikant steigt. In höheren Dosen kommt es aber zum Verlust der Selbststeuerung, zum Nachlassen von Konzentrations- und Reaktionsfähigkeit sowie zu gereizt-aggressiven oder selig-indifferenten Stimmungslagen. Die akute Alkoholwirkung bezieht sich also vorwiegend auf höhere Funktionen des zentralen Nervensystems, auf Zentren, die Bewusstsein, Koordination und Emotionalität steuern. Bei einer Überdosierung kommt es zu Vergiftungserscheinungen, der Tod im Alkohol-Koma durch Atemdepression, Blutdruckabfall, Herzversagen tritt je nach Konstitution bei einem Blutalkoholspiegel von 2 bis 6 Promille ein. Die chronische Wirkung des Alkohols umfasst Schädigungen in allen Organen.

7.3.1.1.1 Alkoholabusus

Seit den fünfziger Jahren ist der Alkoholverbrauch pro Kopf in Deutschland stetig angestiegen. Er hat sich seit einigen Jahren auf einem hohen Niveau stabilisiert. 1950 kamen fünf Liter reinen Alkohols (Äthanol) auf einen Einwohner im Jahr; 1990 waren es zwölf Liter.

Rang	Land	2001 (Liter reiner Alkohol)	Veränderung in % 1970-2001
1	Luxemburg	12,4	24,2
2	Tschechien	10,9	29,8
3	Irland	10,8	83,6
4	Rumänien	10,6	69,5
5	Portugal	10,6	7,5
6	Frankreich	10,5	-35,3
7	Spanien	10,5	-9,5
8	Deutschland	10,4	1,4
9	Ungarn	9,8	7,5
10	Dänemark	9,5	39,7
...35	Norwegen	4,4	22,2

Tab. 2: Alkoholkonsum in Europa

Berücksichtigt man nur die „trinkfähige" Bevölkerung zwischen 15 und 74 Jahren, sind das etwa 220 Flaschen Wein oder 500 Flaschen Bier pro Person und Jahr. Damit waren die Deutschen „Weltmeister", dicht gefolgt von Frankreich. Mittlerweile liegt Deutschland mit 10,4 Litern reinen Alkohols pro Kopf im europäischen Vergleich auf Platz acht.

Dennoch: Zehn Millionen Deutsche sind nach neueren Erhebungen gefährdet, in die Alkoholsucht abzugleiten. Von ihnen sind 4,5 Millionen der Risikogruppe einzuordnen, 3,7 Millionen gehören in die Gruppe der ernsthaft Gefährdeten und 1,6 Millionen zu den abhängigen Alkoholsüchtigen, also zu den Problemfällen. Als risikoarmer Alkoholkonsum gilt heute eine tägliche Menge an Reinalkohol von 20 g bei Männern (ca. 0,5 l Bier) und 10 g bei Frauen (z.B. 0,125 l Wein).

Besonders im Jugendalter zeichnet sich eine frühere und häufigere Alkoholmissbrauchsproblematik ab. Immer häufiger trinken Jugendliche vor dem vierzehnten Lebensjahr. In Deutschland haben bis zu 300.000 12 – 13-jährige Erfahrungen mit Rausch-Trinken („binge-drinking"). 15-Jährige haben quer durch alle europäischen Länder zu über 90% Erfahrungen mit Alkohol; in Deutschland konsumieren 28% der Jungen und 22% der Mädchen dieser Altergruppe wöchentlich Alkohol. Insgesamt ist in den letzten vier Jahren der schädliche Alkoholkonsum bei den männlichen Jugendlichen um das Doppelte von 10 auf 20 % angestiegen, bei den weiblichen von 9 auf 13 %. Von 2000 – 2002 hat sich die Zahl der wegen Alkoholvergiftung stationär behandelten Kinder und Jugendlichen um 26% erhöht (über 10.000 Fälle). Der Konsum der süßen Spirituosenmixgetränke Alcopops (erst ab 18 legal) bei Minderjährigen hat sich seit 1998 vervierfacht.

Auch für nicht alkoholkranke (=abhängige) Konsumenten und unbeteiligte Bürger kann der Alkoholabusus massive negative Folgen haben: 1993 gab es auf den deutschen Straßen fast 41.000 Alkoholunfälle mit Personenschäden. Die Zahl der Toten und Schwerverletzten lag dabei um 23.000. Die 1998 erfolgte Senkung der Promillegrenze auf 0,5 hat hier mit einer Verminderung von Todesfällen und Verletzungen um über 10% bereits deutliche Wirkung gezeigt.

Weniger bekannt als die schädigenden Effekte des Alkohols auf Leber, Bauchspeicheldrüse, Nervensystem und Gehirnfunktion ist seine Wirkung als krebsfördernde Substanz. Alkohol ist nicht krebserregend, aber er erleichtert anderen Substanzen, die dieses Potential besitzen, bösartige Tumoren zu induzieren. Allein 7000 Menschen im Jahr sterben an so durch Alkohol begünstigten Tumoren im Mund-, Rachen- und Kehlkopfraum. Dabei ist die *kokarzinogene* Wirkung von Alkohol mit Nikotin besonders fatal.

Besonders gefährdet sind Frauen: Schon ab regelmäßig 30 Gramm Alkohol/Tag haben sie ein um den Faktor 30 erhöhtes Risiko, an solchen Tumoren zu erkranken. Auch das Risiko für Brustkrebs scheint bei regelmäßigem Alkoholkonsum deutlich erhöht zu sein. Dabei ist der Anteil der Frauen am Alkoholmissbrauch kontinuierlich bis auf derzeit 33% angestiegen. Sie gelten zu zwei Dritteln als Konflikttrinkerinnen, die unter gestörten Partner-, Familien- und Sozialbeziehungen leiden.

7.3.1.1.2 Alkoholkrankheit

Als alkoholkrank bezeichnet man Menschen, bei denen eine psychische und physische Abhängigkeit vom Alkohol besteht. Die WHO definiert diese Kranken als exzessive Trinker, deren Abhängigkeit einen solchen Grad erreicht hat, dass sie deutliche

Sind Sie Alkoholiker?

Nach einem Bericht der WHO von Prof. E. M. Jellinek

Vorstadium
1. Leiden Sie an Gedächtnislücken nach starkem Trinken?
2. Trinken Sie heimlich?
3. Denken Sie häufig an Alkohol?
4. Trinken Sie die ersten Gläser hastig?
5. Haben Sie wegen Ihres Trinkens Schuldgefühle?
6. Vermeiden Sie in Gesprächen Anspielungen auf Alkohol?

Kritische Phase
7. Haben Sie nach den ersten Gläsern ein unwiderstehliches Verlangen, weiterzutrinken?
8. Gebrauchen Sie Ausreden, warum Sie trinken?
9. Zeigen Sie ein besonders aggressives Benehmen gegen die Umwelt?
10. Neigen Sie zu innerer Zerknirschung und dauerndem Schuldgefühl wegen des Trinkens?
11. Versuchten Sie periodenweise, völlig abstinent zu leben?
12. Haben Sie ein Trinksystem versucht (z. B. nicht vor bestimmten Zeiten zu trinken)?
13. Haben Sie häufiger den Arbeitsplatz gewechselt?
14. Richten Sie Ihre Arbeit und Ihren Lebensstil auf den Alkohol ein?
15. Haben Sie einen Interesse-Verlust an anderen Dingen als an Alkohol bemerkt?
16. Zeigen Sie auffallendes Selbstmitleid?
17. Haben sich Änderungen im Familienleben ergeben?
18. Neigen Sie dazu, sich einen Vorrat an Alkohol zu sichern?
19. Vernachlässigen Sie Ihre Ernährung?
20. Wurden Sie wegen des Alkohol-Mißbrauchs schon einmal in einer Klinik aufgenommen?
21. Trinken Sie regelmäßig am Morgen?

Chronische Phase
22. Haben Sie mitunter tagelang hintereinander getrunken?
23. Beobachten Sie einen moralischen Abbau an sich selbst?
24. Wurde Ihr Denkvermögen beeinträchtigt?
25. Trinken Sie mit Personen, die weit unter Ihrem Niveau stehen?
26. Trinken Sie gelegentlich technische Alkoholprodukte (Haarwasser oder Brennspiritus)?
27. Wurde die Verträglichkeit für Alkohol geringer?
28. Beobachten Sie morgendliches Zittern?
29. Wurde das Trinken zum Zwang?
30. Hatten Sie bereits ein Alkoholdelir?

Bestimmen Sie selbst, in welcher Phase des Alkoholismus Sie sich befinden!

Abb. 1: Sind Sie Alkoholiker?

- Störungen oder Defekte in ihrer körperlichen und geistigen Gesundheit,
- Störungen in mitmenschlichen Beziehungen,
- Störungen in wirtschaftlichen Funktionen aufweisen.

Seit 1968 ist die Alkoholabhängigkeit als Krankheit im Sinne der RVO anerkannt. Dies betont den Prozesscharakter des Verlaufs, wirkt unserer Neigung zu bagatellisieren oder zu moralisieren entgegen und gibt dem Patienten das Rechtsgefühl – und damit die Möglichkeit einer positiven Selbstdefinition –, dass er an einer behandlungsbedürftigen Krankheit leidet wie andere auch. Trotz der positiven Auswirkungen einer Definition von Alkoholabhängigkeit als Krankheit muss an dieser Stelle auch angemerkt werden, dass eine Medizinisierung eines Problems immer auch die Gefahr der Abgabe von Verantwortung an Experten bzw. dafür Zuständige beinhaltet. Wer krank ist, kann nichts dafür!

Von den verschiedenen Typologien der Alkoholkrankheit hat sich die von dem ungarischen Psychiater *E. Jellinek* im Auftrag der WHO erstellte Einteilung durchgesetzt:

Alphatrinker: Problem- und Erleichterungstrinker. Ihm vermittelt der Alkohol Sicherheit und Entspannung. Er trinkt vorwiegend aus psychologischen Gründen wie Frustration, Stress, Verlusterleben. Kein Kontrollverlust, keine eindeutige oder fortschreitende Abhängigkeit (ca. 5% der Trinker).

Betatrinker: Anpassungs- und Gelegenheitstrinker, will mithalten mit anderen. Keine auffallende Erleichterung, keine seelische Abhängigkeit, aber häufig bereits körperliche Schäden, evtl. später körperliche Abhängigkeit (ca. 5%).

Gammatrinker: Süchtiger Trinker mit Kontrollverlust und „Filmrissen", seelisch-körperlicher Abhängigkeit, Toleranzsteigerung, Abstinenzsymptomen, auch wenn kurze Abstinenzzeiten noch möglich sind. Die kleinste Alkoholmenge (Cognacbohne, Biersuppe) kann sofort unstillbares Verlangen auslösen (ca. 65%).

Deltatrinker: Auch Spiegeltrinker oder Gewohnheitstrinker genannt. Unfähigkeit zur Abstinenz, rauscharmer, kontinuierlicher Alkoholkonsum, physische Abhängigkeit (ca. 20%).

Epsilontrinker: „Quartalssäufer", episodischer Trinker, mehrtägige Exzesse mit Kontrollverlust (ca. 5%).

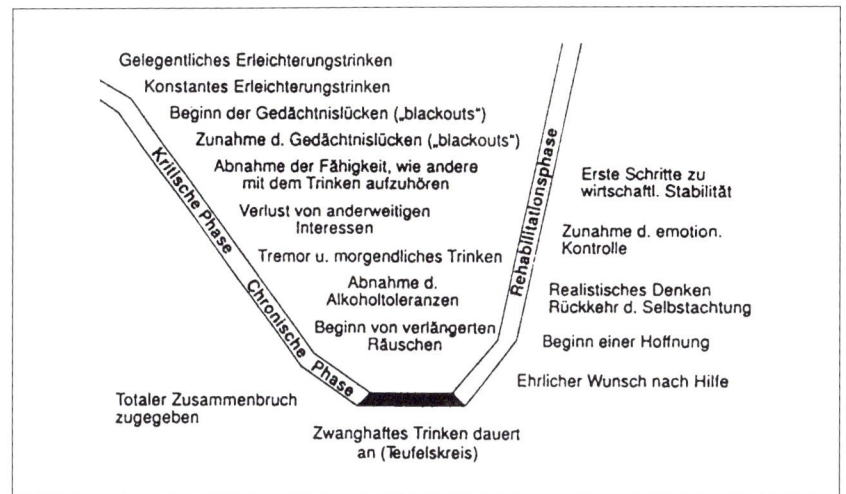

Abb. 2: Verlaufskurve der Alkoholsucht und ihrer Überwindung (nach Feuerlein, W. 1978) Alkoholismus – Mißbrauch und Abhängigkeit, Stuttgart, (Thieme) 1978

Obwohl starke individuelle Unterschiede vorkommen, entwickelt sich die Krankheit doch bei der Mehrzahl dieser Abhängigen in bestimmten **Phasen**:

1. Voralkoholisches Stadium: Nach Alkohol ungewohnte, aber deutliche Erleichterung. Kummer und Sorgen schwinden, Hemmungen fallen, die Umwelt wird leichter zu ertragen. Alkoholkonsum wird stärker gesucht, nicht mehr als Genussmittel, sondern als Medizin. Beginnende Toleranzentwicklung und Nachlassen seelischer Belastbarkeit. Diese präalkoholische Phase kann Monate bis einige Jahre dauern, währenddessen bleibt der Betroffene sozial unauffällig. Übergang in das

2. Vorläufer-Stadium: In dieser auch Prodromalphase genannten Zeit stellen sich bereits unter relativ geringen Mengen Alkohols erste Gedächtnislücken ein: „Filmriss". Alkohol wird jetzt gebraucht wie das tägliche Brot. Es wird heimlich getrunken, man umgeht die alte (Trink-)Gemeinschaft. Kaum eine Grenze wird sorgfältiger verschleiert als die zwischen dem „sozialen" Trinken und dem beginnenden Alkoholismus. Es werden häufig Verstecke angelegt, man muss häufig an Alkohol denken, Schuldgefühle stellen sich ein, man meidet Situationen, in denen auf Alkohol angespielt werden könnte. Das erste Glas wird häufig sehr schnell getrunken, der Betroffene erlebt sich aber noch als „trinkfest".

3. Kritisches Stadium: Nach Trinkbeginn Verlust der Kontrolle über die weitere Trinkmenge. Der Patient erlebt dies bewusst und spürt den Autonomieverlust. Er konstruiert sich Rechtfertigungen und Ausreden. Versuche, Trinkpausen einzulegen oder selbstaufgestellte Trinkregeln zu beachten, gelingen kurzfristig. Großspuriges Auftreten und gespielte Selbstsicherheit sollen die Selbstverachtung und den Selbsthass kompensieren. Eine fortschreitende Isolierung stellt sich ein, Freundschaften werden aufgegeben, partnerschaftliche oder nachbarliche Konflikte häufen sich. Oft kommt es zum Arbeitsplatzwechsel. Depressionen und ernstere körperliche Störungen nehmen zu. Suizidversuche können vorkommen. Der Stoffwechsel der Körperzellen hat sich auf Alkohol eingestellt. Nach Trinkpausen finden sich Entzugszeichen, die nach Alkoholaufnahme wieder verschwinden: Unruhe, Ängste, Schweißausbrüche, Händezittern, Herzbeschwerden u.a. Eine Magenschleimhautentzündung geht mit Appetitlosigkeit einher, Impotenz stellt sich ein.

4. Chronisches Stadium: Regelmäßiges morgendliches Trinken wird notwendig. Quälende Entzugszeichen nach der Nachtruhe. Ständige Alkoholzufuhr wird zur Aufrechterhaltung minimalen Funktionierens notwendig. Tagelange Räusche kommen vor. Durch fortschreitende Leberschädigung bis hin zur Leberzirrhose verringert sich die Toleranz für Alkohol wieder, immer deutlichere körperliche Schäden wie eine chronische Bauchspeicheldrüsenentzündung (Pankreatitis), Magenblutungen, periphere Nervenschädigungen, akute Alkoholpsychosen lassen den Leidensdruck immer größer werden. Der Patient wirkt jetzt auch äußerlich wie ein „typischer Alkoholiker": „Fahne", Zittern der Finger und Augenlider, rote Handinnenflächen und Nase, „Gefäßsternchen" im Gesicht, Veränderungen von Hautfarbe und -struktur, Neigung zu Hautblutungen, aufgedunsenes Gesicht usw. In diese Zeit fallen schwere seelische Zusammenbrüche und Selbsttötungsversuche. Hilfesuche ist jetzt oft echt, Therapieaussichten müssen genutzt werden. Die Lebenserwartung des Gamma-Alkoholikers ist um durchschnittlich 12 Jahre verkürzt.

5. Deltatrinker: Auch als „Spiegeltrinker" bezeichnet, weil er eine kontinuierliche und gleichbleibende Alkoholzufuhr zum Wohlbefinden notwendig braucht. Es besteht eine körperliche Abhängigkeit, aber kein Kontrollverlust und keine soziale Auffälligkeit. Erst schwere körperliche Folgeschäden führen zu ärztlicher Behandlung.

6. Epsilontrinker: Dieser – eher selten anzutreffende – Alkoholiker hat regelmäßig seine Krisenzeiten, in denen er sich tagelang ohne Selbstkontrolle betrinkt: „Quartalssäufer", „Dipsomane", „Episodentrinker". Man hat diese Form des Trinkens mit der manisch-depressiven Erkrankung in Verbindung gebracht. Es wurde vermutet, dass der Dipsomane seine periodisch auftretenden psychischen Spannungszustände wie mit einem Medikament „wegtrinkt". Gesichert ist das jedoch nicht. Die Intervalle können sich sukzessiv verkürzen, Quartalstrinken geht dann häufiger in chronischen Alkoholismus über.

CAGE-Test – eine schnelle diagnostische Hilfe:
(Care-angry-guilty-eye-opener-Test)

- **Haben Sie erfolglos versucht, Ihren Alkoholkonsum zu reduzieren?**
- **Ärgert Sie die Kritik Ihrer Umgebung wegen Ihres Alkoholkonsums?**
- **Haben Sie Schuldgefühle wegen Ihres Trinkens?**
- **Brauchen Sie morgens Alkohol, um erst richtig leistungsfähig zu werden?**

7.3.1.1.3 Weitere Folgeschäden der Alkoholkrankheit

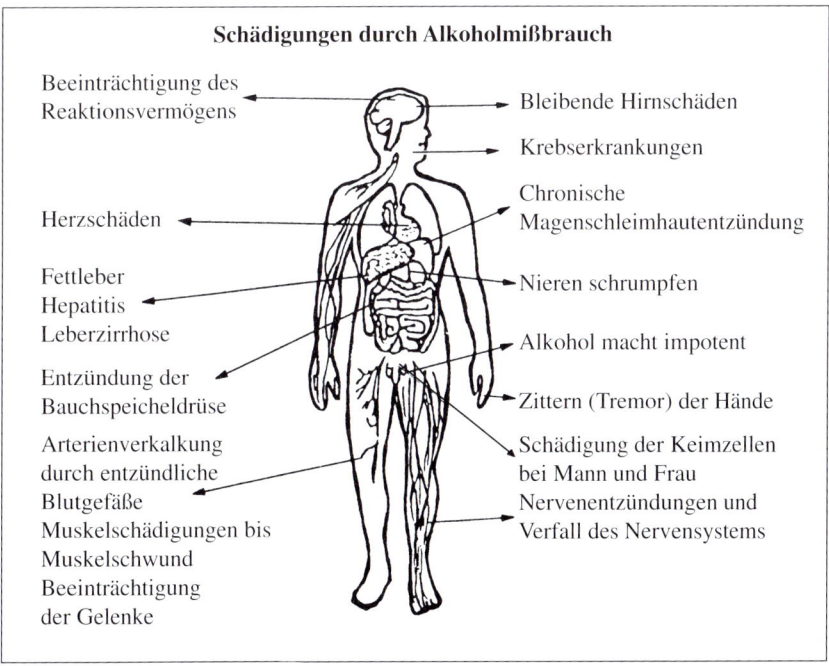

Abb. 3: „Schädigungen durch Alkoholmissbrauch"

Nahezu jedes Organsystem wird durch Alkoholmissbrauch mehr oder minder intensiv geschädigt. Die obige Abbildung mag dies erläutern.

Alkoholentzugssyndrom: Wenn Alkohol über längere Zeit kontinuierlich konsumiert wurde, kommt es zu Anpassungsvorgängen des Organismus an diese Droge. Der Entzug von Alkohol wirkt sich dann in unterschiedlichen Organsystemen aus. Besonders zu nennen sind neurologische Störungen wie epileptische Anfälle, motorische Koordinationsstörungen, internistische Symptome wie Erbrechen und andere Magen-Darm-Störungen, vegetative Symptome wie Schlafstörungen und starkes Schwitzen und vor allem psychische Störungen mit (meist optischen) Halluzinationen, Bewusstseinsstörungen, Angst und Reizbarkeit.

Pathologischer Rausch: Alkoholbedingter, bis zu einigen Stunden anhaltender Dämmerzustand mit Situationsverkennung, Orientierungsstörungen, Angst und Reizbarkeit mit möglicher Entladung in persönlichkeitsfremden Handlungen, auch Gewalt. Amnesie (=Erinnerungslosigkeit) und Schlaf anschließend. Voraussetzung ist in der Regel eine Vorschädigung des Gehirns z.B. bei Epilepsie, Hirnverletzung, geistiger Behinderung u.a.

Delirium tremens (Alkoholdelir): Gefährliche organische Psychose, die nach jahrelanger Alkoholabhängigkeit in typischen Situationen auftritt:
- Kontinuitätsdelir während des exzessiven Trinkens,
- Gelegenheitsdelir bei Infektionen oder Belastungen,
- Entzugsdelir, meist drei Tage nach Entzug, die häufigste Form.

Charakteristische Symptome sind neben den lebensgefährlichen Entgleisungen von Vegetativum und Stoffwechsel einmal Desorientierung und Angst sowie akustische und vor allem *optische Halluzinationen:* Kleine Tiere wie Mäuse, Spinnen, Flöhe scheinen den Kranken unaufhörlich mit ihren Bewegungen zu erschrecken. Unbehandelt dauert ein Delir etwa fünf Tage. Vor der Einführung des zentral stark dämpfenden Mittels Clomethiazol (Distraneurin®) endete ein Delir häufig tödlich. Clomethiazol mildert die Entzugserscheinungen. Es hat leider selbst ein abhängigkeitserzeugendes Potential und seine wiederholte Anwendung führt nicht selten zur Suchtverlagerung oder zum kombinierten Missbrauch.

Chronisch-organische Psychosyndrome: Hierunter versteht man Spätfolgen des Alkoholmissbrauchs mit unterschiedlicher Symptomausgestaltung: Es handelt sich um eine Mischung von alkoholtypischen Handlungsmustern mit den Effekten des organischen Abbaus. Dazu gehören der *Eifersuchtswahn*, die *chronische Halluzinose*, das *Korsakow*- und das *Wernicke-Syndrom* und die *Alkoholdemenz*. Es handelt sich um eine Mischung von alkoholtypischen Handlungsmustern mit den Effekten des organischen Abbaus. Gedächtnisstörungen mit Konfabulation (Weiterspinnen und Erfinden von unmöglichen Geschichten), Auffassungs- und Antriebsstörungen, affektive Extreme wie Rührseligkeit, Verrohung oder Abstumpfung, Misstrauen, Enthemmung, Urteils- und Kritikschwäche sind nur einige der möglichen Störungen. Sie prägen ein als oft typisch angesehenes Erscheinungsbild des chronischen Alkoholikers. Die chronisch verlaufende Störung des *Korsakow (psychische Symptome) -Wernicke-Syndroms (vorwiegend neurologische Symptome)* kommt bei ca. 4 % der Alkoholiker vor. Nur etwa bei 20 % kommt es zu einer Heilung, weitere 20 % bleiben ungebessert.

Soziale Folgen des Alkoholismus: Diese häufig früher als die gesundheitlichen Schäden auftretenden Probleme hängen sowohl von der Phase des Alkoholismus als auch von der Persönlichkeit des Betroffenen ab. Zu den sozialen Folgen zählen
- *Partnerprobleme*, wobei die Ehescheidungsrate bei Alkoholikern doppelt so hoch ist wie bei der Normalbevölkerung.
- Häufig kommt es zu Problemen am *Arbeitsplatz* mit zunächst unentschuldigtem Fernbleiben und einer zunehmenden Leistungseinbuße.
- Nicht zu unterschätzen ist auch das bereits erwähnte Problem der *Trunkenheit am Steuer* mit der entsprechenden Unfallhäufigkeit.
- *Delinquenz:* Schwere Delikte wie Vergewaltigung, Mord, Totschlag oder gefährliche Körperverletzung geschehen zu mehr als 28% unter Alkoholeinfluss.
- Den häufig in Mitleidenschaft geratenen *Kindern* wird ein eigenes Unterkapitel gewidmet.

7.3.1.2 Nikotin (WHO: nicht typisiert)

Seit der Entdeckung Amerikas spielt Nikotin als Genussgift eine zunehmende Rolle. Es ist in Zigaretten, Zigarren, Pfeifen-, Kautabak und hierzulande noch weitgehend gesellschaftlich akzeptiert. Dabei kann Tabak heute als *die* Einstiegsdroge für den Konsum von Alkohol, Cannabis und anderen Drogen angesehen werden. Während auf der einen Seite über ein Werbeverbot gestritten und über ein Rauchverbot in der Öffentlichkeit nachgedacht wird – in Frankreich schon Praxis –, vergibt die Europäische Gemeinschaft jedes Jahr ca. 1 Milliarden € an Subventionen an Tabakbauern und -industrie. Mehr als ein Drittel der Bun-

desbürger über 14 Jahre rauchen mehr als 15 Zigaretten täglich, das sind 145 Mrd. Stück/Jahr. Die Tabaksteuer ist nach der Mineralölsteuer mit 13,8 Mrd. € die zweitenträglichste Verbrauchssteuer.
Über 14 Millionen Bundesbürger bezeichnen sich selbst als nikotinabhängig, Fachleute sprechen von 16,7 Mio. süchtigen Rauchern in Deutschland. Während die Gesamtzahl der Raucher tendenziell abnimmt, wird ein starker Anstieg bei Jugendlichen, Adoleszenten und Frauen verzeichnet. 40% der 12 – 17-Jährigen rauchen regelmäßig oder gelegentlich. Das mittlere Einstiegsalter liegt bereits bei unter 12 Jahren. Neben Nikotin und Teer enthält der Tabakrauch mehr als 50 Karzinogene. Durch industrielle Zusätze wird das Abhängigkeitspotential noch erhöht und das frühe Entstehen von Bronchialkrebs begünstigt.

Wirkungen:
Je nach Stimmungslage stimulierende oder entspannende Wirkung auf das zentrale Nervensystem, Gefühl von Geborgenheit und Souveränität. Bei höherer Dosierung starke Blutdruckschwankungen, Übelkeit, Schweißausbrüche, Kolikschmerzen im Leib.

Risiken:
Seelische und körperliche Abhängigkeit; letztere kann auch ohne Entgiftungsbehandlung überwunden werden. Raucher werden 7 – 8-mal häufiger abhängig von ihrem Suchtmittel als Alkoholkonsumenten, auch die Rückfallzahlen sind mit 70% gegenüber 50% deutlich höher.

Passivrauchen ist für Erwachsene, besonders aber auch für Kinder deutlich gesundheitsgefährdend. Rauchende Väter zeugen Kinder mit erhöhtem Krebsrisiko, rauchende Mütter setzen ihr Kind einem stark erhöhten Risiko aus, mit Missbildungen, Schädigungen des Nervensystems, Erkrankungen von Lunge und Haut zur Welt zu kommen. 25 % der Totgeburten und 20 % der Säuglingssterblichkeit werden dem Rauchen in der fortgeschrittenen Schwangerschaft zugeschrieben.

Langzeitfolgen:
- Chronische Entzündungen von Speiseröhre und Magen
- chronisch-entzündliche Schädigung der Atmungsorgane und gehäuftes Auftreten von Bronchial- und Kehlkopfkrebs
- Durchblutungsstörungen infolge von Gefäßverengung, Bluthochdruck, Herzinfarkt, Gehirnschlag
- Rauchen beschleunigt die Gehirnalterung
- Besonders in der Kombination mit Alkohol entfalten die karzinogenen Stoffe eine verheerende Wirkung.

Der Nikotinabusus hat somit eine erhebliche volkswirtschaftliche und sozialmedizinische Bedeutung. Rauchen stellt neben HIV die einzige Todesursache dar, die sowohl globale Bedeutung hat als auch stetig zunimmt. Weltweit verstarb im Jahr 2000 jeder 10. Erwachsene an den Folgen des Tabakkonsums, die Hälfte davon im produktiven mittleren Lebensalter. Allein in Deutschland betragen die volkswirtschaftlichen Schäden ca. 18 Mrd. € /Jahr.

7.3.1.3 Medikamente

Die Medikamentenabhängigkeit ist ohne Zweifel die am schwersten zu diagnostizierende, unauffälligste und zugleich vielgestaltigste Form von Suchtmittelabhängigkeit. Oft als „stille", „weiße", „vornehme" Sucht bezeichnet, spielt sie sich meist ohne großes Aufhebens ab. Sie schließt sehr unterschiedliche Substanzklassen mit entsprechend verschiedenen Typen von Abhängigkeit, Symptomatik und Folgeerscheinungen ein. Nicht selten wurden diese Mittel zunächst zur Behandlung von somatischen und psychischen Erkrankungen verordnet. Nach einem längeren Gebrauch kann dann ein Absetzungsversuch zu Entzugserscheinungen führen, die in die Substanzabhängigkeit führen, da nur so ein Status quo der körperlich seelischen Befindlichkeit erhalten werden kann. Bei belastenden psychosozialen Ereignissen oder Dauerumständen wird vom Patienten schließlich die Dosis bis zum Vollbild der Abhängigkeit erhöht.

Immer häufiger greifen Menschen jedoch zu Selbstmedikation zur Abwendung von Unwohlsein jeglicher Ursache oder zur Steigerung der Leistungsfähigkeit. Die Bereitschaft, bei gesundheitlichen Störungen sogleich zu Medikamenten zu greifen, hat in den letzten Jahrzehnten erheblich zugenommen. Dabei ist besonders besorgniserregend, dass Jugendliche – und hier vor allem die Mädchen – eine erhöhte Tendenz zum Medikamentenkonsum zeigen. Im Unterschied zur Nikotin- und Alkoholabhängigkeit ist der Abusus von Medikamenten deutlich häufiger beim weiblichen Geschlecht zu verzeichnen.

Im Folgenden nun die wichtigsten Substanzgruppen:

7.3.1.3.1 Analgetika/Antitussiva (WHO: Opiat-Typ)
(Schmerzmittel/Hustenmittel)

Eine große, von der chemischen Zusammensetzung her vielfältige Gruppe von Medikamenten, die Schmerzen lindern, anregen (vor allem in Verbindung mit Koffein) und (in Verbindung mit Codein) manchmal auch eine euphorisierende Wirkung haben. Sie täuschen ein angenehmes

Körpergefühl vor und können, vor allem als Kombinationspräparate, eine psychische Abhängigkeit erzeugen.

Je nach Inhaltsstoffen kann es unterschiedliche *Entzugssymptome* geben. Dazu gehören Störungen im Schlaf-Wachrhythmus, innere Unruhe, Verstimmungen und Wahrnehmungsstörungen, Muskelzuckungen, Gliederschmerzen und unterschiedliche vegetative Symptome.

Längerfristig Medikamentenabhängige fallen durch den Eindruck des Vorgealtertseins, durch Hautveränderungen und sehr häufige Blutergüsse auf. Sie stoßen in intoxikiertem Zustand häufig an Möbel als Ausdruck einer zentralen Koordinationsstörung. Paradoxerweise treten im Verlauf einer Schmerzmittelabhängigkeit häufig erneute Schmerzen und Körpermissempfindungen auf, dazu kommen auf neurologischer Ebene häufig Sprachstörungen sowie die bereits erwähnten motorischen Störungen. Als Langzeitfolge kann es dazu zu psychischer Abstumpfung, zu Leber- und Nierenschäden kommen.

7.3.1.3.2 **Hypnotika/Sedativa** (WHO: Barbiturat- / Benzodiazepin-Typ)
(Schlaf- und Beruhigungsmittel)

Die über hundert Jahre alten Beruhigungs- und Schlafmittel aus der Substanzklasse der Barbiturate (z.B. Luminal®, Vesparax®) sind heute weitgehend von Tranquilizern des Benzodiazepin-Typs (z.B. Valium®, Tavor®, Lexotanil®) abgelöst worden. Sie wirken beruhigend, angst- und spannungslösend, erregungsdämpfend und schlaffördernd. Tranquilizer sind die am meisten angewandten Suchtmittel in Tablettenform. Früher wurde das Abhängigkeitspotential (physisch und psychisch!) dieser Substanzen stark unterschätzt. Dementsprechend sorglos war die ärztliche Verschreibungspraxis mit diesen kurzfristig hochwirksamen und den Patienten schnell entlastenden Medikamenten. Mittlerweile gelten wesentlich strengere Verordnungsrichtlinien. Bei Überdosierung, die auch bei einer gleichbleibend niedrigen Einnahme möglich ist, da viele dieser Substanzen nur langsam ausgeschieden werden und sich daher im Körper anreichern können, finden wir eine verstärkte seelische und körperliche Verlangsamung und andere Symptome, die denen bei der Schmerzmittelabhängigkeit ähnlich sind. In Deutschland sind derzeit etwa 1,1 Mio. Menschen von Benzodiazepinen abhängig.

Entzugserscheinungen: Neben den bereits bei dem Schmerzmittelentzug genannten kommen hier insbesondere auch delirante Symptome, wie Wahnempfindungen, Sinnestäuschungen, abnorme Körpergefühle und gegebenenfalls epileptische Krampfanfälle vor.

Langzeitfolgen: Nachlassen von Reaktions- und Konzentrationsvermögen. Schäden an Blutbild, Kreislauf, Leber, Persönlichkeitsabbau.

7.3.1.3.3 **Psychostimulantien/Appetitzügler** (WHO: Amphetamin-Typ) (Aufputschmittel/Weckamine)

Diese Mittel wirken vorübergehend leistungssteigernd, beseitigen Hungergefühl und Schlafbedürfnis und verleiten zur Überschätzung der eigenen Leistungsfähigkeit. Nach dem Absetzen bleibt ein Erschlaffungsgefühl und eine Katerstimmung mit körperlichen Missempfindungen, depressiver Tönung oder Angstzuständen, die zur weiteren Einnahme verführen. Längerer Missbrauch kann zu körperlichem Verfall und zu schizophrenieartigen psychotischen Zuständen führen. Nicht selten entsteht ein Teufelskreis des gleichzeitigen Abusus von Aufputschmitteln morgens und Schlafmitteln abends. Die Lebenszeitprävalenz des Amphetamingebrauchs liegt bei ca. 3 %, mit aktuell ansteigender Häufigkeit.

Entzugserscheinungen: Neben vegetativen Effekten unterschiedlichster Art, vor allem im Herz-Kreislauf- und Magen-Darmsystem und in der zentralen Temperaturregulation, vor allem neurologische und psychische Störungen mit Überwachheit und -müdigkeit, zugleich nervöser Verstimmung bis hin zu einer pharmakogen ausgelösten Depression, Angstzuständen, Benommenheit, Zwangslachen und ein oft herabgesetztes Urteilsvermögen bis hin zu Kritiklosigkeit und Verwirrtheitszuständen. Die Psychostimulanzien machen seelisch abhängig, eine körperliche Abhängigkeit wird noch diskutiert.

Als *Langzeitfolgen* sind schwere Organstörungen bis hin zum Herzversagen möglich.

Exkurs: Ein therapeutischer Einsatz von Psychostimulanzien ist bis auf das zur Behandlung des Hyperkinetischen Syndroms im Kindesalter verwendete **Methylphenidat** (Ritalin®, Medikinet®) heute obsolet. Die Verordnungsmenge dieser Substanz ist in den letzten 10 Jahren um mehr als das Zwanzigfache gestiegen, was zu einem gesteigerten öffentlichen Interesse an Hintergrund und Auswirkung dieser Verschreibungspraxis führte. Die Anzahl unruhiger und konzentrationsgestörter Kinder ist in der Vergangenheit stark angestiegen und damit auch die Hilflosigkeit der verantwortlichen Bezugspersonen. Die sozialmedizinische Bedeutung dieses Themas ist offensichtlich und die politische Diskussion darüber noch im Fluss. Einerseits ist die Annahme, dass die Gabe von Methylphenidat, wenn es indiziert ist, einer Suchtentwicklung bei den betroffenen Kindern eher vorbeugt als ihr Vorschub leistet, bereits gut abgesichert. Andererseits setzt sich aber auch immer mehr die Erkenntnis durch, dass die mit dem ADS-Syndrom korrelierte Störung des Neurotransmitters Dopamin eben nicht zwangsläufig Ursache der Störung, sondern ebenso gut Folge einer dysfunktionalen Vernetzung des Gehirns aufgrund von langdauerndem psychosozialem Stress unter heutigen Sozialisationsbedingungen sein kann (s. Kap. 4).

Weitere Wirkungen und Risiken des Medikamentenabusus:

Alle Mittel verführen zur Dosissteigerung. Die Diagnosestellung ist schwierig, da sehr unterschiedliche klinische Symptombilder vorliegen können und körperliche Schädigungsfolgen bisweilen fehlen. Verheimlichungstendenzen unter Beschaffungszwang bei gleichzeitig über lange Zeit erhaltener Funktionalität im Alltag erschweren eine Frühdiagnostik und -therapie. Eine Entzugsbehandlung ist beschwerdereich, langwierig und unter Umständen durch Krampfanfälle oder psychotische Syndrome kompliziert.

7.3.1.4 Schnüffelstoffe (WHO: nicht typisiert)

Schnüffelstoffe sind organische Lösungsmittel, die in Klebstoffen, Farben, Farbverdünnern (Nitroverdünnung), Reinigungsmitteln (z.B. Trichloraethylen), Nagellackentferner (Aceton), Äther, Benzin, Petroleum und anderen Stoffen enthalten sind. Sie werden in aller Regel über eine Plastiktüte inhaliert. Ihre Anwendung wurde 1885 erstmalig literarisch beschrieben. Ab 1955 stieg die Zahl der Berichte über klebstoffmissbrauchende Kinder in den USA rapide an. In Japan gilt der Lösungsmittelmissbrauch bei Adoleszenten als eines der drei bedeutendsten Drogenprobleme. Auch in Deutschland verschaffen sich ein bis zehn Prozent aller Kinder und Jugendlichen irgendwann in ihrem Leben auf diese Weise Rauscherlebnisse. Die Substanzen sind vergleichsweise billig und leicht erhältlich. Man unterscheidet:

- *Probierer:* in der Regel 10 – 14-Jährige, die experimentierend zu ersten Drogenkontakten kommen.
- *Schnüfflergruppen:* Regelmäßiger, teils ritueller Missbrauch in der Gruppe nach dem Vorbild schnüffelnder Kinderbanden in Südamerika. Schnüffeln ist hier ein gruppenzusammenhaltendes Merkmal.
- *Chronische Einzelschnüffler:* Sie sondern sich von anderen ab, behalten den Abusus oft bis ins Erwachsenenalter bei.

Lösungsmittelabhängigkeit scheint in der Bundesrepublik derzeit kein epidemiologisch bedeutsames Phänomen zu sein, allerdings wird von einer Zunahme des Missbrauchs vor allem in ärmeren Bevölkerungsschichten, insbesondere in den neuen Bundesländern sowie in den angrenzenden ehemaligen Ostblockstaaten seit der Wende berichtet.

Wirkungen:
Zunächst ein meist kurzes erstes Stadium mit Übelkeit, Kopfschmerzen, Herzklopfen und Atemnot, dann Rausch mit vermeintlich gesteigerter Sinneswahrnehmung für optische und akustische Eindrücke, Sinnestäuschungen, Gefühl der Euphorie und Schwerelosigkeit. Schließlich stark beeinträchtigte Sinneswahrnehmungen, schlafähnlicher Zustand und Bewusstseinstrübung.

Für die Inditoxikationsperiode besteht in der Regel eine Amnesie (Erinnerungslosigkeit). Ein deutlicher Lösungsmittelgeruch in der Atemluft, in chronischen Fällen auch in der Kleidung, kann bei derartig intoxikierten Kindern und Jugendlichen auf die Ursache hinweisen. Ein weiterer diagnostischer Hinweis kann durch Reizerscheinungen im Rachenraum, an den Bindehäuten und Hautirritationen um Mund und Nase gegeben sein.

Risiken:
Gefahr erheblicher psychischer Abhängigkeit bei regelmäßiger Anwendung. Angst- und Panikreaktion bei hoher Dosierung mit Gefahr von Bewusstlosigkeit und Erstickungstod. Vegetative Symptomatik mit Schlaflosigkeit, Erbrechen, Abmagerung. Neurologische Folgen sind Schwindel, Kopfschmerzen, Krampfanfälle und bei längerem Missbrauch Leber-, Nerven- und Hirnschäden bis hin zum dementiellen Abbau.

7.3.1.5 Biogene Drogen (teils illegalisiert) (WHO: nicht typisiert)

Zahlreiche Pflanzenarten unserer einheimischen Flora, aber auch Zierpflanzen, Pilze, Gewürze und andere Naturprodukte des täglichen Gebrauchs bergen aufgrund ihres Gehaltes an psychoaktiven Inhaltsstoffen ein erhebliches Potenzial für eine missbräuchliche Verwendung. Um sie den konventionellen Suchtstoffen pflanzlichen Ursprungs und den synthetischen Drogen gegenüberzustellen, wurde in jüngster Zeit der Begriff Biogene Suchtstoffe bzw. Biogene Drogen geprägt. Dabei handelt es sich insbesondere um *Nachtschattengewächse* (Tollkirsche, Bilsenkraut, Engelstrompete, Stechapfel) sowie um Pilze und Kakteen, deren Wirkung auf die Alkaloide Atropin, Hyoscyamin, Meskalin, Psilocybin, Psilocin und Scopolamin zurückzuführen ist. Diese haben ausgeprägte erregende und hemmende Wirkungen, die sich in Halluzinationen und Verwirrtheitszuständen bis zu schizophrenieähnlichen Psychosen äußern, die u. U. Tage andauern können. Psilocybinhaltige Pilze fallen seit 1998 unter das Betäubungsmittelgesetz. Der Fliegenpilzgebrauch ist v.a. im ostdeutschen Ostseeraum bei unter 30-jährigen Männern verbreitet.

Diese „Ersatzdrogen" erleben derzeit einen deutlichen Aufschwung. Die potenten Giftpflanzen erfreuen sich bei den Nutzern Biogener Drogen der größten Beliebtheit, wenn es darum geht, sich auf billige und „legale" Weise ein Rauscherlebnis zu verschaffen. Der Konsument hat aber kaum eine Kotrolle darüber, welchen Wirkstoffgehalt die von ihm aufgenommene Zubereitung hat. Damit besteht immer die Gefahr unkalkulierbarer und lebensgefährlicher Intoxikationen. Neben den vom Konsumenten erwünschten Halluzinationen stellen sich nicht selten Kreislaufprobleme, Sehstörungen und zerebrale Symptome wie Desorientiertheit, Unruhe und Angst ein. Bei Überdosierung kann die Herztätigkeit spürbar eingeschränkt werden, durch Atemlähmung kann der Tod eintreten, wie einige Fälle in 2000 zeigten.

7.3.1.6 Glücksspielsucht (WHO: nicht typisiert)

Das pathologische Glücksspielen ist ein psychiatrisches Störungsbild, das bereits im vergangenen Jahrhundert bekannt war, jedoch bis vor einigen Jahren nur selten vorkam. Durch die Expansion von Spielbanken und den Ausbau eines flächendeckenden Netzes von Spielhallen, sowie die in Gaststätten überall anzutreffenden Glücksspielautomaten ist eine Versuchungssituation entstanden, der sich viele Menschen kaum entziehen können. Trotz fehlenden Substanzmissbrauchs liegen bei der Glücksspielsucht alle Anzeichen einer Abhängigkeitserkrankung vor, verbunden mit einer typischen, mit Substanzabhängigkeit vergleichbaren Dynamik und ähnlichen sozialen Folgen. Naturgemäß fehlen die psychopharmakologischen Wirkungen einer eingenommenen oder injizierten Substanz.

In der Bundesrepublik gibt es etwa 175.000 Geldspielautomaten mit Gewinnmöglichkeit. Der Gesamtumsatz der Glücksspielindustrie, einschließlich Lotto, Toto und Rennbahnen erreichte im Jahr 2002 27 Milliarden € pro Jahr. Allein auf die Geldspielautomaten entfällt ein Bruttoerlös von 2,5 Milliarden €. Auf der Basis verschiedener Studien wird eine Zahl von ca. 150.000 Bundesbürgern, die an einer „Glücksspielsucht" leiden, genannt. Nach neueren Untersuchungen gelten Glücksspieler in ihrer Charakterstruktur als narzisstisch, unreif und selbstunsicher sowie kontaktgestört. Sie seien unfähig, aus Erfahrung zu lernen.

Zum pathologischen Glücksspielverhalten gehört ein Kontrollverlust nach dem Spielbeginn mit der Folge, dass auch hohe Gewinne restlos verspielt werden, eine Unfähigkeit zur Abstinenz mit Wiederholungszwang, eine zunehmende Einengung der Interessen auf das Glücksspiel mit entsprechender dissozialer Entwicklung und sozialer Isolation. Dazu kommen Schuldgefühle mit Verleugnungstendenz und Bagatellisierung der Verluste.

Wirkungen:
Ähnlich den Effekten substanzbezogener Abhängigkeiten kommt es anfangs zu einer deutlichen Euphorie, einer Steigerung des Selbstvertrauens, Stimmungsschwankungen werden durch das Glücksspiel zunächst ausgeglichen, eine eventuell vorhandene Kontaktarmut und Isolation wird nicht gespürt. Das scheinbare Beherrschen der Maschine kann zu rausch-artigen Omnipotenzgefühlen und einem Gefühl der Entlastung gegenüber eigener Unzulänglichkeit führen. Nach einiger Zeit kommt es dann häufig zu einer psychischen Abhängigkeit mit entsprechender Beschaffungskriminalität, Wahrnehmungseinengung, sozialer Isolierung, beruflichem Abstieg und Persönlichkeitszerfall.

7.3.1.7 Internet-Sucht (WHO: nicht typisiert)

Zu diesem Thema liegen noch kaum verlässliche Zahlen vor. Die American Medical Association geht davon aus, dass 5 – 8% aller Online-User suchtähnliches Verhalten entwickeln. Amerikanische Ärzte sprechen inoffiziell bereits vom „Internet Addiction Disorder". Eine größere Pilotstudie (>8000 TeilnehmerInnen) in den deutschsprachigen Ländern ergab bei 3% der Internet-User eine manifeste Abhängigkeit, die den WHO-Kriterien der Sucht entsprach und bei weiteren 7% eine deutliche Gefährdung. Die 650.000 Internet-Süchtigen verbringen demnach über 35 Std./Woche im Netz. Es sind zum größeren Teil männliche Jugendliche, oft mit geringerem Bildungs- und niedrigem Beschäftigungsniveau und eher allein lebend. Von den österreichischen Medizinern Zimmerl und Panosch wurde eine *Online-Umfrage* im beliebtesten deutschsprachigen Chatroom „Metropolis-Chatsystem" durchgeführt. Neben einem soziodemographischen Teil und einem Kapitel mit Fragen nach den Gebrauchsgewohnheiten, der Motivlage, der Selbsteinschätzung und nach dem Erleben, umfasste ein dritter Teil des Bogens folgende Fragen:

> 1. Starkes Verlangen oder eine Art Zwang zum Internet-Gebrauch
> 2. Verlust der Kontrolle über die Zeit online
> 3. Deutliche Entzugserscheinungen (z.B. starke Nervosität und Unruhe) nach Verzicht auf den Internet-Gebrauch
> 4. Deutlicher Rückzug aus dem direkten sozialen Leben wegen des Internet-Gebrauches
> 5. Deutliche Probleme im direkten sozialen Leben wegen des Internet-Gebrauches (Partnerschaft, Arbeit, Schule)
> 6. Fortsetzung des schädlichen Verhaltens trotz Bewusstsein über die negativen Folgen des Internet-Gebrauches
>
> Das **Syndrom Internet-Abhängigkeit** liegt vor, wenn **mindestens 5** der 6 Kriterien über einen Zeitraum von mindestens einem Monat erfüllt sind.

Tab. 3: Internet-Abhängigkeit

Die Studie ergab, dass 12,7% der 473 Probanden ein suchtartiges Verhalten aufwiesen. Aus dieser Subgruppe bejahten 30,8%, *rauschähnliche Erlebnisse* bei intensivem Chatten zu haben. Und 40,9% dieser Gruppe stuften sich selbst als „süchtig" ein.

7.3.2 Illegale Drogen

Steigende Deliktzahlen bei Verstößen gegen das Betäubungsmittelgesetz, steigende Zahlen bei den erstauffälligen Konsumenten harter Drogen und nicht zuletzt eine steigende Anzahl von Rauschgifttoten belegen nach wie vor die Brisanz des Rauschgiftproblems. Im Folgenden werden daher die wichtigsten Substanzen der illegalen Drogenszene vorgestellt.

7.3.2.1 Cannabis (WHO: Cannabistyp)

Die neben dem Alkohol meistverbreitete Rauschdroge in Europa ist das Cannabis, besonders in Jugendlichen- und Adoleszentenkreisen als Haschisch und Marihuana konsumiert. In Westdeutschland haben etwa 26% aller Menschen Erfahrungen damit, im Osten sind es 15%. Am weitesten verbreitet ist Cannabis in der Gruppe der jungen Erwachsenen, wo annähernd jeder Zweite die Substanz bereits konsumiert hat. Die Bundesregierung rechnet 2004 mit einer Zahl von 200.000 Cannabis-Abhängigen.

Im Unterschied zum Alkohol unterliegt der Cannabiskonsum strengen strafrechtlichen Bestimmungen nach dem Betäubungsmittelgesetz

(BtmG). Trotzdem ist die Probierbereitschaft für Cannabis in den letzten Jahren stark angestiegen.

Die Grundstoffe für Haschisch und Marihuana liefert die indische Hanfpflanze, die auch in unseren Breiten leicht gezüchtet werden kann. Der Rauschdrogengehalt ist jedoch abhängig von klimatischen Bedingungen. In mitteleuropäischen Breiten gezogene Cannabispflanzen enthalten nur einen relativ geringen Wirkstoffanteil, der allerdings durch zunehmenden „In door"-Anbau deutlich erhöht wird. Aus dem Harz der weiblichen Hanfblüte wird das meist in Alufolie in kleinen Brocken angebotene und erdähnlich aussehende Haschisch hergestellt. Marihuana besteht aus heuähnlich riechenden, getrockneten, meist gepressten Blättern der männlichen Pflanze und ist erheblich weniger wirksam als Haschisch. Marihuana wird geraucht, Haschisch mit Tabak vermischt geraucht, in Kekse gebacken oder in Tees getrunken. Die wirksamen Bestandteile sind das *Tetrahydrocannabinol (THC)* und die sogenannten *Cannabinoide*. Die Dosis des berauschenden THC liegt pro Hasch-Zigarette heute bei 150 mg, in den 60er Jahren war sie mit 10 mg um ein Vielfaches geringer.

Wirkungen:
THC steigert den Puls, erweitert die Bronchien, steigert die Urinausscheidung, steigert den Appetit. Abhängig von der Grundstimmung des Konsumenten werden euphorische wie auch depressive Stimmungen verstärkt. Es kommt zu Veränderungen der Denkprozesse und der Wahrnehmungsverarbeitung, zu Entspannung, zu einer Steigerung von Selbstwertgefühl und Wohlbefinden und ggf. auch zu Antriebsverlust und Ruhelosigkeit.

Als positive medizinische Wirkung ist die Linderung von Schmerzen aller Art, vor allem auch chronischer Schmerzzustände und Migräne festzustellen. Weiterhin kann Cannabis zur Senkung des Augeninnendrucks beim Glaukom (Grüner Star) angewendet werden. Das synthetische THC ist daher als Medikament kürzlich zugelassen worden. AIDS-Hilfe und prominente Ärztevertreter plädieren für die Freigabe von Marihuana als Medikament bei Aids-Kranken u.a. wegen der beruhigenden, appetitanregenden und analgetischen Effekte, die die Nebenwirkungen der Anti-HIV-Kombinationstherapie lindern können. Bei einer Chemotherapie können damit Übelkeit und Erbrechen bekämpft werden. Auch andere medizinische Indikationen wie Gicht, Rheuma und Verstopfung sind seit Jahrtausenden bekannt.

Risiken:
Bei längerem Gebrauch ist *psychische Abhängigkeit* wahrscheinlich, Nachlassen von Konzentration und Leistungsfähigkeit sehr häufig. Cannabis enthält zahlreiche Inhaltsstoffe mit ungeklärter Langzeitwirkung, die Auslösung einer schizophrenen Psychose ist möglich. Die Induktion von Halluzinationen und eigengesetzlich verlaufenden Psychosen ist mittlerweile erwiesen. Häufig kommt es zu Einstellungs- und Haltungsveränderungen im Sinne einer Wesensänderung in Richtung vermehrter Selbstzuwendung, Selbstbeobachtung und Selbstbeschäftigung. Zusätzlich finden sich Konzentrations- und Merkfähigkeitsstörungen, ein Leistungsnachlass und ein Mangel an sozialem Interesse. Bei Jugendlichen mit starkem Cannabis-Gebrauch wurde in Kanada ein signifikantes Absinken des IQ festgestellt, andere Studien sprechen von einer massiven somatopsychischen Entwicklungsverzögerung bei solchen Jugendlichen. 5% der chronischen Konsumenten leiden an einer hartnäckigen Langzeitdepression.

An *körperlichen Langzeitwirkungen* finden sich Krankheiten der Lungen und des Bronchialsystems und des Herz-Kreislaufsystems. Als Ausdruck von Hirnfunktionsstörungen zeigen sich nicht selten EEG-Veränderungen. Auf die Dauer kann es auch zu Chromosomenveränderungen, zu Missbildungen bei Neugeborenen und zu hormonellen Veränderungen, wie auch zu Störungen der Immunabwehr kommen.

Haschisch wird oft als „Einstiegsdroge" für sogenannte „harte" Drogen bezeichnet. Daher gibt es in manchen Ländern Bemühungen, den Cannabis-Gebrauch zu entkriminalisieren, um die Händlernetze zu entkoppeln. Damit sollen die „User" aus dem Dealer-Milieu herausgehalten werden. Insgesamt steigen ca. 5% der Cannabis-Konsumenten auf Heroin um.

7.3.2.2 Halluzinogene (WHO: Halluzinogentyp)

Die natürlichen Halluzinogene, wie das im Peyotekaktus enthaltene Mescalin wurden ursprünglich in spirituellen Ritualen indigener Völker zur Bewusstseinserweiterung genommen. Heute spielt das synthetisch hergestellte LSD (Lysergsäurediäthylamid), in den 70er Jahren Kultdroge der Hippie-Bewegung, zwar noch eine bedeutsame, aber langsam abnehmende Rolle, während die billigen, aus Pflanzen gewonnenen Substanzen Psilocybin (Psilocybe-Pilz), Harmin (Steppenraute) oder Muscarin (Fliegenpilz) in zunehmendem Maße gebraucht werden. Auch Mischungen aus Mescalin und Amphetaminen (DOM, STP) werden hergestellt. Die Substanzen werden auf Zucker getropft oder in Flüssigkeiten gelöst eingenommen.

Wirkungen:
Typische LSD-Wirkungen zeigen sich zunächst in einem *Initialstadium*, das häufig durch Schwindel, Angst, Herzrasen und innere Unruhe geprägt ist. Dies wird gefolgt von einem *Rauschstadium* mit optischen und akustischen Pseudohalluzinationen, Orientierungsstörungen, motorischen und Koordinationsstörungen. Im *Entzugsstadium* stellt sich ein leichter Schwebezustand ein und die akuten Wirkungen klingen ab. Als *Nachwirkung* wird eine starke Ermüdung bis Erschöpfung und eine häufig depressive Verstimmung sowie Unruhe und Angst erlebt. Auch Weinkrämpfe oder aggressive Durchbrüche kommen vor. Als *atypischer Rausch* gilt der sog. „Horror-Trip" oder auch „Bad-Trip" mit starker (Todes-) Angst, Suizidgedanken und massiven psychotischen Erlebnissen.

Als *Langzeitrisiko* steht die psychische Abhängigkeit und Toleranzbildung im Vordergrund. Zunehmende Einkapselung, Abwendung von der realen Welt und Apathie können die Folge sein. Körperliche Schäden bei chronischem Konsum von LSD sind bislang nicht schlüssig beschrieben worden.

7.3.2.3 Kokain (WHO: Kokaintyp)

Kokain ist ein weißes Pulver („Schnee", Koks, star dust), das aus den Blättern des Coca-Strauches gewonnen wird. Das Kauen der Coca-Blätter ist bei den Andenvölkern Südamerikas seit Jahrtausenden zur Steigerung der Leistungsfähigkeit und zum Ertragen von Hunger auf langen Wanderungen und bei schweren Arbeiten üblich. Der Coca-Anbau stellt einen erheblichen legalen und illegalen Wirtschaftsfaktor in diesen Ländern dar. In Europa wurde Kokain zunächst als „Lebenselixier" verkannt und zu medizinischen Zwecken wie z. B. Lokalanästhesie verwendet. Als Droge der Künstler und des gehobenen Bürgertums war Kokain in den zwanziger Jahren gesellschaftsfähig. Es wird geschnupft, geschluckt oder – seltener – auch injiziert. Der Kokainmissbrauch hat in den 90er Jahren in bestimmten gesellschaftlichen Schichten als „Modedroge" stark zugenommen, wird aber auch häufig als Beikonsum in der „Szene" der Opiatabhängigen verwandt.

Wirkungen:
Kokain wirkt in drei Phasen:
- Im *euphorischen Stadium* („Kick") dominiert eine Antriebssteigerung und eine allgemeine positive Erlebnisumgestaltung mit Abbau von

Hemmungen, vermehrtem sexuellen Verlangen, Kontaktverbesserung und einem erhöhten Selbstwertgefühl.
- Das *Rauschstadium* ist durch Halluzinationen akustischer, taktiler und optischer Art gekennzeichnet, und im anschließenden
- *depressiven Stadium* findet man häufig Getriebenheit mit Suizidalität, Angst, Unruhe, in höherer Dosierung auch ein delirantes Syndrom mit Verfolgungswahn.

Kokain wirkt körperlich stark auf das vegetative Nervensystem im Sinne einer Beschleunigung im Herz-Kreislaufsystem und einer Erniedrigung der Krampfschwelle.

Risiken:
Bereits nach kurzer Zeit starke psychische Abhängigkeit mit rascher Toleranzentwicklung und einer massiven körperlich-vegetativen Symptomatik, einschließlich gefährlicher Erhöhung der Körpertemperatur, Herzrasen, ataktischen Bewegungsstörungen. Bei chronischem Kokainkonsum kommt es zu paranoid-halluzinatorischen Psychosen, Seh- und Sprachstörungen, kognitiven Beeinträchtigungen und körperlichem Verfall mit Leberschäden.

Bei einer Überdosis, die individuell sehr niedrig liegen kann, kann es zur Atemlähmung und zu Herzversagen mit Todesfolge kommen. Als weitere Langzeitfolge des Kokainschnupfens wird eine irreversible Schädigung der Nasenscheidewand beschrieben. In seiner Gesamtgefährlichkeit ist Kokain am ehesten mit Heroin vergleichbar.

7.3.2.4 Crack (WHO: Kokaintyp)

Crack („stones", „rocks") ist Mitte der 80er Jahre in amerikanischen Großstadtslums vermutlich zufällig bei dem Versuch entdeckt worden, Kokain durch Zusatz von Backpulver zu strecken, wodurch Kokainhydrochlorid in Kokainbase umgewandelt wird. Es handelt sich um eine Masse aus gelblich-weißen Brocken, die beim Erhitzen ein knackendes Geräusch erzeugen, von dem sich der Name ableitet. Crack ist das Kokain der „Armen". Es wird ausschließlich geraucht („Crack-Pfeifchen") und wirkt schon nach wenigen Sekunden schlagartig auf die Nervenzellen des Gehirns. In den USA hat sich eine eigene Crack-Szene entwickelt, man schätzt die Zahl der dort von Crack und Kokain Abhängigen auf über 22 Millionen.

Wirkungen:
Ähnlich, aber noch intensiver und kürzer als Kokain, schlagartiger Wirkungseintritt, hohes Suchtpotential, das durch die kurze Wirkungsdauer

der Droge, die zu fortwährendem Konsum reizt, noch verstärkt wird. Abhängigkeitsentwicklung bereits nach der ersten Dosis möglich.

Bei nachlassender Drogenwirkung brechen die angenehme emotionale Befindlichkeit und die Pseudo-Konzentration des Konsumenten zusammen. Es treten schwere Depressionen mit verstärkter Neigung zu Gewalttätigkeiten und Aggressionshandlungen auf.

Risiken:
Häufige Herz-Kreislauf-Komplikationen, körperliche Auszehrung aufgrund von Appetitmangel, erhöhte Gefahr von sozialer Verwahrlosung und Beschaffungskriminalität. Bei längerem Konsum kommt es zu Lungenentzündung, Bluthochdruck, Appetitlosigkeit, Hautjucken und paranoiden sowie schizophrenieähnlichen Zuständen mit irreparablen Hirnschädigungen. Herz- und Hirninfarkte und Krampfanfälle sind nicht selten. Auch bei sporadischem Gebrauch sind tödliche Komplikationen nicht auszuschließen.

7.3.2.5 Opiate (WHO: Opiattyp)

Zu den Opiaten gehören Opium, Morphium (Morphin) und Heroin, aber auch das in Hustensäften enthaltene Codein. Sie werden aus dem Milchsaft der unreifen Schlafmohnkapsel hergestellt. Opiate besetzen dieselben biochemischen Bindestellen im Nervensystem wie die körpereigenen Endorphine. Diese Peptide werden nicht nur unter extremen Bedingungen wie z.B. bei Marathonläufen oder zur Schmerzeindämmung ausgeschüttet; mit ihrer euphorisierenden Wirkung scheinen sie generell die „Feineinstellung der Motivationslage" des Menschen zu steuern, etwa in dem Sinne, dass Angenehmes als noch angenehmer erlebt wird, Unangenehmes aber als weniger unangenehm: eine vom Körper selbst erzeugte, aber nicht abhängig machende Rauschdroge. Opiate haben keineswegs immer eine zerstörerische Wirkung: In der Behandlung von chronischen Schmerzzuständen können Opiate – richtig eingestellt – über viele Jahre segensreich wirken, ohne dass Dosissteigerungen notwendig werden oder sich eine Suchtpersönlichkeit entwickelt.

Opium als „klassisches", aus dem Orient stammendes Suchtmittel, wird geraucht, Morphin als Hauptinhaltsstoff des Opiums und Heroin (Diacetylmorphin) als halbsynthetischer Opiatabkömmling werden meist gespritzt. Heroin wurde als vermeintlich nicht suchterzeugendes, in Wahrheit jedoch stärker wirksames, stärker euphorisierendes und stärker abhängigkeitsförderndes Ersatzmittel für Morphium eingeführt. Hinweise auf Opiatabhängigkeit sind Einstichstellen und Vernarbungen an Innenseiten der Arme, Spritzen, Löffel mit Rußrückständen, die zur Verflüssigung von Heroin verwendet wurden.

Wirkungen:
Anfänglich tritt eine starke Euphorie („flash") mit Steigerung des Selbstvertrauens, Gleichgültigkeit gegenüber Problemen und Anforderungen ein sowie eine beruhigende, schmerzstillende und einschläfernde Wirkung. Besonders die Wirkung gegen starke Schmerzen macht Morphin auch heute noch zu einem unverzichtbaren Medikament bei schwersten Tumorschmerzen. Bei längerem Gebrauch findet sich eine reduzierte Urteilskraft, ein Verlust von Selbstvertrauen mit Schuldgefühlen, innerer Vereinsamung und kritiklosem Nachgeben gegenüber krimineller „Notwendigkeit" wie Dealen, Gewalttaten, Einbrüche.

Halluzinationen oder Desorientierung sind für Opiatabhängige nicht sicher beschrieben. Es kommt aber zu Wahrnehmungseinschränkungen und auf die Dauer zu einem „amotivationalen Syndrom" (AMS).

Körperliche Symptome des Opiatrausches sind eine Pupillenverengung, eine Verlangsamung der Herztätigkeit und der Atemfrequenz, Abschwächung von Reflexen, die Absenkung der Körpertemperatur und gelegentliche Krampfanfälle. Bei Überdosis entsteht die Gefahr von Bewusstlosigkeit, Atemlähmung, bis hin zu Kreislaufversagen und Tod. Durch unsterile Spritzen ist eine hohe Infektionsgefahr mit Hepatitis- oder HIV-Viren gegeben. Dazu kommt häufig eine soziale Verwahrlosung.

Bei dem schlagartig einsetzenden *Entzug* leidet der Betreffende unter unerträglichen Schmerzen, v. a. in den Gelenken, unter massiver Unruhe, Schwitzen, Erbrechen und Bauchkrämpfen.

Risiken:
Schon nach sehr kurzer, manchmal einmaliger Einnahme besteht die Gefahr psychischer und vor allem auch körperlicher Abhängigkeit. Der Heroinrausch hat eine so intensive, positiv besetzte und lustbetonte Qualität, dass es einem Abhängigen nur selten gelingt, den Vorsatz eines Verzichtes durchzuhalten.

Die Abhängigen leiden regelmäßig unter einer chronischen Hepatitis und häufig unter Magen-Darm-Störungen. Weitere Folgen können sein: Abmagerung, Menstruationsaussetzung, Verminderung der Hirnleistungsfähigkeit und des Gedächtnisses, Zittern der Hände, Koordinationsschwierigkeiten, halbseitige Lähmungen, Anfälligkeit für Infektionen, Muskelfaserauflösungen, Nierenverstopfungen, Entzündung des Herzinnenraumes.

Durch die massiven Entzugssymptome wird leicht jede Möglichkeit zur Drogenbeschaffung gesucht. Hier ist die Quelle für Beschaffungskriminalität und Prostitution.

7.3.2.6 „Designerdrogen" – Entactogene (WHO: Amphetamintyp)

Der Begriff Designerdrogen suggeriert, dass solche Substanzen für spezifische Wirkmechanismen und psychotrope Wirkungen wie maßgeschneidert synthetisiert wären. Das Gegenteil ist aber der Fall: Als Straßendrogen sind sie regelhaft gestreckt und verschnitten. Designerdrogen werden aus verschiedenen chemischen Grundstoffen – meist aus der Amphetaminreihe – zu neuen Substanzen, die die Wirkung anderer Drogen nachahmen, verbunden („Speed", „Ecstasy"). Dies ist oft im Heimlabor möglich. Ein wesentlicher Grund für das ständige Auftauchen neuer Substanzen in der Szene liegt darin, dass eine Designerdroge erst illegal ist, wenn sie in das Betäubungsmittelgesetz (BtmG) aufgenommen wird. Diese Drogen werden im Wesentlichen als Tabletten oder Kapseln geschluckt, seltener geschnupft oder gespritzt. Besonders **Ecstasy** = XTC (MDMA = Methylendioxymethamphetamin) ist in den vergangenen Jahren zu einer mittlerweile nicht nur die Techno-Szene prägenden Party-Droge aufgestiegen: 4 % der Sechzehnjährigen und sogar 10 % der Fünfundzwanzigjährigen nehmen diese Stoffe ein. Ecstasy ist neben dem Fliegenpilz die einzige Droge, deren Verbreitung in den neuen Bundesländern höher ist als in der alten BRD. Da XTC und verwandte Amphetaminabkömmlinge vor allem auf der emotionalen und kommunikativen Ebene wirken, werden sie zu den *Entactogenen* („Stoffe, die eine Berührung des eigenen Inneren ermöglichen") gezählt.

Das Risiko für anhaltende Störungen wird von den Konsumenten trotz intensiver Aufklärung erheblich unterschätzt. Mehreren Untersuchungen zufolge zeigen Ecstasy-Konsumenten erhebliche neurokognitive Defizite, die als Ausdruck neurotoxischer Wirkungen der Inhaltsstoffe zu werten sind.

Wirkungen:
Je nach chemischer Zusammensetzung ergeben sich sehr unterschiedliche, aber meist aufputschende und das gesamte Erleben intensivierende Effekte. Dazu gehört eine erhöhte Kontaktbereitschaft, eine herabgesetzte Ich-Abgrenzung und Aggressivität, eine veränderte Zeitwahrnehmung. Designerdrogen wirken aber auch wahrnehmungsverzerrend, sie fördern das Auftreten von Halluzinationen, Derealisation, Überwachheit, Zwangslachen und Ideenflucht sowie Verwirrung, bis hin zum Vollbild einer Psychose.

Motorische Unruhe, Angstzustände und Sexualstörungen werden oft von starker vegetativer und/oder neurologischer Symptomatik begleitet: Koordinationsstörungen, pulsierende Kopfschmerzen, Herzrasen, Magen-Darm-Störungen sind häufig, seltener kommen cerebrale Krampfanfälle sowie cerebrale Blutungen oder Infarkte vor.

Risiken:
Es kommt zu Toleranzbildung und zu rascher und starker psychischer, je nach Grundstoff auch körperlicher Abhängigkeit. Die Wirkung ist unberechenbar, auch bei kleinen Dosen. Die Nebenwirkungen sind nicht abschätzbar, es kann im Extremfall aufgrund des verminderten Durstgefühls zu Hyperthermie, zum Kreislaufkollaps und Herzversagen kommen. Stärker als bei alleinigem Cannabiskonsum ist bei den Designerdrogen die Gefahr des Überstiegs zu härteren Drogen gegeben. Viele der Heranwachsenden konsumieren neben den Designerdrogen regelmäßig Cannabis oder kommen zum Missbrauch von Kokain, LSD und sogar Heroin.

Konsumenten von Ecstasy weisen signifikant häufiger als Vergleichsgruppen depressive und Angststörungen sowie dissoziale Verhaltensstörungen auf.

Die Bedeutung von Ecstasy nimmt insgesamt leicht ab. Dies wird einerseits auf die schrumpfende Raverszene, andererseits auf die Wirksamkeit von Aufklärung, Prävention und niedrigschwelliger Hilfeangebote zurückgeführt.

7.4 Notfallmaßnahmen bei Alkohol- oder Drogenintoxikation

Auf psychische und/oder physische Veränderungen achten: Wahrnehmen vor Handeln! Besonders wichtig dabei:

1. **Wenn der Patient bewusstseinsgetrübt oder bewusstlos ist:**
   - Sofort Notarzt verständigen! Pupillen weit oder eng? Mitteilung an Notarzt!
   - Atemwege freihalten: stabile Seitenlage, falls noch Eigenatmung
   - Patient möglichst wachhalten!
   - Bei Atemstillstand/Herz-Kreislaufstillstand: Maßnahmen der Wiederbelebung einleiten!

2. **Wenn der Patient bewusstseinsklar ist:**
   - Bei Erregung oder Entzugserscheinungen beruhigen, Gespräch anbieten!
   - Mit Kreislauf- und Atmungsabfall rechnen!
   - Einweisung in stationäre Behandlung veranlassen (Feuerwehr, Notarzt)

3. **Sicherstellen von Drogenresten, Tablettenverpackungen, Lösungsmittelflaschen, Spritzen.**
   Die Kenntnis der verwendeten Substanz kann eine Entgiftung entscheidend erleichtern. Gegebenenfalls Anruf bei einer Vergiftungszentrale.

4. **Zum Selber-Fit-Werden: Erste Hilfe-Kurs besuchen!**

Tab. 4

7.5 Entstehungsfaktoren

Heute werden Abhängigkeitserkrankungen durchweg als „multifaktoriell" bedingt angesehen, wobei die genaue Art der Wechselwirkungen dieser Faktoren bislang noch unzureichend geklärt ist. Die Gewichtung solcher Ursachenzuschreibungen ist zudem immer von bestimmten zeitgeschichtlichen und gesellschaftspolitischen Sichtweisen abhängig. Erst in der frühen Neuzeit wurde der lasterhafte, unverbesserliche Trunkenbold als besonderes soziales Problem thematisiert. Bis weit in unser 20. Jahrhundert hinein wurde der Alkoholismus beispielsweise – damals sprach man noch von „Trunksucht" – unter rein *moralischen Gesichtspunkten* betrachtet. Der Alkoholiker galt als minderwertiger Mensch, der sich „nicht beherrschen" konnte. Das spätestens seit 1968 bei uns „gültige" Krankheitskonzept der Sucht befreite den Patienten – und seine Familie – zumindest partiell von der Last der Schimpf und Schande und ermöglichte eine Erforschung durch die Medizin. Damit konnte ein naturwissenschaftlich begründetes *Krankheitskonzept* mit einer *Anzahl von Symptomen, einem typischen Verlauf und einer vorhersagbaren Prognose* erstellt werden. Inzwischen lässt sich eine dritte Phase erkennen: Abhängiges Verhalten wird immer mehr im *Kontext systemischer Verflechtungen* gesehen. Die Veränderung der Sichtweisen von einer individuumzentrierten zu einer lebensweltorientierten Betrachtung der Problematik hat das Verständnis von Suchterkrankungen ebenso wie das anderer psychischer Auffälligkeiten durchdrungen. Im Vordergrund der Analysen stehen dabei wiederkehrende Verhaltensmuster aller Systemmitglieder. Damit bekommt süchtiges Verhalten nicht mehr vorrangig die Bedeutung einer intraindividuellen Störung, es wird eher als regulierendes Element im Beziehungskontext mehrerer Individuen und/oder Institutionen gesehen. Neuerdings wird die Suchtentstehung auf dem Hintergrund der posttraumatischen Störungen auch als traumakompensierende Maßnahme diskutiert (→ Kap.10).

Faktoren, die eine Abhängigkeitsentwicklung fördern:

1. Individuum:
- genetische und konstitutionelle Faktoren (Stoffwechsel, Physiologie)
- Persönlichkeitsstruktur: „Ich-Schwäche", „frühe Störungen"
- erlernte Mechanismen zur Angst- und Spannungsreduktion, „Selbst-Betäubung" als Lebensstrategie, Traumaerfahrungen
- Alter und Beruf: kritische Lebenssituationen, Phasenübergänge

2. Soziales Umfeld:
- Bedingungen der Primärsozialisation: unberechenbare Erziehung, starke Verwöhnung seitens der Mutter, abhängig-schwacher oder abwesender Vater
- Modellwirkung suchtkranker Eltern: Umgang mit Nähe und Distanz, Kontrolle und Autonomie, Harmonie und Konflikten
- familiäres Klima, Gewalt, sexueller Missbrauch, „broken home"
- Vorbilder der jeweiligen Subkultur: Bauarbeiter, leitende Angestellte, Gastwirte, Seeleute ...
- gesellschaftliche Haltungen zum Drogenkonsum: „Gut-Drauf-Sein" durch Konsum legaler Drogen, Verteufelung illegaler Drogen, Marginalisierung ihrer Konsumenten
- Verfügbarkeit der Drogen
- Haltung der Massenmedien

3. Droge:
- Chemische Struktur und Abbauwege
- physiologische und therapeutische Wirkungen
- Abhängigkeitspotential
- Toleranzphänomene
- Art der Einverleibung, Dosierung
- Psychotoxizität
- Zusammenwirken mit anderen Drogen

Tab. 5

Gerade wegen der möglichen Verflechtungen der Ursachenfaktoren ist eine Kenntnis der unterschiedlichen Aspekte von Bedeutung. Bislang verfügen wir über keine schlüssige Theorie, die die Entstehung der verschiedenen Formen von Abhängigkeit im Letzten erklären könnte. Genauso wenig sind konkrete Aussagen über die Prognose im Einzelfall möglich. Eine moralische Disqualifizierung hilft jedoch ebenso wenig wie eine rein medizinische Erklärung als „Krankheit", deren Verlauf nicht in der Verantwortung des Betroffenen liegt. Eine Ursachenzuschreibung ist zudem ja auch immer ein Akt der nachträglichen Beschreibung von Ereignissen durch beteiligte Personen, die naturgemäß ihre eigene Sichtweise, aus ihrer Motivationslage heraus, aussprechen. Solche Zuschreibungen sind insofern wahr, als sie die subjektive Wirklichkeit der Beteiligten im interaktionellen Kontext beschreiben: „Mein Sohn war schon als Kind labil ... sein Vater war ja auch Alkoholiker ..., bei uns zuhause gab's nur Stress! ..."; sie sind aber nicht „objektivierbar". Nützlich sind solche Erklärungen vor allem dann, wenn aus ihnen Anregungen und Impulse für eigenverantwortliches Handeln, für die Selbsthilfe der Betroffenen auf die Zukunft hin abgeleitet werden können.

Die Kenntnis von überindividuell wirksamen, abhängigkeitsfördernden Faktoren liefert den Sozialpolitikern eine Grundlage für präventive Maßnahmen zur Humanisierung der Lebenswelt. Leider hält deren Umsetzung bislang kaum mit der fortschreitenden negativen Entwicklung mit.

7.6 Soziale Auswirkungen

Neben der bereits mehrfach genannten Häufung von Verkehrsunfällen durch Alkoholabusus findet sich eine große Anzahl von weiteren sozialen Folgen bei Abhängigkeitskranken und ihren Angehörigen. Diese sind vom jeweiligen Kontext im Hinblick auf die individuelle Persönlichkeit, das soziale Umfeld, die konsumierte Droge und die Dauer der Suchtentwicklung abhängig. Eine Reihe von Auswirkungen findet sich jedoch gehäuft:

- Erhöhte Krankheitshäufigkeit und Unfallneigung, Frühinvalidität, verkürzte Lebenserwartung
- Gehäufte familiäre Konflikte, teils mit Gewaltneigung, massive negative Auswirkungen auf die Kinder der Abhängigen (s. Abschnitt 7)

- Zerbrechen primärer Bezugssysteme: Familie, Freundeskreise, später: Rückzug aus allen sozialen Bindungen
- Beruflicher Abstieg, finanzielle Schwierigkeiten
- Abgleiten in dissoziale Verhaltensweisen und Kriminalität
- Häufiger Wohnungs-/Wohnortswechsel bis hin zur Obdachlosigkeit

7.7 Kinder, Jugendliche und Sucht

Kinder und Jugendliche sind in dreifacher Weise von Abhängigkeitserkrankungen betroffen, nämlich als Embryo und Fötus im Mutterleib einer Abhängigen, als Angehörige suchtkranker Eltern(-teile) und schließlich als Konsumenten von Suchtmitteln

7.7.1 Gefährdung als Embryo und Fötus im Mutterleib einer Abhängigen

Die unmittelbarste Form der Schädigung eines Kindes geschieht während der Stoffwechselgemeinschaft als Embryo und Fötus im Mutterleib einer substanzabhängigen Frau. Unter allen heute bekannten missbildungsfördernden und hirnschädigenden Schadstoffen in der Schwangerschaft nimmt der Alkohol den wichtigsten Platz ein. Werdende Mütter mit einem Konsum von mehr als 50 g reinen Alkohols/Tag haben ein stark erhöhtes Risiko, dass ihr Kind mit einem Missbildungssyndrom, der *Alkoholembryopathie* zur Welt kommt. In Deutschland sind das über 2200 Kinder pro Jahr. Damit stellt der Alkoholkonsum der Mutter noch vor dem Down-Syndrom die häufigste Ursache einer geistigen Retardierung dar. Zu diesem Syndrom gehören:

- typische Gesichtsveränderungen, Minderwuchs und Kleinköpfigkeit, Genitalfehlbildungen,
- intellektuelle und statomotorische Entwicklungsverzögerungen sowie
- erhebliche Verhaltensauffälligkeiten.
- Die Kinder haben leider auch in der Langzeitperspektive eine allgemein ungünstige Entwicklungsprognose.
- Dazu kommt ein *sechsfach* höheres Risiko einer späteren Suchtentwicklung im Vergleich zur Durchschnittsbevölkerung.

Auch bei viel geringer ausgeprägtem Alkoholmissbrauch der Mutter gibt es ein deutliches Risiko für *Lern- und Verhaltensstörungen sowie Hyperaktivität* beim Kind.
Der Abusus anderer Drogen (vor allem Nikotin, aber auch Crack, Schnüf-

felstoffe, Heroin) kann das ungeborene Kind ebenfalls in Entwicklung und Stoffwechsel schädigen. Sogar das Passivrauchen der Mutter kann bei Ungeborenen zu dauerhaften Schäden führen. Zahlreiche Gifte beim Passivrauchen passieren die Plazenta und können so in den Blutkreislauf der Feten und später in die Muttermilch gelangen. Bei mütterlichem Alkoholkonsum bis zur Geburt kann es postnatal zu einem Neugeborenenentzugssyndrom kommen, das sich in motorischer Unruhe, Zittern, erhöhter muskulärer Spannung und Störung des Schlaf- Wachrhythmus äußert. Das Entzugssyndrom selber hinterlässt keine bleibenden Schäden.

7.7.2 Kinder und Jugendliche als Angehörige suchtkranker Eltern(-teile)

Mindestens 2 Millionen Kinder dürften durch die stoffliche Abhängigkeit eines Elternteils betroffen sein. Kinder, die in solchen Familien aufwachsen, haben ein stark erhöhtes Risiko, psychisch auffällig zu werden. Dies gilt besonders für den Alkoholismus, dessen Folgeerscheinungen bislang am besten untersucht sind. Abhängigkeitserkrankungen werden zunehmend als *Familienkrankheiten* aufgefasst, deren Regeln und Wirkungen sich kein Familienmitglied entziehen kann. Die Kinder, als die Schwächsten, sind besonders gefährdet:

- Psychiatrisch relevante Symptome wie Angst, Depression, Essstörungen, antisoziales Verhalten und besonders Hyperaktivität zu entwickeln,
- ausgeprägte visuelle Wahrnehmungsstörungen sowie Lern- und Leistungsstörungen zu zeigen,
- Opfer von intrafamiliärer Gewalt (ca. 50%!) und sexuellem Missbrauch zu werden,
- als Antwort auf dysfunktionale familiäre Kommunikationsmuster selbst charakteristische Rollen innerhalb der Familie zu übernehmen. Wegscheider-Cruse beschrieb diese Überlebensstrategien mit den Begriffen: „Der Familienheld", „Der Sündenbock", „Das Maskottchen" und das „Verlorene Kind". Die Rollenübernahme bringt das Kind einerseits in eine bedeutungsvolle besondere Position innerhalb der Familie, andererseits verhindert sie durch die Fixierung auf wenige Verhaltens- und Erlebensmuster eine angemessene altersgemäße Entwicklung.
- Eine besonders gravierende Folge bei Kindern von Suchtkranken ist ein gegenüber einer Vergleichsgruppe sechsfach erhöhtes Risiko, selbst abhängig zu werden.

245

Die Kinder erleben eine psychische Dauerbelastung, fühlen gleichzeitig Wut und Scham, Loyalitätskonflikte, Hoffnung und Enttäuschung, meist ohne sich wirklich äußern zu können. Sie müssen zu früh selbständig werden, da sich ihre kranken und überforderten Eltern schnell von den elterlichen Aufgaben zurückziehen. Die Familien von Alkoholkranken zerbrechen doppelt so häufig wie andere, damit entsteht eine zusätzliche Verlust- und Trennungsproblematik. Der Schweregrad kindlicher Psychopathologie wird negativ durch eine Abhängigkeit beider Elternteile sowie durch eine generationsübergreifende Sucht beeinflusst. Auch der Zeitpunkt des Beginns, das Ausmaß und die Stärke der elterlichen Abhängigkeit sowie das Ausmaß der Familiendesorganisation spielen eine Rolle für die Ausprägung der psychischen Auffälligkeiten bei den Kindern.

Die präventive und therapeutische Arbeit mit Kindern von Abhängigen befindet sich noch in den Anfängen. Hier liegt eine wichtige Aufgabe für Heil- und Sozialpädagogen. In diesem Zusammenhang sind Forschungen zu **protektiven Faktoren** besonders wichtig. Trotz widriger Umstände gibt es Kinder, die dennoch eine weitgehend unauffällige Entwicklung nehmen: die sog. *„Resilient children"*. Protektive Faktoren sind relativ unspezifisch, aber für den Bereich des Alkoholismus besser erforscht als bei anderen psychosozialen Risiken. Dazu gehören bezogen auf das *Kind selbst* folgende Schutzfaktoren:

1. ein Temperament, das positive Aufmerksamkeit seitens der Umwelt hervorruft
2. durchschnittliche Intelligenz und ausreichende Kommunikationsfähigkeit im Lesen und Schreiben
3. eine Leistungsorientierung
4. eine verantwortliche, sorgende Einstellung
5. ein positives Selbstwertgefühl
6. eine innere Kontrollüberzeugung
7. Glaube an Selbsthilfemöglichkeiten

Tab. 6: Resilienzfaktoren gegen Alkoholismus bei Kindern

Die genannten Faktoren weisen große Übereinstimmung mit dem von dem Salutogenetiker *Antonovsky* beschriebenen *Kohärenzgefühl* auf (➜ Kap. 15).

Eine weitgehend ungestörte Entwicklung der frühen Mutter-Kind-Beziehung, gute selbstregulatorische Kapazität des Säuglings, viel Aufmerksamkeit und keine längeren Trennungen während des Kleinkindesalters, keine Geschwistergeburten und keine schweren elterlichen Konflikte bis zum zweiten Lebensjahr kommen als Schutzfaktoren aus der Umgebung hinzu.

Von entscheidender Wichtigkeit für die psychische Gesundheit des Kindes in der alkoholbelasteten Familie ist die kognitive Verarbeitung der allgemeinen familiären und der alkoholspezifischen Abläufe und Muster. Hier ist eine Außenposition, gewährleistet durch einen „wissenden Zeugen", etwa ein Therapeut, ein Großelternteil, ein älterer Freund usw. hilfreich, damit das Kind seiner Wahrnehmung trauen lernt und die Bewertung der katastrophalen intrafamiliären Ereignisse rund um die Droge nicht schuldhaft auf sich selbst bezieht.

7.7.3 Kinder als Konsumenten von Suchtmitteln

Suchtmittelkonsum bei Kindern und Jugendlichen unterliegt besonderen Risikogefährdungen und Konsequenzen. Dies wurde ansatzweise bereits in den vorangehenden Kapiteln deutlich. Es fehlen in Deutschland nach wie vor valide epidemiologische Daten zur Entwicklung der Suchtproblematik bei Kindern und Jugendlichen. Man muss aber von einem Anstieg des Gebrauchs von Suchtmitteln sowohl im Bereich der legalen als auch im Bereich der illegalen Drogen ausgehen. Im letzten Jahrzehnt hat sich jedoch eine gewisse Trendwende vollzogen: weg von betäubenden Drogen wie Heroin, hin zu antriebssteigernden Substanzen wie synthetischen Designerdrogen und psychoaktiven Arzneimitteln wie Schmerz- und Anregungsmitteln. Dies gilt besonders für Mädchen, die im Drogenkonsum stets zurückhaltender als Jungen gewesen sind. Der Gebrauch von Haschisch und Alkohol scheint indessen weiter zuzunehmen. Vor allem die häufige Kombination von Nikotin-, Alkohol- und Cannabisabusus bereitet besondere Sorgen.

Die unausgereifte Psyche und Physis von Kindern und Jugendlichen macht diese vulnerabler für die körperlichen Auswirkungen der Giftsubstanzen und gefährdet die psychische Entwicklung in allen psychosozialen Bereichen besonders nachhaltig. Gleichzeitig werden vor allem solche Kinder zu problematischen Suchtmittelgebrauchern, die bereits in der frühen Kindheit belastenden und traumatisierenden Bedingungen ausgesetzt waren.

Kinder haben eine wesentlich geringere Alkoholtoleranz als Erwachsene. Schon bei 0,5 Promille kann ein Kind in Bewusstlosigkeit fallen. Außerdem treten bei Kindern andere Symptome des Alkoholabusus als bei Erwachsenen auf: Alkohol ruft seltener euphorische Stimmungszustände hervor, eher kann es zu einer abrupt eintretenden Alkoholvergiftung mit Übelkeit, Erbrechen, Schläfrigkeit, Bewusstlosigkeit bis zum Koma kommen. Bei Jugendlichen zeigt sich, dass ein frühes Einstiegsalter zu einer schnellen Abhängigkeitsentwickung führt:

Es muss davon ausgegangen werden, dass die meisten substanzmissbrauchenden Jugendlichen sowohl Alkohol als auch Cannabis als auch Ecstasy konsumieren.

Einstiegsalter	Ausbildung einer Abhängigkeit im Schnitt nach:
25 Jahre	10 - 12 Jahren
20 Jahre	- 5 Jahren
15 Jahre	5 - 6 Monaten

Tab. 7: Einstiegsalter und Abhängigkeitsentwicklung

Mögliche indirekte Hinweise für eine sich entwickelnde Suchtproblematik im Jugendalter können sein:

– ein schulischer Leistungsknick
– ein „Knick in der Lebensführung"
– ein amotivationales Syndrom
– sozialer Rückzug
– sich entwickelnde Störungen des Sozialverhaltens
– gehäufte Kontakte zu Jugendlichen mit Drogenmissbrauch

Risikokinder für eine Suchterkrankung zeigen häufig bereits im Kindergartenalter ein aggressiv-expansives Verhalten, erhöhte Impulsivität und mangelnde Selbstkontrolle. Sie sind oft leicht erregbar, gefahrenblind und zeigen vorschnelles Handeln. Die Frustrationstoleranz ist gering, die Kinder suchen ausgeprägt nach unmittelbaren Verstärkern und können sich gegenüber Außenreizen oft schlecht verschließen. Sozial verhalten sie sich häufig rücksichtslos und wenig anpassungsfähig. Diese Kinder bedürfen daher einer frühzeitigen Diagnostik und Therapie.

Der Übergang zwischen Kindheit und Erwachsenwerden ist eine Zeit der Verunsicherung von Identität, der Ablösung von elterlichen Werten und Normen, der Erweiterung der eigenen Möglichkeiten. Die Jugendlichen wollen etwas erleben, Ekstase und Herausforderung spüren. Dazu gehört auch das Ausprobieren von legalen und – häufig auch – illegalen Drogen. In einer Gesellschaft, in der die meisten Vergnügungen leicht erreichbar sind, in der man „gut drauf" und „cool" sein muss, um dazuzugehören, und in der Suchtmittel als Weg dahin propagiert werden, liegt es nahe, dass viele nicht beim Ausprobieren bleiben, sondern recht früh Suchtmittel als Problemlöser gegen Einsamkeit, Sinnentleerung und Perspektivlosigkeit einsetzen. Bereits Vorschulkinder entwickeln Abhängigkeiten von Süßigkeiten und nehmen Medikamente wie Drogen ein, um ihre aufgestauten Spannungen zu mildern. Das Einstiegsalter beim Nikotin liegt mittlerweile bei neun bis zehn Jahren und beim Alkoholkonsum bei elf bis zwölf Jahren. Unter jugendpsychiatrisch stationär behandelten Drogenkonsumenten wurde in den vergangenen Jahren eine Zunahme schwerer früher Persönlichkeits- und Sozialisationsstörungen festgestellt und eine engere Verknüpfung mit der Kriminalitätsszene. Fast jede 2. Gewalttat von Jugendlichen wird unter Alkohol- oder Drogeneinfluss verübt. Gewalt und Substanzmissbrauch bedingen einander in erheblichem Maße.

Motivkonstellation für Alkohol- und Drogenkonsum bei Kindern und Jugendlichen:
- *früh erlernte Haltung, Störungen der Befindlichkeit mit Alkohol oder Medikamenten zu beheben*
- *Gruppendruck: Zum „Cool-Sein" gehört der Rausch*
- *Schwierigkeiten bei der sozialen Integration*
- *Scheitern an Entwicklungsaufgaben und Überforderung*
- *Psychopathologische Auffälligkeiten(z.B. Depression, Angststörungen, Essstörungen*
- *Untaugliche Problemlösestrategien*
- *Bedürfnis nach entspannender Wirkung der Droge*

Tab. 8

Gerade bei Kindern und Jugendlichen, die ja ganz besonders Halt, Orientierung und Perspektive brauchen, treffen mikrosoziale und makrosoziale Risiken in fataler Weise zusammen: Es ist nachgewiesen, dass nahezu alle jugendlichen Abhängigen unter langandauernden und massiven Störungen der innerfamiliären Beziehungen leiden: Fehlen von Halt, Wärme und Geborgenheit, Unberechenbarkeit erzieherischer Maßnahmen, massive Konflikte und psychische Störungen bei den Eltern. Auf der anderen Seite bietet auch unsere gesamtgesellschaftliche Situation wenig Anlass zu Optimismus: Lärmende Propagierung hedonistischer Lebenseinstellungen kontrastiert mit einer realen Bedrohung unserer Existenzgrundlagen, die eine „No-Future-Haltung" verstehbar macht. Diese Bedingungen erzeugen eine erhöhte Vulnerabilität für Drogen und Suchtentwicklung. Eine sinnvolle Prävention müsste dagegen im persönlichen, familiären und gesellschaftlichen Bereich die protektiven Faktoren für ein gesundes Aufwachsen und Reifen unserer nächsten Generationen stärken.

7.8 Behandlung und Rehabilitation

7.8.1 Allgemeines, Co-Abhängigkeit

Bis vor kurzer Zeit war das primäre Ziel der Behandlung einer stoffgebundenen Abhängigkeitserkrankung die Abstinenz von der Droge. Neuere Forschungsergebnisse legen nahe, dass es *die* Behandlung von Suchtmittelabhängigen heute nicht mehr gibt. Die wichtigsten Ziele der Suchtkrankenhilfe sind heute:

- Die Sicherung des Überlebens in Phasen akuten Substanzmissbrauchs
- Die Behebung oder wenigstens Kompensation der körperlichen oder psychosozialen Schäden
- Konsumreduzierung bis hin zur Abstinenz
- Die Entwicklung einer sozialen Selbständigkeit
- Eine berufliche Integration
- Eine reife Beziehungsfähigkeit

Um diese Ziele zu erreichen, bedarf es nicht nur der Anstrengung des Betroffenen selbst, sondern – folgt man einem systemisch-zirkulären Denkmodell – auch seines sozialen Umfeldes.

Voraussetzung für eine erfolgreiche Behandlung beim Abhängigen selbst sind Einstellungs- und Verhaltensänderungen, die ihm das Ziel der Abstinenz lohnenswert erscheinen lassen. Bei den nicht stoffgebundenen Süchten gilt das analog. Sehr häufig beginnt die Therapiemotivation jedoch mit einer großen Verzweiflung über die erlebten körperlichen, seelischen und sozialen Auswirkungen der „Sackgasse Sucht", die eine Umkehr nahezu erzwingen. Zum Denkmodell der meisten Behandlungsinstitutionen gehört es, dass der Betroffene in der Regel erst dann bereit ist, sich und anderen seine Abhängigkeit einzugestehen und einen neuen Weg einzuschlagen, wenn er „ganz unten" ist. Nicht selten ist eine Suchtentwicklung bis zu diesem Zeitpunkt aber so weit fortgeschritten, dass eine vollständige Rehabilitation nicht mehr gelingt.

Besonders für nahe Angehörige wie Eltern oder Partner von Abhängigen ist es schwer erträglich, zuschauen zu müssen, wie er oder sie sich weiter in eine ausweglose und lebensbedrohliche Lage manövriert. Für das Verhalten vieler enger Bezugspersonen von Suchtkranken wurde das Konzept der Co-Abhängigkeit eingeführt. Damit sind – teils unbewusste – Handlungsmuster gemeint, die geeignet sind, die süchtigen Fehlhaltungen zu unterstützen und eine rechtzeitige Handlung zu verhindern. Es werden drei ineinander übergehende **Phasen co-abhängigen Verhaltens** unterschieden:

1. **Beschützer- oder Erklärungsphase:** Der Co-Abhängige versucht die Schuldfrage für das süchtige Verhalten des Partners zu klären. Dabei wird der Betroffene geschont, eine Auseinandersetzung vermieden. Es herrscht in der Familie ein Klima beredten Schweigens, was beim Süchtigen wie beim Co-Abhängigen zu zusätzlichen Schuldgefühlen und Selbstwertkrisen führen kann. Die Familie kapselt sich nach außen ab.

2. In der **Kontrollphase** sind die Erklärungsversuche an ihre Grenze geraten, die Sucht ist fortgeschritten, der Co-Abhängige fühlt sich als Versager. Er versucht nun, stellvertretend für den Abhängigen, aktiv zu helfen und die Kontrolle zu übernehmen. Damit wird dem Abhängigen seine Unselbständigkeit massiv demonstriert, was ihn zur einzig möglichen Gegenmaßnahme bringt: Steigerung des Alkohol- oder Drogenkonsums. Parallel dazu steigt die Verzweiflung beim Co-Abhängigen.

3. **Anklagephase:** Wachsende Enttäuschung und Unzufriedenheit werden nun zu endlosen Vorwürfen und Schuldzuweisungen an den „saufenden Sündenbock", um damit das eigene, stark erschütterte Selbstvertrauen zu retten.

Es gibt also eine Reihe von „Tugenden" Hilfewilliger, die die Heilung des Betroffenen behindern können. Dazu gehören u.a.: Vermeiden und Beschützen, Kontrollieren, Übernahme von Verantwortung, Rationalisieren und Akzeptieren, Kollaboration bei der Suchtmittelbeschaffung, Retten und Von-Nutzen-Sein-Wollen.

Abhängige(r)	Co-Abhängige(r)
• Übernimmt Krankenrolle • Entzieht sich der Verantwortung • Gewinnt Sonderrechte • Erhält Zuwendung: Negative • Steht im Mittelpunkt • Übt Macht durch Unfähigkeit aus • Kann das familiäre System brechen • Macht sich zum Opfer • Erlebt Selbstwerteinbußen • Wird von anderen abgewertet • Zieht Ärger auf sich	• Bleibt in der Rolle des Gesunden • Übernimmt seine Verantwortung mit • Vermeidet Konflikte „er ist krank" • Nimmt ihn nicht ernst • Fühlt sich überlegen, unabkömmlich • Gleicht seine Schwäche aus • Kämpft, um seine Familie zu erhalten • Tröstet sich als Helfer, Retter • Baut Wert auf seinem Unwert auf • Wird von der Umgebung gelobt • Macht ihn zum Sündenbock

Tab. 9

7.8.2 Behandlungskette bei der Alkoholkrankheit

Eine echte „Erste Hilfe" seitens der Angehörigen besteht aller Erfahrung nach ganz wesentlich im Verzicht auf „lindernde" Maßnahmen und auf „bedingungslose" Liebe. „Hilfe durch Nicht-Hilfe" heißt eine wichtige Regel in dieser Zeit. Die Unterstützung auf dem Weg der Befreiung von der Sucht verlangt von Angehörigen viel Kraft, Mut und Nein-Sagen-Können. In der Regel ist ihre Verstrickung mit dem Abhängigen so ausgeprägt, dass eine Hilfe von außen notwendig wird. Dies kann beispielsweise in einer Angehörigengruppe der Drogenberatungsstelle oder einer Selbsthilfegruppe geschehen. Wirkungsvoller ist häufig eine Familientherapie gemeinsam mit dem Abhängigen, weil hier die individuelle Konstellation von Konflikten, Abhängigkeitsmustern, Loyalitäten und Ressourcen bewusst werden kann. Daraus können dann passende Lösungen erarbeitet werden.

Folgende **Grundsätze** gelten heute bei der Gestaltung der individuellen Hilfen:

- Frühe Intervention
- Ressourcenorientierung
- Selbsthilfe vor Fremdhilfe
- Primat der Basisversorgung
- Primat ambulanter Hilfen
- Prinzip der Wohnortnähe
- Kooperation der Hilfesysteme
- Mehrdimensionale Schadensminimierung

Anhand des gängigen Modells der Behandlungskette für Alkoholiker werden nun Schritte dargestellt, die vom Abhängigen selbst geleistet werden müssen:

1.) Kontaktphase

2.) Entgiftungsphase

3.) Entwöhnungsphase (Rehaphase 1)

4.) Nachsorgephase (Rehaphase 2)

Die **Kontaktphase** beginnt mit dem Erstkontakt des Süchtigen zu einer der 1350 Fachambulanzen oder der 8000 Selbsthilfegruppen wie z.B. die „Anonymen Alkoholiker", „Al-Anon", „Blaukreuz" oder „Kreuzbund" (ca. 8000 dieser Gruppen in Deutschland). Ziel in dieser Phase ist die Herstellung oder Bestärkung der – oft noch brüchigen – Therapiemotivation und die Aufstellung eines Therapieplanes. Dazu gehört auch die medizinische Diagnostik und Aufklärung über organische Krankheitsaspekte wie die Kontaktaufnahme des Beraters zu den Angehörigen, dem Arbeitgeber. Bei Patienten, die primär mit Alkoholfolgekrankheiten in stationäre Behandlung kommen, findet der erste Kontakt im Krankenhaus statt. In der Jugendsozialarbeit, Obdachlosenarbeit oder anderen Formen nachgehender Sozialarbeit werden die Erstkontakte nicht selten über den betreuenden Sozialarbeiter angebahnt.

Meist ist eine **Entgiftung** notwendig, die sehr häufig stationär, mittlerweile aber auch zunehmend ambulant durchgeführt wird. Beim Entzug von allen Suchtmitteln stellen sich bei dem Betroffenen meist heftige körperliche und seelische Missempfindungen, Ängste und Unruhe ein, eine Belastung, die sich Nicht-Süchtige kaum vorstellen können. Je nach Substanz dauert diese Phase Tage (Alkohol) bis wenige Wochen (Medikamente). In besonders schwierigen Fällen muss der Alkoholentzug medikamentös unterstützt werden, vor allem wenn in der Vorgeschichte bereits ein Entzugsdelir vorgekommen ist.

Die **Entwöhnungsbehandlung** schließt sich möglichst nahtlos an die Entgiftung an. Sie dauert in der Regel drei bis neun Monate und wird meist in einer spezialisierten Fachklinik (Insgesamt ca. 12.000 Betten in Deutschland, davon 5000 für Drogenabhängige) durchgeführt. Die therapeutischen Konzepte dieser Einrichtungen sind unterschiedlich, die verfolgten Ziele jedoch ähnlich:

- Erkennen und Bearbeiten der wesentlichen Bedingungsfaktoren der Abhängigkeitserkrankung.

- Erlernen neuer Bewältigungsstrategien für Alltagsprobleme und vergangene seelische Verletzungen, so dass ein Ausweichen auf die Droge nicht mehr nötig ist.
- Wiedereinüben praktischer Alltagsbewältigung.
- Wieder-Anbahnung von Berufstätigkeit und ambulanter Weiterbehandlung, Vorbereitung auf die Lebenssituation zuhause.
- Erarbeiten konkreter und praktikabler Lebensperspektiven.

Mittlerweile werden über 13 000 Menschen/Jahr in anerkannten Einrichtung zur ambulanten, wohnortnahen Rehabilitation behandelt.

In der **Nachsorgephase** gilt es, die erreichten Erfolge zu stabilisieren und konkrete Hilfestellung bei den ersten Schritten in die neu gewonnene Selbständigkeit zu geben. Eine ambulante Einzel-, Gruppen- und Familientherapie ist hier ebenso wichtig wie ein regelmäßiger Kontakt zur Selbsthilfegruppe. Ebenfalls eine wichtige Rolle in dieser Behandlungsphase spielen therapeutisch orientierte Übergangseinrichtungen, betreute Wohngemeinschaften und geschützte Arbeitsplätze. Bei chronifizierten Verläufen kann die Behandlung in einer *Langzeit-Rehabilitationsabteilung* notwendig sein; auch nach Jahren ist eine Wiedereingliederung manchmal noch möglich.

Der hier skizzierte Therapieverlauf gelingt aber nur selten reibungslos. Abbrüche und „Rückfälle" sind häufig, sie gehören zur Krankheit und sollten den Berater nicht hoffnungslos stimmen. Rückfälle ereignen sich meist in den ersten Monaten nach Therapieende bzw. nach Therapieabbruch. Sie bieten oft eine Chance für ein vertieftes Verständnis der Problematik und sind ein manchmal notwendiger Schritt zur Bewältigung. Entscheidend für den Ausgang ist eine *entdramatisierende und entpathologisierende Haltung* der Bezugspersonen zu diesem Ereignis, bei gleichzeitiger Betonung von Selbstverantwortung und Selbstkontrolle in Risikosituationen. Erfahrungen der letzten Jahre haben zudem gezeigt, dass eine völlige Abstinenz häufig nicht für längere Zeit erreichbar ist.

Die *Rückfallquoten* nach einer Alkoholentwöhnung werden heute unterschiedlich beurteilt. Generell gilt noch die „Ein-Drittel-Faustregel", nach der je 1/3 der Patienten nach einer Behandlung abstinent, gebessert und ungebessert sind. Neuere Untersuchungen ergeben höhere Erfolgszahlen (42-50% Abstinenz). Sie weisen auch darauf hin, dass die Gefahr für Erstrückfälle in den ersten 90 Tagen nach Therapieende am größten ist („Wiedereingliederungsschock"). Die Rückfallhäufigkeit hängt einmal von Alter und Geschlecht ab, zum anderen vom Vorhandensein einer Partnerschaft und zum Dritten von der beruflichen Situation. Eine wesentliche Hilfe bei der Rückfallprophylaxe kommt den neuen „Anti-Craving-Mitteln" (von: Craving [engl.]: Gier nach Alkohol, insbes. Acamprosat) zu, die fast ohne Nebenwirkung das unruhige Verlangen nach Alkohol vermindern.

Im Sinne einer zunehmenden *„Kundenorientierung"* wird heute mehr Wert darauf gelegt, den Abhängigen sehr rasch eine Behandlung anzubieten. Dahinter steht die häufig leidvolle Erfahrung, dass eine zeitliche Verzögerung von Erst- und Wiederholungsinterventionen ernsthafte Chronifizierungsschäden nach sich ziehen kann, die dann sowohl therapeutisch als auch ökonomisch zu erhöhten und gleichzeitig ineffektiveren Bemühungen führen. Dies gilt sowohl für Alkoholiker als auch für die Gruppe der illegal Drogenabhängigen. Neue Spezialambulanzen und zunehmend auch stationäre Einrichtungen der Drogenhilfe arbeiten nach einem ressourcen- und lösungsorientierten Ansatz. D.h. bei der oft großen Abwehr der Patienten wird im Eingangsgespräch und in der ersten Therapiephase ein supportiv-psychotherapeutischer Ansatz gewählt, in dem zunächst das Thema Alkohol eher im Hintergrund steht und nach den positiven Bewältigungsmechanismen für die allgemeine Lebensführung gefragt wird.

7.8.3 Therapie Opiat-Abhängiger

Die Behandlung der Opiat-Abhängigkeit gehört mit zu den meist diskutierten und von politisch-ideologischen Positionen durchzogenen Themen im Bereich der Suchtkrankenhilfe überhaupt. Dies gilt vor allem für den Umgang mit der Tatsache, dass Abstinenz zwar ein noch immer hochgehaltenes Idealziel ist, von der Wirklichkeit der Drogenszene aber weit entfernt scheint.

Folgende Aspekte sind bedeutsam:

1. Die Behandlung der *Opiatvergiftung*, also der Überdosis, richtet sich vor allem gegen die Atemdepression. Hier ist eine medizinische Intensivbehandlung notwendig, deren frühzeitiges Einsetzen die Prognose bestimmt. Diese ist durch die häufig geschwächte Abwehrlage und ihren reduzierten organischen Gesamtzustand im Falle einer akuten Vergiftung eher zweifelhaft.
2. Die Therapie der *Opiatsucht* ist im Allgemeinen ähnlich aufgebaut wie die der Alkoholkrankheit. Sie besteht ebenfalls aus einer Kontakt-, Entgiftungs-, einer Entwöhnungs- und einer Nachsorgephase. Das Ziel ist:

a) ohne Drogenkonsum zu leben,
b) zu einer Auseinandersetzung mit dem eigenen Verhalten, der eigenen Person und der äußeren Realität zu kommen, um so
c) zunehmend selbstverantwortlich leben zu können und
d) die Kluft zwischen dem eigenen Anspruch und den tatsächlichen Möglichkeiten zu überwinden.

Die Entwöhnungs- und Therapieeinrichtungen funktionieren in der Regel nach dem Prinzip der therapeutischen Gemeinschaft, mit einer Kombination aus Struktur, Kontrolle, schrittweiser Übernahme von sozialen Verpflichtungen und zunehmendem Ersatz des Drogenkonsums durch sinnvolle Lebensinhalte.

Dazu gehören eine Förderung der Nachreifung, die Ablösung von der eigenen Ursprungsfamilie und die Aufnahme reiferer Partnerschaftsbeziehungen. Viele Einrichtungen arbeiten auf einer verhaltenstherapeutischen Basis, zunehmend auch mit familientherapeutischen Akzenten und der Möglichkeit zu intensiver Auseinandersetzung mit den eigenen Lebenskonzepten. Dies schließt den Umgang mit frustrierenden Lebensereignissen ein, das Thema des selbstzerstörerischen Verhaltens oder das der Flucht vor den Ansprüchen des Erwachsenwerdens.

Bei dem Problem der **Abstinenz** werden mittlerweile unterschiedliche Wege beschritten. Da die *Beschaffungskriminalität* und der *illegale Betäubungsmittelmarkt* entscheidende Elemente im Circulus vitiosus der Drogenabhängigkeit sind, wurde es nach und nach zu einem wichtigen sozialpolitischen Ziel, diesen „Sumpf" auszutrocknen:

7.8.3.1 Substitutionsgestützte Behandlung

Durch staatlich geförderte Methadonprogramme, wodurch das illegale Heroin substituiert wurde, konnten erste Erfahrungen mit diesem Ansatz gewonnen werden. Methadon als häufigstes Substitutionsmittel ist ein langwirkendes, oral zu verabreichendes Opioid. 2002 wurden bereits 53.000 Opiatabhängige substituiert. Im Jahre 2003 traten als Ergebnis der vorangegangenen Erfahrungen neue Richtlinien zur Substitutionsbehandlung in Kraft, die den Teilnehmerkreis erweitern.

Ziele: Substitution dient zunächst der Sicherung des Überlebens, der Vermeidung von Sekundärschäden (HIV-Infektion) der Entkriminalisierung sowie der gesundheitlichen wie sozialen Stabilisierung des Patienten. Darüber hinaus soll sie ihn mittelfristig in die Lage versetzen, weitergehende Behandlungsangebote erfolgreich wahrzunehmen. Als langfristige Perspektive bleibt die Suchtmittelabstinenz bestehen.

Eine Substitutionsbehandlung ist dann indiziert,
- wenn eine manifeste Opiatabhängigkeit seit längerer Zeit besteht und Abstinenzversuche keinen Erfolg erbracht haben,
- eine drogenfreie Therapie derzeit nicht durchgeführt werden kann,
- die substitutionsgestützte Behandlung im Vergleich zu anderen Therapiemöglichkeiten die größte Chance zur Heilung oder Besserung bietet.

Substitution kann nur im Rahmen eines umfassenden Therapiekonzeptes durchgeführt werden, bei dem neben umfassender medizinischer Anamnese auch psychosoziale Betreuung und Verlaufs- und Ergebniskontrollen notwendig sind.

Durch Substitution können Opiat-Abhängige entkriminalisiert und sozial stabilisiert werden. Dies ist bereits verlässlich nachgewiesen. Die Autoren einer umfassenden Metaanalyse fanden eine hohe Haltequote von 85% (ein Jahr nach Betreuungsbeginn) und durchgehende Verbesserungen in den Bereichen Gesundheitszustand, Arbeit und Delinquenz. Dazu trägt Substitution auch dazu bei, den Sumpf des illegalen Betäubungsmittelmarktes „auszutrocknen". Allerdings gab es im Jahre 2000 auch über 300 durch Methadon verursachte Todesfälle, vor allem durch Beikonsum und durch Verkauf von verschriebenem Methadon an Nichtsubstituierte User.

7.8.3.2 Heroingestützte Behandlung

Nach guten Erfolgen in der Schweiz und in den Niederlanden ist im Frühjahr 2002 auch in Deutschland ein Modellprojekt „Heroin auf Rezept" angelaufen. Ziel der Studie ist es, Schwerstabhängige zu erreichen, an eine Fachambulanz zu binden, um nach ausreichender Behandlungsdauer einen verbesserten Gesundheitszustand, Erwerbstätigkeit und einen Verzicht auf Delinquenz zu erreichen. In der Schweiz wurden mit dieser Form der Hilfe bereits gute Erfahrungen gemacht: So nahmen die Todeszahlen ab, der illegale Heroin- und Kokainkonsum ging stark zurück, die Beschaffungskriminalität wurde halbiert, der körperliche Zustand der Patienten verbesserte sich, die Kontakte zur Szene nahmen massiv ab, über ein Drittel der Betroffenen begann eine Abstinenzbehandlung und die Arbeitslosigkeit verringerte sich signifikant.

7.8.3.3 Heantos-Projekt

Die Vereinten Nationen, die U.S.A. und die Vietnamesische Regierung unterstützen ein eher unkonventionelles Programm, das sog. „Heantos

Projekt". Heantos ist ein Pflanzendestillat von einem vietnamesischen Naturdoktor entwickelt, das im Unterschied zum Methadon nicht abhängig macht, aber offenbar innerhalb von wenigen Tagen körperliche und psychische Abhängigkeit von Opiaten heilt. Die notwendige psychosoziale Betreuung und den Aufbau eines neuen Lebenskonzeptes vermag das Heilmittel jedoch nicht zu ersetzen.

7.8.3.4 Maturing-Out

In letzter Zeit interessieren sich Forscher immer mehr für die große Zahl – über 25% – der Opiatuser, für die Drogenabhängigkeit nur eine vorübergehende Lebensphase ist. Das Phänomen des sog. *„Maturing out"*, des selbständigen Herauswachsens aus der Sucht, basiere dabei häufig auf einer langfristig entstandenen Sinnes- und Bewusstseinsänderung. Damit widerlegen neuere Befunde jedenfalls, dass Drogenabhängigkeit in jedem Fall negativ enden muss. Diese Annahme wird mittlerweile durch Ergebnisse von amerikanischen und deutschen Langzeitstudien bestätigt.

7.8.4 Behandlung anderer Abhängigkeitsformen

Die Behandlung von **Kokain** gestaltet sich vergleichbar der Therapie der Opiatabhängigkeit.
Etwas anders liegt die Situation bei der Therapie **der Haschisch- und Halluzinogenabhängigkeit, sowie bei den Designerdrogen.** Bei diesen Substanzen ist in der Regel kein längerer Entzug zu erwarten, auch bedarf es häufig nicht einer Langzeittherapie. Ansatzpunkt therapeutischer Bemühungen ist hier die psychosoziale Ausgangssituation *vor* dem Konsum, wobei auch Faktoren wie Unter- oder Überforderung, Einbettung in eine funktionierende soziale Gruppe oder die berufliche bzw. Ausbildungssituation eine wichtige Rolle spielen. Entscheidend ist ein vertrauensvoller Kontakt des Suchthelfers zum Betroffenen und eine durch Anbindung an eine Drogenberatung oder andere therapeutische Gruppen geförderte Stabilisierung des seelischen Befindens und der sozialen Situation. Dazu gehören – bei den ja häufig jugendlichen oder adoleszenten Betroffenen – auch familientherapeutische Interventionen, soweit eben möglich.

7.9 Prävention

Suchtprävention ist eine multiprofessionelle Aufgabe, die immer auch die Angehörigen / Eltern mit einschließt. In den letzten Jahren hat sich gezeigt, dass die Weichen für eine spätere Abhängigkeit schon im frühen Kindesalter gestellt werden. Daher muss es ein vorrangiges Ziel staatlicher Suchtprävention sein, die **Familie** als primäre Sozialisationsinstanz zu stärken. Eine entscheidende Rolle für die Früherkennung von Risiken kommt den **Vorschuleinrichtungen** zu. Daher wurde 1993 erstmals eine flächendeckende Kampagne der Vorsorge-Initiative der Aktion Sorgenkind in Kindergärten und Tagesstätten gestartet. Besonders unruhige, aggressive und destruktive oder auch zurückgezogen-passive Kinder mit geringem Selbstwertgefühl und wenig tragfähigen Freundschaften gelten als gefährdet. Die Vorbeugung muss darauf zielen, die Selbstachtung und die Entscheidungsfähigkeit dieser Kinder gezielt zu fördern, ihnen Halt und Selbstvertrauen zu vermitteln.

Im Schulalter ist die **Drogenprävention in der Schule** besonders von Bedeutung. Kinder in diesem Alter sind besonders mit ihren Peers identifiziert und richten sich gerne nach „mutigen Vorreitern". Mittlerweile verfügt jede Schule über Beratungslehrer für die Suchtprophylaxe. Dieser positiven Tatsache steht allerdings die Problematik des hohen Drucks innerhalb der Jugendkultur in Richtung Drogen entgegen sowie die zunehmende Entwurzelung der Kinder in Folge der sozioökonomischen Probleme in ihren Familien, wie Arbeitslosigkeit, hohe Trennungs- und Scheidungsquoten, Verfall von Vorbildfunktionen bei erwachsenen Bezugspersonen. Dennoch bietet die Klasse als soziale Gruppe die Möglichkeiten, durch gezielte Aufklärung und Einflussnahme auf die sozialen Beziehungen suchtpräventiv zu wirken. Besonders effektiv ist die Beteiligung von „Aussteigern" an Aufklärungskampagnen. Die Medien könnten ihren Teil dadurch beitragen, dass sie Drogenkonsum als „uncool" darstellen.

Im **Jugendalter,** mit der ausgeprägten Tabak-, Cannabis- und Ecstasy-Problematik, werden zunehmend Angehörige der jeweiligen Jugendkultur als Präventionsmitarbeiter gewonnen. Als Beispiel soll die Präventionskampagne MINDZONE in München genannt werden, deren Zielgruppe RaverInnen zwischen 15 und 25 Jahren sind. Herzstück dieser Kampagne sind die ehrenamtlichen Helferinnen und Helfer: Gleichaltrige RaverInnen, die keine Drogen nehmen und im persönlichen Kontakt mit idealler Unterstützung, durch Flyer, Verschenktüten mit Kondomen zur Prävention der Aids-Erkrankung vor Ort tätig sind. Die Akzeptanz dieser Maßnahmen innerhalb der Szene ist gut, die Wirksamkeit und persönliche Relevanz besonders hoch in der Gruppe der unter 18-Jährigen.

Zunehmend werden auch geschlechtsspezifische Betrachtungsweisen in die Prävention eingebracht. Durch die Zunahme der **Drogenproble-**

matik bei Mädchen und Frauen wurde eine Diskussion über die Notwendigkeit spezifischer Angebote für diese entfacht.

Problematisch ist sicherlich die primäre Prävention in Bezug auf **Alkohol**, da dieser ein gesellschaftlich generell akzeptiertes Getränk ist, leicht verfügbar und verhältnismäßig preiswert. Hier ist insbesondere eine verbesserte Aufklärung der Bevölkerung auf verschiedenen Ebenen notwendig, mit dem Ziel eines angemessenen Umgangs mit dieser gefährlichen Droge. Dazu gehören beispielsweise Warnhinweise zur Schädigung des ungeborenen Kindes durch Alkohol. Manche Staaten versuchen durch Anhebung der Rauschsteuern die Griffnähe von Alkohol zu verringern. Hierdurch wird nachweislich die Schwelle für Alkoholkonsum erhöht.

Eine Schlüsselrolle in der Prävention der Alkoholkrankheit spielen die *Hausärzte*, die als Vertrauensperson relativ früh beginnende Schäden durch Alkoholmissbrauch entdecken können, und durch entsprechende Schulungen in die Lage versetzt werden können, im Sinne einer Frühintervention, gleichzeitig offensiv und für den Patienten akzeptabel zu intervenieren.

Eine weitere Schlüsselrolle liegt beim Staat bzw. bei der Europäischen Union die die Kosten für legalisierte Suchtmittel durch höhere Steuerbelastung vergrößern und damit den Ersteinstieg erfolgreich erschweren, wie auch die körperlichen und sozialen Folgeprobleme verringern könnten. Gleiches gilt für die vielerorts diskutierten, aber bislang kaum durchgesetzten Werbeverbote für Alkohol und Zigaretten.

An dieser Stelle konnten nur einige Aspekte der Primär- und Sekundärprävention angerissen werden. Für in der Suchtarbeit oder mit Kindern und Familien tätige Menschen ist eine vertiefte Auseinandersetzung mit dem Thema unabdingbar. Eine gute Hilfe dabei sind die kostenlos erhältlichen Schriften der *Deutschen Hauptstelle gegen die Suchtgefahren (DHS), der Bundeszentrale für gesundheitliche Aufklärung (BzgA)* und weitere Publikationen.

Literatur (Auswahl)

Batra, A., Buchkremer, G.: Beziehung von Alkoholismus, Drogen- und Tabakkonsum. In: Deutsches Ärzteblatt, 2001;98:A 2590-2593 [Heft 40]

Deutsche Hauptstelle gegen die Suchtgefahren (Hrsg): Jahrbuch Sucht 2004. Geesthacht (Neuland) 2003

Federn, Ernst: Süchtiges Verhalten im Kindes- und Jugendalter aus sozialpsychologischer Sicht. Referat anlässlich der 6. Tagung des Berufsverbandes der deutschen Ärzte für Kinder- und Jugendpsychiatrie e. B. Lübeck 1988

Jerusalem, Mathias et al.: Die Sucht und Stress im Internet-Studie (SSI) der Humboldt-Universität Berlin, Berlin 2001

Kaufman, E., P.N. Kaufmann: Familientherapie bei Alkohol- und Drogenabhängigkeit. Freiburg (Lambertus) 1983

Klein, M., Zobel, M.: Kinder aus alkoholbelasteten Familien. Kindheit und Entwicklung 6,133-140 (1997)

Klein, Michael: Kundenorientierung in der Suchtbehandlung. In: Fachverband Sucht e. V.: „Das Beste" für den Suchtkranken. Geesthacht (Neuland),1997

Krausz, M: Modellprojekt: Heroin als Medikament. In: Deutsches Ärzteblatt 99, [Heft 1-2] S.26 f. 2000

Küfner, H., Kraus, L.: Epidemiologische und ökonomische Aspekte des Alkoholismus. In Dtsch.Ärztebl.; 99; A 936-945 [Heft 14]

Nitschke, Stefan: Die Szene als Partner. Kinderärztliche Praxis Nr.2, 1998, S. 102 – 105

Priebe, Botho u.a.: Sucht- und Drogenvorbereitung mit Kindern und Jugendlichen in Elternhaus und Schule. Weinheim (Belz) 1994

Remschmidt. H.: Alkoholabhängigkeit bei jungen Menschen. In: Deutsches Ärzteblatt 2002; 99: A787-792 Heft 12

Schaef, A.W.: Co-Abhängigkeit – Die Sucht hinter der Sucht. München (Heyne) 1993

Schmidtobreick, Anke: Systemische Familientherapie in der ambulanten Suchtkrankenhilfe – Eine Evaluationsstudie. Freiburg (Lambertus) 1992

Schulz, E., Fleischhaker, Ch., Remschmidt, H.: Drogenproblematik im Jugendalter: Gefährdung erkennen. In: Kinderärztliche Praxis (1998, Nr. 2, S. 78 -84)

Schulte-Strathaus Regine: Ambulante Therapie mit Alkoholkranken. Psychologie heute, Febr. 1998, S. 64 – 69

Simonitsch, Pierre: Kräutertrunk gegen die Drogensucht. In: Frankfurter Rundschau 17.11.97

Soyka, M.: Psychische und soziale Folgen chronischen Alkoholismus. In: Deutsches Ärzteblatt 98, (2001) A 2732-2736 (Heft 42)

Spegel, H., Simon, R., et al.: Bericht des Nationalen Reitox Knotenpunktes Deutschland an die EBBD – Drogensituation 2002

Thomasius, R.: Lösungsmittelmissbrauch bei Kindern und Jugendlichen. Freiburg (Lambertus) 1988

Thomasius, R.:, Ectasy – Eine Studie zu gesundheitlichen und psychosozialen Folgen des Missbrauchs. Stuttgart (Wiss. Verlagsges.) 2000

Vogt, I., Leopold, B., Tödte, M., Breuker-Gerbig, U.: Frauen und Sucht, Düsseldorf 1998

Vorsorge-Initiative (Hrsg.): Was tun gegen Sucht – 7 Vorschläge für Eltern und Erzieher, Frankfurt 1993. Diese Broschüre ist über die Aktion Sorgenkind /Deutsche Behindertenhilfe kostenlos erhältlich.

Wegscheider-Cruse, Sharon: Es gibt noch eine Chance. Hoffnung und Heilung für die Alkoholiker-Familie. Wildberg 1988

Adressen: Deutsche Hauptstelle gegen die Suchtgefahren
Westring 2, 59065 Hamm, www.dhs.de

Bundeszentrale für gesundheitliche Aufklärung
Postfach 910151, 51071 Köln, www.bzga.de

Suchtprävention im Internet:
– Drogenberatung online: www.drogenberatung-jj.de
– für 14- 20-Jährige: Drugcom.de

Frank Löhrer

8. Doppeldiagnosen: Sucht und Psychose

8.1 Begriffsdefinition

Der Begriff „Doppeldiagnose" ist sozialmedizinisch mehrdeutig und unscharf. Er hat sich in der sozialarbeiterischen und klinischen Praxis seit Mitte der 90er Jahre des letzten Jahrhunderts als Bezeichnung für das gleichzeitige Vorliegen einer Abhängigkeitserkrankung und einer Erkrankungen aus dem schizophrenen Formenkreis eingebürgert.

Das gleichzeitige Vorkommen von mehr als einer Erkrankung ist klinisch keine Seltenheit. Gerade bei alten und behinderten Menschen liegen häufig mehrere Erkrankungen vor. Klinisch exakt spricht man in einem solchen Fall von einer „Komorbidität". Komorbiditäten sind keine Ausnahmen sondern Regelfälle.

Terminologie nach dem ICD-10	Terminologie in Reintext	Kommentar
F1/F2	Suchterkrankung und Psychose aus dem schizophrenen Formenkreis	sehr häufig „Doppeldiagnose"
F1/F3	Suchterkrankung und Erkrankung aus dem depressiven Formenkreis	eine sehr häufige Komorbidität, die derzeit nur selten diagnostiziert wird, wird in Zukunft wichtiger werden
F1/F6	Suchterkrankung und Persönlichkeitsstörung	gleichfalls von hoher Wichtigkeit, häufig und von großer Bedeutung für die therapeutische Strategie
F1/F8	Suchterkrankung und Entwicklungsstörung	von zunehmender Häufigkeit und klinischer Bedeutung, weil der Einstieg in einen regelmäßigen Konsum immer früher erfolgt.

Tab. 1: Häufige Komorbiditäten bei Suchtkranken

8. Doppeldiagnosen: Sucht und Psychose

Doppeldiagnosen wären nach dieser Terminologie F1/F2 Komorbiditäten, wobei sich F1 auf den unter Kategorie F1 der ICD-10 verschlüsselten Formenkreis von Abhängigkeitserkrankungen oder missbräuchlichen Substanzkonsum bezieht. Unter der Kategorie F2 klassifiziert die ICD-10 Erkrankungen aus dem schizophrenen Formenkreis.

Neben dieser F1/F2 Komorbidität sind aus psychiatrischer Sicht noch F1/F3 Komorbiditäten (gleichzeitiges Vorkommen einer Abhängigkeitserkrankung und einer depressiven Erkrankung), F1/F6 Komorbiditäten (gleichzeitiges Vorkommen einer Abhängigkeitserkrankung und einer Persönlichkeitsstörung) häufig und klinisch wichtig. Die gleichzeitige Erkrankung an einer Depression und einer Abhängigkeitserkrankung kommt häufig vor. Die F1/F3 Komorbiditäten werden klinisch nur ungenügend gewürdigt. Aus psychotherapeutischer Sicht ist die F1/F6 Komorbidität relevant. Wesentlich bestimmen gleichzeitig vorkommende Persönlichkeitsstörungen die Prognose von Entwöhnungsbehandlungen. Auch den Persönlichkeitsstörungen wird in Zukunft daher neue Aufmerksamkeit zu zollen sein. In diesem Buchkapitel wollen wir uns jedoch nur mit den F1/F2 Komorbiditäten beschäftigen.

8.2 Ein wachsendes Problem?

In der Psychiatrie der ersten Hälfte des 20. Jahrhunderts spielte die F1/F2 Komorbidität keine Rolle. Allenfalls als ein Randphänomen wurde erwähnt, dass Alkoholkonsum in einem bedenklichen Umfang auch bei Schizophrenen beobachtet wurde. In der Suchthilfe, der ambulanten oder stationären Versorgung tauchten Komorbide jedoch kaum auf. Sie galten als unbehandelbar, da die Konzepte der Suchtarbeit (konfrontatives Vorgehen) und die Konzepte der Arbeit mit Psychoseerkrankungen des schizophrenen Formenkreises (stützende, auch „zudeckende" Arbeit) einander ausschlossen.

Heute stellen Komorbide einen nennenswerten Anteil der Patienten in Klinik, Praxis und Beratung. Ihr Anteil scheint stetig zu wachsen. Was sind Ursachen dieser deutlichen Zunahme?

Hierfür können drei voneinander unabhängige **Ursachen** angenommen werden.

a) Veränderte Konsumspektren

Zum einen hat sich das Spektrum der konsumierten Drogen in den letzten Jahren deutlich verändert. Wurden von Abhängigen um 1990 herum vor allem Alkohol, Heroin und Benzodiazepine konsumiert, so spielen inzwischen LSD, Kokain, Amphetamine und die als „Designerdrogen" oder „Ecstasy" firmierenden Amphetaminabkömmlinge eine erhebliche Rolle. Diese Drogen haben jeweils die unerwünschte „Nebenwirkung", dass sie bei einer gewissen Zahl der Konsumierenden psychotische Zustandsbilder ausklinken können. Diese nehmen mitunter, abhängig von der benutzten Subtanz, der Vorschädigung des Konsumenten und den Umständen des Konsumes, dann eigengesetzliche Verläufe. Diese „drogeninduzierten" Psychosen sind psychopathologisch von schizophrenen Erkrankungen nicht mehr zu unterscheiden. Da die Konsummenge und die Konsumfrequenz dieser halluzinatorisch wirksamen Drogen bei Drogenabhängigen permanent zugenommen hat, steigt auch die Frequenz der F1/F2 Komorbiden.

Die F1/F2 Komorbidität wird in dem ersten Fall mitunter als eine „drogeninduzierte Psychose" beschrieben. Diese Terminologie ist aber nicht unumstritten.

b) Das Sonderproblem Cannabis

Ein besonderes Augenmerk verdient in diesem Zusammenhang die Droge Cannabis. Die Hanfpflanze Cannabis wird seit Jahrhunderten konsumiert. In unserer Population ist sie spätestens seit den 60er Jahren des 20. Jahrhunderts hochfrequent anzutreffen. In den letzten Jahren mehrt sich der Konsum bei jungen Abhängigen oder experimentellen Substanzgebrauchern.

Bereits seit Jahrzehnten ist aus kasuistischen Studien bekannt, dass unter dem Genuss von Cannabis psychotische Wahrnehmungs- und Denkstörungen auftreten können, die dann einen eigengesetzlichen Verlauf nehmen und rezidivierend auftreten. Dies hat zu großen epidemiologischen Untersuchungen Anlass gegeben. Heute besteht keinerlei Zweifel mehr daran, dass bei einem auch nur niederfrequenten Cannabiskonsum das Risiko, eine eigengesetzlich verlaufende Erkrankung aus dem schizophrenen Formenkreis zu entwickeln, deutlich höher ist als bei der Grundgesamtheit. Mehrere Studien deuten darauf hin, dass sich die Schizophreniefrequenz unter Cannabiskonsumenten vervielfacht. Da der Konsum von Cannabis inzwischen in einer erheblichen Stichprobe der Bundesdeutschen Jugendlichen und Jung-Erwachsenen üblich ist, ist die Entwicklung einer cannabis-induzieren Psychose oder die Induktion einer Schizophrenieerkrankung durch Cannabiskonsum inzwischen ein klinisch häufiges Ereignis.

Lässt sich der Cannabiskonsum, der auf ca. 40% der Population geschätzt werden kann, nicht zügig eindämmen, so werden wir in Zukunft mit einer wachsenden Zahl von Komorbiden und auch von Schizophrenen rechnen müssen.

c) Konsum als frustrane Selbsttherapie

Drittens und letztens darf nicht unerwähnt bleiben, dass Drogen legaler und illegaler Art auch spezifische und unspezifische Krankheitszeichen der Schizophrenie temporär durchaus positiv beeinflussen können. So ist ein erhöhter Konsum von Alkohol in einer prodromalen Krankheitsphase der Schizophrenie nachgewiesen. Die Konsumenten haben sich damit offenbar Entspannung, Beruhigung und eine gewisse psychische Nivellierung bei ihrer hohen Anspannung, Reizbarkeit und depressivreizbaren Verstimmung versprochen. Von einem erhöhten Konsum von Cannabis ist heute aus analogen Gründen auszugehen.

Schizophrene fühlen sich subjektiv durch Drogenkonsum oftmals zunächst entlastet, weshalb eine erlernte Drogeneinnahme durchaus vorkommt. Einige Kliniker sprechen in diesem Zusammenhang auch von einer „sekundären" Abhängigkeitserkrankung. Eine Fülle von Studien deutet darauf hin, dass unter Schizophrenen eine Symptomverbesserung wie Entspannung, Besserung der Schlafstörung usw. angenommen wird. Eine objektive Verbesserung der Symptomatik war jedoch nicht nachzuweisen.

Unabhängig von der Frage, ob biographisch zunächst die Drogenerkrankung oder zunächst die Abhängigkeitserkrankung vorlag, ergeben sich bei längerem Krankheitsverlauf vielfältige und komplexe Interaktionen zwischen den Krankheitsbildern, so dass die Unterscheidung zwischen „primären" und „sekundären" Suchterkrankungen allenfalls einen akademischen und epidemiologischen Wert haben. Für das konkrete Einzelfallmanagement ist die Frage meist unerheblich.

8.3 Die soziale Realität der F1/F2 Komorbiden

Doppeldiagnosepatienten sind ganz normale Suchtkranke. Wie die politoxikomanen Probanden auch haben sie häufiger als die altersgewichtete Grundgesamtheit soziale Probleme. Die Schule wurde häufig nicht beendet, eine Ausbildung bleibt fragmentarisch. Selten nur werden Lehren abgeschlossen oder Berufe vollständig erlernt. Wie alle Politoxikomanen haben auch F1/F2 Komorbide gehäuft Konflikte mit dem Gesetz, fallen durch Bagatelldelikte wie Rauschfahrten, Fahren ohne Führerschein oder Kleinkriminalität auf. Seltener als bei Politoxikomanen finden wir jedoch schwere Delikte wie Körperverletzung, Raub oder Totschlag. Auch ein Handel mit Betäubungsmitteln bleibt häufig auf einem eher amateurhaften Niveau.

Doppeldiagnosepatienten sind ebenfalls ganz normale Patienten mit einer Schizophrenieerkrankung. Wie die F2-Erkrankten allgemein bleiben sie häufiger als die Grundgesamtheit ohne festen Partner. Häufigere Rehospitalisationen, nicht nur zur Entgiftung, kennzeichnen meist ihren Lebensweg. Ein Berufsleben wird durch die zahlreichen Klinikaufenthalte zu Entgiftung und Psychosebehandlung fragmentiert. Eine berufliche Karriere ist selten. Selten auch finden sich stabile Partnerschaften. Eigene Kinder kommen häufig in Pflegefamilien oder Pflegesituationen.

Wie schizophrene Menschen auch haben auch die Komorbiden häufig äußert komplizierte Elternbeziehungen. Bei allen Politoxikomanen finden sich zerrüttete Herkunftsfamilien in der Biographie gehäuft, so auch bei den Doppeldiagnosepatienten. Bestehen hier jedoch Anbindungen an die Ursprungsfamilie, so sind emotional überfrachtete Beziehungen zu den Eltern die Regel. Das permanente Scheitern und die offensichtliche Erkrankung der Kinder hält die Eltern in einer kraftzehrenden Anspannung, die von überdauernder Verantwortungsübernahme, auch bei erwachsenen Kindern einerseits und einer oft rigiden Ablehnung wegen der disziplinarischen Auffälligkeit und der Unbotmäßigkeit der Kinder andererseits geprägt ist. Komorbide Erkrankungen sind daher immer Erkrankungen des gesamten familiären Systems.

Doppeldiagnosepatienten verfügen häufig nicht über eine soziale Basissicherung. Einerseits sind die Einkommensverhältnisse, auch wegen der häufigen Erkrankungen, häufiger Berufsverluste und langer Arbeitslosigkeit oder völlig fehlender Erwerbstätigkeit gering. Andererseits ist die soziale Kompetenz oft so wenig ausgeprägt, dass auch Anträge auf Sozialhilfe etc. nicht gestellt werden. So lebt ein nennenswerter Anteil der F1/F2 Komorbiden unter miserabelsten Bedingungen, z.B. in Obdachlosigkeit.

Komorbide Patienten nehmen im Strafvollzug immer eine Sonderrolle ein. Die klare Hackordnung, die mit der sozialen Realität innerhalb einer Justizvollzugsanstalt einhergeht, verweist Komorbide auf die untersten Rangstufen. Daher sind Unterdrückung von Komorbiden im Strafvollzug keine Seltenheit. Ihre Demütigung im Insassenkollektiv ist häufig. Häufig sind sie Opfer von sexuellen Übergriffen und Quälereien, die dann natürlich wieder paranoiden Verarbeitungen Nahrung und Anlass geben. Komorbide Probanden bedürfen daher oft besonderer Haftbedingungen. Ihre Haftfähigkeit ist – abhängig von der psychotischen Aktivität – fortwährend zu überprüfen. Eine rein medikamentöse Behandlung ist oft nicht angemessen.

In allen diesen Bereichen sind Komorbide Adressaten der sozialen Arbeit. Da sie eine spezifische Zugangsweise und Problemlösung benötigen, sollten sie von der Grundgesamtheit der Nicht-Komorbiden unterschieden werden können. Eine diagnostische Übung im Umgang mit Schizophrenen ist daher unabdingbare Voraussetzung.

An allen den vorbeschriebenen Punkten sind F1/F2 Komorbide also auch Adressaten für die soziale Arbeit: in allgemeiner Sozialberatung, Sozialdienst der Strafvollzugsanstalten. Komorbide kommen zur Beratung im Sozialdienst der Krankenhäuser und Psychiatrien sowie der Rehabilitationssysteme und Suchtberatungen. Auch in der Sozialarbeit komplementärer Einrichtungen (Heime, Notschlafstellen, ambulante Betreuung etc.) gehören Doppeldiagnosepatienten zur Klientel der Sozialarbeiter.

8.4 Die Symptomatik der F1/F2 Komorbidität

F1/F2 Komorbide sind „ganz normale Suchtkranke". Wie andere Abhängigkeitskranke auch zeigen sie körperliche und/oder seelische Phänomene der Abhängigkeit: Das Verlangen nach den Substanzen, das überwertige Suchen nach den Substanzen, ihre Zuführung, auch wenn sich diese als sozial schlecht erweist, usw... Genau wie andere Suchtkranke auch kann es bei Entzug von Alkohol, Benzodiazepinen oder anderen Sedativa zu deliranten Zustandsbildern kommen. Ein Entzug von diesen Substanzen ist daher zwingender Grund für eine stationäre Behandlung. Mitunter muss die Behandlung sogar auf einer Intensivstation erfolgen. Ambulante Entgiftungsversuche können zu schwersten Störungen und sogar zu lebensbedrohlichen Komplikationen führen.

F1/F2 Komorbide zeigen jedoch ein leicht anderes Konsummuster als die Grundgesamtheit der Konsumierenden. Der Einstieg in den Konsum von Opiaten geschieht später. Ein intravenöser Konsum ist seltener. Entactogene, Amphetamine und halluzinatorisch wirksame Pilze werden hingegen häufiger konsumiert. Der Einstieg in den Cannabiskonsum findet meist früh statt. Eine gleichzeitige Abhängigkeit von Cannabis und Alkohol ist unter der derzeitigen Klientel die Regel.

F1/F2 Komorbide sind „ganz normale Erkrankte aus dem schizophrenen Formenkreis". Häufig, aber nicht zwingend finden sich phasenweise oder permanent auftretende Halluzinationen akustischer oder optischer Art. Häufig sind Denkstörungen, die sich nur dem in der Exploration von psychisch Kranken Geübten erschließen, oder die in besonderen psychodiagnostischen Verfahren gemessen werden müssen. So können wahnhafte Denkstörungen vorliegen. Es kann zu formalen Denkstörungen wie einer erhöhten Suggestabilität, einer Lenkbarkeit und Ablenkbarkeit kommen. Das Denken kann kontaminativ beeinflusst werden. Die Betroffenen klagen dann über das „Gefühl des Gemachten". Sie denken, dass andere durch sie oder in ihnen denken und dass sie nicht mehr Herr ihrer Gedanken sind. Für den Kliniker sind besonders diese Symptome wichtige Warnzeichen, weil sie leicht in gefährliches Verhalten übergehen können. Dem diagnostisch Unerfahrenen fallen sie oft nicht vorderhand auf. Auch Beziehungs- und Bedeutungserleben findet sich häufig. So denken Patienten z.B., dass sie zu besonderen Leistungen berufen sind, Ende oder Glied einer Offenbarungskette seien, dass besondere Zeichen der Umgebung nur für sie geschaffen seien und nur für sie Hinweischarakter hätten.

Von besonderer sozialmedizinischer Bedeutung sind die sogenannten „höheren kognitiven Funktionen", wie Alertness (allgemeine Wachheit), die Fähigkeit, multimodale Reize zu verarbeiten, Texte verstehend zu lesen, Arbeitsgedächtnis zu bilden oder motorische Handlungsroutinen zu vollziehen. Diese Funktionen sind z.B. für das Arbeitsleben, das Bedienen von Arbeitsgeräten, das Führen eines Kraftfahrzeuges oder für Lernleistungen im schulischen oder studentischen Alltag relevant. Meist ist die allgemeine Alertness, die Umstellfähigkeit, das visuelle Scanning und die Fähigkeit, multimodale Reize zu verarbeiten, hartnäckig gestört. Mitunter sind Helligkeit, die Fähigkeit zu assoziieren und zu unterscheiden (Diskrimination) beeinträchtigt, die mnestische (=Gedächtnis-)Ebene gestört, wobei besonders das Kurzzeitgedächtnis und die Engrammbildung betroffen sind. Bei solcherart gestörten Probanden ergeben sich oft überdauernde Einschränkungen der arbeitstechnischen und sozialen Rehabilitierbarkeit.

Komorbide F1/F2 Probanden zeigen meist eine normale Intelligenz. Teilleistungsstörungen sind selten. Problemlösendes Denken gelingt meist regelrecht. Häufig finden sich jedoch Störungen in Arbeitspräzision, eine rasche Ermüdbarkeit, nur kurzfristig erhaltene Konzentrationszeit und eine hohe Spontaneität, was sich negativ auf die meisten Arbeitsprozesse auswirken kann. So haben Komorbide F1/F2 Probanden auf dem Arbeitsmarkt weniger Chancen.

In affektiver Hinsicht finden sich viele Symptome, die abhängig von der Dynamik der Psychoseerkrankung nebeneinander oder phasenweise wechselnd vorkommen können. Sowohl depressive wie manisch hochgestellte Verstimmungen kommen vor. Die Schwingungsfähigkeit ist meist reduziert. Im Antrieb liegen meist im Sinne von Basisstörungen Antriebsdefizite vor. Selten kommt es zu Antriebsstörungen, die meist mit hoher Unruhe, psychomotorischer Erregung und großer Hektik einhergehen. Eine motorische Unruhe kann sich auch als Folge neuroleptischer Medikation einstellen. Daher wird heute in der Regel der medikamentösen Behandlung mit den Neuroleptika der neuen Generation, den sogenannten „Atypika" (→ Kap. 5.2) der Vorzug gegeben.

Gelegentlich finden sich auch apraktische Störungen. Störungen der Planung von Handlungsabläufen oder der Handlungsexekution sind überwiegend vorhanden, jedoch in sehr unterschiedlichem Ausprägungsgrad. So können oft auch bereits erlernte Handlungssequenzen, z.T. so banaler Art wie „Waschen", „Zähneputzen" etc. verschüttet werden und müssen dann neu erlernt werden. Planungsaufgaben gelingen meist ohne vorangegangene Übung nicht. Probanden sind häufig schon bei zwei einfachen Arbeitsaufträgen völlig überfordert. Die amerikanische Terminologie spricht in solchen Fällen von einem „desorganisierten" Verhaltensmuster. Es ist bei Doppeldiagnosen hochfrequent zu finden.

Liegt in psychischer Hinsicht eine hebephrene Erkrankungsform der Schizophrenie vor, so finden wir regelhaft sehr chaotisch konsumierende, meist noch junge Probanden. Das Alter, in dem die ersten psychotischen Auffälligkeiten auftreten, ist dann sehr jung, meist mit einem massiven pubertären Leistungsknick. Wie bei anderen Hebephrenen auch imponieren weniger die halluzinatorischen Symptome, sondern die massive affektive Inkohärenz, die zu einem fortgesetzten Konsum Anlass gab.

Die klinischen Karrieren der Patienten sind bunt und unerfreulich. Eine hohe Rehospitalisationsquote liegt vor. Oft kommt es zu Dreh-Tür-Effekten. Die Compliance (Zuverlässigkeit), in der Neuroleptika eingenommen werden, ist unter ambulanten Bedingungen erschreckend gering. So gelingen psychopharmakologische Behandlungen unter ambulanten Bedingungen meist nicht. Die Patienten zeigen unbehandelt eine hohe Suizidquote, weshalb klinische Behandlungen regelhaft angezeigt sind.

8.5 Doppeldiagnosenpatienten in der Behandlungskette

Ambulante Systeme stellten F1/F2 Komorbide vor kaum lösbare und ethisch sehr schwierige Aufgaben. Oft werden stationäre Behandlungen – wie bei Politoxikomanen häufig – vorderhand abgelehnt. Andererseits zwingt die psychiatrische Schizophrenieerkrankung mit ihrer wahnhaften Struktur, ihrer Exacerbationsfrequenz (Häufigkeit der krisenhaften Verschlimmerung) und ihrer massiven Beeinflussung des Denkens, auch mit ihrer erhöhten Suizidquote, zu einer weitreichenderen Verantwortungsübernahme, als dies bei „nur" Suchtkranken der Fall ist. Die Diagnose ist ambulant ausgesprochen schwierig zu stellen und verlangt klinisch-psychiatrische Erfahrung. Eine mangelnde Absprachefähigkeit der Kranken zwingt ambulant zu engen Betreuungsformen, die meist nicht finanziert werden.

Immer wird es das zwingende Bemühen des Behandlungssystems sein, zu einer körperlichen [Entgiftung](#) zu kommen. Auch wegen der psychischen Erkrankung ist dabei ein nicht klinisch überwachter Entzug fast nie zu verantworten. Daher ist die Organisation klinischer Entgiftungsplätze nötig. Viele Entgiftungsinstitutionen setzten z.B. das regelmäßige Bekunden von Entgiftungsinteresse vor der Aufnahme voraus. Solche Ansprüche sind für Komorbide zu hochschwellig. Die ambulante Betreuung wird hier eine höhere Verantwortung übernehmen müssen und vermittelnd tätig werden.

Die körperliche Entgiftung wird unter klinischer Überwachung, ggf. auch unter Einsatz von Psychopharmaka, sofern diese als Intervall oder Schubbehandlung nötig sind, durchgeführt. Sie obliegt regelhaft dem psychiatrischen Fachkrankenhaus und wird internistische oder pädiatrische Fachabteilungen rasch an ihre Leistungsgrenze führen. Sie richtet sich technisch nach den vor der Behandlung konsumierten Drogen. Bei Alkohol- und Benzodiazepinentzügen ist eine medikamentöse Behandlung zur Prophylaxe von deliranten Zustandsbildern meist nicht zu umgehen.

Nach der Entgiftung bedürften Komorbide Patienten regelhaft einer [Entwöhnungsbehandlung](#). Die differenzierte kognitive Funktionsdiagnostik erlaubt dem geschulten Personal eine Beschreibung der kognitiven Möglichkeiten, der lebens- und arbeitspraktischen Nutzung und damit der Rehabilitierbarkeit. Die Rehabilitation der F1/F2 Komorbiden geschieht in spezialisierten Einrichtungen mit hohem Erfolg. In nicht spezialisiertem Setting gehen diese Probanden rasch unter, werden ähnlich wie in Strafvollzugssystemen ausgegrenzt. Während spezialisierte Institutionen bis zu 40% in Arbeit und Wohnung entlassen können, verlaufen in nicht spezialisierten Institutionen Rehabilitationen in über 90% der Fälle unbefriedigend. Die technischen und psychotherapeutischen Möglichkeiten der Rehabilitation von F1/F2-Komorbiden sind inzwischen weit entwickelt. Fast in allen Behandlungsfällen kann eine Arbeitsfähigkeit erreicht werden. Ein Training sozialer Kompetenzen, die zu einem alltagstauglichen Leben führt, gelingt gut. Meist sind stationäre Hilfskonstruktionen und -institutionen nach einer Rehabilitationsbehandlung vermeidbar. Solche REHA-Behandlungen benötgen aber viel Zeit, die manche Leistungsträger nicht mehr ausreichend finanzieren. Der Übungs- und der Psychotherapieprozess ist nur bedingt forcierbar, da hier die Psychoseerkrankung enge Grenzen setzt.

Besondere Rahmenbedingungen für die Rehabilitation von Komorbiden

In einer Institution, die komorbide Probanden rehablitativ behandelt, müssen andere Rahmenbedingungen erfüllt werden als in der Rehabilitation sonst üblich. Die Notwendigkeit, eine Medikation anzupassen und zu überwachen, auch sehr engmaschige diagnostische Prozeduren durchzuführen, zwingt zu einer sehr engen medizinischen Struktur. In der von mir geleiteten Klinik werden etwa 16-20 Stunden Diagnostik bei jedem neu aufgenommenen Patienten investiert. Die vorbeschriebenen kognitiven und praktischen Störungen müssen eng erfasst und beschrieben werden, um einen hohen Übungseffekt einerseits zu erreichen und eine Überforderung andererseits zu vermeiden. Natürlich werden abstinente Lebensbedingungen eingeübt; denn bei manifest suchtkranken Menschen ist die abstinente Lebensform die einzige Möglichkeit, auch die psychiatrische Erkrankung annähernd zu beherrschen.

Einen hohen Stellenwert nimmt die Arbeitstherapie ein. Durch die Psychoseerkrankung besteht ein generelles Verbot für Wechselschichtarbeiten. Damit sind viele berufliche Perspektiven (z.B. im Fabrikarbeitergewerbe, im Bau etc.) nicht möglich. Durch Medikation und meist persistierende kognitive Einbußen besteht eine Unfähigkeit, komplexe Maschinen zu bedienen oder Steuerungsaufgaben zu bewerkstelligen. Auch hierdurch sind viele Berufe im handwerklichen Bereich nicht mehr möglich. Eine Fahrfähigkeit ist fast immer nicht gegeben.

So müssen in der Arbeitstherapie Techniken mit einem realistischen Arbeitsmarkt geübt werden, in dem diese Einschränkungen keine nennenswerte Rolle spielen. Hierbei bieten sich z.B. Arbeitstechniken im Bereich Gastronomie, Dienstleistung, handwerkliche Produktion usw. an. In der von mir geleiteten Klinik für Komorbide halten wir z.B. eine große Gärtnerei, eine Kleintierzucht, eine Restaurationswerkstatt, eine Weberei, eine Schneiderei, eine Küche, einen Wasch- und Mangelbetrieb, einige Büroarbeitsplätze und eine Töpferei vor.

Besondere Beachtung verdient auch die Arbeitsorganisation. Oft müssen die Arbeitsprozesse umgestaltet und den individuellen Möglichkeiten der Probanden angepasst werden. Dabei haben sich Serienorganisationen und aufeinander aufbauende Arbeitsorganisationen gut bewährt. Von den Werkstattleitern wird so eine sehr hohe Flexibilität und Anpassungsfähigkeit verlangt. Auch müssen sie über hohe diagnostische Kompetenzen verfügen, um die Fähigkeiten der Patienten exakt zu beschreiben und so eine Empfehlung für die Arbeitsorganisation treffen zu können.

Werden diese Rahmenbedingungen, die ein hohes Maß von Expertenwissen verlangen, eingehalten, so können immerhin 40% der Probanden in den Arbeitsmarkt wieder eingegliedert und abstinenzfähig entlassen werden. Allerdings bleibt die zeitliche Belastungsfähigkeit, in der Schizophrene einer Erwerbsarbeit nachgehen können, mitunter begrenzt. In etwa 25% der Fälle ist nur eine halbschichtige Tätigkeit möglich.

Dies verdeutlicht das folgende Fallbespiel:
Die 24 Jahre alte Michaela wuchs in den neuen Bundesländern auf. Sie stammt aus zerrüttetem Elternhaus. Der Vater trennte sich von der Mutter, als Michaela noch ein Kleinkind war. Seitdem lebte die Mutter mit mehreren Männern jeweils kurzfristig zusammen. Eine feste Beziehung nahm sie nicht mehr auf. Michaela hat einen Halbbruder väterlicherseits, der drei Jahre älter ist, den sie nicht kennt. Sie absolvierte eine Schulausbildung bis zum 10. Schuljahr. Sie hatte anfangs sehr gute Leistungen. Ab dem 7. Schuljahr kam es zu Schuleschwänzen, schulischen Fehlleistungen. Michaela erinnert sich, in dieser Zeit sehr depressiv gewesen zu sein. Sie habe keinerlei Lebensmut mehr gehabt. Habe viel geweint. Sie habe nicht mehr gewusst, wofür sie leben sollte. Sie sei sehr hektisch und umtriebig gewesen. Sie habe keine klaren Gedanken mehr fassen können. So konnte sie auch nicht mehr gut arbeiten. Sie habe kaum noch schlafen können, sei deshalb häufig abends nochmals rausgegangen und habe sich bis in die Morgenstunden hinein „herumgetrieben". Morgens sei sie dann völlig müde und lustlos gewesen.

Die Verhaltensänderung von M. wurde von der Mutter, bei der sie wohnte, anfangs als akzentuierte Pubertät angesehen. Wegen einer hohen musischen Begabung wurde M. auf einer Internatsschule angemeldet und sollte eine besondere Förderung ihrer musischen Talente erfahren. So sollte sie mehrere Instrumente erlernen. Die Internatsbeschulung fand ab dem 8. Schuljahr statt. M. konnte sich im Internat jedoch nicht eingewöhnen. Die massiven Disziplinprobleme wurden als Probleme in der Eingewöhnung gedeutet. In dieser Zeit nahm M. erstmals Drogen: U.a. trank sie täglich Alkohol, begann täglich zu kiffen und nach einem halben Jahr regelmäßig Ecstasy oder Amphetamin zu konsumieren. Die Schlafstörungen hätten sich nach Alkohol und Cannabis anfangs gebessert, auch sei sie nicht mehr so unruhig gewesen.

Mit 17 Jahren wurde M. während des 10. Schuljahres disziplinarisch aus Internat und Schule entlassen. Sie fand Unterkommen bei der Mutter, lebte fortan jedoch eigentlich nur auf der Straße. Sie konsumierte täglich. Sie prostituierte sich bzw. lebte mit dubiosen Männerbekanntschaften zusammen, die sie im Milieu in Berlin oder Leipzig auftat, und wo sie jeweils für einige Wochen Unterschlupf fand. Sie wurde in der Zeit zweimal schwanger, trieb die Kinder jedoch ab. Seit dem 17. Lebensjahr kam es regelmäßig zu psychiatrischen Akuteinweisungen, wobei jeweils eine hoch produktive psychotische Symptomatik beschrieben wurde. M. hielt sich für die Jungfrau Maria, dann für Alice Schwarzer. Sie hörte Stimmen, beschrieb bizarre optische Halluzinationen. Sie fühlte sich manchmal von außen gelenkt, glaubte, dass in Kreuzberg auf Video im Kabel übertragen werde, wie sie unter der Dusche stehe usw... Mehrfach unternahm sie Suizidversuche, ritzte sich häufig mit Messern oder Scherben in Unterarme, Oberschenkel oder die Bauchhaut. Einmal versuchte sie einen Suizid durch Sturz von einer Brücke, kam jedoch so glücklich auf, dass sie nur einige Beinknochen brach. Ein weiteres Mal wurde sie zwangseingewiesen, als sie sich schon mit Benzin übergossen hatte. Zur Mutter bestand kein Kontakt mehr. Es sind etwa 30 Psychiatrieaufenthalte dokumentiert.

Bei der Aufnahme in unsere Klinik fanden wir eine körperlich weitgehend gesunde, jedoch unterernährte junge Frau. Psychisch war sie vollständig orientiert, aber hochgradig verworren. Sie hatte akustische und optische Halluzinationen. Sie fühlte ihr Denken von außen gelenkt und gemacht. Sie war sehr misstrauisch, scheu und leicht depressiv verstimmt. Sie war weder zu Planungen noch zu komplexen Interaktionen in der Lage. In einer Gruppe war sie kaum führbar.

In medizinischer Hinsicht wurde die entgiftete Patientin auf eine neuroleptische Medikation eingestellt. Hierunter verschwanden die Halluzinationen weitgehend. Gelegentliches Stimmenhören trat in Phasen großer

Unruhe zwar weiterhin auf, doch konnte M. sich hiervon distanzieren, so dass diese Symptomatik sie nicht weiter beeinträchtigte. Bei heftigen emotional anstrengenden Situationen (z.B. nach dem Besuch der Mutter in der Klinik) erhielt Frau M. auf Wunsch zusätzlich ein Sedativ. Ein guter Nachtschlaf konnte gewährleistet werden. Dank einer überkalorischen und vitaminreichen Ernährung nahm sie an Gewicht zu. Durch allgemein sportliche Maßnahmen besserte sich ihre Ausdauer und Belastbarkeit.

In psychotherapeutischer Hinsicht bestand zunächst nur ein Einzelkontakt zu einem Bezugstherapeuten. Täglich wurde mit ihr in einem kurzen Kontakt gearbeitet. Wir wählten für sie eine weibliche Therapeutin. Es entstand ein vertrauensvolles Verhältnis, in dem M. zunehmend auch die zahlreichen sozialen Dramen während ihrer aktiven Drogenzeit ansprach: die Prostitution, die zahlreichen Demütigungen durch ihre Freier usw... Langsam wurde M. in Gruppen besser zugänglich. In der suchtmedizinischen Gruppentherapie sprach sie später sehr offen ihre Abhängigkeit an. Sie verstand es, rückfallträchtige Situationen zu beschreiben. Sie entwickelte Strategien zur zukünftigen Rückfallvermeidung. Sie erprobte diese Strategien bei einer Fülle von Belastungserprobungen und Ausgängen. Ein besonders schwieriges Thema war ihre Kontaktaufnahme zur Mutter. Nachdem ein Erstkontakt in der Klinik stattgefunden hatte, besuchte sie die Mutter zweimalig aus der Klinik heraus.

M. war zunächst nicht arbeitsfähig. Es war ihr nicht möglich, mehr als 20 Sekunden einen Konzentrationsbogen aufzubauen. Sie war motorisch hoch unruhig, sehr leicht lenk- und ablenkbar. So schufen wir ihr einen geräusch- und ablenkungsarmen Einzelarbeitsplatz in unserer Schreinerei. Sie wurde hier mit Oberflächenveredlungen im Zusammenhang mit der Restauration beschäftigt. Dabei sind Schleif- und Polierarbeiten wichtig. Dies kann auch in einer Einzelarbeitssituation durchgeführt werden. Hierüber wurde zunächst eine Arbeitsfähigkeit erreicht. Die M. übertragenen Arbeiten wurden qualitativ immer besser ausgeführt. Pausen und Unterbrechungen konnte sie hier selbst bestimmen. Später gliederten wir sie in unserer Schneiderei ein. Hier hatte sie in einer Serienfertigung einen bestimmten Fertigungsschritt zu verantworten. Dabei waren Konzentrationszeiten von etwa 10 Minuten nötig. Auch musste sie Pausen und Unterbrechungen mit zwei Kollegen, denen sie zuarbeitete, abstimmen. Dies bereitete anfangs Probleme, die jedoch überwunden werden konnten. Sie lernte eine Fülle von schneiderischen Handwerksfertigkeiten.

8. Doppeldiagnosen: Sucht und Psychose

Ergänzend wurden ihr Fähigkeiten in Haushaltsorganisation, Kochen und Wohnungs- sowie Wäschepflege vermittelt. In bestimmten Übungsformen konnte sie diese Fähigkeiten austesten. Während der letzten Behandlungsphase wurde sie klinikextern in einer Wohnung untergebracht und hatte diese Wohnung unter Aufsicht selbst zu bewirtschaften.

Nach einer Behandlungszeit von 10 Monaten wurde M. in die Gemeinde entlassen, in der ihre Mutter wohnt. Sie wird von der örtlichen psychosozialen Einheit des Gesundheitsamtes betreut. Ihr gesetzlicher Betreuer hat für sie eine Wohnung angemietet, die sie selbst bewirtschaftet. Sie besucht eine Abendschule, um die Mittlere Reife nachzuholen. Über Tag arbeitet sie 3-5 Stunden in einer Änderungsschneiderei. Sie besucht eine Selbsthilfegruppe für psychisch Kranke und sie besucht eine Selbsthilfegruppe für Suchtkranke. Nach einer Beobachtungszeit von jetzt 18 Monaten ist sie suchtmittelfrei. Es ist in dieser Zeit zweimalig zu psychotischen Zuständen gekommen, die durch eine Veränderung der Medikation jedoch stets ambulant beherrschbar blieben.

Dissozialität Strukturlosigkeit	strukturgebende Maßnahmen, hoch redundanter Tageslauf, orientierungsgebende Bestandteile des Tageslaufes, Milieutherapie
Verworrenheit	Arbeit in Strukturgebung, nemotechnische Hilfen
Antriebsstörung	redundante Antriebsgebung, mittlerer Serienarbeitsplatz
motorische Unruhe	motorische Betätigung und präzise motorische Arbeit, die fehlerfreundlich ist (Korrekturfähigkeit)
Intentionalitätsstörung	Planung und Ausführung in kurze Fragmente aufteilen, beherrschbare Segmente schaffen, die man langsam ausdehnt
produktive Symptome	Medikation anpassen, Produktivität zum Gesprächsthema machen, um Distanz und damit rationale Kontrolle aufzubauen
Einschlafschwierigkeiten	sedierende Medikation, abendliche motorische Betätigung, z.B. Spaziergang, abendliche Routine
...	...

Tab. 2: Behandlungsansatz und korrespondierende Symptomatik

Eine Restgruppe der komorbiden Patienten ist auch nach Rehabilitation auf dauernde Hilfe angewiesen. Für diese Klientel müssen die sozialpsychiatrischen Strukturen voll genutzt werden. Leider lehnen viele Heimstrukturen die Aufnahme von suchtkranken Psychotikern noch rundweg ab. Auch in Strukturen des 2. Arbeitsmarktes, z.B. den Werkstätten für Behinderte, werden Komorbide Menschen noch häufig abgelehnt. Langsam beginnt jedoch auch in diesen Institutionen das Bewusstsein zu wachsen, dass die Entwicklung spezialisierter Angebote nötig ist.

8.6 Voraussetzungen der Wiedereingliederung

Doppeldiagnosepatienten sind nur unter abstinenten Lebensbedingungen sinnvoll behandelbar. Unter Konsumbedingungen ergeben sich so vielfältige Interaktionen der psychoaktiven Substanzen mit der Dynamik der Psychoseerkrankung, dass weder die klinische Entwicklung noch das Verhalten der Probanden prognostizierbar wird. Insofern sind abstinente Lebensbedingungen zwingend herzustellen. Ein mäßiger Konsum von Alkohol und ein mäßiger Konsum von Opiaten (Substitution) kann toleriert werden, wenn er regelmäßig erfolgt und ohne Beikonsum bleibt.

Daher begrenzen die suchtmedizinischen Möglichkeiten und Techniken wesentlich die soziale und klinische Prognose der Patienten. Konsumierende Komorbide fallen durch häufige Rehospitalisationen auf. Sie sind hochgradig suizidgefährdet, stärker als bei Suchtkranken und bei Schizophrenen und damit viel mehr als in der Grundgesamtheit der Menschen. Suizidale Ereignisse können, besonders bei psychotischen Exacerbationen mit stark wahnhafter Färbung und Thematik, schlagartig eintreten. Eine sehr engmaschige Führung der Patienten ist daher zwingend nötig. Sowohl aus Sorgfaltserwägungen wie aus forensischen Gründen sind daher differenzierte psychopathologische Explorationen mit einer eingehenden Abklärung der Gefährdungsaspekte dringen anzuraten. Diese bedürfen einer genügenden Fachkompetenz. Konsumierende Komorbide sind ausgesprochen schwierig nur pharmakologisch einzustellen. Die Wirkung einer neuroleptischen Medikation ist oft begrenzt.

An der Abstinenzfrage entscheidet sich meist die Prognose der Probanden. Gelingt es, den Probanden z.B. in einer Entwöhnungsbehandlung zu abstinenten Lebensformen zu befähigen, so ist die Prognose der Schizophrenieerkrankung ohne Abhängigkeitserkrankung analog. In der Mehrzahl der Fälle ist eine soziale Gesundung zu erwarten. Bleibt jedoch ein polyvalenter Konsum bestehen, so ist mit häufigen Klinikaufenthalten zu rechnen. Eine Arbeit wird regelhaft nicht ausgeübt werden. Eine Heimunterbringung wird in der Regel perspektivisch nicht vermeidbar sein.

8.7 Ausblick

Komorbide F1/F2 Probanden werden als besondere Problemgruppe in Zukunft noch häufiger zur Versorgung anstehen. Sie verlangen in der ambulanten Arbeit besonders enge Behandlungsstrukturen und hohe diagnostische Fähigkeiten. In spezialisierten Rehabilitationseinrichtungen gelingt eine arbeitstechnische und soziale Wiedereingliederung in hoher Frequenz. Für komplementäre Versorgungsaufgaben müssen noch in höherer Zahl geeignete Strukturen aufgebaut werden.

Literatur

Allebeck, P., Adamsson, C., Engström, A. et al: Cannabis and Schizophrenia: a longitudinal study of cases treated in Stockholm County, Acta Psychiatrica Scandinavica 88, 1993, 21-24

Barbee, J.G., Clark, P.D., Crapanzano, M.S., Heintz, G.C., Kehoe, C.E.: Alcohol and substance abuse among schizophrenic patients presenting to an emergency psychiatric service, Journal of Nervous and Mental Disease 177, 1989, 400-407

Baving, L., Olbrich, H.: Alcoholism and Depression, Eur Addict Res 2, 1996, 29-35.

Cohen, M., Klein, D.F.: Drug abuse in young psychiatric population. American Journal of Orthopsychiatry, 40, 1970, 448-455

Drake, R.E., Mueser, K.T., Clark, R.E., Wallach, M.A.: The course, Treatment, and Outcome of substance disorder in persons with severe mental illness, American Journal of Orthopsychiatry 66, 1996, 42-51

Hambrecht, M., Häfner, H.: Führen Alkohol- oder Drogenmissbrauch zu Schizophrenie?, Nervenarzt 67, 1996, 36-45

Hermle, L., Goudzoulis-Mayfrank, E., Spitzer, M.: Halluzinogen-induzierte psychische Störungen, Fortschr.Neurol.Psychiat. 64, 1996, 482-491

Kaiser, R.: Psychose und Sucht - Veränderungen im Konsummuster beim Auftreten von Anzeichen psychischer Erkrankung, med. Diss. Uni Köln 1999

Löhrer, Frank: Sucht und Psychose, Aachen 1998

Löhrer, F., Tuchtenhagen, F.R.: Zur rehabilitativen Behandlung von politoxikomanen und komorbiden Patienten - sozialmedizinische und klinische Ergebnisse und Prädiktionsmöglichkeiten. Suchtmedizin in Forschung und Praxis 5 Nr. 2, 2003

Mueser, K.T., Yarnold, P.R., Levinson, D.F. et al.: Prevalence of Substance Abuse in Schizophrenia: Demographic and Clinical Correlates, Schizophrenia Bulletin 16, 1990, 31-56

Mueser, K.T., Nishith, P., Tracy, J.I. et al.: Expectations and Motives for Substance Use in Schizophrenia, Schizophrenia Bulletin 21, 1995, S. 367-378

Soyka, M.: Sucht und Schizophrenie, nosologische, klinische und therapeutische Fragestellungen, 2. Drogenabhängigkeit und Schizophrenie, Fortschritte Neurologie und Psychiatrie 62 (1994) 186-196

Susanne Altmeyer

9. Psychosomatische Medizin

9.1 Was bedeutet „Psychosomatik"?

Obgleich das Fach Psychosomatische Medizin und Psychotherapie seit 1970 an den deutschen medizinischen Fakultäten Pflichtfach für Medizinstudenten ist und obgleich inzwischen seit über 10 Jahren (seit 1992) ein eigener Facharzttitel für Psychosomatische Medizin und Psychotherapie existiert, wissen viele Laien und sogar manche Mediziner mit dem Begriff Psychosomatik nicht viel anzufangen. Die Vielfalt von Psycho-Begriffen wie Psychiatrie, Psychologie, Psychosoziale Medizin, Psychosomatik etc. bildet eine Art Geheimsprache, die nur Eingeweihte verstehen, und die sich mit etwas zu beschäftigen scheint, das man nicht so leicht verstehen kann.

Das Wort „Psyche" kommt aus dem Griechischen und bedeutet soviel wie „Seele", „soma" ist ebenfalls griechischer Herkunft und heißt „Körper". Die Psychosomatik geht davon aus, dass zwischen körperlichen und seelischen Vorgängen enge Verflechtungen bestehen und sich beide intensiv gegenseitig beeinflussen. Ein Beispiel dafür ist das Phänomen der seelischen Anspannung: Der Physiologe E. Jacobson konnte zeigen, dass das Gefühl der inneren Anspannung immer auch mit der Anspannung einzelner Muskeln in Verbindung steht. Er entwickelte aus dem Umkehrschluss die Progressive Muskelentspannung, eine wirksame und anerkannte Entspannungsmethode, mit der über die bewusste Anspannung und anschließende Entspannung verschiedener Muskelpartien ein inneres Gefühl der Entspannung erreicht werden kann. Andere Beispiele erleben wir selber Tag für Tag: der schnellere Herzschlag und Schweißneigung bei Angstgefühlen, Durchfälle vor schwierigen Prüfungen, Magenbeschwerden in stressigen Situationen. Unsere seelische Verfassung hat Auswirkungen auf unseren Körper. Umgekehrt gibt es viele Beispiele dafür, dass unser Körper Auswirkungen auf unsere Gefühle und Gedanken hat, wie das zum Beispiel bei Schlafmangel oder Krankheiten der Fall ist. Psychosomatik geht noch einen Schritt weiter: Sie beschäftigt sich nicht nur mit den körperlich-seelischen Wechselwirkungen, sondern auch mit den Wechselwirkungen zwischen Körper, Seele und dem Kontext, in dem ein Mensch sich bewegt, also seinem sozialen Umfeld. Damit sind sowohl die familiären Bezüge, in denen ein Mensch aufgewachsen ist und lebt, gemeint als auch sein

Arbeitsumfeld, sein Freundeskreis, seine Wohnverhältnisse etc. Die Psychosomatik betrachtet den Menschen als Ganzes in seinen sozialen Bezügen, sie geht aus von einem ganzheitlichen Menschenbild.

> **Psychosomatische Medizin ist die Lehre von den körperlich-seelisch-sozialen Wechselwirkungen in der Entstehung, im Verlauf und in der Behandlung von menschlichen Krankheiten. Sie muss ihrem Wesen nach als personenzentrierte Medizin verstanden werden.**

Hoffmann und Hochapfel (1999) haben diese Definition für die Psychosomatische Medizin gewählt.

Im Mittelpunkt des Interesses steht also nicht die Krankheit eines Menschen sondern seine Person und ihre körperlichen, psychischen und sozialen Verflechtungen. Um sie verstehen zu können, ist es wichtig, die Beziehungswelt, in der ein Mensch lebt, kennen zu lernen, also die Art seiner Kontakte zu Eltern, Geschwistern, Partnern, Kindern, Arbeitskollegen, Freunden, etc. Die Beziehungen, die ein Mensch erlebt und eingeht, prägen seine Persönlichkeit, sie können ihn anfällig und verletzlich und auch krank machen oder auch gesund und stark und widerstandsfähig gegen körperliche und seelische Erkrankungen.

> **Die psychosomatische Medizin betrachtet den Patienten in seinen Kontakten zu seiner Umgebung, insbesondere in seinen Beziehungen zu den Mitmenschen. Sie ist eine interpersonelle Medizin (Tress, 2004). Psychosomatische Medizin ist Beziehungsmedizin.**

Sie beschäftigt sich mit den Beziehungen, in denen ein Mensch aufgewachsen ist und in denen er lebt, und sie nutzt die Beziehung zwischen Patienten und Therapeuten, um wirksam zu sein.

Um noch deutlicher zu machen, was die Psychosomatik eigentlich ausmacht, folgen einige Begriffsklärungen.

Was ist der Unterschied zwischen Psychosomatik und Psychosomatischer Medizin?
Diese Begriffe werden häufig synonym gebraucht. „Psychosomatische Medizin" meint das medizinische Fachgebiet und trägt der Tatsache Rechnung, dass sie sich aus der Inneren Medizin heraus entwickelt hat, „Psychosomatik" bezeichnet allgemein körperlich-seelische Wechselwirkungen und die Lehre davon.

Was ist der Unterschied zwischen Psychosomatischer Medizin und Psychotherapeutischer Medizin?

Diese Begriffe meinen das Gleiche. Als der Facharzt 1992 eingeführt wurde, hieß er „Facharzt für Psychotherapeutische Medizin". Inzwischen ist er umbenannt in „Facharzt für Psychosomatische Medizin und Psychotherapie"

Was ist der Unterschied zwischen Psychosomatik und Psychiatrie?

Beide medizinischen Fachgebiete beschäftigen sich mit psychischen Erkrankungen, beide nutzen dazu unter anderem die Methoden der Psychotherapie. Endogene Psychosen werden nur von Psychiatern behandelt. Das Krankheitsverständnis in der Psychiatrie ist eher biologisch geprägt, Psychiater behandeln konsequenterweise häufiger mit Psychopharmaka. Das Krankheitsverständnis in der Psychosomatik fokussiert auf eine Beziehungsstörung, die durch heilsame Beziehungserfahrungen in der Psychotherapie behandelt werden kann.

Was haben Psychosomatik und Psychiatrie mit Psychologie zu tun?

Psychosomatik und Psychiatrie sind medizinische Fachgebiete, die sich mit psychischen Störungen beschäftigen, also mit Krankheiten, während Psychologie die Wissenschaft vom Verhalten und Erleben des Menschen in Bezug auf sich selbst sowie Personen, Ereignisse und Objekte der Umwelt ist. Psychiatrie und Psychosomatik nutzen psychologische Erkenntnisse und Wissen zum besseren Verständnis der menschlichen Psyche. Psychologen haben keine medizinische Ausbildung. Um psychotherapeutisch arbeiten zu können, benötigen Psychologen eine Zusatzausbildung in Psychotherapie oder Psychoanalyse.

Mit welchen Krankheiten beschäftigt sich die Psychosomatik?

Oben heißt es: „Sie beschäftigt sich nicht nur mit den körperlich-seelischen Wechselwirkungen, sondern auch mit den Wechselwirkungen zwischen Körper, Seele und dem Kontext...". Nimmt man diese Definition sehr wörtlich, gehören *alle* Krankheiten in das Interessensgebiet der Psychosomatik, da in der Regel alle körperlichen Erkrankungen Auswirkungen auf das psychische Befinden des Kranken haben, andererseits, wie man heute weiß, psychologische Phänomene mit Veränderungen zum Beispiel im Hirnstoffwechsel und im Immunsystem, also auf somatischer Ebene, Hand in Hand gehen. Psychosomatik ist ein typisches Querschnittsfach, was sich darin widerspiegelt, dass Beratungsleistungen durch einen psychosomatischen Arzt von den unterschiedlichsten medizinischen Fachdisziplinen in Anspruch genommen werden. In der Praxis beschäftigen sich Psychosomatiker natürlich mit bestimmten Krankheitsbildern gehäuft, wie zum Beispiel den somatoformen Störungen, den Essstörungen oder den Anpassungsstörungen, man kann aber tatsächlich von einem Kontinuum der psychosomatischen Erkrankungen sprechen, das sich zwischen psychiatrischen und organischen Erkrankungen über Anpassungsstörungen, Neurosen, somatoforme Störungen, Psychosomatosen, somatopsychische Störungen und chronische organische Erkrankungen erstreckt. Dazu mehr unter 9.6.

Was hat Psychosomatik mit sozialer Arbeit zu tun?
Wie oben beschrieben geht die Psychosomatik davon aus, dass körperliche, seelische und soziale Faktoren bei der Entstehung und Behandlung von Krankheiten eine Rolle spielen. Einkommen, Wohnverhältnisse, Bildung und Erwerbstätigkeit haben einen großen Einfluss auf die seelische und körperliche Verfassung eines Menschen. Zwischen Arbeitslosen und Erwerbstätigen z.B. gibt es drastische Unterschiede in der psychischen Gesundheit. Es kommt im Falle von Arbeitslosigkeit zu depressiven Verstimmungen, geringem Selbstwertgefühl, Hoffnungs- und Hilflosigkeit, Ängstlichkeit, Resignation, Apathie, geringem Aktivitätsniveau, sozialer Isolation und Einsamkeit. Die Sterblichkeit ist stark erhöht, psychische Krankheiten kommen ca. doppelt so häufig vor. Ebenso nachteilig wirken sich schlechte Wohnverhältnisse, finanzielle Armut und ein geringes Bildungsniveau aus, so dass es bei der Behandlung von psychosomatisch erkrankten Menschen immer auch wichtig ist, diese Faktoren in der Anamnese mit zu erfassen und Kenntnisse und Möglichkeiten zu haben, in diesen Feldern Unterstützung zu leisten. Das ist der Grund, warum in Psychosomatischen Abteilungen in der Regel auch MitarbeiterInnen aus der sozialen Arbeit Mitglieder des therapeutischen Teams sind. Ihre Aufgabe besteht zum Beispiel darin, mit den Patientinnen und Patienten eine sogenannte soziale Anamnese zu erheben und unterschiedliche soziale Bereiche und Problembereiche zu besprechen. Sie können ihnen behilflich sein bei gerichtlichen Problemen, Kontakten mit dem Arbeitsamt, bei der Wohnungssuche oder schulischen Dingen, außerdem sind sie wertvolle Gesprächspartner und Berater für die anderen Mitglieder des therapeutischen Teams, die in diesen organisatorischen Dingen nicht qualifiziert sind. Psychosomatische Medizin mit ihrer bio-psycho-sozialen Sichtweise von Gesundheit und Krankheit bedarf professioneller Helfer aus medizinischen, psychologischen und sozialen Arbeitsfeldern, um der Komplexität der Aufgabe gerecht zu werden.

9.2 Wie hat sich die Psychosomatische Medizin entwickelt?

Während sich in den USA überwiegend psychiatrisch tätige Ärzte schon im 19. Jahrhundert mit den Interaktionen zwischen körperlichen und seelischen Prozessen beschäftigten, entwickelte sich die Psychosomatik in Deutschland überwiegend außerhalb der Psychiatrie. Sie wurde durch Internisten und Neurologen in den 20er und 30er Jahren des 20. Jahrhunderts vor allem in Heidelberg und Berlin erstmals angewandt und beinhaltete sowohl die Mitbeachtung von seelischen Faktoren bei der Behandlung von körperlich kranken Menschen als auch die stationäre Behandlung von psychosomatisch schwer Erkrankten.

Was wie eine neuere Entwicklung scheint, ist in Wirklichkeit schon seit Beginn unserer Kultur im menschlichen Bewusstsein: Schon **Platon** forderte, dass ein Arzt nicht nur den Leib, sondern auch die Seele eines Menschen zu behandeln habe. Dieses Bewusstsein prägte viele Jahrhunderte die Auffassung von Gesundheit und Krankheit. Eine grundlegende Veränderung dieser Auffassung ereignete sich im 17. Jahrhundert, als **René Descartes** den Dualismus zwischen Leib und Seele einführte und den menschlichen Körper als Maschine beschrieb. Die Vorstellung, der menschliche Körper wäre eine Art Apparat, den man damit auch wie einen Apparat kontrollieren können müsste, war faszinierend und wurde durch zunehmende anatomische Kenntnisse und chirurgische Eingriffe bestätigt. In der naturwissenschaftlichen Medizin spielte die Seele keine Rolle, sondern wurde als etwas vom Körper Getrenntes gesehen. Ausnahmen waren Ärzte wie **Johann Christian August Heinroth** und **Gustav Carus**. Heinroth prägte 1818 in seinem Lehrbuch der Störungen des Seelenlebens den Begriff „psychisch-somatisch" als er sich mit der Behandlung der Schlaflosigkeit beschäftigte, Carus beschrieb 1846 unterschiedliche Schichten des Bewusstseins und Unbewusstseins, das körperliche und seelische Vorgänge einschließt.

Zu Anfang des 20. Jahrhunderts waren die Forscher so von der Einführung der Zellforschung und der Bakteriologie begeistert, dass die Psyche fast vollständig aus der Krankheitslehre an den Universitäten verbannt war. Im Gegenzug entwickelte **Sigmund Freud** außerhalb der Universitäten seine Theorie der Psychoanalyse und Neurosenlehre. Sie bildeten einen wichtigen Grundstock zum Verständnis innerseelischer Zusammenhänge, die in den Folgejahren zunehmend auch von Hochschullehrern übernommen wurden. Beispiele sind der Internist Ludolf Krehl, der den Satz formulierte: **„Krankheit als solche gibt es nicht,** wir kennen nur kranke Menschen", und der Heidelberger **Victor von Weizsäcker**, der die anthropologische Medizin neu begründete. Inzwischen gibt es in Deutschland den oben erwähnte Facharzttitel sowie eine Vielzahl von psychosomatischen Abteilungen an Universitäten, in Akutkrankenhäusern und im Rehabilitationsbereich.

9.3 Welche theoretischen Grundlagen hat die Psychosomatische Medizin?

Eine ganze Reihe von Spezialdisziplinen beschäftigt sich heute mit den Zusammenhängen zwischen körperlichen und seelischen Abläufen. Beispiele sind die Psychoneuroimmunologie, die u.a. die Auswirkung von belastenden Lebensereignissen auf das Immunsystem nachweisen konnte, die Molekularbiologie, die Genetik, die Kulturanthropologie, die Psychophysiologie und andere mehr. Es gibt etliche psychologische Modelle, die diese Zusammenhänge zu beschreiben und zu erklären versuchen. Vollständigere Übersichten sind in den einschlägigen Lehrbüchern zu finden. An dieser Stelle sollen exemplarisch *Psychoanalytische Modelle zur Entstehung neurotischer Symptome, Kommunikative Aspekte und das Alexithymiekonzept* aufgeführt werden; die Bindungstheorie, die von großer Bedeutung für das moderne psychosomatische Krankheitsverständnis ist, wird an anderer Stelle in diesem Lehrbuch zitiert.

9.3.1 Psychoanalytische Modelle zur Entstehung neurotischer Symptome

Der Begriff der **Neurose** wurde erstmals 1787 von dem schottischen Arzt William Cullen verwendet. Er bezeichnete damit – im Unterschied zu Neuritis = Nervenentzündung – eine nichtentzündliche Erkrankung der Nerven. Mit der Entwicklung der Psychoanalyse vollzog sich ein Bedeutungswandel hin zu **Neurose als entwicklungsbedingte, psychogene Störung**. Neurosen können definiert werden als **„psychogene, überwiegend umweltbedingte Erkrankungen, die eine Störung im psychischen und/oder körperlichen und/oder im Bereich der Persönlichkeit bedingen. Das psychoanalytische Verständnis sieht in den Neurosen unzureichende Verarbeitungsversuche unbewusster, in ihrer Genese infantiler Konflikte oder Traumen. Die Lerntheorie betont die genetische Bedeutung von Konditionierungen in der Folge verfehlter, zu starker oder zu schwacher Lernvorgänge"** (Hoffmann, Hochapfel 1999).

Menschen mit neurotischen Störungen zeigen unabhängig von der genauen Art der Neurose gewisse Gemeinsamkeiten in ihrem Kranksein:

1. Sie sind in ihrer Gefühlswelt verunsichert.
2. Intentionen und Wünsche sind häufig ambivalent.
3. Es bestehen ausgeprägte Selbstwertprobleme.
4. Es liegen in der Regel mehrere neurotische Symptome vor.
5. Sie befinden sich in einer aktuellen Lebenskrise.
6. Es existieren biographische Belastungen.
7. In der Familie existieren auch andere psychische Auffälligkeiten.
8. Die Betroffenen haben einen hohen Leidensdruck.

Auch wenn nicht alle Phänomene in jedem Fall vorliegen, stellen diese Merkmale eine Art Grundstruktur neurotischer Erkrankungen dar.

Wie kann man sich die Entstehung neurotischer Symptome vorstellen?
Hiermit hat sich vor allem die **Psychoanalyse** beschäftigt, angefangen mit der klassischen Psychoanalyse Sigmund Freuds über die analytische Psychologie C. G. Jungs, die Individualpsychologie Alfred Adlers bis hin zur Selbstpsychologie Rolf Kohuts und der Objektbeziehungstheorie von Otto F. Kernberg.

Es folgen die heute üblichen Modellvorstellungen zur Erklärung, warum und wie neurotische Symptome überhaupt entstehen. Während zu Zeiten von Sigmund Freud die Vorstellung dominierte, dass reaktivierte Entwicklungskonflikte allein verantwortlich für die neurotische Symptombildung wären, geht man heute davon aus, dass mehrere Faktoren in jeweils unterschiedlicher Gewichtung eine Rolle spielen.

1. Modell des reaktivierten Entwicklungskonfliktes (Konfliktmodell)
Das Konfliktmodell ist das klassische psychoanalytische Modell, das Sigmund Freud zur Erklärung der Symptomentstehung heranzog. Sein Kern ist die Vorstellung, dass durch einen aktuellen Konflikt, wie zum Beispiel eine Auseinandersetzung mit einem Vorgesetzten, Angst entsteht, die zur Regression auf eine frühere Entwicklungsstufe, zum Beispiel den 5-jährigen Jungen, führt. Es werden die Gefühle reaktiviert, die das kindliche Ich, das in einen ähnlichen Konflikt verstrickt war, empfunden hat, in diesem Fall zum Beispiel die Rivalität und Zuneigung, die zu einem ödipalen Konflikt mit dem Vater gehören, was zu einer Verstärkung der Angst führt. Dem Ich gelingt es nicht, diese starken reaktivierten Gefühle zu verdrängen und es kommt zu einer Art Kompromisslösung durch Bildung eines Symptoms, wie zum Beispiel

dem Versagen der Stimme, dem Auftreten einer Panikattacke oder Ähnlichem. Das Symptom ist damit ein Lösungsversuch eines inneren Konfliktes, ein zwar unzureichender, aber dem Ich zu diesem Zeitpunkt der bestmögliche.

2. Modell der erhaltenen Entwicklungsdefizite (Defizitmodell)
Dieses Modell geht davon aus, dass einem Menschen wichtige emotionale Faktoren, die zu einer optimalen Entwicklung notwendig sind, vorenthalten wurden, und dass er schädigenden Einflüssen von außen ausgesetzt war. Beispiele sind Vernachlässigungen, mangelnde Fürsorge, chronische Überforderungen Misshandlungen und Missbrauch, die zu einer sogenannten Ich-Schwäche oder auch strukturellen Störung und zu Krankheitsbildern wie Alkohol- oder Drogenabhängigkeit, dissozialem Verhalten, Kriminalität oder schweren Persönlichkeitsstörungen wie der Borderline-Störung führen.

3. Modell der erhaltenen traumatischen Schädigung (Traumamodell)
Das Traumamodell ist die logische Folge aus dem Defizitmodell und geht von der Vorstellung aus, dass biographische Traumata wie sexueller Missbrauch und/oder aggressive Misshandlung, also die regelmäßige Anwendung körperlicher Gewalt, zu bleibenden psychischen Schäden führen. Hierbei führt nicht das einzelne Ereignis zur bleibenden Schädigung, sondern das gehäufte Vorkommen auf dem Boden weiterer Risikofaktoren, wie zum Beispiel emotionale Vernachlässigung durch die Eltern. Hoffmann und Hochapfel (1999) erklären die krankmachende Wirkung der traumatischen Ereignisse durch:

- Das Ausgeliefertsein an einen Zustand gewaltsam erzwungener Ohnmacht,
- Das Erlebnis von Überwältigung, das nicht verstehbar ist,
- Die Kombination mehrerer belastender Bedingungen, die die Chance für die Wirkung von protektiven / schützenden Faktoren verringern,
- Das Zusammenwirken von kindlichen Phantasien und die erlebte Grenzverletzung,
- Anhaltende Schuldgefühle als Erwachsener, das traumatisierende Ereignis selbst verursacht zu haben,
- Die Verwirrung des Wirklichkeitssinnes (Habe ich mir das nur eingebildet?).

Was an Lebensereignissen sich schädigend auswirkt, hängt ab von dem Ausmaß der Schädigung, dem Vorliegen von sonstigen Risikofaktoren und dem Ausmaß an protektiven Faktoren. Insbesondere bei sexuellen Traumatisierungen scheinen bestimmte Krankheitsbilder gehäuft die Folge zu sein, wie chronische Schmerzzustände des kleinen Becken (Pelipathie), psychogene Krampfanfälle, psychogene Bewusstseinsstörungen und artifizielle Störungen.

4. Modell der verfehlten Lernvorgänge (Lernmodell)
Ausgangspunkt des Lernmodells ist, dass psychische Symptome, die zu einer, wenn auch nur vorübergehenden, psychischen Entlastung führen, als „erfolgreich" gelernt werden, häufiger wiederholt werden und damit chronifizieren. Beispiele sind das Vermeidungsverhalten bei Angst, das letztlich zu einer Verstärkung der Angst, zunächst aber zu einer Angst-Entlastung führt, oder das schonende Verhalten des sozialen Umfeldes bei körperlichen Beschwerden (sogenannter **sekundärer Krankheitsgewinn**). Die zugrunde liegenden Lernprinzipien sind:

1) Das **klassische Konditionieren**: Die berühmten Pawlowschen (I.P. Pawlow lebte 1889-1936) Experimente mit Hunden sind hierfür ein gutes Beispiel. Ein unbedingter Reiz (das Verabreichen von Nahrung) wird mit einem bedingten Reiz (ein Klingelton) gekoppelt, indem beide etwa zeitgleich dargeboten werden. Der Lernvorgang besteht darin, dass die zu dem unbedingten Reiz gehörige Reaktion (Sekretion von Magensaft) nach einiger Zeit auch erfolgt, wenn nur der Klingelton ertönt.
2) Das **operante Konditionieren**: E. Thorndike (1874-1949) erkannte durch Experimente mit Katzen, dass Handlungen, die Erfolg haben, wiederholt werden und Handlungen, die zu unangenehmen Folgen führen, nach kurzer Zeit unterdrückt werden. Operantes Konditionieren ist also Lernen am Erfolg.
3) Das **soziale Lernen**: A. Bandura beobachtete, dass Kinder, die in Filmen sahen, wie Erwachsene Puppen treten, danach selbst ihren Spielsachen gegenüber aggressives Verhalten an den Tag legten. Dieses Lernen am Modell bezeichnet man auch als stellvertretendes Konditionieren, weil das Versuch- und Irrtum-Element des operanten Konditionierens wegfällt.

9.3.2 Kommunikative Aspekte

Psychosomatische Medizin ist Beziehungsmedizin. Sie geht davon aus, dass psychosomatische Symptome durch Beziehungsstörungen entstehen, wie es zum Beispiel in der Bindungstheorie erklärt wird, und versucht durch bewusste Beziehungsgestaltung in der therapeutischen Beziehung heilsam zu wirken. Eine notwendige Voraussetzung für die

Gestaltung und Entwicklung zwischenmenschlicher Beziehungen ist Kommunikation, sei es mündlich oder schriftlich, verbal oder averbal, absichtlich oder unabsichtlich. Die Kommunikationsmuster, die ein Mensch in seinen ersten Lebensjahren erfährt, werden sein eigenes Kommunikationsverhalten entscheidend prägen und damit auch die Art und Weise, wie er mit seiner Umwelt in Beziehung tritt. Gestörte Beziehungen sind in der Regel geprägt von dysfunktionalen Kommunikationsmustern, die häufig gar nicht mehr bewusst sind.

Der bewusste Umgang mit kommunikativem Handwerkszeug gehört zu der Basisausstattung, die ein Therapeut braucht, um psychotherapeutisch wirksam sein zu können.

Nach Paul Watzlawick (1996) sind wichtige Eigenschaften menschlicher Kommunikation die folgenden:

- **Man kann nicht nicht kommunizieren.** Menschen, die sich in einer Situation miteinander befinden, zum Beispiel im gleichen Raum, kommunizieren miteinander, auch wenn sie nicht miteinander reden. Kommunikation kann ebenso wie durch Worte auch durch Gesten oder Mimik geschehen und selbst das völlige Vermeiden von Worten, Gesten oder mimischen Äußerungen hat eine kommunikative Bedeutung.
- **Jede Kommunikation hat einen Inhalts- und einen Beziehungsaspekt, wobei der Beziehungsaspekt den Inhaltsaspekt bestimmt und von daher eine Metakommunikation darstellt.** Die Beziehungsinformation, die über den Tonfall, die Körpersprache und situative Begleitumstände, wie zum Beispiel den Ort, an dem eine Mitteilung gemacht wird, gegeben wird, bestimmt den Kontext einer Mitteilung, sie bildet sozusagen den Rahmen und ist ausschlaggebend dafür, ob und wie die Mitteilung vom anderen aufgenommen werden kann. Auf die Frage „Wie geht es Ihnen heute?" wird ein Patient in einer Visite, in der viele Leute um sein Bett herum stehen, anders antworten als in einem Gespräch unter vier Augen mit seinem Arzt oder in einer Runde mit dem Stationsteam sitzend. Seine Antwort wird davon beeinflusst werden, ob der Arzt öfters auf die Uhr schaut, ob der Tonfall seiner Stimme eher geduldig oder ungeduldig klingt und ob er ihn freundlich oder unfreundlich anschaut.
- **Die Natur einer Beziehung ist durch die Art und Weise der Kommunikationsabläufe seitens der Partner bestimmt.** Jede Mitteilung zwischen zwei Gesprächspartnern hat immer gleichzeitig eine Reiz- und eine Reaktionseigenschaft. Sie dient als Reiz, als Ausgangspunkt für die nachfolgende Reaktion des anderen und ist Re-

aktion auf die vorhergegangene Aussage des anderen. Die Natur dieser Reaktion kann **bestätigend**, **verwerfend, entwertend** oder **wertschätzend** sein.
- Die Reaktion „Ich sehe dich auch so, wie du dich siehst" bedeutet **Bestätigung,**
- die Reaktion „Ich sehe dich nicht so, wie du dich siehst" bedeutet **Verwerfung,**
- die Reaktion „Deine Wirklichkeit existiert für mich nicht" bedeutet **Entwertung,**
- die Reaktion „Ich sehe deine Fähigkeiten und Entwicklungsmöglichkeiten" bedeutet **Wertschätzung**.

Welche Relevanz dieses für die Medizin hat, soll an einem klinischen Beispiel näher erläutert werden:

Eine 20-jährige junge Frau wird nachts mit starken Schmerzen im rechten Unterbauch und erhöhter Körpertemperatur ins Krankenhaus eingeliefert und mit Verdacht auf Blinddarmentzündung operiert. Bei der Operation stellt sich heraus, dass der Blinddarm gar nicht entzündet ist. Am nächsten Morgen bei der Visite begrüßt die Patientin den Arzt mit den Worten: **„Ich bin so froh, dass ich jetzt endlich meine Schmerzen los bin! Die quälen mich schon seit Monaten."**

Es folgen jetzt jeweils Beispiele für die oben genannten Reaktionsarten:

Bestätigung: *„Ich kann ihre Freude über die Schmerzlinderung gut verstehen und freue mich, dass es Ihnen besser geht. Allerdings war der Blinddarm nicht, wie wir vermutet hatten, entzündet, so dass ich Ihnen nicht versprechen kann, dass die Schmerzen nicht wieder auftreten."* Obgleich der Arzt inhaltlich nicht bestätigen kann, dass die Ursache für die Schmerzen ausgeräumt ist, gibt er eine Bestätigung auf der Beziehungsebene. „Ich bestätige dein Gefühl." Bestätigungen sind wichtige Grundlagen für Vertrauen, Stabilität und Entwicklungsfähigkeit von Beziehungen.

Verwerfung: *„Es kann gar nicht sein, dass die Schmerzen besser sind, weil der Blinddarm gar nicht entzündet war!"* Verwerfungen können in Beziehungen zu Misstrauen und Unsicherheit führen, sind allerdings manchmal wichtig für Flexibilität und Wandlungsfähigkeit der Beziehungen zwischen Menschen.

Entwertung: *„Diese Operation war mehr als überflüssig! Hätten Sie uns gleich erzählt, dass Sie schon so lange Schmerzen haben, hätten wir uns das alles sparen können."* Der Arzt geht überhaupt nicht auf die

Aussage der Patientin ein, so als ob sie sie nicht getan hätte. Stattdessen beschuldigt er sie, wesentliche Angaben nicht gemacht zu haben (die von dem Aufnahmearzt unbedingt hätten erfragt werden müssen). Entwertend wirkt auch, wenn ein Arzt keinen Blickkontakt zu einem Patienten aufnimmt oder statt mit ihm nur mit der Schwester über ihn spricht. In allen diesen Fällen wird die Beziehung zwischen Arzt und Patient gestört sein.

Wertschätzung: *„Ich freue mich, dass es Ihnen besser geht, weil ich mir vorstellen kann, dass es sehr quälerisch sein muss, monatelang unter Schmerzen zu leiden. Allerdings war nicht eine Blinddarmentzündung für Ihre Beschwerden verantwortlich, so dass wir uns gemeinsam auf die Suche nach anderen Ursachen machen müssen."* Wertschätzung geht noch über Bestätigung hinaus. Der Arzt erkennt die Leistung an, die darin besteht, monatelang mit Schmerzen leben zu müssen, und signalisiert, dass er im Dialog mit der Patientin herausfinden will, womit die Schmerzen zusammenhängen könnten. Somit signalisiert er, dass er sie ernst nimmt und ihr die Kompetenz zuspricht, bei der Ursachensuche behilflich zu sein.

In der Psychosomatik tätige Mitarbeiter sind in der Regel geschult darin, welche Wirkung die Art und Weise ihrer Kommunikationsgestaltung auf Patientinnen und Patienten hat. In der Zusammenarbeit mit anderen medizinischen Disziplinen, zum Beispiel im Rahmen des Konsil- und Liaisondienstes, können sie dabei behilflich sein, den Austausch zwischen Klinikpersonal und Patienten befriedigender zu gestalten.

9.3.3 Das Alexithymiekonzept

Der Begriff „Alexithymie" kommt aus dem Griechischen und heißt soviel wie „ohne Worte für Gefühle". Er entstand in den 70er Jahren des 20. Jahrhunderts und wurde Patienten mit psychosomatischen Symptomen zugeordnet, bei denen auffiel, dass sie große Schwierigkeiten hatten, ihre Gefühle mit Worten auszudrücken. Diese Patienten zeichneten sich noch durch weitere Besonderheiten aus, wie eine starre Körperhaltung, geringe gestische Ausdrucksmöglichkeiten und auch einen reduzierten mimischen Gefühlsausdruck. Als wesentliche Charakteristika der Alexithymie wurden beschrieben (Adler et al., 2003)

- Schwierigkeiten im **Beschreiben und Identifizieren von Gefühlen**,
- Schwierigkeiten, **zwischen Gefühlen und den körperlichen Anzeichen emotionaler Aktivierung zu unterscheiden**,

- einer unzureichend entwickelten Vorstellungskraft, die sich beispielsweise in einem **Fehlen von Phantasietätigkeit** äußert,
- einen nach **außen orientierten Denkstil**.

Der Alexithymie liegt ein Defizit in der Verarbeitung emotionaler Aktivierung zugrunde, die körperliche Krankheit zur Folge haben kann, wobei die genaue Verbindung zwischen Defizit und Erkrankung nicht bekannt ist. Es handelt es sich sozusagen um eine Art „Gefühlsblindheit". Wenn diese Menschen versuchen, ihre Gefühle zu beschreiben, ist das ungefähr so, als redeten Blinde über Farben, wobei man spürt, dass ihnen die Sache grundsätzlich fremd ist. Dieses Phänomen tritt in allen Bevölkerungsschichten auf, betrifft aber Männer deutlich häufiger als Frauen. Bei psychologischen Tests in Skandinavien erwiesen sich 13 % aller Probanden als alexithym, unter den Frauen waren es 10 %, bei den Männern 17 %.

Einer der problematischsten Aspekte der Alexithymie ist der, dass die Verständigung unter den Menschen zu einem großen Teil über emotionale Reaktionen verläuft. Erzählt uns jemand eine Geschichte über etwas, auf das er stolz ist, reagieren wir mit Bewunderung, erzählt er etwas Trauriges, mit Betroffenheit, etwas Abscheuliches, mit Ekel. Bleiben diese emotionalen Reaktionen aus, wirkt dies fremd und verunsichernd, die intuitive emotionale Verständigung funktioniert nicht. Ein sehr technischer Denkstil ist häufig ein charakteristisches Merkmal der Menschen mit Alexithymie. Oft fallen sie auf den ersten Blick gar nicht auf. Im Bereich des kühlen Denkens funktionieren die Betroffenen mitunter sogar überdurchschnittlich gut. In vielen Berufen unserer Industriegesellschaft sind Alexithymie-Eigenschaften eine durchaus erwünschte Eigenschaft.

Fallbeispiel: Der 50-jährige Patient wird von seinem Hausarzt wegen chronischer Schmerzen in die psychosomatische Ambulanz geschickt. Er berichtet, dass er eigentlich glaube, hier nicht richtig zu sein, da er ja kein seelisches Problem habe. In seinem Leben laufe alles in geregelten Bahnen, er sei verheiratet, habe zwei erwachsene Kinder, er arbeite als Manager in einem mittelgroßen Unternehmen. Mit seiner Frau gebe es manchmal Streit, weil sie ihm vorwerfe, er rede nie mit ihr und zeige ihr nie seine Gefühle – er wisse gar nicht so genau, was sie damit meine. Es irritiere ihn, wenn andere über ihre Gefühle sprächen, er selbst könne bei sich eigentlich keine unterschiedlichen Gefühle wahrnehmen.

Sowohl im Alltag als auch im Rahmen der klinischen Psychotherapie geht die Unfähigkeit der Patienten, das Befinden der Mitmenschen zu erkennen, mit Problemen einher. Viele der Betroffenen verhalten sich überangepasst, um es ja nur jedem recht zu machen. Fast alle stehen dauerhaft unter Anspannung. Im Blut der scheinbar so gemütsarmen Menschen zirkulieren dann ständig erhöhte Mengen von Stresshormonen, welche laborchemisch nachgewiesen werden können. Dies hat Folgen. So leiden viele an chronischen Schmerzzuständen, erhöhten Blutdruckwerten oder an anderen Stress-bedingten Krankheiten.

Da Menschen auf äußerst komplexe Weise kommunizieren, spielt neben der sprachlichen Übermittlung die Mimik, der Tonfall und die Körperhaltung eine wichtige Rolle. Zugleich dienen die Gefühle den Menschen als extrem wirksames Instrument zur Entscheidungsfindung. Längst bevor der Verstand sein Urteil gefällt hat, weiß ein Mensch bereits, ob er ein neues Gesicht sympathisch oder einen Arzt vertrauenswürdig findet. Binnen Sekundenbruchteilen vermag der Gefühlsapparat eine neue Situation zu bewerten. Wem diese prompte Entscheidungshilfe fehlt, der steht hilf- und orientierungslos vor neuen Herausforderungen.

Bei der Frage, warum Menschen sich alexithym verhalten, spielt das Limbische System im Zwischenhirn, das ein wichtiges Zentrum für die Gefühlsverarbeitung ist, eine wichtige Rolle. Bei normal empfindenden Versuchspersonen ist es bei Versuchen, in denen emotional bewegende Bilder gezeigt werden, hoch aktiv, bei den alexithymen Menschen hingegen bleibt es stumm. Stattdessen regt sich eine andere Hirnregion, die im linken Frontalhirn liegt und bei Tieren dafür zuständig ist, Gefühle zu unterdrücken, etwa die Angst, wenn eine Gefahr gebannt ist. Auch bei Menschen, soviel ist bekannt, dient sie der Impulskontrolle. Daraus kann gefolgert werden, dass es, sobald es um Emotionen geht, bei alexithymen Patienten zu einer massiven Hemmung kommt, was die psychoanalytische Theorie bestätigt, dass die Gefühlsblindheit nicht durch die Abwesenheit, sondern durch eine Unterdrückung der Emotionalität entsteht. Dabei spielen möglicherweise aversive Erfahrungen aus der Kindheit eine entscheidende Rolle.

Alexithyme Menschen reagieren statt mit Gefühlen oft mit körperlichen Empfindungen auf Stress oder emotionale Belastungen. Vor der Prüfung haben sie Bauchschmerzen statt Angst und wenn sie betrogen werden, empfinden sie nicht Wut, sondern Schwindelgefühle. Diese sind oft so stark, dass sie wegen dieser psychosomatischen Beschwerden den Arzt aufsuchen. Andere haben Schwindelanfälle, Rückenschmerzen, Hautausschläge oder unerklärliche Schmerzen am ganzen Körper. Nicht selten konsultieren sie mehrere Ärzte, unterziehen sich wirkungslosen Behandlungen und einer umfangreichen Diagnostik. Einige lassen sich sogar operieren oder werden als Simulanten abgetan.

Zusammenfassend kann festgestellt werden, dass alexithyme Patienten es nicht oder unzureichend gelernt haben, ihre Körpersignale als Gefühle zu deuten. Mit dieser Erkenntnis hat sich in den letzten Jahren auch die Therapie von Gefühlsblinden dramatisch gewandelt. Lange Zeit galten sie als schwer oder sogar untherapierbar. Inzwischen gibt es spezielle Behandlungstechniken, mit denen man diese Patienten unterstützen kann. Statt sich wie bei einer klassischen Psychoanalyse als Therapeut bewusst zurückzunehmen und darauf zu warten, dass der Patient von sich aus Gefühle und Phantasien entwickelt, wird in der modernen Psychotherapie bei diesen Patienten viel aktiver vorgegangen. Dabei müssen Therapeuten oder auch Mitglieder der Therapiegruppen ständige Rückmeldungen an den Patienten geben. Dieser kann lernen, Schritt für Schritt seine Körperempfindungen als Gefühle zu deuten, und mit diesen Gefühlen vertraut werden.
Der Alexithyme lernt gewissermaßen am Vorbild der anderen.

9.4 Was ist Psychosomatische Diagnostik?

Das Wort „diagnosis" kommt aus dem Griechischen und heißt „Entscheidung". Diagnosen in der Medizin sind „Entscheidungen zwischen Interpretationsmodellen für Vorgänge, die den Sinnen nicht unmittelbar zugänglich sind und die wir „Krankheiten" nennen" (Üxküll, 2003), damit also keine festgeschriebenen Wahrheiten, sondern eher Annäherungen. Diagnosen sind wichtig, weil sie als **Deutungsanweisungen** dienen und weil sie mit **therapeutischen Handlungsanweisungen** verbunden sind. So würde man zum Beispiel mit einer Patientin, die mit der Diagnose „Psychogene Anfälle" in einer psychosomatischen Klinik behandelt wird, im Falle eines Anfalles ganz anders umgehen, als mit einer Patientin, bei der vorher noch nie ein Anfall aufgetreten ist oder bei der die Diagnose „Epilepsie" bekannt ist. Während man im ersteren Fall den Anfall als Ausdruck für eine Überforderungssituation, einen inneren Konflikt oder die Suche nach Aufmerksamkeit verstehen würde und versuchen würde, dem Anfallgeschehen eher wenig Interesse zu schenken, sondern mit dem Patienten an den auslösenden Situationen zu arbeiten, setzt ein unbekanntes oder ein epileptisches Anfallsgeschehen eine ganz bestimmte Notfallkette in Gang.

Diagnosen sind somit für Therapeuten auch **Medien der Kommunikation**, da sie die oben genannten Deutungs- und Handlungsanweisungen in sich tragen und eine Menge Erklärungen ersparen. Darin liegt allerdings auch ihre Gefahr: Besteht eine Diagnose, vermittelt dies leicht das Gefühl von Sicherheit und wird nicht mehr hinterfragt.

Psychosomatische Diagnostik beinhaltet die Beachtung jedes der Integrationssysteme Körper, Seele und soziales System, in dem ein Patient lebt. Dies führt jeweils zu einer Teildiagnose, die unter Berücksichtigung der Beziehung zwischen Arzt und Patient zu einer Gesamtdiagnose integriert werden müssen (**Somato-psycho-soziale Simultandiagnostik**).

In einem diagnostischen Gespräch, also in einem Gespräch zwischen Therapeut und Klient, in oder nach dem eine Entscheidung getroffen werden soll über die Diagnose und das weitere Vorgehen, können immer verschiedene Arten von Informationen gewonnen werden: digitale und analoge Informationen, objektive, subjektive und szenische. Das bedeutet, dass Informationen nicht nur aus dem gezogen werden, was in den Vorbefunden steht, was der Patient erzählt oder aus dem Ergebnis der körperlichen Untersuchungen, sondern auch daraus, wie Therapeut und Klient miteinander sprechen, wie sich der Patient verhält und auch, welche Gefühle beim Therapeuten entstehen. Um letztere, die sogenannten Gegenübertragungsgefühle zu identifizieren und einordnen zu können, ist es in der Regel notwendig, dass ein Therapeut Reflexions- und Supervisionsmöglichkeiten hat. Psychotherapeuten müssen sich in ihrer Ausbildung einer umfassenden Selbsterfahrung unterziehen, um ihre eigenen Gefühle und Reaktionen möglichst gut kennen zu lernen.

Neben dem Inhalt eines psychosomatischen Erstgespräches ist auch die Form von großer Bedeutung. Hierzu gehören sowohl geeignete Räumlichkeiten, das Fehlen von Störfaktoren wie Telefonläuten als auch ein passender zeitlicher Rahmen und ein geeignetes Kommunikationsverhalten des Therapeuten.

Es ist wichtig, dass der Patient ausreichend Gelegenheit hat, seine Beschwerden mit seinen eigenen Worten schildern zu können, so dass der Interviewer einen Eindruck von der Persönlichkeit und dem Stil des Patienten erhalten kann. Wichtig ist auch die Transparenz des therapeutischen Vorgehens, die Gefühle der Ohnmacht oder des Ausgeliefertseins verhindern hilft.

Zur psychosomatischen Diagnostik gehört neben der Anamneserhebung immer auch eine gründliche internistische und neurologische körperliche Untersuchung, sowohl bei somato-psychischen als auch bei psycho-somatischen Erkrankungen. Bei den ersteren, bei denen eine körperliche Erkrankung zu psychologischen Auffälligkeiten geführt hat (zum Beispiel eine Angstsymptomatik nach einer Krebsdiagnose), ist es wichtig, das Stadium, das eine Krankheit erreicht hat, und den körperlichen Zustand eines Patienten zu kennen, bei den letzteren muss immer auch eine organische Ursache für eine psychische Symptomatik ausgeschlossen werden. Beim durch eine körperliche Untersuchung aufgetretenen begründeten Verdacht auf eine organische Ursache ist es nicht selten auch notwendig, dass weitere Untersuchungen wie Blutabnahme, EKG, Magenspiegelung, Computertomographie u.ä. durchgeführt werden müssen. Wenn diese Untersuchungen bei einem anderen Behandler bereits erfolgt sind und unauffällig waren, sollte man im Dialog mit dem Patienten sehr genau überlegen, ob eine erneute Untersuchung wirklich notwendig ist. Bei einer Schmerzsymptomatik zum Beispiel bestätigen häufige apparative Untersuchungen den Patienten in seiner Krankheitsvorstellung, dass es eine organische Ursache geben muss, die nur noch nicht gefunden wurde, und erschweren es ihm unter Umständen sogar, ein anderes Krankheitsverständnis, das seelische Faktoren mit einbezieht, zuzulassen.

Tatsächlich ist es in der klinischen Praxis meistens so, dass Menschen mit psychosomatischen Beschwerden zu einem klassischen Mediziner gehen, zu ihrem Hausarzt, Internisten, Orthopäden oder anderen Facharzt und erst, wenn dieser keine körperliche Ursache findet, zum Psychosomatiker geschickt werden. Diese Art von Diagnostik nennt man Ausschlussdiagnostik. In manchen Fällen dauert es viele Jahre und viele apparative Untersuchungen, bis jemand auf die Idee kommt, seelische Faktoren mit zu berücksichtigen. Nicht selten ist ein Patient bis dahin schon mehrfach operiert worden, ohne dass es ihm geholfen hätte. Die Alternative zur Ausschlussdiagnostik ist die oben schon genannte Simultandiagnostik. Körperliche, seelische und soziale Faktoren werden simultan, also gleichzeitig, berücksichtigt, was die Konsequenz hat, dass schon im Erstgespräch auch bei einem somatischen Arzt seelische und soziale Faktoren mit erfragt werden sollten. An dieser Stelle zeigt sich der Charakter der Psychosomatischen Medizin als Querschnittsfach. Hätten alle Ärzte psychosomatische Basiskompetenzen, könnte eine wesentlich größere Zahl von Patienten mit psychosomatischen Symptomen frühzeitig zum Psychosomatiker überwiesen und einer fachgerechten Behandlung zugeführt werden, was eine Menge überflüssiger Untersuchungen und damit letztlich eine Menge Kosten sparen könnte.

Das Genogramm
Ein wichtiges Werkzeug in der psychosomatischen Diagnostik ist der Stammbaum, das Genogramm (s.a. Kap. 4) Dies ist eine bildhafte Darstellung der Familie eines Menschen und ermöglicht eine schnelle Orientierung über die familiären Verhältnisse. Genogramme können sehr ausführlich sein und eine Vielzahl von Informationen über Namen, Geburts-, Heirats-, Trennungs-, Scheidungs- und sonstige Daten, Berufe, Krankheiten, Beziehungen, etc. enthalten, sie können aber auch beschränken auf die Struktur der Familie und wenige wesentliche Informationen, je nachdem, für welchen Zweck sie angefertigt werden.

Fallbeispiel: Abbildung 1 zeigt einen Ausschnitt aus dem Genogramm der 1945 geborenen Rosalinde, einer Patientin, die im Jahre 2002 wegen starker Unterbauchbeschwerden bei ihrem Hausarzt um Schmerzmittel bittet. Zu diesem Zeitpunkt ist sie seit zwei Monaten mit der intensiven Pflege ihrer 92-jährigen Mutter Luise beschäftigt, die kurz vorher noch ein aktives selbständiges Leben führte, jetzt aber wegen einer Herzinsuffizienz bettlägerig geworden ist. Rosalinde und ihr Bruder (deren eigene Familien hier nicht dargestellt sind) haben gemeinsam die Pflege übernommen. Der Hausarzt weiß, dass einige Jahre zuvor bei Rosalinde schon einmal starke Unterbauchbeschwerden aufgetreten waren. Nach unauffälliger organischer Abklärung hatte sie sich damals in eine psychotherapeutische Therapie begeben, unter der die Beschwerden wieder verschwanden. Er hat den Verdacht, dass die Beschwerden mit einer Überforderung durch die intensive Pflege in Zusammenhang stehen, und rät ihr dringend, sich mehr zu schonen und sich Unterstützung durch einen ambulanten Pflegedienst zu suchen. Das lehnt sie mit Hinweis auf die Wünsche der Mutter, die nicht von „fremden Leuten" gepflegt werden möchte ab. Zwei Wochen später verschlimmern sich die Schmerzen so sehr, dass sie vom Notarzt nachts mit Verdacht auf ein akutes Abdomen ins Krankenhaus eingeliefert wird, ein Verdacht, der sich allerdings nicht bestätigt, so dass sie zwei Tage später nach unauffälligen Untersuchungsergebnissen wieder entlassen wird. Der Hausarzt macht ihr nach der Entlassung den Vorschlag zu einem gemeinsamen Gespräch mit dem Bruder. Thema soll die weitere Organisation der Pflege und das Vorgehen bei Verschlimmerung des Zustandes der Mutter sein.

9. Psychosomatische Medizin

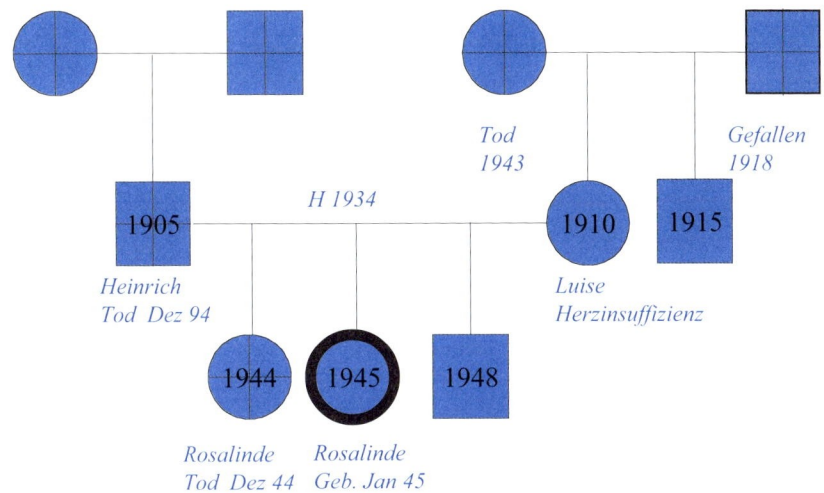

Abbildung 1: Beispiel für ein Genogramm

Bei dem Gespräch lobt der Arzt sehr den vorbildlichen Einsatz der Familie, der in seiner Ausprägung ungewöhnlich sei. Er hat eine Ausbildung in psychosomatischer Grundversorgung und schlägt vor, ein Genogramm zu erstellen, um die Hintergründe besser verstehen zu können. Daraufhin erzählen ihm Bruder und Schwester, wie sehr sich ihre Mutter immer für die Familie eingesetzt habe, trotz schwerer Schicksalsschläge, die sie erleiden musste. Im zweiten Weltkrieg habe sie auf der Flucht ihr erstes, von ihr sehr geliebtes Kind an Diphtherie verloren, als sie mit der zweiten Tochter im 8. Monat schwanger gewesen sei. Ihr Mann sei im Krieg gewesen, ihre eigene Mutter zwei Jahre vorher gestorben, so dass sie sehr wenig Unterstützung in dieser Zeit gehabt habe und mit der Geburt der zweiten Tochter völlig überfordert gewesen sei. Sie habe dem zweiten Kind den Namen des ersten, kurz vorher gestorbenen gegeben, zu dieser zweiten Tochter aber immer ein sehr schwieriges Verhältnis gehabt. Erst dem Sohn gegenüber, der drei Jahre später geboren wurde, habe sie wieder positive Gefühle empfinden und zeigen können, was häufig zu einer starken Rivalität unter den Geschwistern geführt habe. Die aufopfernde Pflege der Mutter, die diese auch sehr anerkenne, ermögliche der Tochter nun zum ersten Mal den Aufbau einer innigen Beziehung zu ihr, was gleichzeitig aber zu einer Missachtung ihrer eigenen Grenzen führte.

Der Hausarzt versteht nach diesem Gespräch die Beweggründe der Familie besser und schlägt nunmehr vor, wenigstens zweimal pro Woche einen ambulanten Pflegedienst zu engagieren. Diesmal hat sich dadurch, dass die Patientin ihre Geschichte erzählen konnte, etwas verändert und sie kann jetzt den Vorschlag des Hausarztes annehmen. Beide Geschwister stimmen zu. Bis zum Tode der Mutter wenige Wochen später im Kreise der Familie treten bei der Tochter nur noch geringe Unterbauchbeschwerden auf.

Obgleich der Hausarzt in diesem Fallbeispiel offenbar den richtigen Verdacht hatte, dass die Beschwerden der Tochter als Reaktion auf die Belastung durch die Pflegesituation zu sehen war, griff seine erste Intervention in Form eines einfachen Ratschlages zu kurz. Die Tochter hätte es zu diesem Zeitpunkt als Versagen erlebt, Fremde bei der Pflege der Mutter zur Hilfe zu nehmen, so dass ihre Reaktion auf die Überforderung in der Somatisierung eskalierte und sie notfallmäßig ins Krankenhaus eingeliefert werden musste. Als der Hausarzt danach den Geschwistern Raum und Zeit bot, die Situation ausführlich zu besprechen, lernte er unter Zuhilfenahme des Genogrammes ihre Beweggründe kennen und verstehen und damit wertschätzen. Dies wiederum ermöglichte es der Tochter, Unterstützung zu akzeptieren.

Krankheit, sowohl körperliche als auch psychische und psychosomatische spielt sich immer in einem Kontext ab. In der Regel ist der familiäre Kontext der unmittelbarste und damit der am meisten betroffene, weshalb eine Einbeziehung der Familie in die Behandlung eines Patienten sinnvoll ist. Insbesondere die Therapie der Beziehungskrankheiten der psychosomatischen Medizin erfordert die Kenntnis und Berücksichtigung der familiären Zusammenhänge. Sowohl in der stationären als auch der ambulanten psychotherapeutisch-psychosomatischen Behandlung wird das Genogramm deshalb routinemäßig als diagnostisches und therapeutisches Hilfsmittel eingesetzt, so dass selbst, wenn es nicht möglich sein sollte, die Familie zum Beispiel im Rahmen eines Familiengespräches kennen zu lernen und einzubeziehen, familiäre Faktoren ihren Platz in der Behandlung haben.

Psychosomatische Medizin geht davon aus, dass in einer Krankengeschichte, die ein Arzt erhebt, immer mindestens drei Geschichten enthalten sind:

- die Geschichte einer Krankheit,
- die Geschichte einer Person und die

- Geschichte einer Arzt-Patienten-Beziehung. Auf alle drei Geschichten sollte er neugierig sein.

Analoges gilt für Professionelle der sozialen Arbeit, die mit psychosomatischen Störungen bei ihren KlientInnen konfrontiert werden.

9.5 Mit welchen Beschwerden kommen Menschen zu einem Psychosomatischen Arzt?

Die Krankheitsbilder, mit denen Ärztinnen und Ärzte für Psychosomatische Medizin und Psychotherapie zu tun haben, umfassen ein großes Spektrum, das von psychiatrischen Erkrankungen über posttraumatische Störungen, klassische Neurosen, somatoformen Störungen bis zu körperlichen Erkrankungen, bei deren Entstehung die Psyche eine Rolle spielt, und schweren und chronischen körperlichen Erkrankungen, die sekundär psychische Auswirkungen haben, reicht. Von einer Beratung oder Behandlung durch einen Psychosomatiker wird sowohl ein mit einer Angsterkrankung als auch ein Patient, dem ein neues Herz eingesetzt wurde oder der schwere Verbrennungen erlitten hat, profitieren.

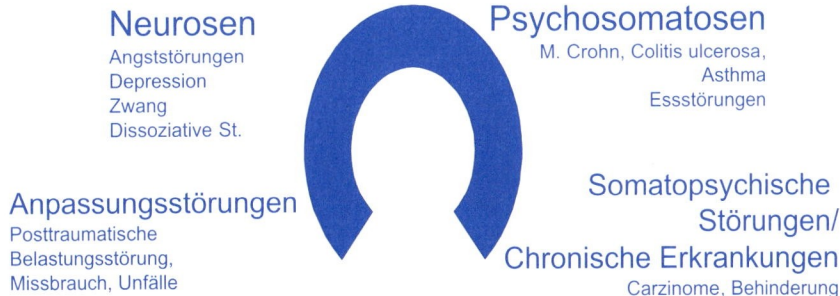

Abbildung 2

Die Psychosomatik als Querschnittsfach mit ihrem besonderen Fokus auf die Zusammenhänge zwischen Körper, Seele und sozialem Umfeld, macht die Kooperation und Zusammenarbeit mit Mitgliedern anderer medizinischer, psychologischer und sozialer Disziplinen dringend erforderlich und setzt bei den Psychosomatikern die Fähigkeit zur Kommunikation und Zusammenarbeit voraus, damit sie im Kontakt mit diesen Kollegen den erkrankten Menschen möglichst gut gerecht werden können. Naturgemäß ergeben sich immer wieder auch Überschneidungen mit den Zielgruppen der Fachärzte für Psychiatrie, insbesondere bei den Psychosen und Suchterkrankungen.

Die in der ICD-10 aufgeführten Krankheitsbilder, die hauptsächlich oder auch von psychosomatischen Medizinern behandelt werden, sind:

F3 Affektive Störungen
Hauptsymptome sind eine Veränderung der Stimmung entweder zur Depression – mit oder ohne begleitende Angst – oder zur gehobenen Stimmung im Sinne einer Manie, die in der Regel psychiatrisch behandelt wird. Begleitet wird der Stimmungswechsel von einer Veränderung des allgemeinen Aktivitätsniveaus.

F32 Depressive Episode
Unterschieden werden leichte, mittelgradige und schwere Episoden, in denen die betroffenen Personen unter einer gedrückten Stimmung und einer Verminderung von Antrieb und Aktivität leiden. Betroffen sind auch die Fähigkeit, sich zu freuen, das Interesse und die Konzentration. Nach kleinen Anstrengungen kann große Müdigkeit auftreten, es liegen Schlaf- und Appetitstörungen vor, außerdem Libidoverlust. Weitere Symptome sind geringes Selbstvertrauen und Selbstwertgefühl, Schuldgefühle und Gedanken der Wertlosigkeit. Diese Stimmung verändert sich wenig von Tag zu Tag.

F33 Rezidivierende depressive Störungen
Diese Störung ist durch wiederholte depressive Episoden charakterisiert. Die erste Episode kann in jedem Alter zwischen der Kindheit und dem Greisenalter aufgetreten sein, der Beginn kann akut oder schleichend sein, die Dauer kann von wenigen Wochen bis zu mehreren Monaten reichen.

F34 Anhaltende affektive Störungen
Hiermit ist zum Beispiel eine chronische jahrelang andauernde depressive Verstimmung (Dysthymia) gemeint, die in ihrer Ausprägung fluktuieren kann aber nie schwer genug ist, um als depressive Episode gewertet werden zu können. Die betroffenen Personen fühlen sich wegen der langen Dauer oft erheblich beeinträchtigt.

F4 Neurotische, Belastungs- und somatoforme Störungen

F40 Phobische Störungen
Dies sind Störungen, bei denen durch bestimmte, eigentlich ungefährliche Situationen Angst hervorgerufen wird, weshalb diese Situationen möglichst gemieden oder nur mit Furcht ertragen werden. Die Betroffenen befürchten Symptome wie Herzklopfen und Schwächegefühl häufig auch, dass sie sterben oder wahnsinnig werden könnten. Typisch ist eine Erwartungsangst, dass die phobische Situation eintreten könnte. Hierzu gehören die Agoraphobie (Angst vor Menschenmengen, öffentlichen Plätzen, Reisen) mit vegetativen Symptomen wie Herzklopfen, Schweißausbrüchen, Zittern, Mundtrockenheit, Atembeschwerden, Schwindel etc., die sozialen Phobien (Furcht, im Zentrum der öffentlichen Aufmerksamkeit zu stehen und sich peinlich zu verhalten) mit Erröten oder Zittern, Angst, sich zu übergeben oder dem starken Drang, zur Toilette zu müssen, und die spezifischen Phobien (z.B. Tierphobien, Akrophobie = Höhenangst oder Klaustrophobie = Angst in geschlossenen Räumen).

F41 Andere Angststörungen
Bei diesen Störungen ist die Angst nicht auf eine bestimmte Umgebungssituation bezogen, sie kann begleitet werden von leichteren Depressionen oder Zwangssymptomen. Beispiele sind die Panikstörung und die generalisierte Angststörung.

F42 Zwangsstörungen
Sie sind gekennzeichnet durch wiederkehrende Zwangsgedanken und Zwangshandlungen. Zwangsgedanken sind quälende Impulse oder Vorstellungen, die den Betroffenen immer wieder in gleicher Art und Weise beschäftigen, zur eigenen Person gehörig empfunden werden, gleichzeitig als abstoßend empfunden werden. Zwangshandlungen oder -rituale sind Handlungsfolgen, die immer wieder wiederholt werden, auch wenn sie weder angenehm sind noch als nützlich empfunden werden. Werden sie unterdrückt, entsteht große Angst, Unheil anzurichten.

F43 Reaktionen auf schwere Belastungen und Anpassungsstörungen
Hierzu gehören die akute Belastungsreaktion, die Posttraumatische Belastungsstörung und die Anpassungsstörungen. Im Gegensatz zu den übrigen psychosomatischen Störungen entstehen sie als direkte Folgen einer akuten Belastung oder eines kontinuierlichen Traumas, ohne dessen Einwirken die Störung nicht entstanden wäre. Sie werden im Kapitel Psychotraumatologie (Kapitel 10) ausführlicher besprochen.

F44 Dissoziative Störungen (Konversionsstörungen)
Typische Symptome dieser Störungen sind der teilweise oder völlige Verlust der normalen Erinnerung an die Vergangenheit, des Identitätsbewusstseins, der Wahrnehmung unmittelbarer Empfindungen sowie der Kontrolle von Körperbewegungen. Früher nannte man diese Störungen auch Hysterie. Es wird ein ursächlicher Zusammenhang mit traumatisierenden Ereignissen, unlösbaren oder unerträglichen Konflikten oder gestörten Beziehungen gesehen. Zu den dissoziativen Störungen gehören die dissoziative Amnesie (Verlust der Erinnerung), die dissoziative Fugue (Amnesie und unbewusste Ortsveränderung), der dissoziative Stupor (Starre), Trance- und Besessenheitszustände, dissoziative Bewegungsstörungen, dissoziative Krampfanfälle und dissoziative Sensibilitäts- und Empfindungsstörungen.

F45 Somatoforme Störungen
Charakteristisch für diese Störungen ist die wiederholte Darbietung körperlicher Symptome in Verbindung mit Forderungen nach medizinischen Untersuchungen trotz wiederholter negativer Ergebnisse und Versicherung der Ärzte, dass die Symptome nicht körperlich begründbar sind. Es stellt sich hierbei natürlich die Frage, inwieweit die Mediziner dadurch, dass sie immer wieder medizinische Untersuchungen durchführen und Ausschlussdiagnostik betreiben, die Überzeugung des Patienten, körperlich krank zu sein, bestätigen. Sind körperliche Störungen vorhanden, so können diese nicht die Art und das Ausmaß der Symptome und das Leiden des Patienten erklären. Man unterscheidet Somatisierungsstörungen (multiple wiederholt auftretende und häufig wechselnde körperliche Symptome), hypochondrische Störung, somatoforme autonome Funktionsstörung des Kardiovaskulären Systems, des oberen Gastrointestinaltraktes, des unteren Gastrointestinaltraktes, des respiratorischen Systems und des Urogenitalsystems sowie die somatoforme Schmerzstörung.

F48 Andere Neurotische Störungen
Hierunter fallen Neurasthenie und Depersonalisations- und Derealisationssyndrom

F5 Verhaltensauffälligkeiten mit körperlichen Störungen oder Faktoren

F50 Essstörungen
Zu dieser Kategorie gehören die Anorexia nervosa und die Bulimia nervosa, atypische AN und atypische BN sowie Essattacken und Erbrechen bei sonstigen psychischen Störungen. Anorexie und Bulimie werden unten ausführlich dargestellt, außerdem die Binge-Eating-Störung.

F51 Nichtorganische Schlafstörungen
Hierunter fallen Einschlafstörungen, Durchschlafstörungen, Schlafwandeln, Alpträume u.a. oder eine übermäßige Schlafneigung oder Schlafanfälle, die nicht Symptom einer anderen psychischen oder körperlichen Erkrankung sind.

F52 Sexuelle Funktionsstörungen
Gemeint sind nicht organische Funktionsstörungen wie frühzeitiger Samenerguss, Scheidenkrämpfe oder Orgasmusstörungen, die die Betroffenen daran hindern, eine befriedigende Sexualität zu erleben.

F53 Psychische oder Verhaltensstörungen im Wochenbett, nicht andernorts klassifizierbar

F54 Psychische Faktoren oder Verhaltenseinflüsse bei andernorts klassifizierten Erkrankungen
Diese Kategorie umfasst eine Anzahl von Erkrankungen, mit denen es ein Psychosomatiker häufig zu tun hat. Erfasst werden sollen psychische Faktoren und Verhaltenseinflüsse, die eine wesentliche Rolle in der Entstehung körperlicher Erkrankungen spielen. Die dazugehörigen psychischen Störungen sind oft langanhaltend aber nicht sehr ausgeprägt wie Sorgen, emotionale Konflikte, Ängstlichkeit.
Krankheitsbilder, die häufig in diese Kategorie fallen, sind Asthma bronchiale, Colitis mucosa, Colitis ulcerosa, Dermatitis, Magenulcus und Urticaria (s.u.).

F55 Missbrauch von Substanzen, die keine Abhängigkeit hervorrufen

F59 Nicht näher bezeichnete Verhaltensauffälligkeiten mit körperlichen Störungen und Faktoren

F6 Persönlichkeitsstörungen
Die Persönlichkeitsstörungen sind an anderer Stelle in diesem Buch beschrieben, deshalb folgt hier keine nähere Erläuterung.

Einige typische Krankheitsbilder der Psychosomatischen Medizin sollen im Folgenden ausführlicher dargestellt werden.

9.5.1 Essstörungen

Alle Menschen müssen essen und die meisten Menschen essen gerne. Nachdem Jahrtausende lang das tägliche Brot knapp war, noch im 19. Jahrhundert in Europa verheerende Hungersnöte wüteten und in den 3. Welt-Staaten noch heute viele Menschen vor Hunger sterben, ist in den Industrienationen im 20. Jahrhundert der Traum vom Schlaraffenland wahr geworden: es gibt Essen in Hülle und Fülle. Doch dieser Überfluss fordert seinen Tribut: Eine Reihe von Krankheitsbildern tauchen immer häufiger auf, die einen wegen der körperlichen Folgen des Zuviel-Essens, insbesondere die Adipositas, die zum Beispiel mit Bluthochdruck, Diabetes und den Folgeerkrankungen einhergeht, die anderen aufgrund von psychologischen und sozialen Faktoren, die Essstörungen Anorexie und Bulimie und Binge-Eating-Störung. Die letzteren drei sollen im Folgenden dargestellt werden.

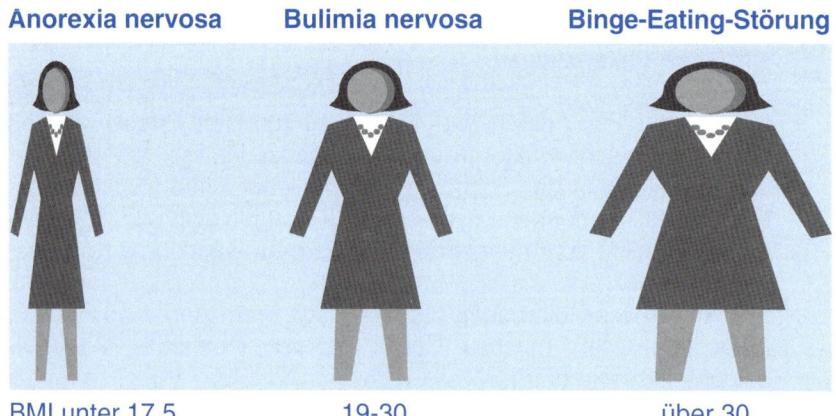

Abbildung 3: Der BMI bei den unterschiedlichen Essstörungen

Was ist der Unterschied zwischen diesen Essstörungen? Der sichtbarste Unterschied ist der des Gewichtes der Person, die an der Krankheit leidet. Als Vergleichswert, der die Körpergröße mit berücksichtigt, dient heute der *Quetelets-Index*, der auch **Body Mass Index** (BMI) genannt wird. Er wird gebildet durch den Quotienten aus dem Körpergewicht in kg zur Körperoberfläche, die bestimmt ist durch das Quadrat der Körpergröße in Metern.

Normal ist ein BMI zwischen 19 und 25, zwischen 19 und 17,5 spricht man von Untergewicht, unter 17,5 liegt eine Anorexie vor. Ein BMI zwischen 25 und 30 kennzeichnet Übergewicht (Präadipositas), ab 30 liegt eine Adipositas (Fettleibigkeit) vor.

9.5.1.1 *Anorexia nervosa*

Das charakteristische klinische Bild der Anorexie wurde erstmalig im 19. Jahrhundert bei Töchtern des Bürgertums in den westlichen Industrienationen beschrieben. Lange Zeit betraf das Krankheitsbild nur junge Frauen aus relativ wohlhabenden Familien in Westeuropa und Nordamerika. In den Jahrzehnten, die auf den zweiten Weltkrieg folgten, entstand jedoch eine regelrechte Epidemie, die sich über West- und dann auch Südeuropa ausbreitete und schließlich Frauen aus allen gesellschaftlichen Schichten infizierte. In Nordamerika stieg die Zahl der an Anorexie Erkrankten dramatisch seit den 60er Jahren des 20. Jahrhunderts, gleichzeitig veränderte sich das weibliche Schönheitsideal in Richtung Magerkeit: Die Silhouetten der Filmstars wurden immer schmäler. Die Zunahme an Fällen von Anorexie geht außerdem einher mit soziokulturellen Faktoren wie hohen Scheidungsraten und der damit verbundenen Zerstörung innerfamiliärer Beziehungen. Seit den 80er Jahren verbreitet sich die Anorexie zunehmend auch in nicht-westlichen Ländern, vor allem unter jungen Frauen aus Gesellschaftsschichten, die stark mit westlichen Einflüssen in Berührung kommen, so zum Beispiel in Japan und Hongkong. In Gesellschaften, in denen Magerkeit nicht das Schönheitsideal ist, sind Essstörungen sehr selten.

Häufigkeit und Entstehungsbedingungen
Die Häufigkeit der Anorexie in den westlichen Ländern liegt etwa bei **0,5% der weiblichen Bevölkerung in einem Alter zwischen 15 und 25 Jahren,** in den letzten Jahren gibt es außerdem immer mehr Frauen über 40, die anorektische Symptome zeigen. Bei Männern ist die Erkrankung viel seltener (1:10). In bestimmten Berufsgruppen wie Tänzern oder Models sind fast 25% erkrankt. Anorektische Symptome, ohne

dass das Vollbild der Erkrankung vorliegt, kommen bei 5% der weiblichen Bevölkerung vor.

Doch nicht nur soziokulturelle Einflüsse sind der Grund für die Entwicklung von Essstörungen. Nach heutigem Wissensstand sind viele Faktoren an der Entstehung beteiligt, zum Beispiel die Persönlichkeit der Betroffenen, familiäre Aspekte oder schulische Belastungsfaktoren. Das Risiko ist in Familien, in denen ein anderes Mitglied an einer Anorexie erkrankt ist, höher.

Die Aufzählung zeigt Risikofaktoren, die die Entwicklung einer Anorexie begünstigen:

1. Familiäre Risikofaktoren:
   – Überbewertung sozialer Normen und Werte
   – Erschwerte Ablösung und Autonomieentwicklung in Pubertät und Adoleszenz
   – Ess-Störung in der Familie
   – Affektive Störung in der Familie
   – Suchtproblematik in der Familie
   – Hohe Kontrolle
   – Wechselseitige Abhängigkeit
   – Diskordanz der Eltern

2. Individuelle Risikofaktoren:
   – Gestörte Autonomieentwicklung
   – Gestörte Selbstwahrnehmung
   – Übergewicht
   – Diäten (auch z.B. bei Diabetes mellitus)
   – Spezielle Berufsgruppen (Ballett, Leistungssport, Mode)

Themen des Lebensabschnitts, in dem die Anorexie am häufigsten auftritt, sind die reale oder phantasierte Trennung von Eltern oder primären Beziehungspersonen, die Auseinandersetzung mit der Sexualität und die Entwicklung der Geschlechtsidentität. Die Familien wirken oft sehr harmonisch. Vom Persönlichkeitsprofil her sind die Betroffenen oft eher angepasst, sehr fleißig und erfüllen die Anforderungen von Elternhaus und Schule perfekt. Während ihre Altersgenossinnen sich mit den Problemen der Pubertät herumschlagen, wirken sie davon merkwürdig unberührt, sie sind nicht selten sehr gut organisiert und manchmal leicht zwanghaft. Diese Eigenschaften bestanden meist schon vor Ausbruch der Erkrankung, zeigen sich mit der Erkrankung dann aber noch ausgeprägter.

Symptomatik

Die charakteristischen **Symptome der Anorexie** sind:
- **Gewichtsverlust oder bei Kindern fehlende Gewichtszunahme – Körpergewicht mindestens 15% unter dem normalen oder dem für das Alter und die Körpergröße erwarteten Gewicht (BMI < 17,5).**
- **Der Gewichtsverlust ist selbst induziert**, durch Fasten und Vermeiden kalorienhaltiger Nahrungsmittel, wie bei der **restriktiven Form**, oder durch gewichtsreduzierende Maßnahmen (Erbrechen, Abführmittel, Appetitzügler, extremer Sport) wie bei der **bulimischen Form**.
- **Körperschemastörung**: Die Betroffenen nehmen sich oder Teile ihres Körpers trotz extremer Magerkeit als zu dick wahr.
- **Endokrine Störung**: Umfassende hormonelle Störung. Bei den Frauen resultiert Amenorrhö (Ausbleiben der Regelblutung), bei den Männern Impotenz.
- Klinisch kommt es zu: extremer Magerkeit, Akrozyanose (Rot- und Blaufärbung der Finger), Bradykardie (zu langsame Herzfrequenz), Hypotonie (zu niedriger Blutdruck), Osteoporose, Elektrolytverschiebungen, Speicheldrüsenschwellung und Hirnatrophie, die bei Gewichtszunahme wieder verschwindet.

Das Gefühl, den eigenen Körper beherrschen zu können, kann sich zu einem narzisstischen Hochgefühl steigern, was dadurch verstärkt wird, dass es wegen des Hungerns zur Ausschüttung von körpereigenen Endorphinen kommt, die eine euphorisierende Wirkung haben. Selbstkontrolle und Askese führen zu einem Gefühl der Überlegenheit, aber auch zu Isolation. Diese Faktoren führen dazu, dass die Betroffenen selten ein eigenes Interesse daran haben, wieder zuzunehmen. Außerdem ist dies gar nicht so einfach: Sehr anorektische Patienten verbrennen nach einer gehaltvollen Mahlzeit sehr viel Energie (diätinduzierte Thermogenese). Diese Energie steht nicht dem Substanz- und Muskelaufbau zur Verfügung, also auch nicht der Gewichtszunahme, so dass diese nur sehr langsam erfolgt. Der Effekt verschwindet erst nach einer Gewichtszunahme um 4 BMI-Einheiten!

Verlaufsformen

Eine Anorexie kann ganz unterschiedliche Verlaufsformen zeigen. Sowohl Spontanheilungen als auch chronische Verläufe oder Wiederauftreten nach vorübergehendem Rückgang von Symptomen kann auftreten. Langzeitkatamnesen nach Therapien haben folgende Ergebnisse gezeigt:

1. Ca. 10% der Patientinnen sterben an medizinischen Komplikationen oder suizidieren sich.
2. Ca. 40% leiden weiter an mehr oder weniger starken anorektischen Symptomen.
3. In ca. 50% der Fälle kommt es zu einer deutlichen Besserung oder Heilung.

Therapie
Die Behandlung der Anorexie ist schwierig, weil die Patientinnen, die daran erkrankt sind, sich nicht krank fühlen. Zwar können sie in frühen Stadien (kürzer als 6 Monate oder mit bloß geringem Gewichtsverlust) häufig auch ambulant behandelt erfolgreich behandelt werden, allerdings brauchen sie Motivation und Unterstützung durch ihre Familie oder Freunde und die Bereitschaft, sich zu verändern.

Menschen mit schwereren Formen der Anorexie bedürfen der stationären Behandlung in Spezialkliniken für Essstörungen. Man muss nach einem mehrdimensionalen Konzept vorgehen. Auf somatischer Seite will man das Gewicht stabilisieren, psychotherapeutisch geht es darum, ein Arbeitsbündnis aufzubauen. Die Familie sollte regelmäßig mit in die Behandlung einbezogen werden. Gerade bei jugendlichen Anorektikerinnen dient die Symptomatik häufig dem Paradox der versuchten Ablösung vom Elternhaus („Ich bestimme selbst über meinen Körper!) kombiniert mit der Erfüllung des nicht ausgesprochenen Familienthemas („Wir verstehen uns doch alle so gut, es gibt keine Konflikte und wir bleiben zusammen...!"). Familientherapeutische Arbeit hat sich hier als effektiv erwiesen.

Es muss sowohl eine konfliktorientierte Psychotherapie als auch eine symptomorientierte Behandlung stattfinden. Sinkt das Gewicht unter einen bestimmten kritischen Wert, bei dem der körperliche Zustand bedrohlich wird (meist bei einem BMI unter 12 – 13), ist die Verlegung auf eine internistische Station notwendig, wo mittels Magensonde oder Infusionen eine Zunahme an Gewicht erreicht werden soll.

Fallbeispiel: Die 24-jährige Studentin Beate K. wird bei einer Körpergröße von 1,73 m mit einem Körpergewicht von 36 kg mit starken Schwindelgefühlen in eine stationäre internistische Behandlung aufgenommen. Sie berichtet von ihren Schwierigkeiten, selbständige Entscheidungen zu treffen. Ihre Mutter sei früher Alkoholikerin gewesen. Als sie ihre Sucht überwunden habe, sei die ältere Schwester an einer Magersucht erkrankt. Sie selbst habe versucht, sich von zu Hause abzugrenzen, bis ihre Mutter einen Rückfall erlitten habe. Kurz darauf sei ihre Anorexie-

Symptomatik aufgetaucht. Ihre Mutter besuche sie jetzt jeden Tag mehrere Stunden und sie wage es nicht, ihr das zu verbieten, aus Angst, dass sie einen erneuten Rückfall in ihre Alkoholsucht haben könnte.

9.5.1.2 Bulimia nervosa

Die „Ess-Brechsucht" wurde als eigenständiges Krankheitsbild erst 1980 definiert; der Begriff bezeichnet treffend den Suchtcharakter dieser Erkrankung. Das Essverhalten ist aus der Kontrolle geraten und von den Betroffenen nicht mehr willentlich steuerbar. Was sie nicht wahrnehmen wollen und was die Angehörigen ebenso wie auch Ärzte und Psychotherapeuten oft unterschätzen, sind die körperlichen Schädigungen, die durch das extreme Essen und vor allem das Erbrechen entstehen. Neben schwerer Karies, Haarausfall und Schwellung der Lymphdrüsen kann es zu Herz- und Nierenfunktionsstörungen kommen, im schlimmsten Fall zu Herz- und Nierenversagen. Durch die Sucht werden immer häufiger soziale Kontakte vermieden, u.a. um zu verhindern, als Bulimikerin erkannt zu werden.

Häufigkeit und Entstehungsbedingungen
Die Erkrankung betrifft ca. 2-4% der Frauen zwischen dem 18. und 35. Lebensjahr in bestimmten Risikogruppen, zum Beispiel Studentinnen, ist die Zahl wesentlich höher (bis 13%). Der Einstieg in die Erkrankung beginnt mit Diäten, d.h. mit kontrolliertem Essen. Den Ess-Anfällen gehen bestimmte emotionale Zustände voraus, meist Gefühle von Leere und Alleinsein, innerer Unruhe oder Anspannung. Die Ess-Anfälle werden als Kontrollverlust erlebt und schuldhaft besetzt. Es kommt zu einem sich selbst erhaltenden Diät-Ess-Brech-Zyklus.

In den Familien, in denen die Erkrankung auftritt, herrscht nicht selten ein impulsiver, konflikthafter Umgangsstil bei einem losen inneren Zusammenhang. Die Betroffenen übernehmen frühzeitig Erwachsenenrollen und kontrollieren sich übermäßig selbst.

Der Eindruck, den die Patientinnen machen, ist stark, unabhängig und autonom, sie zeigen eine fassadenhafte Stärke, ganz im Gegensatz zu ihrem Selbsterleben. Es gibt quasi ein öffentliches und ein heimliches Selbst: Das öffentliche Selbst ist perfektionistisch, unabhängig, stark, ehrgeizig und beherrscht, das heimliche dagegen gierig, schwach, bedürftig und verabscheuungswert. Es resultiert eine große Selbstunsicherheit. Nicht selten zeigen die Patientinnen begleitende psychiatrische Störungen wie Borderline-Störungen oder Depressionen.

Symptomatik:

> **Charakteristische Symptome der Bulimie**:
> - **Anfallsartiges Essen:** Häufige Episoden von Fressattacken (in einem Zeitraum von 3 Monaten mindestens zweimal pro Woche), bei denen große Mengen an Nahrung in sehr kurzer Zeit konsumiert werden
> - **Gewichtsphobie:** Selbstwahrnehmung als zu „fett" mit einer sich aufdrängenden Furcht, zu dick zu werden
> - **selbstinduziertes Erbrechen**
> - **Nahrungsrestriktion**
> - **zeitweilige Hungerperioden**
> - **Gewichtsschwankungen**
> - **+/- Normalgewicht**
> - **Abusus von Abführmitteln, Diuretika, Appetitzüglern etc.**
> - **Zyklusstörungen**

Verlaufsformen
Zum Langzeitverlauf der Bulimie existieren nur wenige Daten, die Letalität (der Anteil der Patientinnen, die an der Erkrankung sterben) ist allerdings deutlich geringer als bei der Anorexie Es gibt eine Reihe von Zwischenformen zwischen Anorexie und Bulimie und nicht selten geht die eine Krankheit in die andere über.

Therapie
Leichte Verlaufsformen können mit ambulanter Psychotherapie behandelt werden, in schwierigeren Fällen, insbesondere wenn andere psychische Störungen wie Depressionen oder Borderline-Störungen hinzukommen, ist wie bei der Anorexie die stationäre Behandlung in einer Spezialklinik erforderlich.

Fallbeispiel: siehe 9.6

9.5.1.3 Binge-Eating-Störung

„To binge" kommt aus dem Amerikanischen und heißt übersetzt „ein Fressgelage abhalten". Für die Bezeichnung „Binge-Eating-Störung" gibt es zur Zeit noch keine offizielle deutsche Übersetzung. Das wesentliche Kennzeichen der Binge-Eating-Störung ist das wiederholte Auftreten von Heißhungerattacken bzw. „Essanfällen" ohne regelmäßig angewandte Maßnahmen, die einer Gewichtszunahme entgegenwirken sollen. Häufig leiden die Betroffenen auch an Übergewicht (BMI = 25 – 30 kg/qm) oder Adipositas (BMI > 30 kg/qm), so dass eine Behandlung auch aus medizinischen Gründen notwendig ist und es nicht selten einer psychosomatisch-internistischen Versorgung dieser Patienten bedarf.

Anorexia nervosa	Bulimia nervosa
Überzeugung, zu dick zu sein	**Konstante Angst vor Gewichtszunahme**
Kontinuierlicher Drang, unbedingt abzunehmen	**Suboptimales Gewicht, latenter Hungerzustand**
Nahrungsverweigerung, Hypermotorik, Unterdrückung des Hungers, evtl. Erbrechen, Laxantien, Diuretika	**Freßanfälle mit Kontrollverlust (Mehrere Tausend kcal)**
	Erbrechen, Missbrauch von Abführmitteln, Diuretika etc., Hungerperioden
Sekundäre Amenorrhoe obligatorisch	
Beständige Gewichtsabnahme	**Sekundäre starvationsbedingte Amenorrhoe bei ca. 45%**
	Relativ stabiles Gewicht mit Schwankungen um ca. 5 kg
Störung des Körperbildes und der Körperwahrnehmung	**Realistischere Wahrnehmung der Körpersituation**
Verleugnung der Krankheit	
Stolz und Befriedigung über die Leistung der Gewichtsabnahme Verleugnung des Hungers („Ich brauche nichts")	**Krankheitsbewusstsein, Leidensdruck**
	Selbstverachtung und Scham über das Symptom, Schuldgefühle
Kontaktstörung	**Furcht, beim Essen nicht mehr aufhören zu können**
Depressives Syndrom	
	Zunehmende Isolation
	U.U. Verschuldung, dissoziales Verhalten, Depression

Tabelle 1: Gegenüberstellung Anorexie – Bulimie

Häufigkeit und Entstehungsbedingungen

Eine in den Vereinigten Staaten durchgeführte Studie ergab eine Häufigkeit in der Normalbevölkerung von 2 %, von adipösen Menschen sind schon 4 – 9 % von der Binge-Eating-Störung betroffen und in Therapiegruppen mit dem Ziel der Gewichtsreduktion waren 30 % der Teilnehmer betroffen. Bei Frauen ist das Auftreten einer Binge-Eating-Störung etwa 1,5-mal wahrscheinlicher als bei Männern. Im Vergleich zu Anorexie und Bulimie ist der Anteil des männlichen Geschlechtes mit Binge-Eating-Störung jedoch größer, er wird auf 1/3 geschätzt. Auch die Altersverteilung ist weiter gestreut als bei den anderen genannten Ess-Störungen, das heißt, Menschen aller Altersgruppen sind von der Binge-Eating-Störung betroffen.

Viele adipöse Menschen berichten, dass sie mehr oder zuviel essen, wenn sie seelische Probleme haben, z.B. wenn sie Kummer haben oder einsam sind. Es gibt Studien, aus denen hervorgeht, dass Menschen mit emotionalen Schwierigkeiten manchmal unfähig sind, Hunger von anderen Zuständen des Unbehagens zu unterscheiden oder Hunger und Sattsein nicht erkennen, nicht fühlen können.

Symptomatik

Von einem „**Essanfall**" spricht man,

- wenn in einem abgrenzbaren Zeitraum eine Nahrungsmenge gegessen wird, die wesentlich größer ist, als die meisten Menschen in diesem Zeitraum essen würden,
- wenn es zu einem Kontrollverlust beim Essen kommt, z.B. zu dem Gefühl, dass man einfach nicht mehr aufhören kann zu essen und auch nicht mehr steuern kann, was und wieviel davon man zu sich nimmt.

Um von einer **Binge-Eating-Störung** zu sprechen, müssen folgende Kriterien erfüllt sein:

- Die „Essanfälle" treten an mindestens zwei Tagen pro Woche auf.
- Es besteht ein deutliches Leiden deswegen.
- Auf die Essanfälle folgen keine einer Gewichtszunahme direkt gegensteuernden Maßnahmen wie Erbrechen oder Abführmittelmissbrauch.

Außerdem gehören nach DSM IV folgende Symptome zum Störungsbild:

- Wesentlich schneller essen als normal,
- essen bis zu einem unangenehmen Völlegefühl,
- essen großer Nahrungsmengen, obwohl man nicht hungrig ist,

- alleine essen aus Verlegenheit über die Menge, die man isst,
- Ekelgefühle gegenüber sich selbst, Deprimiertheit oder große Schuldgefühle nach einem Essanfall.

Therapie
Die Behandlung der Binge-Eating-Störung hat als Basis zwei Behandlungsziele:

- Normalisierung von Essverhalten und Gewicht
- Behandlung der zugrunde liegenden psychischen Problematik

Die Dynamik der Binge-Eating-Störung bringt in der Therapie spezielle Herausforderungen mit sich. Es wird diskutiert, inwieweit sich wiederholtes und nicht selten frustrierendes Diätverhalten (wenn das Gewicht nicht gehalten werden kann und sich der sog. Jo-Jo-Effekt einstellt) auf das seelische Empfinden und die Entwicklung z.B. einer depressiven Störung oder Ess-Störung auswirkt. In der Psychotherapie wird eine Abwendung von restriktivem Essverhalten angestrebt, so dass sich eine Gewichtsreduktion nach Normalisierung der Nahrungsaufnahme „von selbst" einstellt.

Die sich meistens mit der Binge-Eating-Störung entwickelnde Adipositas birgt auch medizinische Risiken: Es kann zu Krankheiten wie Diabetes mellitus, Fettstoffwechselstörungen und Bluthochdruck kommen, auch ein erhöhtes Sterblichkeitsrisiko ist die Folge. Die Behandlung muss also neben der häufig notwendigen Gewichtsreduktion medizinischen Fragestellungen ebenso Rechnung tragen wie psychotherapeutischen. In der psychotherapeutischen Behandlung hat sich ein multidimensionales Therapiekonzept mit einer jeweils individuell abgestimmten Kombination verhaltenstherapeutischer und tiefenpsychologischer Konzepte bewährt.
Die Bewegungstherapie ist ein unverzichtbarer Bestandteil der Behandlung. Zentral ist dabei die Motivation zu körperlicher Bewegung, da sportliche Betätigung ein geeignetes Mittel ist, um eine Gewichtsreduktion beizubehalten.

9.5.2 Dissoziative Störungen (Konversionsstörungen)

Der Begriff „Dissoziation" bedeutet Unterbrechung der normalerweise integrativen Funktionen des Bewusstseins, des Gedächtnisses, der Identität oder der Wahrnehmung der Umwelt. Dissoziation im psychiatrischen und/oder psychotherapeutischen Sinne kann als ein Defekt der mentalen Integration verstanden werden, bei der eine oder mehrere

Bereiche mentaler Prozesse vom Bewusstsein getrennt werden und unabhängig voneinander ablaufen (Abspaltung von Bewusstsein). Demgegenüber umfasst „Konversion" somatische, d. h. sensorische und motorische Phänomene.

In der ICD-10 werden die Begriffe **dissoziative Störung** und **Konversionsstörung** synonym verwendet. Danach ist das allgemeine Kennzeichen der dissoziativen Störungen oder Konversionsstörungen ein teilweiser oder völliger Verlust der normalen Integration der Erinnerung an die Vergangenheit, des Identitätsbewusstseins, der Wahrnehmung unmittelbarer Empfindungen sowie der Kontrolle von Körperbewegungen.

Häufigkeit und Entstehungsbedingungen
Konversionsneurotische Symptombildungen sind weit verbreitet. In ihrem Verlauf können vielfältige und wechselnde Körpersymptome im Bereich der Motorik und Sensorik auftreten. Bei den *hysterischen (= konversionsneurotischen) Patienten* von heute überwiegen Hyperventilationssyndrome mit oder ohne Tetanie, Ausfälle motorischer Funktionen, Krämpfe, Gangstörungen, Taubheit oder Blindheit, Schmerzen, Juckreiz und Stimmstörungen (Reimer, 1996) sowie „Nervenzusammenbrüche", pseudo-depressive Krisen, langwierige postcommotionelle (nach einer Gehirnerschütterung) Syndrome und „ungeklärte" Rückenbeschwerden.

Ein wichtiger Aspekt für die Entstehung von Konversionsstörungen ist die Konversion selbst, d. h. die Umsetzung eines Konfliktes und seiner Bestandteile in eine Körpersprache. Durch die meisten hysterischen Erscheinungsformen werden verschiedenste körperliche und psychische Leiden unbewusst „imitiert". Dies bedeutet, dass hier massive Identifikationsprozesse stattfinden, und zwar entweder mit konkret beobachteten kranken Patienten oder mitbestimmten stereotypen Vorstellungen davon, wie eine Krankheit aussieht (Mentzos, 1997). Die Verdrängung ist eine weitere wichtige Voraussetzung dafür, dass solche Vorgänge überhaupt unbewusst ablaufen können. Von weiterer Bedeutung sind die Dissoziation, bei der eine oder mehrere Bereiche mentaler Prozesse vom Bewusstsein getrennt werden und unabhängig voneinander ablaufen und die Emotionalisierung. Alle o. g. Mechanismen sind nach Mentzos (1997) sehr wichtig und notwendig aber nicht spezifisch für Konversionsstörungen. Spezifisch für den konversionsneurotischen (hysterischen) Modus der Konfliktverarbeitung ist nach Mentzos (1997) die Inszenierung, die für den äußeren und den inneren Beobachter (Über-Ich) aufgeführt wird. Eine Inszenierung, die in erster Linie die Funktion hat, den Erkrankten „in einem anderen Licht erscheinen" zu lassen.

Hysterische Erlebens- und Verhaltensweisen können demnach als unbewusste Inszenierungen aufgefasst werden, mit dem Ziel für sich und andere anders zu erscheinen als man ist.

Symptomatik
Die folgenden Ausführungen basieren auf der Klassifikation der Dissoziativen Störungen nach der ICD-10.

Die Störungsbilder reichen von Störungen des Gedächtnisses über Sensibilitäts- und Empfindungs- bis hin zu Bewegungsstörungen

Dissoziative Amnesie (F44.0)
Das wichtigste Kennzeichen ist der Verlust der Erinnerung für meist wichtige aktuelle Ereignisse, der nicht durch eine organische psychische Störung bedingt ist und für den eine übliche Vergesslichkeit oder Ermüdung als Erklärung nicht ausreicht. Die Amnesie bezieht sich meist auf traumatische Ereignisse wie Unfälle oder unerwartete Trauerfälle und ist in der Regel unvollständig und selektiv. Eine vollständige und generalisierte Amnesie ist selten. Die Diagnose sollte nicht bei hirnorganischen Störungen, Intoxikationen oder extremer Erschöpfung gestellt werden.

Dissoziative Fugue (F44.1)
Eine dissoziative Fugue ist eine zielgerichtete Ortsveränderung, die über die gewöhnliche Alltagsmobilität hinausgeht. Darüber hinaus zeigt sie alle Kennzeichen einer dissoziativen Amnesie (F44.0). Obwohl für die Zeit der Fugue eine Amnesie besteht, kann das Verhalten des Patienten während dieser Zeit auf unabhängige Beobachter vollständig normal wirken. Das vorherrschende Störungsbild ist demnach ein plötzliches, unerwartetes Weggehen von zu Hause oder vom gewohnten Arbeitsplatz, verbunden mit der Unfähigkeit, sich an die Vergangenheit zu erinnern. Bei den Betroffenen besteht oft Unklarheit über die eigene Identität oder es wird eine teilweise oder vollständige neue Identität angenommen.

Dissoziativer Stupor (F44.2)
Dissoziativer Stupor wird aufgrund einer beträchtlichen Verringerung oder des Fehlens von willkürlichen Bewegungen und normalen Reaktionen auf äußere Reize wie Licht, Geräusche oder Berührung diagnostiziert. Dabei lassen Befragung und Untersuchung keinen Anhalt für eine körperliche Ursache erkennen. Zusätzliche Hinweise auf die psychogene Verursachung geben kurz vorhergegangene belastende Ereignisse oder Probleme.

Trance- und Besessenheitszustände (F44.3)
Bei diesen Störungen tritt ein zeitweiliger Verlust der persönlichen Identität und der vollständigen Wahrnehmung der Umgebung auf. Hier sind nur Trancezustände zu klassifizieren, die unfreiwillig oder ungewollt sind, und die außerhalb von religiösen oder kulturell akzeptierten Situationen auftreten.

Dissoziative Bewegungsstörungen (F44.4)
Die häufigsten Formen zeigen den vollständigen oder teilweisen Verlust der Bewegungsfähigkeit eines oder mehrerer Körperglieder. Sie haben große Ähnlichkeit mit zum Beispiel Anfällen oder Lähmungen.

Dissoziative Krampfanfälle (F44.5)
Dissoziative Krampfanfälle können epileptischen Anfällen bezüglich ihrer Bewegungen sehr stark ähneln. Zungenbiss, Verletzungen beim Sturz oder Urininkontinenz sind jedoch selten. Ein Bewusstseinsverlust fehlt oder es findet sich statt dessen ein stupor- oder tranceähnlicher Zustand.

Dissoziative Sensibilitäts- und Empfindungsstörungen (F44.6)
Die Grenzen gefühlloser Hautareale entsprechen oft eher den Vorstellungen des Patienten über Körperfunktionen als medizinischen Tatsachen. Es kann auch unterschiedliche Ausfälle der sensorischen Modalitäten geben, vollständige Seh- oder Hörverluste bei dissoziativen Störungen sind selten.

Therapie
Nach Reimer u. a. (1996) ist die klassische Behandlungsform für Konversionsstörungen die **Psychoanalyse oder tiefenpsychologisch fundierte Psychotherapie**. Sofern Familiengespräche indiziert und möglich sind, sollten sie am Anfang der Therapie stehen, um zu klären, inwieweit sie den therapeutischen Prozess unterstützen. Es ist wichtig, den Patienten klarzumachen, dass sie nicht simulieren, sondern sich in einer für sie unbewussten Konfliktsituation befinden. Krankengymnastische Behandlung und übendes Vorgehen (Autogenes Training) sowie verhaltenstherapeutische Elemente können hilfreich sein, weil die Patienten eine Besserung auf das Üben zurückführen können. Dies trägt zur Stabilisierung ihres labilen Selbstwertgefühls bei.

9.5.3 Psychosomatosen

Psychosomatosen sind körperliche Erkrankungen mit fassbaren morphologischen (Gewebe-)Veränderungen, deren Entstehung und Verlauf nachweislich und wesentlich seelisch bedingt sind. Franz Alexander

(1891-1964) ein berühmter Psychoanalytiker und einer der Pioniere der Psychosomatik, bezeichnete sie als Folgezustände anhaltender vegetativer Spannungen an Organen mit glatter Muskulatur. Er prägte den Begriff von den „Holy seven", den sieben Psychosomatosen:

1. Magen- und Zwölffingerdarmgeschwür
2. Colitis ulcerosa
3. Asthma bronchiale
4. Essentielle Hypertonie
5. Rheumatoide Arthritis
6. Neurodermitis
7. Hyperthyreose

Die letztere würde man heute nicht mehr als psychosomatische Erkrankung bezeichnen, bei den anderen geht man aus von einer mulifaktoriellen Entstehung, an der neben psychosozialen Faktoren genetische, immunologische, allergische, entzündliche und andere mehr eine Rolle spielen.

Häufigkeit und Entstehungsbedingungen
Ca. 2-3% der Bevölkerung leiden an einer Psychosomatose. Man stellt sich die Entstehung so vor, dass psychosozialer Stress und intrapsychische Konflikte durch Schwächung der Immunabwehr und Bahnung allergischer entzündlicher Reaktionen krankhafte körperliche Prozesse fördern.

9.5.3.1 Magen- und Zwölffingerdarmgeschwür (Ulcus pepticum ventriculi et duodeni)

Magen- und Zwölffingerdarmgeschwüre zeigen einen gutartigen Gewebsdefekt in den Abschnitten des Verdauungstraktes, die mit Magensaft in Berührung stehen. Als typische Auslösesituationen für die Entstehung werden Kränkungen, Trennungen und Verlust an Geborgenheit beschrieben oder Situationen, die einen Zuwachs an Verantwortung bedeuten. Es scheint ein Konflikt zwischen unbewussten infantilen Abhängigkeitswünschen und dem bewussten Kampf um Erfolg und Unabhängigkeit zu bestehen. Man unterscheidet einen **Aktiven Ulcus-Typ** (Abhängigkeitsbestrebungen werden durch Pseudounabhängigkeit abgewehrt) von einem **Passiven Ulcus-Typ** (Hilf- und Hoffnungslosigkeit stehen im Vordergrund).
Therapeutisch behandelt man internistisch und nur in Einzelfällen begleitend psychotherapeutisch, weil viele dieser Patienten nicht zur Psychotherapie zu motivieren sind.

Fallbeispiel: Ein 58-jähriger Mann kommt wegen immer wieder auftretender Magengeschwüre in psychosomatische Behandlung. Es musste ihm eine großer Teil seines Magens entfernt werden und er bekommt starke Medikamente, dennoch entstehen immer wieder Geschwüre. Sein Vater starb, als er 10 war, und seitdem lebt er mit seiner Mutter zusammen, für die er immer gesorgt hat. Zwischen seiner Ehefrau und ihm kommt es immer wieder zu heftigen Konflikten wegen der Mutter.

9.5.3.2 Colitis ulcerosa

Die Colitis ulcerosa ist eine unspezifische chronisch-rezidivierende (wiederholt auftretende) entzündliche Darmerkrankung, der oft emotionale Belastungen wie Beziehungsstörungen, Leistungsanforderungen, Bedrohung oder Missbilligung durch einen Elternteil vorausgehen. Psychodynamisch scheinen bei den Betroffenen eine besondere Verletzbarkeit in ihren sozialen Beziehungen und Ängste vor Verlust vorzuliegen. Nicht selten bestehen große Abhängigkeiten von engen Bezugspersonen und eine damit in Zusammenhang stehende Unterdrückung aggressiver Impulse. Die Persönlichkeitsstruktur der Betroffenen ist gekennzeichnet durch Ordentlichkeit, Pünktlichkeit, Gewissenhaftigkeit und Überanpassung.
Therapeutisch hat sich die Kombination von internistischen Maßnahmen und begleitender stützender Psychotherapie am besten bewährt.

Fallbeispiel: Der erste Colitis-Schub mit blutigen Durchfällen tritt bei einer jungen Frau im Alter von 18 Jahren auf, als sie wegen ihres Studiums ihr Elternhaus verlässt. Nach wochenlangen Krankenhausaufenthalten, bei denen sie mit Cortison behandelt wird, beschließt sie, auf ihr Studium zu verzichten und wieder zu Hause einzuziehen. In den kommenden Jahren lebt sie in ihrem Elternhaus und hat wenige, aber sehr enge Beziehungen zu Männern. Der Mann, mit dem sie sich schließlich verlobt, zieht zu ihr. Als er sie ein halbes Jahr später verlässt, tritt ein weiterer sehr starker Colitis-Schub auf.

9.5.3.3 Asthma bronchiale

Beim Asthma bronchiale liegen Zeichen der Bronchialobstruktion bei erhöhter Ansprechbarkeit des Bronchialsystems auf verschiedene Reize vor. Beteiligt sind unterschiedliche Entstehungsfaktoren: genetische, allergische, immunologische, psychische und Umweltreize. Man unterscheidet **extrinsisches Asthma**, das allergisch bedingt ist, von **intrinsischem Asthma**, bei dem infektiöse und psychische Auslöser die entscheidende Rolle spielen. Psychodynamisch stellt man sich vor, dass eine nicht gelöste Mutterbindung dem zugrunde liegt und der Wunsch, beschützt zu werden, außerdem ein großer Ambivalenzkonflikt mit Anklammerungs- und Distanzierungstendenzen zugleich. Bei genetisch vorbelasteten Kindern wird der Ausbruch der Erkrankung durch das Vorliegen psychosozialer Risikofaktoren gefördert. Verhaltenstheoretisch stellt man sich vor, dass Asthmaanfälle bei Infektionen im Kindesalter durch Verstärkerverhalten der Mutter konditioniert werden. Ein spezifisches Persönlichkeitsprofil wird nicht beschrieben, im Vordergrund steht die Abwehr emotionaler und aggressiver Regungen.

Therapeutisch steht die internistische Therapie im Vordergrund. Psychotherapeutisch konzentriert man sich auf Angstwahrnehmung und -bewältigung, sinnvoll sind außerdem übende Verfahren wie Atemtherapie und Autogenes Training sowie Verhaltensmodifikationen.

Fallbeispiel: Die 30-jährige Patientin leidet seit ihrer Kindheit unter Asthmaanfällen. Sie ist einziges Kind ihrer Eltern und hat zu diesen eine sehr enge Beziehung, die sehr harmonisch wirkt. Als die Eltern von dem griechischen Freund der Tochter erfahren, kommt es zu heftigen Konflikten. Die Patientin entwickelt so starke Asthmaanfälle, dass sie intensivmedizinisch versorgt werden muss.

9.5.3.4 Essentielle Hypertonie

Es werden bei den betroffenen Menschen wiederholt erhöhte Blutdruckwerte über 160 mm Hg systolisch und 95 mm Hg diastolisch gemessen, ohne dass eine organische Ursache für diese Blutdruckerhöhung gefunden werden kann. Häufig gehen lange Zeiten vermehrter Angst oder eine wachsende Spannung voraus, eine Art chronische Erwartungsspannung. Psychodynamisch scheint ein Kampf gegen aufkommende feindliche Gefühle aus Angst, die Zuneigung zu verlieren, vorzuliegen. Im zwischenmenschlichen Kontakt kontrollieren die Betroffenen ihr eigenes Verhalten oft übermäßig. Es ist experimentell nachgewiesen, dass unterdrückter Ärger sich in einer erhöhten vegetativen Gefäßspannung widerspiegelt. Vom Persönlichkeitsprofil sind diese Menschen häufig leistungswillig, pflichtbewusst und überangepasst.

Therapiert wird mit blutdrucksenkenden Medikamenten, das Erlernen von Autogenem Training ist sinnvoll. Begleitende Psychotherapie ist nur dann sinnvoll, wenn die Motivation der Patienten groß genug ist.

Fallbeispiel: Eine 50-jährige Frau stellt sich wegen eines nicht einstellbaren Bluthochdruckes in der psychosomatischen Sprechstunde vor. Trotz einer Kombination von vier verschiedenen Blutdruckmedikamen-

ten ist es mehreren Internisten nicht gelungen, ihren essentiellen Bluthochdruck auf Werte unter 170 mm Hg systolisch und 110 mm Hg diastolisch zu senken, sie selbst glaubt, dass ihre schwierige Ehe eine Rolle spielt. Ihr 5 Jahre älterer Mann war lange Jahre Alkoholiker, bevor er vor 10 Jahren eine sehr aufwändige Therapie machte, in deren Verlauf er sich mit der jetzt 30-jährigen Tochter überwarf. Seit der Therapie trinkt er keinen Alkohol mehr, wird aber häufig laut und aggressiv. Seine Mutter lebt bei dem Ehepaar und wird von ihm gepflegt, wodurch er wenig Zeit für seine Ehefrau hat. Die Patientin selbst ist eine sehr sympathische, freundliche Frau, die von sich sagt, dass sie nie etwas für sich selbst einfordern würde.

9.5.3.5 Rheumatoide Arthritis

Die Rheumatoide Arthritis ist eine chronisch verlaufende Systemerkrankung, die sich klinisch vor allem an den Gelenken manifestiert. Beobachtet wurde ein Einfluss emotional belastender Ereignisse, vor allem Krisen in zwischenmenschlichen Beziehungen. Psychodynamisch beobachtet man einen Zusammenhang zwischen Stimmungsveränderungen und Schmerzintensität, der als „psychischer Masochismus" beschrieben wird: Körperlicher Schmerz scheint psychisches Leiden zu verringern.

Therapeutisch nutzt man eine Kombination aus internistischen, operativen, physiotherapeutischen und psychotherapeutischen Verfahren. Sinnvoll ist Verhaltenstherapie zur Verbesserung des Umgangs mit Schmerzen und der Minderung der sozialen Abhängigkeit sowie Entspannungsverfahren.

Fallbeispiel: Nach dem plötzlichen Tod seiner Ehefrau, mit der er seit 30 Jahren zusammenlebte, entwickelt ein 55-jähriger Mann heftige Schübe sehr schmerzhaften Rheumas. Er zieht sich völlig zurück und hat nur noch mit Ärzten Kontakt, mit denen er nur über seine Erkrankung, nie über den Verlust der Ehefrau spricht.

9.5.3.6 Neurodermitis

Die Neurodermitis (auch das atopische Ekzem genannt) ist eine chronische Hautentzündung, die oft zusammen mit Asthma bronchiale auftritt und der allergische, immunologische und psychische Entstehungsfaktoren zugrunde liegen. Als psychogene Komponente nimmt man eine Störung der primären Mutter-Kind-Beziehung an, die möglicherweise besonders sensibel gegenüber psychosozialen Belastungsfaktoren wie

Wechsel von Bezugspersonen, Spannungen in der Familie, Umzügen etc. macht. Im Vordergrund der psychischen Belastung steht der Kreislauf Jucken – Kratzen – Histaminausschüttung – Jucken.

Therapeutisch wird neben der medikamentösen Behandlung Entspannungsverfahren und Verhaltenstherapie zum Erwerb von Alternativen zu den Kratzritualen angewandt.

Fallbeispiel: Die 32-jährige Patientin stellt sich in der psychosomatischen Ambulanz wegen hoher innerer Anspannung und ständigem Juckreiz vor. Sie leide seit den ersten Lebensmonaten an einer Neurodermitis, habe aber unter gelegentlicher Anwendung cortisonhaltiger Salben lange Jahre kaum Beschwerden gehabt. Seit der Geburt ihres nun 4-jährigen Sohnes, zu dem ihr Ehemann ein sehr ambivalentes Verhältnis habe, leide sie unter einem ausgeprägten Ekzem in den Ellenbeugen und im Gesicht. Ihr Mann sei kaum noch zu Hause, sie selbst wünsche sich noch ein zweites Kind, könne mit ihrem Mann aber gar nicht darüber reden. Sie trage sich mit Trennungsgedanken.

9.6 Ausführliches Fallbeispiel einer psychosomatischen Erkrankung

In der psychosomatische Ambulanz stellte sich Frau B., eine 20 Jahre alte hübsche junge Frau vor. Sie war groß und schlank, hatte kurze blonde Haare, war leger gekleidet und machte einen aufgeweckten und selbstbewussten Eindruck. Auffällig waren ihre etwas angeschwollenen Wangen, die an einen Hamster erinnerten.

Der erste Eindruck, den man von einem Klienten hat, kann manchmal zwar sehr täuschen, doch selbst das ist diagnostisch nicht unwichtig, da es zum Beispiel bedeuten kann, dass er oder sie ganz unterschiedliche Seiten hat oder etwas sehr verstecken muss. Wenn wir auf unseren ersten Eindruck achten, bekommen wir eine Idee davon, wie andere Menschen auf den Klienten reagieren und welche Verhaltensweisen er oder sie provozieren könnte. Bei dieser Patientin war gut vorstellbar, dass sie wegen ihres ansprechenden Äußeren leicht Kontakte knüpfen konnte. Sie machte einen selbstbewussten und kompetenten Eindruck, so dass man ihr sicher viel zutraute. Die angeschwollenen Wangen gaben einen ersten Hinweis auf eine Essstörung, die mit Erbrechen verbunden war (geschwollene Speicheldrüsen), eine Erkrankung, die auch zum Alter der Patientin passte.

Sie erzählte, sie habe von Bekannten gehört, dass einer unserer Schwerpunkte die Behandlung von Essstörungen sei. Sie selber leide seit ca. zweieinhalb Jahren unter einer Bulimie und habe bisher drei ambulante Therapien bei niedergelassenen Therapeuten angefangen. Die ersten beiden habe sie schon nach wenigen Stunden abgebrochen, die dritte bei einer niedergelassenen Gynäkologin und Psychotherapeutin dauere inzwischen 25 Therapiestunden an, bringe ihr aber nichts. Ihre Symptome hätten sich in letzter Zeit eher verstärkt und sie fühle sich in der Therapie nicht ernst genommen. Sie wolle aber ihre Essstörung, die sie sehr belaste, unbedingt loswerden und deshalb einen neuen Versuch bei uns starten.

Der Zuweisungsmodus gibt Hinweise auf die Motivation eines Klienten. Kommt ein Klient eher ungern, weil zum Beispiel seine Ehefrau oder der Hausarzt Druck auf ihn ausübte, ist er also „geschickt", ist die Chance, dass er sich aktiv auf eine Behandlung einlässt, eher gering. Bei dieser Patientin war es hingegen so, dass sie aus eigener Motivation unsere Sprechstunde aufgesucht hatte. Da sie über ihre Eltern privat versichert war, brauchte sie keinen Überweisungsschein von einem niedergelassenen Arzt, sondern sie hatte einfach selbständig bei uns angerufen. Wichtig auch die Information, dass sie schon drei andere ambulante Psychotherapien begonnen hatte, da dies für die Therapeutin bedeutet, dass sie sich mit der Klientin darüber unterhalten muss, wie es zu den Therapieabbrüchen kam. Gab es bestimmte Themen, die der Klientin unangenehm waren? Waren es äußere Umstände bei der Klientin, die sie zum Abbruch bewegten? War die Auseinandersetzung mit der eigenen Erkrankung zu belastend für sie? Oder spiegelte es ein Muster von ihr wider, zu schnell „aufzugeben"? War die Methode, die die Therapeuten jeweils anwandten, nicht geeignet für die Klientin? Oder war alles noch ganz anders? Was musste bei diesem 4. Therapieversuch geschehen, damit die Klientin ihn wieder abbrechen würde? Dass die Symptome seit über zwei Jahren bestanden und die Frau B. in mehreren Therapien versucht hatte, davon loszukommen, war andererseits ein deutlicher Hinweis auf ihren hohen Leidensdruck und die Ernsthaftigkeit der Symptomatik.

Sie beschrieb ihre Essanfälle so, dass sie anfallartig große Mengen an Nahrungsmitteln in sich hineinstopfte, zum Beispiel drei Stücke Kuchen, zwei Tafeln Schokolade, eine Packung Kekse, so lange, bis ihr schlecht werde und sie dann erbrechen könne. Anfangs habe sie ihren Finger in den Mund stecken müssen, inzwischen reiche ein leichter Druck mit der Hand auf den Magen aus, um das Erbrechen zu provozieren. Manch-

mal erbreche sie auch, wenn sie nur wenig gegessen habe, aber einige Zeit danach ein unangenehmes Gefühl in der Magengegend verspüre. Zur Zeit habe sie mehrere Ess-Brechanfälle am Tag. Sie habe große Angst davor zuzunehmen, wiege zur Zeit 55 Kilogramm bei einer Größe von 1,75 m. Sie finde ihren Bauch zu wabbelig und ihre Hüften zu fett und würde eigentlich gerne noch ein paar Kilogramm abnehmen, schaffe es aber im Moment nicht. Sie schwanke in der Regel zwischen 52 und 56 Kilogramm. Letztes Jahr habe sie einige Wochen lang Abführtee getrunken, um abzunehmen, was aber nur kurze Zeit funktionierte. Übermäßig Sport betreibe sie nicht, gehe nur gelegentlich joggen. Ihre Regel habe sie seit einigen Monaten nicht mehr.

Die Klientin zeigt die klassischen Symptome einer Bulimia nervosa (Ess-Brech-Anfälle, Körperschemastörung, Angst vor Gewichtszunahme), die von der Therapeutin erfragt wurden. Dass die Regel ausgeblieben ist, ist ein Zeichen dafür, das die Störung Auswirkungen auf den Hormonstoffwechsel hatte und damit schon gravierender ist. Das Gewicht liegt bei einem Body-Mass-Index von 18 im untergewichtigen Bereich und unterliegt größeren Schwankungen. Weitere gewichtsreduzierende Maßnahmen wie exzessiven Sport oder die Einnahme von Abführmitteln betreibt die Patientin zur Zeit nicht.

Die ersten bulimischen Symptome in Form von Ess-Brechanfällen traten bei Frau B. im Alter von 17 Jahren auf. Sie besuchte damals die 12. Klasse eines Gymnasiums und lebte bei ihren Eltern, einem Unternehmer und einer Apothekerin. Der Beginn der Erkrankung fiel in eine Zeit, in der die Ehe der Eltern in einer großen Krise wegen einer außerehelichen Beziehung des Vaters war. Sie selbst fühlte sich in dieser Zeit besonders unattraktiv und zu dick und begann mit einer Diät. Sie nahm einige Kilogramm ab und fühlte sich viel besser. Als sie wenig später wieder zuzunehmen begann, bekam sie große Angst und erbrach zum ersten Mal. Das Gefühl danach erlebte sie als sehr entlastend. In der ersten Zeit kam es nur ab und zu vor, dass sie das Essen wieder erbrach, dann aber wurde es immer häufiger und die Menge an Lebensmitteln, die sie vorher zu sich nahm, wurde immer größer. Als der Vater einige Monate später auszog, steigerten sich die Symptome noch. Frau B. litt sehr unter der gespannten häuslichen Situation – der Mutter ging es sehr schlecht und bei gelegentlichen Besuchen des Vaters kam es regelmäßig zu Auseinandersetzungen zwischen den Eltern – und sie zog ein halbes Jahr, nachdem sie ihr Abitur bestanden hatte, aus in ein kleines Zimmer einige Kilometer vom Elternhaus entfernt Der Vater kehrte kurz darauf zu seiner Frau zurück. Die Ess-, Brechanfälle wur-

den nach dem Auszug seltener und traten zunächst nur zu Zeiten, wenn sie ihre Eltern zu Hause besuchte, auf.

Die Zeit, in der ein Symptom erstmalig auftritt, gibt häufig wertvolle Informationen über zugrunde liegende Konflikte. Manchmal ist sogar eine genaue Auslösesituation zu eruieren, die ebenfalls Hinweise auf die Psychodynamik liefern kann. Bei Frau B. spielte die familiäre Situation eine große Rolle: Die außereheliche Beziehung des Vaters und die damit verbundenen Konflikte zwischen den Eltern lagen in der Zeit des Beginnes der Störung und die Trennung der Eltern verstärkte die Symptomatik noch. Trotz der schwierigen Situation war Frau B. offenbar noch leistungsfähig, weil sie das Abitur in dieser Zeit bestand und der Auszug aus dem Elternhaus stellte zunächst eine Entlastung für Frau B. dar, da die Symptomatik nachließ. Die Leistungsfähigkeit und der Mut, etwas zu verändern, nämlich auszuziehen, stellen offenbar Ressourcen der Klientin dar, die es sich für den Therapeuten zu merken lohnt.

Sie begann ein Chemiestudium, das sie nach zwei Semestern trotz bestandener Klausuren wieder abbrach. Situationen vor Prüfungen, die mit Anspannung durch das intensive Lernen verbunden waren, führten ebenso wie andere schwierigere Situationen zu Fressanfällen mit anschließendem Erbrechen. Sie begann die erste Therapie bei einer niedergelassenen Psychotherapeutin, habe dort in den ersten Stunden trotz eines vereinbarten Termins einmal über eine Stunde warten müssen, habe selbst ein oder zwei Termine vergessen und sei dann einfach nicht mehr hingegangen. Ein zweiter Versuch scheiterte ebenfalls nach wenigen Stunden. Diesmal hatte ihre Mutter, der sie sich wenige Wochen nach ihrem Auszug anvertraut hatte, einen alten Bekannten, der psychotherapeutisch ausgebildet war, gebeten, mit der Tochter eine psychotherapeutische Behandlung zu beginnen. Frau B. fand ihn zwar sehr nett, hatte aber nach kurzer Zeit das Gefühl, nicht offen zu ihm sprechen zu können, da sie befürchtete, er könne ihrer Mutter etwas von ihr erzählen, das ihr nicht recht sei. Die Ess-Brech-Attacken nahmen zu, dies wiederum ließ Versagensgefühle entstehen, vergrößerte die Angst vor den Prüfungen noch mehr und mündete in weitere Fressanfälle, ein Circulus vitiosus, aus dem Frau B. sich nicht mehr selbständig befreien konnte. Sie begann eine dritte Therapie bei einer niedergelassenen Gynäkologin und Psychotherapeutin, die ihr sehr sympathisch war und die sie nach wenigen Stunden auch duzte. Die über zwanzig Gespräche, die sie bisher geführt habe, seien nett gewesen, aber an ihren Symptomen habe sich bisher nichts verändert. Schwierig finde sie auch, dass wegen der gynäkologischen Praxis öfters Termine verschoben werden mussten.

Die Ess-Brechanfälle hatten sich offenbar ausgeweitet auf andere schwierige Situationen und begannen, die Patientin richtig zu behindern. Was zunächst wie ein Ventil wirkte, das in für sie gefühlsmäßig bedrängenden Situationen entlastend gewirkt hatte, hatte sich verselbständigt und war selbst zum Problem geworden. Die Patientin merkte offenbar schon früh, dass sie alleine nicht mehr zurecht kam, weshalb sie sich an eine Psychotherapeutin wandte. Möglicherweise fühlte sie sich dort wegen einer längeren Wartezeit nicht ernst genommen, möglicherweise nahm sie selbst diesen Therapieversuch noch nicht so ernst und anscheinend gab es keine Absprachen darüber, welche Verbindlichkeit die verabredeten Termine hatten. Für den zweiten Therapieversuch waren die Ausgangsbedingungen ungünstig, da der Therapeut ein Bekannter ihrer Mutter war, in der dritten Therapie bestand offenbar ein freundschaftliches Verhältnis zwischen Therapeutin und Patientin, die sich duzten, allerdings um den Preis der therapeutischen Distanz, die einem psychotherapeutischen Heilungsprozess oftmals förderlich ist. Zusätzlich verhinderte möglicherweise das zeitweilige Zurückstehen hinter der gynäkologischen Praxis, dass die Patientin sich ernsthaft auf den therapeutischen Prozess einließ, so dass es zu keiner positiven Veränderung der Symptomatik kam.

Nach dem Abbruch des Studiums beschloss Frau B., eine Lehre als Apothekenhelferin zu beginnen und wartete zum Zeitpunkt der Vorstellung in unserer Klinik auf einen Ausbildungsplatz. Um die Wartezeit zu überbrücken, absolvierte sie ein Praktikum in einer Theaterwerkstatt.

Einige Daten aus ihrer Biographie:
Einundeinhalb Jahre vor ihrer Geburt hatte die Mutter eine erste Niederkunft. Dieses Baby, eine Schwester, war eine Frühgeburt (wohl wegen Myomen, die in der Schwangerschaft aufgetreten waren) und lebte nur 5 Tage. Die Ärzte hätten damals zu einer schnellen zweiten Schwangerschaft geraten, die sich auch nach kurzer Zeit einstellte. Diese Schwangerschaft verlief unauffällig und es kam zu einer unproblematischen Geburt. Die Mutter war bei der Geburt 31, der Vater 36 Jahre alt. Nach der Niederkunft litt die Mutter von Frau B. an einer Wochenbettdepression, die so gravierend war, dass das Neugeborene fast ausschließlich von einer Amme versorgt werden musste. Bevor Frau B. ein Jahr alt war, begann die Mutter wieder zu arbeiten, so dass sie früh von Kindermädchen betreut wurde. Unter anderem verbrachte sie zwei Jahre lang die Vormittage in einer Tagesfamilie mit zwei anderen Kindern, in der es ihr wohl sehr gut gefiel. Mit drei Jahren fielen rezidivierende ikterische Schübe (wiederholte Gelbfärbung der Haut) auf und es kam

nach einigen Untersuchungen zur Diagnose einer Anomalie der Gallengänge. Ihre Gallenblase wurde entfernt und die Gallenwege so wieder eingepflanzt, dass der Galleabfluss weiter gut funktionierte. Über 10 Jahre war Frau B. nach der Operation beschwerdefrei, bekam dann aber kolikartige Bauchschmerzen, so dass eine aufwendigere Bauchoperation notwendig wurde. Frau B. wurde von den behandelnden Ärzten informiert, dass sie Verdauungsbeschwerden haben könnte, wenn sie fettreiche Nahrung zu sich nehmen würde. Aktuell litt sie oft unter Blähungen und Magenschmerzen, vor allem nach häufigem Erbrechen, aber auch nach Nahrungsaufnahme am späten Abend oder nach sehr fettigem Essen.

Die Erhebung der biographischen Anamnese, also das Erfragen des bisherigen Lebensverlaufes, stellt einen wichtigen Teil der psychosomatischen Diagnostik dar. Die Information, dass Frau B. eine Schwester hatte, die einundeinhalb Jahre vor ihrer Geburt verstarb, wirft die Frage auf, ob ihre Mutter, der die Ärzte eine schnelle zweite Schwangerschaft rieten, emotional überhaupt schon in der Lage war, ein zweites Kind anzunehmen. Die schwere Wochenbettdepression, die sich bei ihr einstellte, könnte damit zusammenhängen. Sie war nicht in der Lage, das Kind zu versorgen und ging, bevor es ein Jahr alt war, wieder arbeiten. Möglicherweise konnte sie sich ihrem Kind gegenüber nur distanziert verhalten und war ihm keine sicher zugewandte Bezugsperson, so dass die häufigen Therapeutenwechsel trotz der rationalen Gründe, die oben aufgeführt sind, auch Ausdruck für ein Bindungsverhalten vom unsicher-vermeidend gebundenen Typ (Typ A) sein könnten. Auch die Gallenwegsanomalie von Frau B. ist für ihre weitere Entwicklung von Bedeutung. So musste sie als kleines Kind (3 Jahre) und als Jugendliche (13 Jahre) Operationen über sich ergehen lassen und bekam von den Ärzten die Information, dass ihre Verdauung nicht optimal funktionieren würde, was sich auf die Essstörung komplizierend auswirken könnte.

In den ersten beiden Gesprächen wurden neben dem Erheben der Anamnese die bisherigen Behandlungsabbrüche thematisiert. Als Gründe nannte Frau B. lange Wartezeiten trotz langer Termine, fehlendes Vertrauen zu den Therapeuten, Enttäuschung über Unverständnis seitens der Therapeuten und anderes mehr. Es wurde ein starkes Bedürfnis nach Struktur deutlich. Die Therapeutin schloss einen Behandlungsvertrag mit ihr ab, der unter anderem die Einhaltung der Termine von beiden Seiten beinhaltete (bei den ersten Therapeuten war sie mehrfach einfach nicht erschienen). Ihrem Wunsch, auch von dieser Therapeutin geduzt zu werden, entsprach diese nicht mit dem Hinweis dar-

auf, dass sie auch nicht von ihr geduzt werden wollte, weil sie das für das therapeutische Arbeitsbündnis günstiger fand. Therapeutin und Patientin entschieden sich für eine ambulante Einzeltherapie. Verabredet wurden wöchentliche einzeltherapeutische Sitzungen und ein Familiengespräch zu einem möglichst frühen Termin.

Nach einjähriger ambulanter Behandlung war es zu einer deutlichen Reduktion der bulimischen Symptomatik gekommen. Subjektiv empfand die Patientin eine wesentlich höhere Lebensqualität als zu Behandlungsbeginn, sie war nicht mehr auf den Mechanismus des Essens und Erbrechens als Ventil in Krisen angewiesen, sondern fühlte sich fähig zu aktiven Auseinandersetzungen mit Problemen.

Zu Beginn der Behandlung wurde nach Erheben der Anamnese ein klarer Verhandlungsvertrag mit ihr abgeschlossen, danach arbeiteten Patientin und Therapeutin biographisch, um in der nächsten Behandlungsphase unter Zuhilfenahme verhaltenstherapeutischer Elemente das Essverhalten zu fokussieren. Die Familie der Patientin wurde in einem Familiengespräch in die Behandlung einbezogen.

Durch diese unterschiedlichen systemischen, psychodynamischen und verhaltenstherapeutischen Zugangswege konnte ein Gesamtverständnis für die Symptomatik der Patientin gewonnen werden: die Bulimie als Problembewältigungsstrategie für Konflikte auf den unterschiedlichen Ebenen:

- Körperebene: Völlegefühl nach Aufnahme fetthaltiger Speisen;
- Psychische Ebene: Selbstwertproblematik, regressive Tendenzen;
- familiäre Ebene: Partnerschaftskonflikt der Eltern.

Wegen des subjektiven Leids, das diese Bewältigungsstrategie bei ihr verursachte, entschied sich die Patientin, sich in der Therapie auf die Suche nach Alternativen zu machen, wobei sie sich ihre vorhandenen Ressourcen zu Hilfe nahm. Hier sind zu nennen auf der Körperebene die Erfahrung, eine ernsthafte körperlich Erkrankung und Operationen gut überstanden zu haben, psychisch ihre gute Introspektionsfähigkeit und ihre Selbständigkeit sowie psychodynamisch die rasche Einstellung einer Übertragungsbeziehung und ihre Reflexionsmöglichkeit, im Bereich der Familiendynamik die Offenheit der Familienmitglieder und das gegenseitige Interesse.

9.7 Welche Therapiemöglichkeiten gibt es in der Psychosomatik?

Psychosomatische Medizin als Beziehungsmedizin nutzt das gesamte Spektrum der Psychotherapie, wie es in Kapitel 11 beschrieben ist. Sowohl die therapeutische Beziehung als auch die Beziehungen zwischen den einzelnen Patienten in einer Gruppen- oder einer stationären Therapie und die Beziehungen zu anderen Familienmitgliedern in Paar- oder Familiengesprächen werden als Anschauungs- und Übungsfeld gesehen und wenn möglich genutzt. Daneben erfährt ein psychosomatischer Patient, falls notwendig, auch eine medizinische Diagnostik und Behandlung, die teilweise von psychosomatischen Ärzten durchgeführt werden kann oder in Zusammenarbeit mit anderen Fachmedizinern erfolgt.

Es existieren für die einzelnen Krankheitsbilder eine Reihe von therapeutischen Konzepten, die wissenschaftlich fundiert sind und nach denen Kliniken und ambulante Therapeuten arbeiten. Eines für die familientherapeutische Behandlung somatisierender Patienten und ihrer Familien solle im Folgenden dargestellt werden.

9.7.1 Familientherapeutische Behandlung somatisierender Patienten und ihrer Familien

McDaniel, Hepworth und Doherty (1995) schlagen bei somatisierenden Patienten ein familientherapeutisches Vorgehen vor, bei dem auf die Erfahrungen in der Familie der Patienten mit Krankheiten fokussiert wird. Ziel ist es, ein spezifisches Verständnis von der Genese der Erkrankung sowie des Bewältigungsstiles zu gewinnen, um dem Patienten zu einem verbesserten Selbstmanagement zu verhelfen und ihm die Erfahrung einer unterstützenden Gemeinschaft zu vermitteln. Folgende Strategien empfehlen sie:

Strategien bei Überweisung:
1. Zusammenarbeit mit dem überweisenden Arzt.
2. Verfolgung eines integrierten Behandlungsansatzes, in dem Arzt und Familientherapeut regelmäßige Kontakte zum Patienten und seiner Familie haben.
3. Sicherstellung der ausdrücklichen Unterstützung der psychotherapeutischen Behandlung durch den biomedizinischen Behandler.
4. Patienten, die großen Widerstand gegen psychotherapeutische Kontakte haben, sollten zum Erstgespräch zusammen mit dem behandelnden Arzt in dessen Räumlichkeiten gesehen werden.

Strategien in der frühen Behandlungsphase
1. Fokussieren auf die Symptome, fragen nach der „Familiendiagnose" und hören auf die Metaphern für emotionalen Schmerz.
2. Herausarbeiten relevanter Details der Krankheitsgeschichte.
3. Stärken der Patienten und Bereiche von Kompetenz besprechen.
4. Erstellung eines Genogramms zum besseren Verständnis der transgenerationalen Bedeutungen der Symptome, insbesondere erforschen, ob es in der Familie jemanden gibt (gab), der ähnliche Beschwerden hatte.
5. Beachten, wie die Symptomatik die Rollenverteilung und das Kräfteverhältnis in der Familie beeinflusst hat.
6. Verwendung medizinischer Sprache und Interventionen im ärztlichen Behandlungsstil in dieser frühen Phase, wie zum Beispiel Symptomtagebücher, Übungen, Verordnung von Schlaf und Entspannung etc.
7. Vermeiden emotionaler Sprache und tiefer gehender emotionaler Exploration, bis die Familie selbst dazu bereit ist, darüber zu sprechen.
8. Tolerierung und Wahrnehmung der Unklarheiten, die mit der Symptomatik verbunden sind. Zusammenarbeit mit dem Patienten und seiner Familie, um herauszufinden, was hilft und was nicht.

Strategien in der mittleren Behandlungsphase
1. Arbeiten in Richtung der Definition eines Problems, das für alle Beteiligten akzeptabel ist (Patient, Familie, medizinischer Überweiser und Therapeut). Verwendung von Sprache, die körperliche, emotionale und interpersonelle Erfahrung verbindet.
2. Bewahren von Neugier für die Erfahrungen des Patienten und seiner Familie.
3. Emotionale Sprache langsam einführen in Abhängigkeit von der Entwicklung der Balance innerhalb jeder Sitzung zwischen biologischen, psychologischen und sozialen Erfahrungen.
4. Ermutigen des Patienten zu mehr Aktivität, Ermutigung der Familie, diese Bemühungen des Patienten zu unterstützen. Vermeidung der Verstärkung symptomatischen Verhaltens.
5. Vermeidung psychosozialer Fixierung. Offen bleiben für die Möglichkeit der Beeinflussung körperlicher Probleme durch die biomedizinische Behandlung.

Strategien in der späten Behandlungsphase
1. Einplanen von Rückfällen bei Verbesserung der Symptomatik und Vorbereitung der Familie darauf.

2. Erarbeiten einer Krankheitsbeschreibung mit der Familie, die beinhaltet, was jeder in der Familie tun müsste, um die Symptomatik zu verschlechtern.
3. Vorsichtige Beendigung des Behandlungsprozesses.

Literatur

Adler, R. H., Herrmann, J. M., Köhle, K., Langewlz, W., Schonecke, O. W., von Uexküll, T., Wesiack, W.: Uexküll – Psychosomatische Medizin. 6. Auflage. München, Jena 2003

Ahrens, S.: Lehrbuch der psychotherapeutischen Medizin. Stuttgart 1997

Alexander, F.: Psychosomatische Medizin – Grundlagen und Anwendungsgebiete. Berlin – New York 1971

Altmeyer, S., Kröger, F.: Theorie und Praxis der systemischen Familienmedizin. Göttingen 2003

Altmeyer, S., Petzold, E.: Der vierte Therapieversuch. In: Schüffel, W. et al. (Hrsg.): Handbuch der Salutogenese. Wiesbaden 1998

Balint, M.: Der Arzt, sein Patient und die Krankheit. 4. Auflage, Stuttgart 1991

Buddeberg, C., Willi, J. (Hrsg.): Psychosoziale Medizin. 2. Auflage, Berlin 1998

Dilling, H., Freyberger, H. J. (Hrsg.): WHO – ICD10 Taschenführer zur Klassifikation psychischer Störungen. Bern 1999

Hoffmann, S. O., Hochapfel, G.: Neurosenlehre, Psychotherapeutische und Psychosomatische Medizin. 6. Auflage, Stuttgart 1999

Lane, R. D., Ahern, G. L., Schwartz, G. E., Kaszniak, A. W.: Is alexithymia the emotional equivalent of blindsight? Biol. Psychiat. 42 (9): 834-844, 1997

Laux, G., Möller, H.-J.: Memo Psychiatrie und Psychotherapie. Stuttgart 1998

Maoz, B.: Salutogenese – Geschichte und Wirkung einer Idee. In: Schüffel, W. et al. (Hrsg.): Handbuch der Salutogenese. Wiesbaden 1998

McDaniel, S., Hepworth, J., Doherty, W. J.: Medical family therapy. A biopsychological approach to families with health prolems. New York 1992

McDaniel, S., Hepworth, J., Doherty, W. J.: Medical family therapy with somatizing patients: The co-creation of therapeutic stories. Im Mikesell, R. H., Lustermann, D. D., McDaniel, S. (eds): Intergrating familiy therapy: Handbook of family psychology and systems theory. APA-books 1995

Pearson, L., Pearson, L.: Psychodiät. Hamburg 1977

Senf, W., Broda, M. (Hrsg.): Praxis der Psychotherapie. Stuttgart 1996

Reich, G., Cierpka, M.: Psychotherapie der Essstörungen. Stuttgart 2001

Rudolf, G.: Psychotherapeutische Medizin und Psychosomatik. 4. Auflage, Stuttgart 2000

Schiffter, R.: Neurologie des vegetativen Systems. Berlin 1985

Studt, H. H., Petzold, E. R.: Psychotherapeutische Medizin. Berlin 2000

Tress, W., Kruse, J., Ott, J. (Hrsg.): Psychosomatische Grundversorgung. Stuttgart 2004

Wirsching, M., Scheib, P. (Hrsg.): Paar- und Familientherapie. Berlin 2002

Susanne Altmeyer

10. Psychotraumatologie

10.1 Definitionen

Das Wort „Trauma" kommt aus dem Griechischen und heißt „Verletzung", ein „Psychotrauma" ist damit eine „seelische Verletzung".
Unter einem psychischen Trauma wird ein intensives Bedrohungserlebnis verstanden, dessen Qualität deutlich außerhalb des typischen menschlichen Erlebens liegt und dessen Intensität die durchschnittlich verfügbaren psychischen Verarbeitungskapazitäten überschreitet.
Die Psychotraumatologie als Lehre von der Struktur, dem Verlauf und den Möglichkeiten der Behandlung seelischer Verletzungen handelt davon, wann eine solche Verletzung eintritt, was geschieht, wenn sie eingetreten ist und davon, was zur Heilung geschehen muss. Ihr Gegenstand sind also die psychosomatischen Folgen von traumatisierenden Lebensereignissen.
Wie groß die Bedeutung von seelischen Verletzungen für eine Vielzahl von Störungsbildern ist, wird erst seit ca. 25 Jahren wahrgenommen, obwohl in der medizinischen Literatur schon vor 150 Jahren entsprechende Symptomatiken beschrieben wurden, zum Beispiel nach Eisenbahnunglücken. 1980 haben die psychotraumatischen Störungen Einzug gehalten in medizinische Diagnosemanuals, seitdem werden zunehmend Konzepte für die Forschung, Behandlung und Prävention entwickelt.

10.2 Formen psychischer Traumatisierung

Man kann psychische Traumatisierungen nach mehreren Kriterien einteilen:

- **nach der Art der Verursachung**
  - **apersonale Gewalt**: Naturkatastrophen, technische Katastrophen und schwere Unfälle
  - **personale Gewalt**: Gewalteinwirkungen im Rahmen politischer Verfolgung (Konzentrationslagerhaft, Folter, Geiselhaft) und im personalen Nahbereich (Vergewaltigung, eheliche Misshandlung, Kindesmisshandlung)

- **nach der Dauer ihrer Einwirkung**
  - **Typ I-Trauma**: einmalig, kurzdauernd, unerwartet (z.B. die Ereignisse vom 11. September 2001)
  - **Typ II-Trauma**: anhaltend, wiederholt, erwartet (z.B. psychischer u. sexueller Missbrauch)

Nach jeder Form der Traumatisierung können akute oder länger anhaltende Störungen auftreten, hierbei ist bei personalen Traumatisierungen und besonders bei solchen, die durch nahe Bezugspersonen zugefügt werden (körperliche, sexuelle oder emotionale Traumatisierung) zusätzlich mit einer schwerwiegenden Beziehungsstörung zu rechnen. Die Folgen von personaler Gewalt und die von Typ II-Traumata sind meist deutlich gravierender.

Beim Erleben und der Verarbeitung von schweren Traumata lässt sich ein dreiphasiger Verlauf unterscheiden (Williams, 1993) mit:

- **Schockphase**: Sie dauert zwischen einer Stunde und einer Woche und ist gekennzeichnet durch ein Gefühl der Unbeweglichkeit und im Anschluss daran des Nicht-Wahrhaben-Wollens. Typisch sind Phänomene eines veränderten Zeiterlebens (Zeitraffer oder Zeitlupe), veränderte Wahrnehmung (Tunnelsicht) oder Entfremdungserlebnisse.
- **Einwirkungsphase**: Sie kann bis zu zwei Wochen dauern und ist gekennzeichnet durch Schwankungen zwischen Ärger und Selbstzweifeln. Gefühle von Hoffnungslosigkeit, Ohnmacht und Depressionen treten auf, außerdem Schreckhaftigkeit, Gedächtnis- und Konzentrationsstörungen, Rückblenden von Ereignissen (Flash-backs) und Überlebensschuld.
- **Erholungsphase**: Die Betroffenen versuchen, das Trauma in ihr Leben zu integrieren und Alltagstätigkeiten wieder aufzunehmen. Wichtig ist die Entlastung und Unterstützung durch das soziale Umfeld.

Im Folgenden sollen einige spezifische Formen von Traumatisierungen näher beleuchtet werden.

10.2.1 Sexualisierte Gewalt

Sexualisierte Gewalt ist häufig, so haben z.B. über 20% der Frauen in den USA massive sexualisierte Gewalt bis hin zu Vergewaltigungen erlitten. Die Täter kommen meistens aus dem Familien- oder Bekanntenkreis. Das Entstehen einer schweren Traumafolgestörung nach Vergewaltigung ist gegenüber anderen Traumaarten sehr häufig: In ca. 50%

der Fälle entsteht eine sogenannte Posttraumatische Belastungsstörung, insbesondere wenn große Brutalität des Täters, körperliche Verletzungen des Opfers und erlittene frühere Traumatisierungen vorlagen.

10.2.2 Andere Gewaltverbrechen

Auch nach anderen Gewaltverbrechen wie körperlichen Misshandlungen und Überfällen treten häufig Folgestörungen auf: eine Posttraumatische Belastungsstörung in ca. 25%. Hierbei spielt das Ausmaß der erlebten Bedrohung und der erlittenen physischen Verletzungen eine große Rolle.

10.2.3 Holocaust-Überlebende

Bei Überlebenden der extremen Traumatisierungen des Holocaust wurden chronische Angstzustände, depressive Reaktionen, Schuld- und Schamgefühle, psychosomatische Symptome, Hypervigilanz (übergroße Wachheit und Wachsamkeit), Beeinträchtigungen der Gedächtnisfunktion und bleibende Persönlichkeitsveränderungen gefunden. Es scheint aber so zu sein, dass nicht alle unter bleibenden psychischen Symptomen leiden, sondern dass es etliche unter den Überlebenden gibt, die die traumatisierenden Erlebnisse verarbeiten und bewältigen konnten.

Dies stellte zum Beispiel der Soziologe Aaron Antonovsky fest, der mit einer Gruppe anderer Forscher die Anpassung von israelischen Frauen im Alter zwischen 45 und 54 Jahren an die Menopause untersuchte. Unter diesen Frauen gab es eine Gruppe, die den Holocaust in Mitteleuropa erlitten und überlebt hatte. Es erstaunte nicht, dass die Mehrheit dieser Frauen größere Probleme als nicht-traumatisierte Frauen hatte, mit den Veränderungen, die die Wechseljahre mit sich brachten, umzugehen. Was erstaunte, war die Tatsache, dass fast ein Drittel der Frauen, die den Holocaust erlebt hatten, keine Probleme hatte.

Antonovsky entwickelte in den Folgejahren sein Konzept der Salutogenese (siehe Kapitel 15). Individuelle und soziale Ressourcen scheinen bei der Verarbeitung und Überwindungen auch dieser seelischen Schäden eine große Rolle zu spielen.

10.2.4 Kriegstraumata und politische Verfolgung

Ca. 20 % der Überlebenden von Krieg und politischer Verfolgung entwickeln Posttraumatische Belastungsstörungen, waren sie in Kriegs-

oder politischer Gefangenschaft, ist die Zahl noch wesentlich höher (50-70%).

10.2.5 Technische Katastrophen und Naturkatastrophen

Entwicklungsländer sind von solchen Ereignissen wesentlich stärker betroffen als die Industrienationen. Das Auftreten von psychischen Störungen nach schweren Katastrophen wie Vulkanausbrüchen, Flächenbränden oder Dammbrüchen liegt unmittelbar nach dem Ereignis bei etwa 75% der Betroffenen, verschwindet bei der Mehrzahl nach Stunden bis Tagen aber wieder und überdauert nur bei etwa 25% mehrere Wochen. Länger als 3 Monate treten Symptome nur bei ca. 12% auf.

10.2.6 Verkehrsunfälle

In mehreren Untersuchungen zeigt sich, dass eine große Zahl von Opfern von Verkehrsunfällen psychische Störungen entwickelt. Ca. 40% zeigen in den ersten Monaten das Vollbild einer Posttraumatischen Belastungsstörung, bei der Hälfte verschwinden die Symptome allerdings innerhalb des ersten halben Jahres, bei zwei Dritteln innerhalb eines Jahres.

10.2.7 Körperliche Erkrankungen und medizinische Behandlungen

Posttraumatische Symptome als Folge von körperlichen Erkrankungen treten relativ häufig auf. Bei Herzinfarktpatienten werden in über 30% der Fälle depressive Störungen gefunden, bei Krebskranken zeigte sich in mehreren Studien bei bis zu 20% eine Posttraumatische Belastungsstörung.

10.2.8 Traumatisierung von Helfern

Der Umgang mit Traumaopfern kann selbst traumatisieren. Bei Feuerwehrleuten, Polizisten und Rettungsassistenten, die mit Toten, Schwerverletzten und Katastrophen selbst zu tun haben, in denen nicht selten auch ihr eigenes Leben bedroht ist, treten in nicht wenigen Fällen (je nach Studie 5-20%) Posttraumatische Belastungsstörungen auf, die Zahl nicht voll ausgeprägter Störungsbilder ist wesentlich höher.

10.2.9 Frühe Traumatisierungen

Dieser Art von Traumatisierung soll etwas mehr Raum gegeben werden, da sie von großer Bedeutung für die psychische Gesundheit oder

Krankheit von Kindern und Erwachsenen ist und Mitglieder der sozialen Berufe nicht selten mit ihr in Berührung kommen.

Gewalt gegen Kinder kann sich in unterschiedlichen Formen zeigen:

Vernachlässigung meint unzureichende Ernährung, mangelhafte Pflege, fehlende Förderung, schlechte gesundheitliche Versorgung, mangelnde Beaufsichtigung, wenig Schutz vor Gefahren;
Misshandlung umfasst körperliche und psychische Misshandlung und emotionalen Missbrauch.
Körperliche Misshandlung liegt vor, wenn durch körperliche Gewaltanwendung ernsthafte vorübergehende oder bleibende Verletzungen zugefügt werden. Dies kann brutales oder häufiges Schlagen, Treten, Verbrennen, Beißen, Einsperren bis hin zu Quälen oder Foltermethoden sein. Eine extreme Form stellt das *Münchhausen-by-proxy-Syndrom* dar, bei dem Eltern ihren Kindern absichtlich Schädigungen, z.B. durch Zuführen schädlicher Substanzen zufügen, um anschließend Arzt- oder Klinikbehandlungen des Kindes in Anspruch nehmen zu können.
Psychische Misshandlung äußert sich in ausgeprägt feindlicher oder abweisender Haltung gegenüber den eigenen Kindern, wie Verhöhnen, Verspotten, Drohen, Ängstigen, Verwirren, Isolieren, etc.
Sexuelle Traumatisierung bezeichnet die Beteiligung noch nicht ausgereifter Kinder und Jugendlicher an sexuellen Aktivitäten, denen sie nicht verantwortlich zustimmen können, wie orale und genitale Praktiken, vollzogener koitaler, oraler oder analer Geschlechtsverkehr, aber auch Formen ohne direkten Körperkontakt, wie das gemeinschaftliche Anschauen von pornographischem Material. Dabei benutzen Erwachsene oder ältere Jugendliche Kinder zur eigenen sexuellen Stimulation und missbrauchen das vorhandene Macht- oder Kompetenzgefälle zum Schaden des Kindes.

Traumatische Erfahrungen im Kindes- und Jugendalter haben wesentlich größere Auswirkungen auf die Entwicklung der Persönlichkeit der Betroffenen als im Erwachsenenalter. Hierbei ist das Risiko schwerer psychischer Erkrankungen umso höher:

- je länger die Traumatisierung andauert,
- je gewaltsamer und eindringender die Art der Traumatisierung ist,
- je jünger das Opfer ist,
- je stärker das Opfer auf den Täter als Vertrauensperson angewiesen ist und
- je weniger nicht misshandelnde Vertrauenspersonen zur Verfügung stehen.

Die Häufigkeit von psychischen Traumatisierungen in Kindheit und Jugend ist sehr schwer schätzbar. Das liegt zum einen daran, dass die Täter versuchen, ihre Opfer mit Geschenken, Androhung von Gewalt oder dem Appell der Verantwortung gegenüber der Familie zur Geheimhaltung zu bewegen. Außerdem spielen Scham- oder Schuldgefühle eine Rolle oder die Erfahrung der Kinder, dass ihnen doch nicht geglaubt wird. Zusätzlich können bei den Opfern Verdrängungs- und Verleugnungsprozesse wirksam sein, die die Verarbeitung des Erlebten begleiten. Wahrscheinlich werden 10 – 15% aller Kinder und Jugendlichen im Laufe ihrer Entwicklung Opfer körperlicher oder sexueller Traumatisierung, wobei eher von einer Unterschätzung als von einer Überschätzung dieses Problems gewarnt werden muss.

10.3 Folgen psychischer Traumatisierungen

Im ICD-10 werden die psychischen Folgen von traumatischen Ereignissen unter F43 aufgeführt: die akute Belastungsreaktion (F43.0), die Posttraumatische Belastungsstörung (Post Traumatic stress disorder PTSD) (F43.1) und die Anpassungsstörungen (F43.2), sowie unter F43.8 „sonstige Reaktionen auf schwere Belastungen". Diese können eine ganze Palette von psychischen Störungsbildern umfassen, wie zum Beispiel:

- Sucht und Abhängigkeit
- Phobien
- Panikstörungen
- Generalisierte Angststörungen
- Dissoziative Störungen
- Somatoforme Störungen
- Depressionen
- Borderline-Persönlichkeitsstörung
- Persönlichkeitsveränderungen (komplexe PTSD)

Die akute Belastungsreaktion, die Posttraumatische Belastungsstörung und die Anpassungsstörungen sind häufige und typische Reaktionen auf Traumatisierungen, deshalb sollen sie hier ausführlicher dargestellt werden. Ob und wenn ja, welche Symptome ein Mensch entwickelt, hängt von einer Vielzahl von Faktoren ab. Seine Vorerfahrungen, seine Persönlichkeit, das sozialen Umfeld, seine genetische Prädisposition, Art und Einwirkungsdauer des Traumas, die danach erlebte Unterstützung – all dies und noch viel mehr hat Einfluss darauf, wie ein Trauma verarbeitet wird.

10.3.1 Akute Belastungsreaktion

Eine akute Belastungsreaktion kann innerhalb weniger Minuten bis wenige Tage nach einer Traumatisierung auftreten, typischerweise nach Ereignissen wie schweren Unfällen, Naturkatastrophen, Vergewaltigungen, aber auch nach allen anderen Arten von Gewalteinwirkungen oder wenn die Personen Zeuge von Gewalthandlungen gegen Dritte werden. Ihr Hauptmerkmal ist ihre vorübergehende Natur und ihr spontanes Abklingen innerhalb weniger Tage.

Unmittelbar nach dem Ereignis kommt es bei den Betroffenen zu einer Art „Betäubung" mit Desorientiertheit, eingeschränkter Aufmerksamkeit und Bewusstseinseinengung. Die Betroffenen können völlig desorientiert sein und ohne Erinnerung an das Traumageschehen.

Später kann es zu anderen Phänomenen kommen, wie Depression, Angst, Ärger, Rückzug, Überaktivität und vegetativen Zeichen der Angst wie Schwitzen, Erröten, Herzrasen. Meist verschwinden die Symptome nach spätestens drei Tagen, für die Zeit der Belastungsreaktion besteht nicht selten eine Erinnerungslücke.

10.3.2 Posttraumatische Belastungsstörung (Post Traumatic Stress Disorder – PTSD)

In einem Teil der Fälle kann es nach der Einwirkung verschiedenster, grundsätzlich aber aller Formen psychischer Traumatisierungen zu einer posttraumatischen Belastungsstörung kommen. Die Symptome setzen häufig erst mit einer Latenz von Wochen bis Monaten nach dem Trauma ein, stellen also eine verzögerte Reaktion auf das Trauma dar. Es zeigen sich:

> PTSD:
> – Sich aufdrängende belastende Gedanken und Erinnerungen an das Trauma (Intrusionen) oder Erinnerungslücken (Alpträume, Flashbacks, partielle Amnesie)
> – Übererregungssymptome (Schlafstörungen, Konzentrationsstörungen, Reizbarkeit)
> – Vermeidungsverhalten (Vermeidung traumaassoziierter Stimuli)
> – Emotionale Taubheit (allgemeiner Rückzug, Interesseverlust, innere Teilnahmslosigkeit)

Kennzeichnend sind also ein wiederholtes Nach-Erleben des Traumas in sich aufdrängenden quälenden Erinnerungen, die nicht komplett sind sondern sich in Teilerinnerungen und Erinnerungsfragmenten, zum Beispiel bestimmten Geräuschen oder Gefühlen zeigen. Psychodynamisch gesehen ist es dem Ich nicht gelungen, die traumatischen Eindrücke zu verdrängen und zu verarbeiten. Stattdessen geschah eine Abspaltung (Dissoziation) von Traumamaterial, das in der Folge in Form von wiederkehrenden Erinnerungen immer wieder auftaucht.

Fallbeispiel: Eine junge Frau, die bei einem Banküberfall mehrere Stunden von den Bankräubern als Geisel genommen wurde, ist noch zwei Monate danach nicht in der Lage, eine Bank zu betreten. Wenn sie nur daran denke, werde sie ganz unruhig und bekomme Schweißausbrüche. Sie sei nicht mehr in die Nähe der Bank, in der es passiert sei, gekommen und nehme lange Umwege in Kauf, um nicht dort vorbeifahren zu müssen. Sie habe häufig Alpträume von dem Überfall und wache nachts schweißgebadet auf. Auch am Tag sehe sie manchmal plötzlich Bilder von dem Geschehen vor sich, die sie sehr belasten. Auch gegenüber Geräuschen sei sie sehr empfindlich und schreckhaft geworden. Sie habe sich in letzter Zeit sehr von allen zurückgezogen und sei kaum noch in der Lage, ihre Hausarbeit zu leisten. Sie sei seit dem Überfall krankgeschrieben.

Wie oben schon aufgeführt, tritt eine PTSD häufig nach Vergewaltigungen und anderen Gewalttaten, bei Kriegs- und Verkehrsunfallopfern auf.

Die Zahl einer nicht vollständig ausgebildeten PTSD ist noch viel höher und es besteht eine hohe Chronifizierungsgefahr.

Es gibt bestimmte **Risikofaktoren zur Entwicklung einer Posttraumatischen Belastungsstörung**, die das Auftreten wahrscheinlicher machen:

- **Objektive Risikofaktoren:**
    Art, Intensität und Dauer des traumatischen Ereignisses
    Wiederholtes Ausgesetztsein
    Durch Menschen verursachte Traumatisierungen
    Absichtlichkeit
    Irreversibilität des erlittenen Verlustes
    Höhe der materiellen Schädigung
    Ständiges Erinnertwerden an das Geschehen
- **Subjektive Risikofaktoren:**
    Unerwartetes Eintreten des traumatischen Ereignisses
    Geringer Grad der eigenen Kontrolle über das Geschehen
    Schulderleben
    Ausbleiben fremder Hilfe

- **Individuelle Risikofaktoren:**
  Jugendliches oder hohes Lebensalter
  Zugehörigkeit zu einer sozialen Randgruppe
  Niedriger sozioökonomischer Status
  Mangelnde soziale Unterstützung
  Psychische oder körperliche Vorerkrankungen
  Familiäre Vorbelastung mit traumatischen Erfahrungen

10.3.3 Anpassungsstörungen

Anpassungsstörungen können nach entscheidenden Lebensveränderungen oder nach belastenden Lebensereignissen entstehen, zum Beispiel nach Todesfällen, Trennungserlebnissen, Emigration, Flucht oder im Zusammenhang mit einem Entwicklungsschritt wie der Geburt eines Kindes, Schulwechsel, Arbeitsplatzwechsel, Eintritt in den Ruhestand, etc. auftreten, wobei die individuelle Vulnerabilität eine große Rolle spielt. Die Belastungen, die zu einer Anpassungsstörung führen, nehmen keine katastrophalen Ausmaße an, die Symptome beginnen innerhalb eines Monats und können in Art und Schwere variieren. Beispiele für Symptome sind:

- Kurze depressive Reaktion
- Längere depressive Reaktion
- Angst und depressive Reaktion gemischt
- Anspannung, Ärger und andere Gefühle
- Störungen des Sozialverhaltens

In der Regel dauern die Symptome nicht länger als sechs Monate an und verschwinden dann wieder.

10.3.4 Folgen psychischer Traumatisierungen im Kindes- und Jugendalter

Traumatisierungen von Kindern durch Vernachlässigung, Missbrauch und Misshandlung, meistens in der eigenen Familie, hat in der Regel massive Auswirkungen auf die Persönlichkeitsentwicklung der Betroffenen. Die Überflutung mit Gefühlen der Angst, des Schmerzes, des Ekels und der Wut, häufig auch der Ohnmacht und Orientierungslosigkeit, weil die Kinder gar nicht verstehen, was mit ihnen geschieht, führen zu einer Reihe von Bewältigungsversuchen der Psyche, wie der fehlenden Erinnerung an Teile der traumatischen Situationen. Auch masochistische und Selbstbestrafungstendenzen kommen vor: Wenn die Opfer sich selbst die Schuld geben, können die misshandelnden Eltern, die gleichzeitig wichtige Bindungsfiguren sind, vor der eigenen Wut geschützt werden.

Die Kinder stecken in einem katastrophalen Dilemma: Die Menschen, die ihnen am nächsten stehen, die ihnen Bezugspersonen, Beschützer und Vorbilder sein sollen und die die einzigen Eltern sind, die sie haben, fügen ihnen körperliche und seelische Verletzungen zu. Sie müssten sie eigentlich gleichzeitig hassen und lieben. Hinzu kommt, dass Angst, Schuldgefühle und Scham verhindern, dass die Kinder sich jemandem anvertrauen, so dass es nicht zu einer Beendigung des Missbrauchs oder der Misshandlung kommt. Die Vorstellung, die Familie könnte auseinanderbrechen, wenn die Gewalttaten bekannt werden, ist für viele Kinder unerträglicher, als dem Missbrauch weiter ausgesetzt zu sein.

Traumatisierende Eltern waren einmal traumatisierte Kinder – diese Behauptung trifft in vielen Fällen zu. Sie selbst haben vielfach die Erfahrung gemacht, dass ihre Eltern sich nicht wie verantwortungsvolle Eltern verhalten haben, sondern dass sie als Kinder die Bedürfnisse der Eltern befriedigen mussten, somit verantwortlich waren für das Wohl der Erwachsenen. Das Gleiche erwarten sie, wenn auch unbewusst, von den eigenen Kindern – sie haben möglicherweise kein inneres Bild davon, wie sich Eltern anders verhalten könnten.

Wie erwähnt, ist es für Außenstehende nicht einfach zu erkennen, ob Kinder körperlich, sexuell oder psychisch traumatisiert werden. Daran denken sollte man:

- wenn äußerlich Anzeichen für Gewalt wie blaue Flecken, Bauchverletzungen, untypische Brüche zu sehen sind,
- Geschlechtskrankheiten auftreten,
- altersunangemessenes sexualisiertes Verhalten mit Sexualisierung von Alltagsbeziehungen, eine ausgeprägte sexuelle Neugierde und die Verwendung von sexuellen Begriffen zu beobachten sind,
- psychische Symptome wie diffuse Angstzustände, Schlafstörungen, Depressionen, unangemessene Schuldgefühle, Erinnerungslücken sich häufen,
- psychosomatische Symptome wie Schmerzzustände, insbesondere Unterleibsschmerzen, Essstörungen, Einnässen, Einkoten vorliegen,
- und bei Verhaltensauffälligkeiten wie Suizidversuchen, Selbstverletzungen,

plötzlichem, unerklärlichem Schulversagen,
aggressivem und distanzlosem Verhalten,
Drogen- und Tablettenmissbrauch,
Weglaufen aus dem Elternhaus, Streunen,
regressivem Verhalten.

Besteht der **Verdacht auf eine aktuelle Misshandlungs- oder Missbrauchssituation**, ist es ratsam **Kinderschutzorganisationen oder Beratungsdienste** einzuschalten, mit denen das weitere Vorgehen abgestimmt werden kann. Bestätigt sich dieser Verdacht, so sollte versucht werden, die **Misshandlungssituation zu beenden**. Eine **abrupte Trennung von Tätern und Opfern ist eher problematisch**, vor allem, wenn die Täter die primären Bindungspersonen sind. Es sollte eher versucht werden, den Tätern sowohl die psychischen Folgen für die Kinder und auch eventuelle juristische Folgen für die Täter klarzumachen und sowohl die Kinder als auch die Eltern fachpsychotherapeutischer Hilfe zuzuführen.

Erwachsene, die in ihrer Kindheit und Jugend traumatisiert wurden, leiden unter:

- Alpträumen – Depressionen – Erinnerungslücken – Essstörungen
- Selbstverletzungen – Schlafstörungen – Schmerzsymptomen – Schuldgefühlen – Suizidversuchen – der Tendenz, erneut Opfer physischer oder sexueller Traumatisierung zu werden – der Tendenz, selbst Kinder und Jugendliche zu traumatisieren.

10.3.5 Dissoziative Identitätsstörung (Multiple Persönlichkeitsstörung)

Dieses Krankheitsbild als extreme Folge kindlicher Traumatisierung, das seit 1980 in den diagnostischen Manuals unter den Namen „Multiple Persönlichkeit" (DSM III), „Multiple Persönlichkeitsstörung" (ICD-10) und zuletzt „Dissoziative Identitätsstörung" (DSM IV) erscheint, ist nach wie vor in der medizinischen Fachwelt eine der umstrittensten Diagnosen. Obgleich es inzwischen eine Vielzahl von Untersuchungen und Veröffentlichungen darüber gibt und das Krankheitsbild alle wissenschaftlichen Kriterien dafür erfüllt, als Diagnose anerkannt zu werden (Gast, 2001a), zweifeln viele an seiner tatsächlichen Existenz und halten die Symptome allenfalls für geeignet als Stoff für Romane und Psychothriller.

Dass die Diagnose außerhalb von Spezialambulanzen immer noch sehr selten gestellt wird, obgleich die dissoziative Identitätsstörung bei bis zu

5% der psychiatrischen und psychotherapeutischen Patienten zu finden ist (Gast, 2001b), liegt zum einen sicherlich daran, dass die Vorstellung von mehreren getrennten und selbständig agierenden Persönlichkeitszuständen in einem Menschen unserem modernen Menschenbild, das ausgeht von einer zentralen Struktur des Bewusstseins, widerspricht. Zum anderen liegt es in der Natur der Störung selbst, dass die Betroffenen Seiten von sich und ihrer Lebensgeschichte nicht oder nur unvollständig wahrnehmen können. Bestimmte Symptome werden vor den Mitmenschen und vor sich selbst versteckt, weil sie zu fremd und zu seltsam wirken. Die Dynamik der Krankheit ist gekennzeichnet durch ein **Nicht-Sehen-Können**, **Nicht-Glauben-Können** und **Nicht-Wahrhaben-Können**.

Ätiologisch geht man heute aus von einem **Diathese-Stress-Modell**, also davon, dass ein Mensch, der eine Dissoziative Identitätsstörung entwickelt, eine genetische Veranlagung dafür mitbringen muss und zusätzlichen bestimmten Stressoren ausgesetzt war oder ist, die die Veranlagung zur Ausprägung bringen. Als Stressoren wurden hierbei in über 90% der Fälle schwere kindliche Traumatisierungen benannt, am häufigsten in Form von sexueller Gewalt bei Inzest, oft verbunden mit körperlicher und emotionaler Misshandlung sowie extremer Vernachlässigung. Als traumatische Ereignisse fanden sich auch das Miterleben des gewaltsamen Todes naher Angehöriger oder extreme Armut. Die Befunde stützen ein **Posttraumatisches Modell** der Dissoziativen Identitätsstörung, die als psychobiologisch gebahnte Antwort auf schwere kindliche Traumatisierungen in einem bestimmten Zeitfenster gesehen werden kann. Anhand eines Fallbeispiels soll illustriert werden, wie die Entwicklung einer solchen Störung vorstellbar ist:

In den Bildern, die eine vom Vater sexuell traumatisierte Patientin als Kind gemalt hat, ist ein kleines Mädchen dargestellt, das sieht, wie einem anderen Kind die Traumatisierung zustößt. Es phantasiert, dass nicht es selbst betroffen ist, sondern eine andere Person. Unter dem Einfluss wiederholter Traumatisierungen hat sich die Identität aufgespalten und es sind alternative Persönlichkeits- oder Selbstzustände herausgebildet worden, die sich an den Missbrauch nicht mehr erinnern. Dadurch konnte die Patientin als Kind ihre Beziehungsfähigkeit zu dem traumatisierenden Vater ohne unerträgliche Ambivalenzkonflikte aufrechterhalten. Der Preis für diese Art der Traumabewältigung ist eine unkontrollierbare Dissoziation im Erwachsenenalter mit einem tiefgreifend fragmentierten Selbst- und Identitätserleben.

Neurophysiologische Studien mittels funktioneller Magnetresonanztomographie geben erste Hinweise darauf, dass bei unterschiedlichen Persönlichkeitszuständen unterschiedliche Erinnerungsspeicher im Gehirn im Bereich Hippocampus, temporaler Cortex und Corpora amygdala (Mandelkerne) aktiviert sind. Allerdings steckt dieser Forschungszweig noch ganz in den Anfängen.

Folgende **Symptome** gehören zu einer **Dissoziativen Identitätsstörung** (Kriterien nach Dell, 2001):

Kriterium A – Dissoziative Symptome:
- Gedächtnisprobleme, z.T. schwere Amnesien für autobiographische Inhalte
- Depersonalisation
- Derealisation
- Flashback-Erleben, Alters-Regression
- Pseudoneurologische Symptome
- Weitere somatoforme Syndrome
- Trancezustände

Kriterium B – Subjektiv erlebte teil-abgespaltene Identitätszustände:
- Nicht zu sich gehörig erlebtes Sprechen, Denken, Fühlen und Verhalten
- Zeitweise nicht zu sich gehörig erlebte Fertigkeiten oder Fähigkeiten
- Pseudohalluzinationen, z.B. Hören von kindlichen Stimmen oder von inneren widerstreitenden Dialogen
- Irritierende Erfahrungen von verändertem Ich-Erleben und Verunsicherung über das eigene Ich
- Nicht zu sich gehörig erlebte, teil-abgespaltene Ich-Zustände, mit denen der Therapeut in Kontakt tritt

Kriterium C – Objektive und subjektive Manifestation vollständig abgespaltener Identitätszustände:
- Krasse Diskontinuität im Zeiterleben: Gefühl von „Zeit verlieren" und/oder „aus der Zeit herauskommen"
- Nicht erinnerbares Verhalten
- Von anderen beobachtetes Verhalten, an das man sich nicht erinnern kann
- Finden von Sachen in seinem Besitz, an deren Erwerb man sich nicht erinnern kann

- Finden von (Auf-)Zeichnungen, an deren Anfertigung man sich nicht erinnern kann
- Evidente Anzeichen für kürzliches Verhalten, an das man sich nicht erinnern kann
- Entdecken von Selbstverletzungen oder Suizidversuchen, an die man sich nicht erinnern kann

Bestehen Symptome aus allen drei Kriterien-Bereichen, liegt das Vollbild einer dissoziativen Identitätsstörung vor.

Therapeutisch ist es wichtig, dass die Patienten, falls sich Hinweise auf eine dissoziative Identitätsstörung ergeben, von Behandlern therapiert werden, die Erfahrungen mit dem Krankheitsbild haben. Es wird von den Fachgesellschaften ein psychodynamischer Behandlungsansatz empfohlen, bei dem alle Persönlichkeitsanteile in die Behandlung integriert werden.

10.4 Umgang mit und Behandlung von psychisch traumatisierten Menschen

10.4.1 Grundsätzliches

Wer mit traumatisierten Menschen zu tun hat, sollte sich vorher klar machen, dass es sehr belastend sein kann, mit den sichtbaren und unsichtbaren Verletzungen konfrontiert zu werden. Die Geschichten, mit denen man in Kontakt kommt, sind zum Teil schockierend und erfordern eine eigene innere Festigkeit und psychische Gesundheit. Die Gefahr, selbst eine Burn out-Symptomatik zu bekommen, ist nicht gering und es sollte unbedingt Vorsorge getroffen werden, indem man dafür sorgt, regelmäßige Austauschsmöglichkeiten mit Kollegen und Supervision zu haben und eigene Ausgleichsmöglichkeiten durch Freizeitaktivitäten oder Hobbies. Zudem ist es sehr wichtig, sich klar darüber zu sein, welche traumatischen Erfahrungen man als professioneller Helfer selbst gemacht hat und inwieweit die eigenen Verletzungen be- und verarbeitet sind.

Den Versuch, im Kontakt mit einem traumatisierten Menschen dem Geschehen gegenüber neutral zu sein, zum Beispiel weil man gar nicht weiß, wie es dazu kam, dass eine Frau von ihrem Mann zusammengeschlagen wurde, soll man nicht machen, da ein traumatisiertes Gewaltopfer soviel Empathie und Beistand wie möglich braucht. Stattdessen sollte eine therapeutische Abstinenz die Haltung sein, die ein Traumahelfer einnimmt.

Die Abstinenzregel von G. Fischer besagt folgendes:
„Therapeutische Abstinenz verlangt von der Trauma-Therapeutin, allgemein Handlungen zu vermeiden, die überwiegend ihren Interessen, Bedürfnissen oder weltanschaulichen Ansichten entsprechen. Nur so ist sie fähig, sich auf die Bedürfnisse und das erschütterte Selbst- und Weltverhältnis ihrer Klientin einzulassen. Die solidarisch abstinente Therapeutin lässt die Betroffene ihren eigenen Weg finden und hält sich mit Bewertungen dieses Weges zurück."

In unserem Beispiel hieße das den Wunsch der Patientin, nachdem sie sich von ihren Verletzungen erholt hat, zu ihrem Mann zurückzukehren zu akzeptieren, auch wenn die Traumahelferin der persönlichen Überzeugung ist, dass frau auf keinen Fall zu einem gewalttätigen Mann zurückkehren sollte.

Im Fall von Kindern, die von ihren Angehörigen traumatisiert werden, ist es auf jeden Fall, wie oben aufgeführt, ratsam, Institutionen wie den Kinderschutzbund oder das Jugendamt einzuschalten.

10.4.2 Erste Maßnahmen

In Erste-Hilfe-Kursen lernen wir, dass bei einem Unfall zuallererst die Unfallstelle gesichert werden muss, weil sonst die Gefahr besteht, dass weiterhin Menschen zu Schaden kommen. Etwas Ähnliches gilt für den Umgang mit psychisch traumatisierten Menschen: Das **Herstellen einer sicheren Umgebung** ist Grundvoraussetzung dafür, Gefühle der Ohnmacht und des Überwältigt-Seins zu unterbrechen und eine weitere Gefährdung durch Desorientiertheitszustände zu verhindern. Das kann geschehen, indem bei Unfällen und Katastrophen die Betroffenen aus der Gefahrenzone gebracht werden, bei Gewalttaten weiterer Täterkontakt verhindert wird und den Traumatisierten, die häufig noch unter Schock stehen, versichert wird, dass sie in Sicherheit sind. Nicht selten ist auch eine Klinikeinweisung notwendig.
Das Herstellen der äußeren Sicherheit umfasst auch die **Organisation des psychosozialen Helfersystems**, also das Einschalten von Familie und Freunden, eventuell Polizei, Hilfsorganisationen oder dem Jugendamt.
Für den traumatisierten Menschen, dessen Wahrnehmung in der Schockphase häufig verändert ist, ist es vielfach nicht möglich zu realisieren, dass keine akute Gefährdung mehr besteht, weswegen es in der Regel hilfreich ist, einen Bezug zur Realität dadurch herzustellen, dass man erklärt, wer und wo man ist und was jetzt geschehen wird. Leiden die

Betroffenen unter Entfremdungsgefühlen oder Erinnerungslücken, ist es erforderlich, dass ihnen diese Phänomene als in dieser Situation normal erklärt werden, da es von den Betroffenen oft sehr verunsichernd erlebt wird, sich nicht als sie selbst und fremd zu fühlen. Diese **Informationsvermittlung bzgl. traumatypischer Symptome** mindert die Angst, dass jetzt noch etwas ganz schlimmes passieren könnte oder verrückt zu werden, wie sie nicht selten bei akut Traumatisierten auftritt. Die HelferInnen sollten in dieser verunsichernden Situation **empathisch zur Verfügung** stehen, Verständnis haben für die Wirkung der Traumatisierung, die sich in ungewöhnlichem Verhalten äußern kann.

Es sollte früh daran gedacht werden, Therapeuten, die mit der Behandlung von traumatisierten Menschen vertraut sind, hinzuzuziehen.

Traumaspezifische Stabilisierung

Sie sollte durch psychotraumatologisch qualifizierte Psychotherapeuten erfolgen, entweder bei leichteren Fällen im ambulanten Bereich oder stationär in einer spezialisierten Klinik. Die Stabilisierung macht den zentralen Teil der Arbeit mit Traumatisierten aus und das Anwenden von stabilisierenden Techniken ist während der gesamten psychotraumatologischen Arbeit immer wieder sinnvoll und wichtig. Nach Arne Hofmann sind die 6 Phasen der Traumatherapie:

1.-4. Stabilisierung
5. Traumakonfrontation
6. Trauern und Neubeginn.

Manchmal drängen die Patienten darauf, sich mit den Schreckensbildern zu konfrontieren. Sie haben die Vorstellung „da durch zu müssen", damit die traumatische Erfahrung ihre Wirkung verliert. Tatsächlich ist es aber so, dass ihre Psyche noch gar nicht in der Lage ist, das Erlebte in der akuten Belastungsreaktion oder bei Vorliegen einer Posttraumatischen Belastungsstörung zu verarbeiten, sondern dass eine Konfrontation damit im Gegenteil re-traumatisierend wirken kann. Es ist wichtig, die Betroffenen über die Zusammenhänge aufzuklären. Hierbei sind Bilder und Metaphern oft hilfreich, um die komplizierten hirnorganischen Vorgänge verständlich zu machen:

„Stellen Sie sich vor, Sie hätten in sich drin eine ganze Menge Werkzeuge, die Ihrer Psyche dabei helfen, mit den Anforderungen des täglichen Lebens fertig zu werden. Durch ein Erlebnis, wie Sie eines hatten, wird die Psyche so mit Angst und Schrecken überflutet, dass einige dieser Werkzeuge kaputt gehen. So wie es mit einem defekten Hammer kaum möglich ist, einen Nagel einzuschlagen – entweder der Nagel

wird krumm, die Wand wird beschädigt oder Ihr Daumen wird verletzt – so werden auch Sie mit den kaputten inneren Werkzeugen zur Zeit nicht in der Lage sein, Ihr Trauma zu bearbeiten. Es muss jetzt erst einmal darum gehen, die inneren Werkzeuge wieder zu reparieren oder neue zu bauen. Dazu ist die Stabilisierungsphase da, in der wir uns sehr mit Ihren inneren Ressourcen beschäftigen werden und Ihnen Techniken zur Verfügung stellen werden, die Ihre innere Stabilität wieder herstellen."

Die Patienten sollen durch die Stabilisierung in die Lage versetzt werden, ein Gefühl von innerer Sicherheit wiederzufinden, sozusagen ihren inneren sicheren Ort.

Da die Erfahrung eines äußeren sicheren Ortes die Entdeckung des inneren sicheren Ortes erleichtert, ist die Herstellung einer tragfähigen therapeutischen Beziehung und ein klares transparentes Arbeitsbündnis unabdingbar. Die Einbeziehung des Patienten in alle Entscheidungen ist notwendig, die Interventionen sollten sehr ressourcenorientiert sein und unter Umständen ist zu Beginn auch eine pharmakotherapeutische Abschirmung erforderlich.

Bewährte Stabilisierungstechniken, wie sie Luise Reddemann empfiehlt, sind:

- Imaginative Stabilisierungstechniken (Wohlfühlort oder innerer sicherer Ort, innere Helfer: Gegenbilder zu den Schreckensbildern)
- Achtsamkeitsübungen (Beruhigung und Anregung zur Selbstberuhigung)
- Distanzierungstechniken (Tresorübung, innere Beobachter, Bildschirmtechnik etc.)
- Körpertherapie (z.B. Qigong als Kombination von Imagination und Körperwahrnehmung in der Bewegung).

Eine Übung, die gerade zu Beginn einer Stabilisierungsphase sinnvoll ist, soll hier dargestellt werden (Reddemann, 2002):

Übung des Wohlfühlortes

„Und nun möchte ich Sie einladen, die Übung des Wohlfühlortes oder auch des inneren sicheren Ortes, wie manche ihn nennen, kennen zu lernen ... Dieser Ort kann auf der Erde sein, er muss es aber durchaus nicht. Er kann auch außerhalb der Erde sein ... Lassen Sie Gedanken oder Vorstellungen oder Bilder aufsteigen von einem Ort, an dem Sie sich ganz wohl und geborgen fühlen. Und geben Sie diesem Ort eine Begrenzung Ihrer Wahl, die so beschaffen ist, dass nur Sie bestimmen können, welche Lebewesen an diesem Ort, Ihrem Ort, sein sollen, sein dürfen. Sie können natürlich Lebewesen, die Sie gerne an diesem Ort haben wollen, einladen. Wenn möglich, rate ich Ihnen, keine Menschen einzuladen, aber vielleicht liebevolle Begleiter oder Helfer, Wesen, die Ihnen Unterstützung und Liebe geben. Prüfen Sie, ob Sie sich dort mit allen Ihren Sinnen wohl fühlen. Prüfen Sie zuerst, ob das, was Ihre Augen wahrnehmen, angenehm ist für die Augen. Wenn es noch etwas geben sollte, was Ihnen nicht gefällt, dann verändern Sie es. Nun überprüfen Sie bitte, ob das, was Sie hören, angenehm für Ihre Ohren ist ... Wenn nicht, verändern Sie es bitte so, dass alles, was Ihre Ohren wahrnehmen, angenehm ist ... Ist die Temperatur angenehm? ... Wenn nicht, so können Sie sie jetzt verändern ... Kann Ihr Körper sich so bewegen, dass Sie sich damit ganz wohl fühlen und können Sie jede Haltung einnehmen, in der Sie sich wohl fühlen? ... Wenn noch etwas fehlt, verändern Sie alles so, bis es ganz stimmig für Sie ist ... Sind die Gerüche, die Sie wahrnehmen, angenehm? ... Auch sie können Sie verändern, sodass Sie sich ganz wohl damit fühlen ... Wenn Sie nun spüren können, dass Sie sich ganz und gar wohl fühlen an Ihrem inneren Ort, dann können Sie mit sich eine Körpergeste vereinbaren. Und diese kleine Geste können Sie in Zukunft ausführen und Sie wird Ihnen helfen, dass Sie diesen Ort ganz rasch wieder in der Vorstellung haben. Und wenn Sie das möchten, können Sie diese Geste jetzt ausführen ... Um die Übung zu beenden, können Sie wieder Ihre Körpergrenzen wahrnehmen und den Kontakt des Körpers mit dem Boden achtsam registrieren. Danach kommen Sie dann mit der Aufmerksamkeit zurück in den Raum."

10.4.3 Traumabearbeitung

Eine Traumabearbeitung sollte erst und nur stattfinden, wenn eine ausreichende Stabilisierung gelungen ist. Das bedeutet, dass der Patient in der Lage sein muss, seine Symptome, wie Flash-backs, Intrusionen und dissoziative Zustände selbst in den Griff zu bekommen, so dass sie kaum noch auftreten. Voraussetzung ist auch, dass bei Missbrauch oder Misshandlung kein Täterkontakt mehr besteht, da sonst eine erneute Verschlechterung eintreten kann. Sie sollte von psychotraumatologisch qualifizierten Therapeuten mit speziellen Verfahren erfolgen, zum Beispiel der Psychodynamischen Traumatherapie, der kognitiv-behavioralen Therapie oder dem EMDR (Eye Movement Desensitization and Reprocessing).

10.4.4 Psychosoziale Reintegration

Die Psychosoziale Reintegration von Traumaopfern ist ein wichtiges Betätigungsfeld der in der Sozialen Arbeit Tätigen und umfasst die soziale Unterstützung in Form der Vermittlung von finanziellen und Sachhilfen, die Vermittlung von Rechtsbeistand im Rahmen des Opferentschädigungsgesetzes genauso wie die Einbeziehung von Angehörigen und Hilfen bei der beruflicher Reintegration.

10.4.5 Relevanz für die Soziale Arbeit

Nicht nur in der Psychosozialen Reintegration haben Menschen, die in der Sozialen Arbeit tätig sind, eine außerordentlich wichtige Funktion. Viele im Jugendamt, in der Familienhilfe oder in Opferschutzorganisationen beschäftigte Sozialarbeiterinnen und Sozialpädagoginnen haben häufig mit traumatisierten Menschen zu tun und sind manchmal die ersten Ansprechpartnerinnen für sie. Außerdem haben sie wichtige Funktionen in der Vernetzung der unterschiedlichen Organisationen untereinander, wie das zum Beispiel im Netzwerk Opferhilfe Aachen (NOA) geschieht, in dem Organisationen wie Polizei, Weißer Ring, Frauen helfen Frauen und medizinische Hilfsdienste wie die Traumaambulanz Aachen eng kooperieren.

Kontaktadresse:
Netzwerk Opferhilfe Aachen
Traumaambulanz des Euregioinstitutes für Psychosomatik und Psychotraumatologie
Jakobstrasse 2
52064 Aachen
www.euripp.org

Literatur

Dell, P. F.: Why the diagnostic criteria for dissoziative identity disorder should be changed. Journal of Trauma and Dissoziation 2, 7-37, 2001

Dilling, H., Freyberger, H. J. (Hrsg.): WHO – Taschenführer zur Klassifikation psychischer Störungen. Bern 1999

Fischer, G., Gurris, N., Pross, C., Riedesser, P.: Psychotraumatologie – Konzepte und spezielle Themenbereiche. In: Uexküll – Psychosomatische Medizin, 6. Auflage. München, Jena 2003

Flatten, G., Hofmann, A., Liebermann, P., Wöller, W., Siol, T., Petzold, E.: Posttraumatische Belastungsstörung – Leitlinie und Quellentext. Stuttgart 2001

Gast, U., Rodewald, F., Nickel, V., Emrich, H. M.: Prevalence of Dissociative Disorders among Psychiatric Inpatients in a German University Clinic. Journal of Nervous and Mental Didease, 189, 249-257, 2001a

Gast, U., Rodewald, F., Kersting, A., Emrich, H. M.: Diagnostik und Therapie Dissoziativer (Identitäts-) Störungen. Psychotherapeut, 46, 289-300, 2001b

Reddemann, L.: Imagination als heilsame Kraft. Stuttgart 2002

Williams, T.: Trauma in the workplace. In: Wilson, J. P., Raphael, B. (eds): International Handbook of Traumatic Stress syndromes: 925-934, new-York – London 1993

Wöller, W., Kruse, J.: Traumatisierte Patientinnen und Patienten. In Tress, W., Kruse, J., Ott, J. (Hrsg.): Psychosomatische Grundversorgung. Stuttgart 2004

Ingeborg Lackinger Karger
unter Mitarbeit von S. Altmeyer und A. Trost

11. Psychotherapie

11.1 Definitionen

Psychotherapie ist

- ein bewusster und geplanter interaktioneller Prozess
  zur Beeinflussung von Verhaltensstörungen und Leidenszuständen,
  die in einem Konsensus (möglichst zwischen Patient, Therapeut und Bezugsgruppe) für behandlungsbedürftig gehalten werden,
- mit psychologischen Mitteln (durch Kommunikation)
- meist verbal, aber auch averbal
- in Richtung auf ein definiertes, nach Möglichkeit gemeinsam erarbeitetes Ziel (Symptomminimalisierung und / oder Strukturänderung der Persönlichkeit)
- mittels lehrbarer Technik
- auf der Basis einer Theorie des normalen und pathologischen Verhaltens.
- In der Regel ist dazu eine tragfähige emotionale Bindung notwendig.
(Strotzka, 1975)

Diese über 25 Jahre alte Definition von Strotzka trifft sehr gut, was Psychotherapie ausmacht. Um heutigen Qualitätsstandards zu entsprechen, muss ein psychotherapeutisches Verfahren noch einige andere Bedingungen erfüllen, wie sie in der erweiterten Definition von Senf und Broda (1996) aufgeführt sind.

Erweiterte Definition
Psychotherapie ist
- Krankenbehandlung bei seelisch bedingten Krankheiten, Beschwerden, Störungen
- im Rahmen und nach den Regeln des öffentlichen Gesundheitswesens
- mittels wissenschaftlich begründeter und empirisch geprüfter Verfahren und Methoden
- mit Bezug auf wissenschaftlich begründete und empirisch gesicherte Krankheits-, Heilungs- und Behandlungstheorien

- durchgeführt nach qualifizierter Diagnostik und Differentialindikation unter Einbeziehung und Nutzung aller verfügbarer Verfahren und Methoden
- mit a priori (= vorher) formulierten und a posteriori (= nachher) evaluierten Therapiezielen
- durchgeführt von professionellen Psychotherapeuten mit geprüfter Berufsqualifikation
- unter Erfüllung qualitätssichernder Maßnahmen unter dem Gebot der Wirtschaftlichkeit
- unter Wahrung ethischer Grundsätze und Normen.

Von den mehr als 600 in Deutschland angebotenen Psychotherapieverfahren erfüllen nur wenige diese Kriterien, insbesondere fehlt sehr vielen der wissenschaftliche Nachweis ihrer Wirksamkeit. Im Rahmen dieses Lehrbuches sollen nur solche Verfahren vorgestellt werden, die in Deutschland weit verbreitet sind, sich in der Praxis bewährt haben und möglichst wissenschaftlich anerkannt sind.

Noch eine weitere Definition wollen wir uns anschauen:
(Psycho-)Therapie heißt Antworten geben, die dem Patienten zeigen, dass die Zeichen, die er auf einer körperlichen, psychischen oder sozialen Ebene sendet, verstanden werden und ihn in die Lage versetzen, seine Wirklichkeit zunehmend salutogenetisch zu gestalten (Uexküll, 2003).

Dieser moderne Therapiebegriff hat für die Psychotherapie wichtige Implikationen:

1. Symptome werden als Zeichen gesehen, die eine Kommunikation zwischen Patient und sozialem Umfeld darstellen.
2. Die Zeichen können auf verschiedenen Ebenen gesendet werden, für ihr Verständnis ist ein bio-psycho-soziales Gesamtbild notwendig.
3. Es geht um eine Hilfe zur Selbsthilfe, nicht der Therapeut tut etwas für den Patienten, sondern der Patient wird in die Lage versetzt, selbst etwas für sich zu tun.
4. Der Begriff der Salutogenese ist zentral, damit rücken die Ressourcen eines Menschen, also seine inneren Kraftquellen, die ihm helfen, gesund zu bleiben und schnell wieder gesund zu werden, in den Mittelpunkt.

Bis weit in die 90er Jahre beschäftigten sich Psychotherapeuten überwiegend mit den Problemen ihrer Patienten. Sie taten dies auf der

Grundlage unterschiedlicher Theorien, mit unterschiedlichen Techniken und meist in völliger Übereinstimmung mit den Erwartungen der Patienten, die sich wegen der Probleme in Therapie begeben. Ausnahmen waren schon in den 80er Jahren die Familientherapeuten und die Hypnotherapie von Milton Erickson sowie in den 90er Jahren die lösungsorientierte Kurzzeittherapie von Steve de Shazer, die ihr Interesse den Ressourcen, den inneren Kraftquellen der Patienten zuwandten.

In den letzten Jahren gibt es immer mehr Hinweise darauf, dass die **Ressourcen eines Patienten** für die Indikation und Wirkung von Psychotherapien eine noch größere Bedeutung haben als die Art ihrer Probleme (Grawe, 1999). In Therapievergleichsstudien, in denen unterschiedliche Psychotherapieverfahren in ihrer Wirksamkeit miteinander verglichen wurden, konnte gezeigt werden, dass die Patienten besonders von einem Therapieverfahren profitierten, dessen Ressourcen am besten zu der jeweiligen Therapiemethode passten. Die Aktivierung der von den Patienten mitgebrachten Ressourcen scheint ein wichtiger Wirkfaktor im Therapieprozess zu sein, wofür auch das Phänomen spricht, dass es bei vielen Psychotherapiepatienten schon nach dem ersten Vorgespräch, noch vor dem eigentlichen Beginn ihrer Psychotherapie, zu einer deutlichen Besserung ihres Befindens kommt. Offensichtlich werden bereitliegende Motivationen, Erwartungen und Fähigkeiten aktiviert, die einen positiven Rückkopplungsprozess in Gang setzen, d.h. individuelle Ressourcen des Patienten sind aktiviert worden.

Wissenschaftlich erwiesen ist auch (Orlinsky, 1994), dass eine gute Beziehung zwischen Patient und Therapeut entscheidend ist. Wird die Beziehung zum Therapeuten nicht als positive Ressource erlebt, ist die Chance auf ein gutes Ergebnis der Therapie in der Regel sehr gering.

Definition **Ressourcen**:
Als Ressource kann jeder Aspekt des seelischen Geschehens und darüber hinaus der gesamten Lebenssituation eines Menschen aufgefasst werden, also z.B. motivationale Bereitschaften, Ziele, Wünsche, Interessen, Überzeugungen, Werthaltungen, Geschmack, Einstellungen, Wissen, Bildung, Fähigkeiten, Gewohnheiten, Interaktionsstile, physische Merkmale wie Aussehen, Kraft, Ausdauer, finanzielle Möglichkeiten sowie seine zwischenmenschlichen Beziehungen. Die Gesamtheit all dessen stellt, aus der Ressourcenperspektive betrachtet, den Möglichkeitsraum des Patienten dar, in dem er sich gegenwärtig bewegen kann oder, anders ausgedrückt, sein positives Potential, das ihm zur Befriedigung seiner Grundbedürfnisse zur Verfügung steht (Grawe, 1999).

Wie wirkt nun die **Ressourcenaktivierung** in der Psychotherapie?
Nach Grawe (1998) sind in der Psychotherapie mindestens vier menschliche Grundbedürfnisse zu berücksichtigen:

1. das Bedürfnis nach Orientierung und Kontrolle
2. das Bedürfnis nach Lustgewinn und Unlustvermeidung
3. das Bedürfnis nach Bindung
4. das Bedürfnis nach Selbstwerterhöhung und Selbstwertschutz.

Wird ein Mensch zu Beginn einer Behandlung darüber informiert, wie seine Störung zu verstehen ist und wie er selbst zur Behandlung beitragen, also welche Ressourcen er nutzen kann, stellt dies einen Gewinn an Orientierung und Kontrolle dar. Über die eigenen Fähigkeiten zu sprechen erhöht gleichzeitig das Selbstwertgefühl, das meist zu Beginn einer Therapie stark beeinträchtigt ist. Erhält ein Patient in der Therapie Gelegenheit, sich im Sinne seiner Stärken und positiven Intentionen zu verhalten, hat er Gelegenheit, selbstwerterhöhende Wahrnehmungen zu machen. Diese sind in der Regel mit positiven Emotionen verbunden, die zu Lustgewinn führen und mit einer Erhöhung der Qualität der therapeutischen Beziehung im Sinne einer positiven Bindungserfahrung einhergehen.

Neben der Ressourcenaktivierung gibt es noch weitere unspezifische Wirkfaktoren, die entscheidend dafür sind, ob Psychotherapie bei einem Patienten wirksam ist:

1. Behandler und Behandelte müssen ein gleiches Weltbild teilen.
2. Sie müssen sich auf ein gemeinsames Modell zur Erklärung der Störung einigen.
3. Die Behandler benötigen ein stabiles Selbstverständnis in ihrer Berufsrolle.
4. Die Behandelten müssen positive Erwartungen an die Fertigkeiten ihrer Behandler und an die Behandlung haben.
5. Es muss eine erkennbare Technik zum Einsatz kommen.

Bisher konnten erst wenige Methoden ihre spezifische Wirksamkeit wissenschaftlich belegen: die kognitive Verhaltenstherapie, die Psychoanalyse und die von ihr abgeleiteten Verfahren und die Gesprächstherapie nach Rogers. Es gibt aber Hinweise darauf, dass von den etablierten psychotherapeutischen Verfahren keines dem anderen deutlich überlegen ist, sondern dass die oben genannten unspezifischen Wirkfaktoren entscheidend sind. Welches Therapieverfahren gewählt wird, sollte von dem jeweiligen Patienten abhängig gemacht werden: Das Verfahren, in dem seine Ressourcen am besten zum Einsatz kommen können, sollte genutzt werden. Die bestehende seelische Krankheit spielt hingegen eine untergeordnete Rolle in der Wahl des Verfahrens – abgesehen von den Phobien.

Literatur

Grawe, K.: Psychologische Therapie. Göttingen 1998

Grawe, K., Grawe-Gerber, M.: Ressourcenaktivierung – Ein primäres Wirkprinzip der Psychotherapie. Psychotherapeut 44: 63-73, 1999

Orlinsky, D. E.: Learning from many masters. Ansätze zu einer wissenschaftlichen Integration psychotherapeutischer Behandlungsmodelle. Psychotherapeut 39, S2-9, 1994

Senf, W., Broda, M. (Hrsg): Praxis der Psychotherapie. Stuttgart 1996

Strotzka, H.: Psychotherapie: Grundlagen, Verfahren, Indikationen. München 1975

11.2 Berufsbild: PsychotherapeutIn

Das seit Jahren umstrittene Psychotherapeutengesetz beschreibt und schützt seit 1998 in Deutschland erstmalig den Beruf des psychologischen und Kinder- und Jugendlichen-Psychotherapeuten gesetzlich. Zuvor konnte sich jeder „Psychotherapeut" nennen. Die Ausübung der Psychotherapie als Heilbehandlung war seit einer Gesetzgebung der Nationalsozialisten jedoch ÄrztInnen, PsychologInnen und HeilpraktikerInnen vorbehalten. Sogenannte Laien waren von der therapeutischen Arbeit ausgeschlossen, also alle Angehörigen anderer Berufe. Um die Kosten einer Psychotherapie von den Krankenkassen der KlientInnen erstattet zu bekommen (siehe Seite 362), müssen die TherapeutInnen eine von den Kassen anerkannte umfassende Ausbildung in wissenschaftlich anerkanntermaßen wirksamen psychotherapeutischen Verfahren nachweisen. Das Psychotherapeutengesetz regelt die Ausbildung und schreibt Grundvoraussetzungen (zum Beispiel die Art des Studiums), Inhalte und Dauer der Weiterbildung sowie die erforderliche Praxiserfahrung vor. In Österreich ist die Berufsbezeichnung „PsychotherapeutIn" seit 1991 gesetzlich geschützt; in der Schweiz gibt es zwar keine Anerkennung vor dem Gesetz, jedoch eine Charta, der sich alle psychotherapeutisch Tätigen angeschlossen haben und die den Berufsstand regelt.

11.2.1 Ärztliche PsychotherapeutIn

In Deutschland teilen sich vor allem ÄrztInnen und PsychologInnen die psychotherapeutische Arbeit. Die Kassenzulassung war jedoch den Ärzten vorbehalten. Dies hat historische Gründe, denn die Psychotherapie ist um die Jahrhundertwende als medizinisches Behandlungsverfahren entstanden. ÄrztInnen lernen im Studium jedoch nur die Grundlagen der Psychiatrie, Psychosomatik und Neurosenlehre und nicht die praktische Durchführung von Therapien. Deshalb müssen sie psychotherapeutische Theorie und Praxis nebenberuflich nach Abschluss des Studiums erlernen. Die Ausbildung wird in privaten Instituten angeboten, deren Abschlüsse staatlich anerkannt sind. Diejenigen, die eine Facharztausbildung für Psychiatrie und Psychotherapie oder für Psychotherapeutische Medizin machen, erhalten ihre therapeutische Ausbildung an der psychiatrischen oder psychotherapeutischen Klinik, in der sie arbeiten.

Psychotherapeutisch tätige ÄrztInnen wenden hauptsächlich Tiefenpsychologie, Verhaltenstherapie, Paar- und Familientherapie, Kinder- und Jugendlichentherapie, Autogenes Training, Katathymes Bilderleben und Hypnose an.

Psychotherapeutisch tätige ÄrztInnen sind:
- FachärztInnen für Psychosomatische Medizin
- FachärztInnen für Psychiatrie und Psychotherapie
- FachärztInnen für Kinder- und Jugendpsychiatrie
- ÄrztInnen mit Zusatztitel „Psychoanalyse"
- ÄrztInnen mit Zusatztitel „Psychotherapie"
- ÄrztInnen mit Zusatztitel „Kinder- und Jugendlichenpsychotherapie"

11.2.2 Psychologische PsychotherapeutIn

PsychologInnen lernen in ihrem Studium die Grundlagen psychischer Entwicklung, von Verhaltensweisen, Emotionen und sozialem Miteinander. Kenntnisse über Testverfahren, Organisationsberatung und Gruppendynamik sind wichtige Bestandteile der Ausbildung. Auch sie erlernen wenig praktische Anwendung von Psychotherapie. PsychologInnen müssen sich zu Psychotherapeuten ebenfalls nach dem Studium nebenberuflich ausbilden. Sie nutzen ebenso wie die ÄrztInnen die diversen Ausbildungsinstitute. Viele PsychologInnen erwerben jedoch auch Kenntnisse in den humanistischen Verfahren.

PsychologInnen arbeiten hauptsächlich mit Verhaltenstherapie, Tiefenpsychologie, Paar- und Familientherapie, Kinder- und Jugendlichentherapie, Gesprächspsychotherapie und humanistischen Verfahren.

Psychotherapeutisch tätige PsychologInnen sind Diplom-Psychologen / Klinische Psychologen mit
- Zusatztitel „Psychoanalyse"
- Zusatztitel „Psychotherapie"
- Zusatztitel „Kinder- und Jugendlichenpsychotherapie"

11.2.3 SozialarbeiterIn und SozialpädagogIn als PsychotherapeutIn

SA und SP erlernen im Studium Grundlagen der Psychologie und Kinderpsychologie. Gesprächsführung und Beratung werden als dringend notwendige Basis für den Umgang mit KlientInnen ebenfalls unterrichtet. Psychotherapeutisch können SA und SP jedoch mit diesem Studium nicht tätig werden. Dazu bedarf es nebenberuflicher Weiterbildung in den unterschiedlichen Ausbildungsinstituten und in Zukunft der Zulassung über das Psychotherapeutengesetz.

Für die Arbeit der SA und SP sind Gesprächspsychotherapie, Paar- und Familientherapie, Kinder- und Jugendlichenpsychotherapie und Verhaltenstherapie besonders nützlich. Auch einzelne humanistische Verfahren, wie die Gestalttherapie oder die Transaktionsanalyse können SA und SP – je nach Arbeitsplatz – sinnvoll einsetzen.

Psychotherapeutische Kenntnisse sind – vor allem für die Gesprächsführung – hilfreich in den folgenden Arbeitsfeldern:
- Arbeit an Beratungsstellen
- Arbeit mit Kindern und Jugendlichen
- Suchtarbeit
- Arbeit in der Psychiatrie
- Arbeit mit chronisch Kranken
- Arbeit mit Alten

11.2.4 HeilpraktikerIn als PsychotherapeutIn

Seit einer Gesetzesregelung 1939 dürfen in Deutschland HeilpraktikerInnen psychotherapieren – eine Regelung, die einmalig in Europa ist. Doch nicht nur das: HeilpraktikerInnen brauchen keine staatlich anerkannte Prüfung abzulegen, sondern es reicht, wenn sie in einem Prüfungsgespräch vor dem Gesundheitsamt nachweisen, nicht „zum Schaden der Volksgesundheit" tätig zu sein. Entsprechend unseriös ist zum Teil die meist nebenberuflich durchgeführte Ausbildung – Psychotherapie wird in den privat organisierten Heilpraktikerschulen nur rudimentär gelehrt. Seriöse HeilpraktikerInnen erlernen ein Verfahren in den Ausbildungsinstituten.

HeilpraktikerInnen wenden vor allem die verschiedenen humanistischen Therapien an: Gestalttherapie, Transaktionsanalyse, NLP, das breite Spektrum der Erlebnisorientierten Therapien und die diversen esoterischen Praktiken.

11.3 Die Finanzierung einer Psychotherapie

Seit den 70er Jahren ist Psychotherapie eine Krankenkassenleistung für die Regelkassen ebenso wie die privaten. Bedingung für die Kostenübernahme ist die ärztliche Bestätigung, dass eine behandlungsbedürftige psychische Störung von „Krankheitswert" vorliegt. Zu diesen Störungen gehören alle in der internationalen Klassifikation der Krankheiten ICD-10 aufgeführten Beschwerden: von der Belastungsreaktion über psychosomatische Störungen bis hin zur depressiven oder schizophrenen Psychose. Eine weitere Bedingung ist, dass das Therapieverfahren, welches angewendet werden soll, seine Wirksamkeit wissenschaftlich unter Beweis gestellt hat.

11.3.1 Private Finanzierung

Nicht immer muss eine Psychotherapie von der Krankenkasse finanziert werden. Manche Interessierte möchten eine Behandlung zur Selbstfindung machen und leiden nicht unbedingt unter behandlungsbedürftigen Störungen. Andere wählen ein Verfahren, dessen Kosten die Kasse nicht trägt. Angehende Therapeuten, die zur Selbsterfahrung eine Therapie mit der Methode machen, die sie später anwenden wollen, müssen in seriösen Ausbildungen die Kosten selbst tragen, denn kassenfinanzierte Therapie ist Krankenbehandlung und Selbsterfahrung darf nicht auf Kosten der Allgemeinheit der Versicherten gehen.

Die Kosten einer privaten Psychotherapie sind das Ergebnis von Verhandlungen zwischen TherapeutIn und KlientIn. Im Allgemeinen liegen die Kosten zwischen 50 und 180 € pro Sitzung von 50 Minuten. Gruppenbehandlungen sind preiswerter: 20 bis 40 € pro 90 Minuten.

Wenn private Krankenkassen die Kosten einer Therapie tragen, sehen die Bedingungen sehr unterschiedlich aus. Manche übernehmen eine bestimmte Stundenanzahl im Jahr, einen bestimmten Prozentsatz der Kosten oder die Kosten der gesamten Behandlung, unabhängig von der Häufigkeit der Sitzungen. Beihilfeberechtigte erhalten vom staatlichen Arbeitgeber einen bestimmten Kostenanteil erstattet und die private Kasse trägt den Rest. Privatversicherte müssen die Kostenerstattungsbedingungen mit ihren Kassen selbst klären – der Behandlungsvertrag mit der Therapeutin oder dem Therapeuten ist davon unabhängig, denn diese rechnen nicht mit der Kasse, sondern mit dem Versicherten selbst ab.

11.3.2 Finanzierung durch die Krankenkasse

Im Gegensatz zur Kostenübernahme für die Behandlung körperlicher Leiden müssen vor einer Psychotherapie verschiedene Anträge gestellt werden. Für eine Kurzzeittherapie reicht es, wenn Versicherte/r und TherapeutIn je einen kurzen Antrag auf einem dafür vorgesehenen Formblatt bei der Kasse einreichen. Die Sachbearbeiter entscheiden je nach Diagnose über die Genehmigung.

Soll allerdings eine Langzeittherapie durchgeführt werden, reichen die kurzen Anträge nicht aus. Die TherapeutInnen müssen ein ausführliches Gutachten erstellen, in dem sie Hypothesen über die Genese der Erkrankung aufstellen, die Psychodynamik ausführlich begründen, das Behandlungsziel festlegen und eine Prognose erstellen. Dieses Gutachten wird in anonymisierter Form einem Gutachter der jeweiligen Kasse zugeleitet, welcher der Kostenzusage zustimmt oder sie begründet ablehnt. Gründe für einen ablehnenden Bescheid können die mangelhafte Begründung im Gutachten, eine besonders schlechte Prognose oder eine der Erkrankung unangemessene und deshalb nicht heilungversprechende Therapiemethode sein. Es ist möglich, gegen die Ablehnung begründeten Widerspruch einzulegen. Die Kassen geben ihre Zusage jeweils für eine begrenzte Stundenzahl und Verlängerungen sind auf Antrag bis zu wiederum festgelegten Höchstgrenzen möglich. Psychotherapie auf Krankenschein ist also immer nur begrenzt möglich, denn sie soll der Behandlung von krankhaften Störungen dienen und diese sind nach bestimmten Erfahrungswerten im Allgemeinen innerhalb bestimmter Zeiten ausreichend behandelt.

Als wissenschaftlich anerkannte psychotherapeutische Heilverfahren gelten:

- Analytische Psychotherapie (Psychoanalyse) – 160 bis 240 Stunden, Höchstgrenze: 300 Stunden – für Kinder und Jugendliche: 70 bis 140 Stunden, Höchstgrenze 180 Stunden
- Tiefenpsychologisch fundierte Psychotherapie – 50 bis 80 Stunden, Höchstgrenze: 100 Stunden – für Kinder und Jugendliche: 60 bis 120 Stunden, Höchstgrenze 180 Stunden
- Fokaltherapie – 25 Stunden

- Verhaltenstherapie – 45 bis 60 Stunden, Höchstgrenze: 80 Stunden – für Jugendliche: 45 bis 60 Stunden, Höchstgrenze: 80 Stunden
- Katathymes Bilderleben – 25 Stunden
- Übende und suggestive Techniken: Autogenes Training, Hypnose, psychosomatische Grundversorgung – 10 bis 25 Stunden

11.4 Die Anwendungsformen der Psychotherapie

Die verschiedenen Psychotherapieverfahren haben nicht nur theoretische Unterschiede, sie können auch formal verschieden angewendet werden. Vor allem die Tiefenpsychologische und die Verhaltenstherapie haben fundierte Behandlungsmodelle für Kurz- und Langzeittherapien und für die Anwendung im ambulanten und stationären setting herausgearbeitet.

11.4.1 Ambulante Therapie

Die meisten psychotherapeutisch behandelbaren Störungen lassen sich ambulant therapieren. Je nach ausgewählter Methode werden Therapiesitzungen einmal oder mehrmals in der Woche vereinbart. Eher stützend ausgerichtete, sogenannte niederfrequente Behandlungen finden auch nur alle 14 Tage oder noch seltener alle vier Wochen statt. Die Sitzungen selbst dauern beim Einzelgespräch 50 Minuten – Paare oder Gruppen bleiben für 90 Minuten im Gespräch.

Kurzzeittherapie
Kurzzeittherapien umfassen höchstens 25 Sitzungen. In diesen Gesprächen werden anfangs die zentralen, aktuellen Probleme herausgearbeitet und im Lauf der Behandlung ins Zentrum der Aufmerksamkeit gestellt. Solche sogenannten Fokaltherapien wirken deshalb besonders schnell, weil sie hauptsächlich am Aktuellen bleiben, gezielt nach Lösungen suchen und die am Anfang formulierten (fokussierten) Ziele anstreben. Sie sind besonders zur Krisenintervention bei Belastungsreaktionen und für solche Menschen angezeigt, die gern aktiv ihre Probleme angehen und durch ihre Schwierigkeiten nicht so beeinträchtigt sind, dass sie nicht ihren Alltag fortführen könnten.

Langzeittherapie
Langzeittherapien umfassen je nach Methode bis zu 300 Sitzungen. Der Zeitraum, in dem eine solche Therapie verläuft, ist deshalb lang: zwischen drei und fünf Jahren. In dieser Zeit gilt es, nicht nur die aktuell

auftretenden Probleme und Schwierigkeiten anzugehen, sondern auch auf bisher nicht wahrgenommene Motive und Ursachen zu kommen, um sie damit auflösen zu können. Besonders die Psychoanalyse beschäftigt sich intensiv mit unbewussten Ursachen bestimmter Erlebens- und Verhaltensweisen. Der große Vorteil von Langzeitbehandlungen ist, dass die KlientInnen auch ihre Weiterentwicklung während der gesamten Zeit immer wieder bewusst reflektieren und beeinflussen können. Viele Therapieerfolge können sich deshalb gründlicher stabilisieren. Je nach Persönlichkeit kann jedoch eine über viele Jahre fortgeführte intensive Beschäftigung mit sich selbst einzelne auch verunsichern und bei unseriösen TherapeutInnen, die die Bindung an sie nicht thematisieren, sogar abhängig machen. Behandlung auf Kassenkosten schiebt dem jedoch durch die zeitliche Beschränkung der Kostenübernahme einen Riegel vor.

Langzeittherapien sind vor allem bei psychosomatischen, neurotischen und Persönlichkeitsstörungen angezeigt. Sie sind geeignet für Menschen, die bereit sind, sich auf sich selbst einzulassen und sich auch in Frage zu stellen. Dabei sollten sie aber in der Lage bleiben, ihren Alltag fortzuführen und gleichzeitig der Therapie für die Zeit, die sie andauert, einen festen Platz darin einzuräumen.

11.4.2 Stationäre Therapie

Stationäre psychotherapeutische Behandlungen bieten unterschiedliche Therapieformen kombiniert an. Sie sind nach wissenschaftlichen Konzepten zusammengestellt, bei denen sich die einzelnen Anwendungsformen ergänzen. Sie umfassen einen Zeitraum von mehreren Wochen bis zu einigen Monaten – je nach Schwere der Störung. Gespräche einzeln und in der Gruppe, Behandlung körperlicher Leiden, Körperpsychotherapie, Sport und Kreativtherapien werden kombiniert. Dadurch können die PatientInnen auf den verschiedenen Ebenen ihres Erlebens und Empfindens einen Ansatz zum Zugang zu sich und ihren Problemen finden. Die Familie oder PartnerInnen können bei Bedarf in die Therapie mit einbezogen werden. Je nach Kostenträger sind die Behandlungszeiten beschränkt: Zahlt die BfA, sind es drei bis sechs Wochen; zahlt die Kasse, dauert die Behandlung so lange an, wie die BehandlerInnen dies für medizinisch-psychologisch notwendig erachten. Alle zwei bis drei Wochen müssen die TherapeutInnen einen Behandlungsbericht an die Kasse senden, in dem die Therapienotwendigkeit erneut begründet wird. Im Anschluss ist nahezu regelhaft eine ambulante Gesprächstherapie als Fortführung sinnvoll.

Insbesondere zur Behandlung schwerer Neurosen, Psychosen, bei Selbsttötungsgefahr und chronischen psychosomatischen Krankheiten, wie beispielsweise Essstörungen, werden stationäre Therapien angeboten.

11.4.3 Tagesklinik

Die Tagesklinik ist eine Zwischenlösung zwischen stationärer und ambulanter Behandlung. Die PatientInnen kommen morgens zur Station, organisieren dort gemeinsam ihren Tagesablauf, nehmen Therapien wahr und an Integrationsmaßnahmen in den Beruf teil und gehen abends wieder nach Hause. So bleiben sie zumindest teilweise in Kontakt mit ihrem Alltag, vor allem aber mit ihren Bezugspersonen, die so intensiver in den Behandlungsprozess mit einbezogen werden können. Für psychiatrisch Kranke, Menschen mit Persönlichkeitsstörungen und schweren neurotischen und psychosomatischen Leiden, die noch nicht wieder psychisch und sozial so stabil sind, dass sie ihr Alltagsleben vollkommen allein organisieren könnten, ist die Tagesklinik besonders geeignet.

11.4.4 Sozialpsychiatrischer Dienst (➔ Kap. 13)

Der Sozialpsychiatrische Dienst berät ambulant Menschen nach psychiatrischen Krankheiten. Die MitarbeiterInnen arbeiten nicht im strengen Sinne psychotherapeutisch. Doch ist es für sie sehr hilfreich, Ursachen und Folgen psychischer Krankheiten zu kennen, um ihre KlientInnen und deren Reaktionen besser verstehen zu können. Eine psychotherapeutische Grundausbildung ist für diese Arbeit sinnvoll.

Literaturhinweis

Federspiel, K., Lackinger Karger I.: Kursbuch Seele. 120 Psychotherapien auf dem Prüfstand. Köln 1996

11.5 Spezielle Psychotherapieverfahren

Aus den über 600 verschiedenen Psychotherapieverfahren werden hier diejenigen ausgewählt vorgestellt, die in Deutschland weite Verbreitung haben und vor allem die wissenschaftlich anerkannten. Denn wenn im Zusammenhang mit Sozialarbeit erkennbar wird, dass Klienten psychotherapiebedürftig sind, sollten sie dorthin vermittelt werden, wo sie wirksame Hilfe erhalten können und diese, falls eine Indikation dazu besteht, auch von der Krankenkasse bezahlt wird.

11.5.1 Beratung versus Psychotherapie

Beratung ist nicht gleichzusetzen mit Psychotherapie. Bei einer Beratung werden gezielt belastende Lebensprobleme angegangen. Das können soziale Notlagen, persönliche Krisen oder Familienprobleme sein. Entscheidend ist, dass BeraterInnen eine andere Haltung einnehmen als PsychotherapeutInnen. Denn sie geben konkrete Hilfestellung: sprechen Empfehlungen aus, informieren über Rechts- und Sozialfragen, helfen bei der Beantragung von Hilfen und unterstützen beim Ausfüllen von Formularen.

Beratung versteht sich als Hilfe zur Selbsthilfe. Sie leiten die Ratsuchenden mit gezielten Fragen zu den kritischen Punkten ihrer Probleme, bleiben dabei aber auf der konkreten Alltagsebene. Es geht nicht darum, unbewusste Hintergründe zu erhellen. Damit ist Beratung in gewissem Maß der Verhaltens- und Fokaltherapie ähnlich, bleibt jedoch bewusst immer lösungsorientiert im Alltagszusammenhang. Für BeraterInnen ist es deshalb besonders wichtig, darauf zu achten, die Grenzen ihrer Tätigkeit einzuhalten. Es kann sonst leicht geschehen, dass KlientInnen andere Schwierigkeiten in die Beratung bringen, sich dort zu entlasten versuchen, damit aber von den konkret zu lösenden Problemen bewusst oder unbewusst ablenken. Wenn in der Schuldnerberatung beispielsweise der Ärger mit Partner oder Partnerin zum Thema wird, statt Pläne zu erarbeiten, wie die KlientInnen ihre Schulden abtragen und künftig ihr Geld besser einteilen können, geht die Beratung an ihrem Ziel vorbei.

BeraterInnen arbeiten im Interesse ihrer KlientInnen, sie versuchen, die bestmöglichen Lösungen mit ihnen zu erarbeiten. Beratung steht unter Schweigepflicht, ist freiwillig, für alle Ratsuchenden offen und wird von qualifizierten Personen durchgeführt. Beratungsstellen arbeiten unter Supervision externer Supervisoren, um ihre eigene Arbeit zu reflektieren und zu verbessern.

11.5.2 Einzel-, Gruppen- oder Familientherapie? – Settingfragen

Die meisten psychotherapeutischen Verfahren können in unterschiedlichen Behandlungssettings angewandt werden. Die Entscheidung darüber, ob eine Einzeltherapie, eine Paar-, Familien- oder Gruppentherapie durchgeführt wird, hängt ab von:

- der Art der Thematik, des Konfliktes, der zur Bearbeitung ansteht
- der Belastbarkeit des Patienten
- der Bereitschaft des Patienten oder der Angehörigen, sich auf ein vorgeschlagenes Setting einzulassen

- den verfügbaren Ressourcen: ausgebildete Gruppentherapeuten finden sich seltener als Einzeltherapeuten, Paar- und Familientherapie wird nicht immer von Krankenkassen bezahlt, usw.

Gruppentherapie ist nicht nur oft ökonomisch sinnvoll, sie erschließt auch Aspekte, die in einer Einzeltherapie nicht zur Wirkung kommen können: Ein Mensch mit einer sozialen Phobie wird letztlich von den Interaktionen und vom Feedback in der Gruppe mehr profitieren als vom geschützten Rahmen der Einzelarbeit.

Paartherapie fokussiert die spezifischen dyadischen Muster einer Paarbeziehung und strebt eine Verflüssigung rigider Verhaltensweisen und Zuschreibungen mit den je unterschiedlichen Methoden des zugrunde gelegten therapeutischen Ansatzes an.

Familientherapie ist immer dann angezeigt, wenn eine Störungsdynamik durch familiensystemische Prozesse ausgelöst oder stabilisiert wird. Dies ist z.B. häufig bei jüngeren PatientInnen, die noch nicht vom Elternhaus abgelöst sind, der Fall. In der kassenfinanzierten Kinder- und Jugendlichen-Psychotherapie ist eine die Einzeltherapie begleitende Elternarbeit (im Verhältnis 1:4 der Sitzungen) sogar Vorschrift.

In Psychotherapeutischen Kliniken werden immer häufiger *Familiengruppen*, die sich fraktioniert (z.B. über mehrere Wochenenden) treffen, angeboten. Dies kombiniert die Vorteile der Familien- mit denen der Gruppentherapie, z.B. bei Suchtkranken oder essgestörten PatientInnen.

11.5.3 Verhaltensorientierte Therapieverfahren

Die Verhaltenstherapie basiert auf dem Grundsatz, dass Verhalten und Empfinden erlernt sind. Dabei spielen reflexhafte, angeborene Verhaltensweisen eine wichtige Rolle. Inneres Erleben wird jedoch auch an Vorbildern erlernt und von Kindern in die eigenen Erlebensweisen eingebaut. Darüber hinaus aber sind weitere innere Prozesse von Bedeutung. Diese durch Erfahrungen geprägten Muster stehen mit den Funktionen der Kognition, also Gedächtnis, Aufmerksamkeit, Motivation und Erkenntnis in Verbindung. Probleme und Störungen entstehen durch fehlgelaufene, unflexible und unpassende Lernprozesse, welche die inneren Muster ungünstig prägen und zu Verhaltens- und Erlebensstörungen führen.

Die Verhaltenstherapie ist wissenschaftlich sehr gründlich erforscht und wird von den Krankenkassen zur Kostenübernahme anerkannt.

Kognitive Therapie
Die Kognitive Therapie wurde vor allem von Albert Ellis (*1913) und

Aaron T. Beck (*1921) entwickelt. Sie gilt als eine der wichtigsten modernen Formen der Verhaltenstherapie.

Theorie und Konzept
Die Kognitive Therapie basiert auf der Beobachtung, dass bestimmte Denkmuster Erleben und Verhalten beeinflussen. So kann eine von den Eltern übernommene innere Einstellung, dass das Leben bedrückend und schwierig ist und es sich letztlich nicht lohnt, sich für die eigenen Interessen einzusetzen, zu einer depressiven Grundstimmung führen, die Antrieb und Lebensfreude bremst.

Therapieziele
Verhaltenstherapie arbeitet lösungsorientiert. Das bedeutet, dass im „Hier und Jetzt" versucht wird, diejenigen hemmenden, ängstigenden oder belastenden Denkmuster zu identifizieren und klar herauszuarbeiten, die das aktuelle Problem aufrechterhalten. Dabei soll deutlich werden, dass der innere Monolog, der die Denkweisen prägt, Einfluss auf das seelische und körperliche Befinden gleichermaßen nimmt und ebenso auf die Art, mit anderen Menschen in Kontakt zu treten. In einem zweiten Schritt werden die Muster einer genauen Analyse unterzogen. Dabei wird festgestellt, wie sie sich genau darstellen, welche Inhalte der innere Monolog umfasst und welche Empfindens- und Verhaltensweisen der Realität angemessener sein könnten. Im Therapieverlauf ist es besonders wichtig, dass die KlientInnen Erfahrungen machen und ihre Schlüsse daraus selbst ziehen. Die TherapeutInnen stützen zwar und regen zum Nachdenken an, sie geben aber keine konkreten Ratschläge, denn das könnte die KlientInnen von ihnen auf Dauer in schädigender Weise abhängig machen. In einem dritten Schritt wird versucht, die neuen Erkenntnisse im Alltag umzusetzen. Aus den neuen Erfahrungen gewinnen die KlientInnen positive und verstärkende Rückkopplung und bleiben künftig dabei. Leid und Frustration verschwinden.

Indikationen
Kognitive Therapie wird zur Behandlung von Depressionen, Ängsten und zur Problembewältigung bei akuten Überlastungen eingesetzt.

Einschränkungen und Kritik
Die Hoffnungen auf die Wirkung von Kognitiver Therapie haben sich nicht überall bestätigen lassen. Insbesondere tritt eine tatsächlich anhaltende Wirkung doch nicht so schnell ein wie bei Einführung dieser Therapieform erwartet. Verhaltenstherapie wird inzwischen in hohem Maß als Langzeittherapie eingesetzt. Außerdem hat sich gezeigt, dass

die alleinige Arbeit im „Hier und Jetzt" vielfach nicht ausreicht und die Lebensgeschichte doch berücksichtigt werden muss. Die Kognitive Therapie ist besonders wirkungsvoll, wenn sie ergänzend zu anderen Verfahren angewendet wird.

Adressen der Fachgesellschaften
Deutsche Gesellschaft für Verhaltenstherapie (DGVT)
Neckarhalde 55
72070 Tübingen
Gesellschaft für Kognitive Verhaltenstherapie und RET e.V.
Osterstraße 79
20259 Hamburg

Literaturhinweis
Beck, A. T.: Liebe ist nie genug. Köln 1988

Training sozialer Kompetenz
Das Training sozialer Kompetenz wird vielfach auch Selbstsicherheits-Training genannt. Es baut auf der Kognitiven Verhaltenstherapie auf und wird häufig in Gruppen angeboten.

Theorie und Konzept
Negative Gedanken und Minderwertigkeitsgefühle begrenzen die Handlungsfähigkeit und die Möglichkeiten zu sozialem Austausch und befriedigendem Kontakt. Wenn diese Gefühle noch von hohen Leistungserwartungen überschattet werden, ist der Misserfolg nahezu sicher voraussagbar. Die Folge ist, dass die Betroffenen sich zurückziehen, die unangenehmen Situationen vermeiden und damit ihr Problem noch verschärfen.

Therapieziele
Begrenzende, hemmende negative Gedanken werden im Gespräch herausgearbeitet – ähnlich der Kognitiven Therapie. Wenn sie identifiziert sind, gilt es in Übungen, Rollenspielen, unter den Augen der anderen Gruppenmitglieder und durch Video-Aufzeichnungen dokumentiert, neue Verhaltensweisen einzuüben. Auch Hausaufgaben müssen bewältigt werden: Die Gruppenübungen sollen wiederholt in der Öffentlichkeit ausprobiert werden. Ergänzend werden Entspannungsübungen erlernt und eine selbstsichere Körperhaltung, Mimik und Gestik eingeübt.
Eine typische Übung heißt: Lassen Sie sich in einem Geschäft – ohne dort etwas zu kaufen und lange Erklärungen vorzubringen – Geld zum

Telefonieren wechseln. Oder: Bitten Sie in einer Gaststätte – ohne etwas zu bestellen – darum, das WC benutzen zu können und verlassen Sie danach das Lokal.

Indikationen
Training sozialer Kompetenz stärkt nachweislich die Selbstsicherheit. Es wirkt unterstützend und ergänzend bei allen Störungen, die mit Hemmungen und Unsicherheit einhergehen: Depression, Ängste oder psychosomatische Störungen.

Einschränkungen und Kritik
Kompetenztraining hilft nicht dabei, die Ursachen der Unsicherheit herauszufinden. Es kann als alleinige Behandlung seelische Störungen nicht beheben. Menschen, die nicht ausreichend motiviert sind, sich ihren Problemen zu stellen und an der Lösung mitzuarbeiten, haben keinen Nutzen von sozialem Kompetenztraining.

Literaturhinweis
Fensterheim, D., Baer, J.: Sag nicht ja, wenn Du nein sagen willst. Berlin 1989

Verhaltensmedizin
Verhaltensmedizin stellt für diejenigen Menschen eine Hilfe dar, die lernen müssen, mit chronischen Krankheiten zu leben. Außerdem stellt sie Programme zur Krankheitsprävention und Gesundheitsvorsorge zusammen.

Theorie und Konzept
Verhaltensmedizinische Konzepte werden im Öffentlichen Gesundheitswesen vielfach angewandt. Kur- und Reha-Kliniken nutzen sie, um den PatientInnen ein qualitätvolles Leben trotz Beschwerden gestalten zu helfen. Das Konzept baut auf die Erfahrung, dass bei den Krankheiten, die nur gelindert und nicht geheilt werden können, Lebensqualität und Beschwerdefreiheit entscheidend davon abhängt, wie die Betroffenen mit ihrer Krankheit umgehen und wie sie einem Fortschreiten ihres Leidens vorbeugen. Verhaltensmedizin nutzt dabei die jedem Menschen innewohnenden Selbstheilungskräfte und die Möglichkeiten der Selbsthilfe.

Therapieziele
Bei der Behandlung wird zunächst angestrebt, die Beschwerden genau zu beschreiben. Im nächsten Schritt geht es darum, kennen zu lernen, in welchem Zusammenhang die Beschwerden auftreten und welche

Folgen sie nach sich ziehen. Wenn es beispielsweise um die verhaltensmedizinische Behandlung chronischer Schmerzen geht, das so genannte Schmerzbewältigungs-Training, wird zunächst in ein Schmerz-Tagebuch eingetragen, wann, wie oft, wie stark und in welchem Zusammenhang die Schmerzen erscheinen. Dann wird durch genaue Beobachtung festgestellt, wie die Betroffenen spontan darauf reagieren. Im gemeinsamen Gespräch stellt sich heraus, ob diese Reaktionen unabdingbar sind oder es andere Wege geben kann. Vor allem wird Augenmerk darauf gelegt, ob es hilfreiche und positive Reaktionen geben kann und wie sie verstärkt werden könnten. Suggestive und entspannende Verfahren verstärken die Positivwirkungen, so dass sich diese wie selbstverständlich „einschleifen".

Präventivmaßnahmen werden auf ähnliche Weise für jeden einzelnen Betroffenen individuell erarbeitet. Hinzu kommen die Erkenntnisse aus der Präventivmedizin und Sozialarbeit, die einen Lebensstil fördern, der gesundheitsbewusster ausgerichtet ist. Hierzu gehören auch Programme zur Bewältigung von Stress, die ebenfalls mit Entspannungsverfahren kombiniert werden.

Indikationen
Alle chronischen Krankheiten können mit Verhaltensmedizin positiv beeinflusst und gelindert werden. Hierzu gehören zum Beispiel Rheuma, Schmerzsyndrome, Migräne, Bluthochdruck, Asthma, Zuckerkrankheit und psychosomatische Störungen. Kinder können ebenfalls so behandelt werden – sogar besonders effektiv. Auch bei alten Menschen mit Demenz können verhaltensmedizinische Programme helfen – den Betroffenen wie den Angehörigen.
Verhaltensmedizin reduziert Behandlungskosten und Medikamentenverbrauch und stützt das Gefühl, aktiv Einfluss auf das eigene Leben nehmen zu können, trotz der Behinderungen und Einschränkungen einer chronischen Krankheit.

Einschränkungen und Kritik
Verhaltensmedizin ist kein Allheilmittel und hat Grenzen. Sie hilft jedoch, die eigenen Grenzen kennen zu lernen und nicht zu überstrapazieren. Sie sollte immer gezielt und in Ruhe auf den jeweils betroffenen Menschen zugeschnitten werden. Manche Kurse zur Stressbewältigung bieten nur einen Einblick in die Methode und keine dauerhafte Hilfe. Kompetente Verhaltenstherapeuten sind die richtigen Ansprechpartner.

Sexualtherapie

Die ersten „sexualtherapeutischen" Ratgeber waren Schriften mit zahlreichen Abbildungen der erotischen Freuden, die im fernen Osten den Töchtern wohlhabender Eltern mit in die Ehe gegeben wurden. Das indische Kamasutra erläutert den Weg zu sexuellem und geistigem Genuss. Auch die Schriftsteller der Antike berieten schon ihre Leser, wie eine glückliche und befriedigende Ehe zu erzielen sei.

Theorie und Konzept

Moderne Sexualtherapie richtet sich nach den Bedürfnissen der Ratsuchenden. Oftmals hat nur einer der Partner spürbare Probleme: Heutzutage leiden die meisten an Lustlosigkeit. Die Sexualität ist ganz allgemein ein sehr störanfälliger Lebensbereich und viele spüren dort die ersten Folgen von Schwierigkeiten, die ursprünglich aus der eigenen Persönlichkeit oder der Beziehung zum Partner herrühren. Gerade vor dem Schlafzimmer macht auch der Einfluss gesellschaftlicher und moralischer Vorstellungen nicht halt. So fühlen sich viele überreizt von den Bildern aus Fernsehen und Zeitschriften, die fragwürdige Ideale einer Hochleistungssexualität vermitteln, die es zur Selbstverständlichkeit erklären, mit sämtlichen Spielarten erotischer Vergnügungen gleichermaßen vertraut zu sein und sie – je nach Bedarf – praktizieren zu können. Lustlosigkeit ist das Ergebnis solchermaßen überreizter Angestrengtheit.

Sexualtherapie baut darauf auf, die Partner zunächst beide zum Sprechen zu bringen. Für viele ist schon dies ein schwieriger Schritt, die Gefühle aus einem natürlicherweise schambesetzten und intimen Lebensbereich in Worte zu fassen. Es geht darum, genau herauszufinden, was für ein Problem vorliegt, wie die Partner es jeweils unterschiedlich sehen und in welchem Lebenszusammenhang es aufgetreten ist. Erst dann kann gezielt überlegt werden, welche Möglichkeiten es gibt, dieses Problem zu behandeln.

Der wichtigste Grundsatz ist die Vorstellung, dass Sexualität keinesfalls ein naturgegebener Trieb ist, der einfach nur ausgelebt werden muss und damit schon Befriedigung verschafft, sondern dass ein erotisches Miteinander aus innerer Ruhe, Interesse am anderen, Abenteuerlust, Phantasie, Vertrauen auf sich und den anderen und einem Gutteil Aggressionsbereitschaft entsteht. Nicht immer stehen diese seelischen Fähigkeiten in einem Lust fördernden und anreizenden Gleichgewicht zueinander.

Therapieziele

Sexualtherapie zielt darauf, den Partnern zu unbefangenem Genuss zu verhelfen. Die verhaltenstherapeutisch ausgerichtete Therapie nach Masters und Johnson zielt darauf, durch Enthaltsamkeit die Lust wiederzuerwecken und sie in langsamen Schritten wieder in die Beziehung hineinzubringen. Die Partner lernen, ihre eigenen Gefühle und ihr Begehren zu erkennen, sich gegenseitig mitzuteilen und ohne Druck Zärtlichkeiten auszutauschen. Sexueller Verkehr ist in den ersten Wochen der Therapie untersagt. In den Therapiestunden wird über die Empfindungen der häuslichen „Schäferstündchen" gesprochen und gemeinsam überlegt, welche Erfahrungen positiv waren und verstärkt werden sollten. Spezielle Übungen können die körperliche Empfindsamkeit steigern und die Lustspannung verlängern helfen.

Die kombinierte Therapie nach Singer-Kaplan und Arentewicz/Schmidt ergänzt den Ansatz von Masters/Johnson um tiefenpsychologische Aspekte.

Indikationen

Sexualtherapie hilft Paaren, denen die Lust im stressbeladenen Alltag abhanden gekommen ist, die durch Ängstlichkeit und Vorurteile gehemmt, sich dem Genuss nur schwerlich hingeben können und die durch hohe Leistungserwartungen in Versagensängste hineingeraten. Auch wenn einer der Partner durch Krankheit oder nach eingreifenden Operationen körperlich verändert oder gar entstellt ist, kann Sexualtherapie helfen, das frühere Selbstbewusstsein und die Lust an sich selbst und am anderen wiederzuerwecken.

Einschränkungen und Kritik

Sexualtherapie kann bei komplexen Partnerschaftsproblemen nicht helfen, selbst wenn diese Probleme zu Sexualstörungen führen. Eine Paartherapie ist hier angebracht. Wenn die Störung bei einem der Partner Ausdruck tiefer persönlicher seelischer Probleme ist, hilft die Sexualtherapie ebenfalls nicht weiter. Auch die Folgen von sexuellem Missbrauch oder Vergewaltigung können mit dieser Behandlung nicht gebessert werden. Tiefenpsychologische Therapie ist geeigneter.

Adressen der Fachgesellschaften

Gesellschaft für praktische Sexualmedizin
Arnold-Heller-Straße 12
24105 Kiel

Literaturhinweise

Barbach, L.: For yourself. Die Erfüllung weiblicher Sexualität. Berlin 1982

Zilbergeld, B.: Männliche Sexualität. Was (nicht) alle schon immer über Sexualität wussten... Forum für Verhaltenstherapie und psychosoziale Praxis. München 1993

11.5.4 Einsichtsorientierte Therapieverfahren

Die einsichtsorientierten Therapieverfahren gehen davon aus, dass für die Veränderung von Verhaltens- und Erlebensweisen Einsicht in die Ursachen der Probleme bis zu einem gewissen Maß unabänderlich ist. Je nach Ansatz soll diese Einsicht bis weit in die frühe Kindheit zurückgehen oder aber zumindest ein Verständnis der aktuellen Lebenszusammenhänge und Beziehungsgestaltung ermöglichen.

Die Theorien der einsichtsorientierten Verfahren basieren zumindest in ihren Grundzügen auf der Entwicklungstheorie der Psychoanalyse und ihrer Vorstellung vom seelischen „Funktionieren". Die so genannten Humanistischen Psychotherapien nehmen darüber hinaus an, dass der Mensch in seinem Kern „gut" sei und Probleme deshalb entstehen, weil er an der Entwicklung zu einer guten und ganzheitlichen Persönlichkeit gehindert worden sei. Die Tiefenpsychologie setzt keine solchen Wertungen, sondern versteht die Entwicklung des Menschen als Versuch der lebenslangen Konfliktlösung zwischen unterschiedlichen Wünschen, Erwartungen und Bedürfnissen – sowohl innerseelisch als auch zwischenmenschlich und in der Gesellschaft.

Analytische Psychotherapie
Analytische Psychotherapie ist die zur Behandlung von seelischen Störungen angewandte Form der Psychoanalyse. Psychoanalyse im engeren Sinn zielt ganz allgemein auf Selbsterkenntnis – ohne dass unbedingt beschwerliche Störungen vorliegen müssen. So ist beispielsweise in der Ausbildung für PsychoanalytikerInnen vorgeschrieben, eine Lehranalyse zur tieferen Selbsterkenntnis zu machen.
Analytische Psychotherapie wird immer als Langzeitbehandlung angeboten: bis zu 300 Sitzungen insgesamt. Mit einer Frequenz von zwei bis drei Stunden in der Woche wird im Liegen gearbeitet. Das bedeutet, dass die AnalysandInnen auf der Couch liegen und die AnalytikerInnen am Kopfende außerhalb der Sichtweite ihrer PatientInnen sitzen.

Theorie und Konzept

Die Theorie der Psychoanalyse wird Tiefenpsychologie genannt. Sie wurde von Sigmund Freud (1856-1939) begründet und in den hundert Jahren ihres Bestehens von zahlreichen AnalytikerInnen fortentwickelt. Alfred Adler (1870-1937) und Carl Gustav Jung (1875-1961) begründeten schon in der Frühzeit der Tiefenpsychologie eigene Theorien: Adler die Individualpsychologie und Jung die Analytische Psychologie. Diese haben andere Schwerpunkte, sind jedoch in den Grundlagen mit der Psychoanalyse identisch.

Die Tiefenpsychologie geht davon aus, dass es einen dem Bewusstsein im Alltagsleben zunächst unzugänglichen seelischen Bereich gibt: das Unbewusste. Im Unbewussten liegen diejenigen Phantasien, Wünsche, Begehrlichkeiten und Konflikte verborgen, die im „Hier und Jetzt" nicht erfüllt oder bewältigt werden können. Sie zeigen sich spontan jedoch in Träumen, in Versprechern oder in der Motivation hinter bestimmten, zunächst unverständlich erscheinenden Alltagshandlungen und -konflikten. Um diese unbewussten Konflikte aus Kindertagen zu bewältigen oder die geheimen, manchmal verbotenen Wünsche zu erfüllen, bringen sich Menschen unbewusst immer wieder in problematische Situationen. Dahinter steht das unbewusste Motiv, das Problem aus ihrer Vergangenheit endlich befriedigend lösen zu können. So kann sich hinter einer Depression appellhaft der tiefe – in Kinderzeiten unerfüllt gebliebene – Wunsch nach Versorgt-Werden und Zuwendung verbergen. Im Erwachsenenleben zeigt sich dieser unbewusste Wunsch in entstellter Form: als krankmachende depressive Hilflosigkeit.

Die Persönlichkeit hat nach tiefenpsychologischer Theorie drei Strukturanteile: Ich, Es und Über-Ich. Das Es umfasst alle triebhaften, emotionalen Bedürfnisse und Wünsche. Das Über-Ich entsteht im Lauf der Entwicklung aus den korrigierenden, eingrenzenden und moralisch-ethischen Einflüssen der Umwelt, die in Einstellung und Charakter des Kindes eingehen. Das Ich ist die Willens- und Gefühlsinstanz, die zwischen Es und Über-Ich vermittelt. Das Ich – oder Selbst – lässt sich schon beim Säugling beobachten, der schon zu einfachen Entscheidungen befähigt ist. Heute wird es als besonders wichtig angesehen, dass der Mensch ein stabiles Selbstwertgefühl entwickelt, aus dem heraus er Entscheidungen fällen, Phantasien und Wünsche entfalten und ebenso Versagungen und Verzicht ertragen kann.

Schon von frühester Kindheit an sind Menschen Konfliktsituationen ausgesetzt, beispielsweise wenn die Umwelt einen Wunsch des Kindes nicht erfüllt und es unbefriedigt bleibt. Um nicht ständig der Wunscherfüllung nachzuhängen, wird der Konflikt zunächst ins Unbewusste verdrängt. Dazu nutzen alle Menschen bestimmte Abwehrmechanismen, zum Beispiel Verdrängung, Verleugnung, Projektion oder Identifikation. Die Abwehr gilt als ein an sich gesunder Versuch der Selbstheilung, doch wenn sich die Abwehr verfestigt, kann sie zu innerer Unbeweglichkeit mit nachfolgenden Störungen führen.

Aus der praktischen psychoanalytischen Arbeit heraus ist die Theorie der Tiefenpsychologie entwickelt worden. Schon Freud hat sie fortwährend revidiert und ergänzt und sie sieht heute teilweise sehr verschieden zu den Theorien der Anfangszeit aus. Die Neurosen sind durch die Arbeit der Tiefenpsychologen erstmals psychodynamisch verstanden und nicht mehr als Krankheiten des Gehirns missinterpretiert worden.

Therapieziele

Die psychoanalytische Therapie zielt darauf, durch genaue Beobachtung und Analyse der Gefühlswelt Konfliktsituationen zu verstehen. Dabei geht es zunächst nicht sofort um die Lösung eines Problems oder Symptoms, sondern es wird ausführlich und in Ruhe möglichst von allen Seiten angesehen, die Hintergründe geklärt und deutend versucht, einen Bezug des aktuellen Problems mit früheren Schwierigkeiten und Lösungsstrategien herzustellen. Das braucht Zeit. Auf diese Weise kann jedoch besser deutlich werden, wie sich hinter einem Problem im „Hier und Jetzt" ein früher schon ungelöstes verbirgt. Miteinander wird überlegt, warum alle Versuche einer befriedigenden Lösung gescheitert sind und welche bisher ungesehenen Möglichkeiten es zur Lösung geben könnte. Erst dann geht es darum, konkret zu probieren, diese umzusetzen. Um eine so sorgfältige Analyse machen zu können, ist es wichtig, die Lebens- und Familiengeschichte genau zu betrachten. Denn nur so werden die Muster im Verhalten und Erleben anschaulich und verständlich, warum sich ein Mensch unter Druck oder Gegebenheiten der Familienverhältnisse bestimmte Lebens-, Empfindungs- und Denkweisen angewöhnt hat.

Unbewusstes entzieht sich dem Bewusstsein und wird abgewehrt. Um es bewusst zu machen, ist unter anderem die Analyse von Träumen hilfreich. Im Traum erscheinen Phantasien und Wünsche teilweise in unverstellter und relativ unzensierter, aber auch verschlüsselter Form. Durch „freie Assoziation", das heißt durch möglichst ungehemmtes Aussprechen aller Einfälle und Ideen, die den AnalysandInnen zu Träumen oder auch zu Alltagssituationen und Empfindungen durch den Kopf gehen, kann gemeinsam auf Unbewusstes geschlossen werden.

Analytische Psychotherapie geht davon aus, dass sich auch in der Beziehung zwischen AnalytikerIn und AnalysandIn in der Therapie frühere

Beziehungsmuster zeigen werden und der Kontakt sich nach dem Muster dieser Übertragungen gestaltet wird. Die TherapeutInnen legen hierauf besonderes Augenmerk und deuten entsprechende Hinweise dahingehend. Diese Übertragungsdeutung ist besonders hilfreich, denn sie zeigt im konkreten und aktuellen Zusammenhang alte Fixierungen auf und ermöglicht, sie im Rahmen der Behandlung aufzuarbeiten und abzulegen. So reinszenieren sich in Behandlungen beispielsweise regelhaft immer wieder Muster von Rivalität, Abhängigkeit, Erwartungen und Liebeswünschen. Wenn TherapeutInnen dies übersehen oder dieses Muster sich durch Abwehr der Bewusstwerdung entzieht, kann eine Therapie ins Stocken geraten, sogar scheitern oder nur ein eingeschränktes Maß an Weiterentwicklung hervorbringen.

Die AnalytikerInnen bleiben in der Behandlung abstinent. Das bedeutet, dass sie ihre persönlichen Angelegenheiten, ihre Meinung oder Weltanschauung weitgehend heraushalten. Keinesfalls dürfen sie ihre PatientInnen manipulieren oder in eine bestimmte Richtung drängen. Dazu gehört auch, die eigenen unbewussten Strebungen durch eine Lehranalyse möglichst genau zu kennen, um AnalysandInnen nicht in eigene Wünsche zu verwickeln und damit deren Persönlichkeit störend zu beeinflussen. AnalytikerInnen haben sich von Anbeginn an mit diesen Problemen auseinandergesetzt und legen – im Gegensatz zu manchen anderen Verfahren, die keine oder nur wenig Selbsterfahrung für notwendig erachten – in der Ausbildung einen Schwerpunkt darauf.

Indikationen
Analytische Psychotherapie ist vor allem bei der Behandlung von Persönlichkeitsstörungen angezeigt. Neurosen sind das „klassische" Betätigungsfeld der AnalytikerInnen. Die lange Dauer und Intensität der Behandlungen ermöglicht auch die Behandlung von psychosomatischen Störungen, jedoch dann nicht immer nach dem Standardverfahren.

Einschränkungen und Kritik
Psychoanalytische Behandlungen dauern lang. Das heißt nicht immer, dass sie deshalb auch überproportional wirksamer wären als kürzere Therapien. Während der Behandlung lernen die AnalysandInnen sich genau und intensiv zu beobachten. Das lenkt die Aufmerksamkeit von manchen Alltagsdingen ab und stört die bisherigen Gewohnheiten – nicht unbedingt jedoch zum Nachteil.

Adressen der Fachgesellschaften
Deutsche Psychoanalytische Gesellschaft (DPG), gegründet 1910
Nussbaumstraße 7
80336 München

Deutsche Psychoanalytische Vereinigung (DPV)
Sulzaer Straße 3
14199 Berlin

Literaturhinweise

Mertens, W.: Schlüsselbegriffe der Psychoanalyse. Stuttgart 1993

Tiefenpsychologische Psychotherapie
Neben der Verhaltenstherapie ist die Tiefenpsychologische Therapie die am häufigsten angewandte Psychotherapieform. Sie ist wissenschaftlich anerkannt und die Kosten werden von den Kassen übernommen. Die Behandlung wird als Kurz- und Langzeittherapie, einzeln und in Gruppen angeboten. Es wird im Gegenübersitzen gearbeitet und die Therapiestunden finden einmal wöchentlich statt.

Theorie und Konzept
Die Tiefenpsychologische Psychotherapie basiert auf den Theorien der Tiefenpsychologie. Die Psychoanalyse ist die Grundform dieser Behandlung und hat ein hoch differenziertes Theoriekonzept über gesunde und gestörte seelische Entwicklung und Funktion entwickelt. Tiefenpsychologische Therapie ist allgemein stärker an der Lösung aktueller Probleme orientiert, zielt dabei aber letztlich auf die Veränderung der inneren Einstellung der PatientInnen. Denn ohne eine Modifikation festgehaltener innerer Überzeugungen und Vorurteile kann es nach dieser Theorie nicht zu einer auch in Zukunft anhaltenden Besserung der Probleme kommen.

Therapieziele
Das Ziel einer tiefenpsychologischen Psychotherapie ist es, sich wiederholende Muster im eigenen Erleben zu erkennen und die möglichen Ursachen und unbewussten Wünsche festzustellen. Von dieser neuen Basis aus lässt sich probieren, die aktuellen Konflikte und Schwierigkeiten zu verstehen und anders als zuvor anzugehen. Wichtig ist es ebenfalls, die sich in der Beziehung zu Therapeut oder Therapeutin wiederholenden Muster zu erleben und aktuell zu bearbeiten. Diese so genannten Übertragungen sind die Grundlage für neurotische Konflikte. Gleichzeitig stellen sie jedoch den Versuch einer Selbstheilung dar: Durch Wiederbeleben alter Konflikte versucht das Unbewusste sie doch noch im Aktuellen zu klären. Damit lassen sich vielfach alte Muster auflösen, wenn deutlich wird, dass es auch andere Lösungswege als die alt-eingefahrenen gibt. Solche „korrigierenden emotionalen Erfahrungen" sind für den Erfolg einer Therapie von großer Bedeutung.

Indikationen

Tiefenpsychologische Therapie ist bei der Behandlung von Neurosen und Persönlichkeitsstörungen sinnvoll. Bei psychosomatischen Krankheiten wird sie mit körperlicher Behandlung kombiniert.

Einschränkungen und Kritik

Tiefenpsychologische Psychotherapie muss ausreichend lang durchgeführt werden. Meist sind rund 100 Sitzungen sinnvoll. Kurztherapien bis zu 25 Sitzungen sind nur bei eng begrenzten Problemen erfolgreich.

Adressen der Fachgesellschaften

Deutsche Gesellschaft für Psychoanalyse, Psychotherapie, Psychosomatik und Tiefenpsychologie (DGPT)
Johannisbollwerk 20/III
20459 Hamburg

Literaturhinweise

Heigl-Evers, A, Heigl, F. Ott, J. Rüger, U.: Lehrbuch der Psychotherapie. Stuttgart, Jena 1997

Gesprächspsychotherapie nach Rogers

Die Gesprächspsychotherapie heißt auch KlientInnenzentrierte oder Nicht-direktive Therapie. Sie gehört zu den Humanistischen Therapien und wird wegen ihrer speziellen Gesprächsführungstechnik nicht nur als Psychotherapie, sondern auch vielfach im Zusammenhang mit Beratungen eingesetzt. Im Allgemeinen findet eine Therapie einmal wöchentlich und auf jeden Fall im Sitzen statt. Die Behandlungskosten werden von den Krankenkassen nicht regelhaft getragen.

Theorie und Konzept

Die Gesprächspsychotherapie wurde von Carl R. Rogers (1902-1987) begründet. Er hatte in jahrelanger intensiver Studienarbeit festgestellt, dass drei Grundprinzipien ein beratendes Gespräch erfolgreich machen: offene Anteilnahme (Akzeptanz), einfühlendes, nicht urteilendes Verstehen (Empathie) und Echtheit (Kongruenz). Auf diese Prinzipien baut die Gesprächspsychotherpie auf. Erleben KlientInnen im Therapiegespräch ihre TherapeutInnen Anteil nehmend, echt und verständnisvoll, können sie an diesem Vorbild lernen mit sich selbst ebenso umzugehen. Positive Erfahrungen im Verlauf des Lebens lassen ein gesundes Selbst entstehen, mit dem der Mensch sich „ganz" fühlen kann. Negative Erlebnisse, Vernachlässigung, Kritik oder Ablehnung lassen das Selbst verkümmern. In der Therapie wird es gefördert und kann nachreifen. Dazu gehört auch bewusstes Erleben, das bedeutet, sich ganz auf die Gefühle des Augenblicks einlassen. Entspannt gelockerte Toleranz mit sich selbst ist das angestrebte Ziel.

Therapieziele
Das wichtigste Ziel gesprächspsychotherapeutischer Arbeit ist, dass die KlientInnen sich selbst ernst nehmen und wertschätzen lernen. Die zugewandte, manchmal beratende und immer betont interessierte Haltung der TherapeutInnen stützt und fördert das Selbstwertgefühl. Sie hilft den KlientInnen für ihre Gefühle und Empfindungen Worte zu finden und ihre Probleme und Ungereimtheiten (Inkongruenzen) zu erkennen und zu akzeptieren. Das gilt als der erste Schritt zu einer Entfaltung des „wahren Selbst" der KlientInnen, das verborgen hinter schützenden Fassaden lebt. Die warmherzige Zuwendung der TherapeutInnen soll ein Gefühl erwecken, wie bei guten Eltern aufgehoben zu sein, um sich durch diese Fürsorge zu einer „ganzen Person" entfalten zu können. So entdecken die KlientInnen neue Facetten ihrer Persönlichkeit und akzeptieren sich allmählich mit ihren guten und schlechten Seiten gleichermaßen.

Indikationen
Gesprächspsychotherapie bietet sich vor allem für Beratungsgespräche jeder Art an: in der Seelsorge, Personal-, Gefangenen-, Erziehungs- und Familienberatung. Sie hilft bei Krisenintervention, in der Sucht-, Alten-, Kinder-, Ehe- und Paartherapie. Auch bei psychosomatischen Störungen und neurotischen Problemen ist sie hilfreich.

Einschränkungen und Kritik
Gesprächspsychotherapie baut darauf, dass die KlientInnen sich durch die Behandlung zur Selbsthilfe anregen lassen. Selbstunsichere Personen machen sich von der verständnisvollen Haltung der TherapeutInnen leicht abhängig. Bisher bietet die Gesprächspsychotherapie trotz umfangreicher Studien über die wirksamen Grundprinzipien kaum differenzierte Therapiekonzepte an – vor allem nicht für schwerere Störungen. Das Verfahren wirkt einfach erlernbar, kann aber bei unzureichender Ausbildung dazu führen, dass nur die oberflächlich erkennbaren Probleme einfühlsam reflektiert werden und die zugrunde liegenden Störungen unerkannt weiter bestehen.

Adressen der Fachgesellschaften
Gesellschaft für wissenschaftliche Gesprächspsychotherapie (GwG)
Richard-Wagner-Straße 12
50508 Köln

Literaturhinweise

Frenzel, P., Schmidt, P. F., Winkler, M. (Hrsg.): Handbuch der Personenzentrierten Psychotherapie. Eschweiler 1992

Systemische Therapie
Beobachtungen zur Rückfallneigung junger schizophrener Patienten unter dem Einfluss ihrer Herkunftsfamilie führten in den sechziger Jahren des 20. Jahrhunderts zu ersten Theoriebildungen über das Funktionieren familiärer Gleichgewichtsprozesse. Der durch kybernetische Erkenntnisse geprägte wissenschaftliche Diskurs dieser Zeit ließ an mehreren Stellen, zunächst in den USA, Zentren zur Erforschung der Rolle der Familie bei der Entstehung seelischer Störungen entstehen. Namen wie G. Bateson, V. Satir, S. Minuchin und J. Haley prägten unterschiedliche familientherapeutische Richtungen. In Deutschland waren es H.E. Richter („Eltern-Kind-Neurose", 1963 und „Patient Familie", 1972), später H. Stierlin, die Familientherapie auf psychoanalytischer Basis einführten. Der Begriff der systemischen Familientherapie geht auf die Gruppe um M. Selvini-Palazzoli in Mailand zurück. Heute ist die systemische Therapie – losgelöst vom Setting Familie – sowohl ein bedeutendes eigenständiges Verfahren als auch in ihren Grundgedanken von vielen anderen Psychotherapierichtungen aufgenommen worden.

Theorie und Konzept
Gemeinsame Basis der mittlerweile vielfältigen systemischen Theorien und Methoden sind:

1. Die Sichtweise von Realität:

Realität als Gegenstand erkenntnistheoretischer Diskurse spielt in der systemischen Literatur eine große Rolle. Sie ist immer in Bezug auf einen Betrachter zu sehen, der sie durch seine Wahrnehmung erst konstituiert: Aufgrund der biologischen Konstruktion der menschlichen Wahrnehmung können wir immer nur eine „Landkarte" der äußeren Realität erstellen, mittels derer wir uns orientieren, bestenfalls verständigen können, die aber keine annähernd vollständige Wahrnehmung erlaubt. Während wir in Bezug auf einen einfachen Gegenstand (ein Stuhl, ein Tisch) in der Regel zu einem Konsens kommen, ist dies bei komplexen Phänomenen wie Gefühlen, Einschätzungen von sozialen Situationen nur sehr bedingt der Fall. Stierlin z.B. spricht hier vom Unterschied zwischen „harter" („Dies ist ein Stuhl!") und „weicher" („Das Kind ist hyperkinetisch!") Realität. Um uns in der Welt zurechtzufinden, sind wir als Menschen darauf angewiesen, die Komplexität der Informationen auf vergleichsweise simple Sprach- und Denkmuster zu reduzieren. So entstehen Verdinglichungen wie „Die Störung", „Das hyperkinetische Syndrom", „Die Phobie". Eine an sich „weiche", weil von den verschiedenen Sichtweisen der unterschiedlichen Beobachter abhängende Realität, wird zu einer „harten", um die herum sich dann ganze Problem- und Helfersysteme organisieren.

2. Die Sichtweise von Kausalität:
Das Modell einer – wie auch immer gearteten linearen Kausalität (A ist, weil B [+C, +D] ist) wird aufgegeben zugunsten des Begriffes einer zirkulären Kausalität oder Rekursivität. An die Stelle der Suche nach Ursachen tritt die Beschreibung von koevolvierenden Mustern, innerhalb derer keinem Faktor eine determinierende Stellung zuzuordnen ist.

Das bedeutet: Eher als nach der Ursache einer psychischen Störung zu suchen, müssen wir uns um die Bedeutung und die Wirkung der Kommunikationsmuster kümmern, die mit den verschiedenen Ursachen*hypothesen* einhergehen. Harte Realitätskonstruktionen gehen, wie Ergebnisse systemischer Forschung belegen, häufig auch mit rigiden Kommunikationsmustern in Familien einher, die der notwendigen Entwicklung innerhalb des familiären Zyklus abträglich sind.

Systemische Therapie nimmt zunächst eine Auftragsklärung vor, sie arbeitet kontraktorientiert an den Interessen des Patienten. Sie initiiert eine gemeinsame Suchbewegung nach verfügbaren Ressourcen und konkreten Lösungswegen. Sie fokussiert eher die Ausnahmen, das schon Gelungene, als das Problem.

Therapieziele
Um als Helfer den Klienten verstehen zu können, kommt es nicht so sehr auf die eigene Sichtweise (Diagnose) des Problems an, als vielmehr darauf, die Wirklichkeitskonstruktionen der Beteiligten zu erfassen und dabei zu helfen, sie dann „aufzuweichen", wenn starre Muster der Bewertung und – daraus folgend – des Handelns eine Entwicklung des betroffenen Systems (Einzelner, Paar, Familie...) behindern. Eine solche Stagnation äußert sich häufig in Symptomen, z.B. bei dem „schwächsten" Mitglied einer Familie. Dies kann ein Kind, ein Behinderter, eine besonders verletzliche oder empfindsame Person sein. Vorausgegan-

gen waren in der Regel Versuche des Systems, mittels kommunikativer Strategien seine Homöostase (Gleichgewicht) angesichts einer Schwellensituation doch noch zu wahren. Beispiele hierfür sind Konflikte und Krisen Jugendlicher bei der Ablösung von ihrem Elternhaus mit entsprechenden Symptomen dissozialer, psychotischer oder psychosomatischer Art. Aus systemischer Sicht ist dabei immer die ganze Familie betroffen und es kann eben sehr viel wirkungsvoller und auch kürzer sein, mit der ganzen Familie neue Wege und Ressourcen zum Weiterwachsen zu finden, als den Jugendlichen in seiner Pathologisierung zu bestätigen, indem ich mit ihm eine langwierige Einzelarbeit an „seinem" Problem beginne. Systemische Arbeit etikettiert somit nicht im medizinischen Sinne. Sie versucht, durch das Einführen veränderter Sichtweisen in das Weltmodell der Beteiligten „das Floß wieder ins Gleiten zu bringen", wohl wissend, dass der Fluss, das Floß und die Steuerleute ihre eigene innere Struktur haben, die es zu respektieren gilt. Systemische Praxis liefert hierzu eine Reihe hilfreicher Instrumente, die je nach Vorliebe, Können und Angemessenheit in den Heilungsprozess eingebracht werden können. Insbesondere ein professioneller Umgang mit Sprache wie z.B.: Symptomverschreibungen und paradoxe Interventionen, aber auch erlebnisaktivierende Methoden und ein suggestiv-lösungsorientiertes Vorgehen sind Beispiele hierfür.

Indikationen
Systemisches Denken ist im psychotherapeutischen Alltag unverzichtbar geworden. Systemische Therapie im engeren Sinne ist als Paartherapie bei Beziehungskrisen und psychischen Störungen bei einem Partner sinnvoll. Als Systemische Familientherapie hat sich der Ansatz bei vielen psychischen Störungen, vor allem solchen mit enger Verflechtung der Angehörigen, bewährt.

Einschränkungen und Kritik
Vor allem in der Anfangszeit der systemischen Therapie trug eine unkritische Euphorie ihrer Befürworter dazu bei, andere Verfahren außer Acht zu lassen und das Individuum als System zu vernachlässigen. Das Instrumentarium der systemischen Therapie ist noch weiter zu entwickeln, Forschungsaktivitäten zur Wirksamkeitsüberprüfung müssen ausgebaut werden.

N.B. Die in den letzten Jahren in Mode gekommene „Familienaufstellung" ist keine systemische Methode im engeren Sinn. Sie erzeugt durch die oft starke ideologische und rigide Überakzentuierung von „richtigen" und „falschen" Lösungswegen durch die „Aufsteller" bisweilen heftige

Krisen bei den Protagonisten und kann damit erheblichen Schaden anrichten. In der Hand erfahrener und respektvoller Therapeuten sind aber durchaus auch hilfreiche und heilende Erfahrungen mit diesem Instrument möglich, wenn es im Rahmen einer tragenden therapeutischen Beziehung eingesetzt wird.

Adressen der Fachgesellschaften:
Deutsche Gesellschaft für Systemische Therapie und Familientherapie (DGSF)
Polmanstr. 13, 50735 Köln, www. dgsf.org

Systemische Gesellschaft (SG), Am Stadtpark 1, D-10367 Berlin

Literatur

Simon, FB., Clement, U., Stierlin, H.: Die Sprache der Familientherapie. Stuttgart 2003

v. Schlippe, A.: Schweitzer, J.: Lehrbuch der systemischen Therapie und Beratung. Göttingen 2002

Gestalt- und Integrative Therapie
Die Gestalttherapie geht auf die Arbeit des Ehepaares Fritz (1893-1970) und Lore (1905-1990) Perls zurück. Sie entwickelten in den 60er Jahren aus den Theorien der Psychoanalyse und der Gestaltpsychologie ein eigenes Therapiekonzept. Gestalttherapie gehört zu den Humanistischen Psychotherapien. Sie hat durch Hilarion Petzold (*1942) eine Erweiterung zur Integrativen Therapie erfahren. Er nahm zusätzlich Elemente der Körpertherapien in die Behandlung auf.

Theorie und Konzept
Die Theorie der Gestalttherapie geht davon aus, dass Menschen ihre Persönlichkeit unter dem Einfluss von Umwelt und Mitmenschen entwickeln. Unvollständig verarbeitete Erlebnisse und Erfahrungen lösen Abwehr aus. Nach Perls dient die Abwehr dazu, die Mitmenschen auf sich aufmerksam zu machen und deren spontane Hilfe zu erwirken. Damit aber hält Abwehr den Betroffenen in Unselbständigkeit und Hilflosigkeit gefangen. Das Leben wird beengt: Es erstarrt in Klischees und festen Rollenzuschreibungen.
Entwicklung und Wachstum geschehen durch Erleben, Wahrnehmen und Selbstunterstützen. Diese Grundprinzipien erklären die Bedeutung, welche die Gestalttherapie dem „Hier und Jetzt" zuschreibt. Langwieriges Betrachten und Ergründen der Vergangenheit werden deshalb als

zweitrangig angesehen vor der Wichtigkeit, welche die aktuelle Auseinandersetzung mit der Umwelt hat. Ohne bewusstes Einlassen auf die Mitmenschen ist kein lebendiges Erleben, Spüren und Wahrnehmen möglich.

Therapieziele
In der Therapie geht es darum, Abwehr abzubauen, um selbständig und erwachsen selbstverantwortlich handeln zu können. Hierzu braucht es die Fähigkeit der Selbstunterstützung, eine Art inneren Dialogs, mit welchem der Mensch Vor- und Nachteile einer Entscheidung abwägt und sich Mut zum Handeln zuspricht.
Die Behandlung verläuft vielfach in Gruppen, um die aktuellen Reaktionen der anderen im „Hier und Jetzt" in den Therapieprozess aufzunehmen. Mit Techniken des Psychodrama wird die Intensität des Gespräches verstärkt. So wird es möglich, im schützenden und kommentierenden Kreis der Gruppenmitglieder mit der/m TherapeutIn das jeweils gewählte problematische Thema erlebend zu besprechen. Vielfach provozieren TherapeutInnen die KlientInnen zu intensiven Gefühlen von Wut oder Trauer, mit der Vorstellung, es sei sinnvoll, diese umfassend – und manchmal bis zur Erschöpfung – zu durchleben. Die KlientInnen sollen erfahren, was sie ablehnen und was sie „brauchen", damit es ihnen besser gehen kann. Danach wird versucht, durch Probehandeln in der Phantasie neue Wege zur Problemlösung zu finden. Gestalttherapie fordert dazu heraus, ein „spontanes", ungehemmtes Leben anzustreben. Freier Fluss der Empfindungen soll dazu verhelfen, sich entsprechend der eigenen Möglichkeiten zu entfalten und Zwänge sollen ausgeschaltet werden.
Die Integrative Therapie nimmt stärker Bezug auf die Vergangenheit der KlientInnen und versucht, auch die Ursachen von Problemen zu erhellen. Mit Hilfe kreativer und körperorientierter Techniken, zum Beispiel Malen, Modellieren oder Berührung, werden Gefühle intensiviert und fassbar gemacht. Intensive Nachgespräche runden die Sitzungen ab. Die Integrative Therapie setzt auf „korrigierende emotionale Erfahrungen" durch Zuwendung und Verständnis der TherapeutInnen und Gruppenmitglieder und emotionales „Nachnähren", um seelische Entfaltung zu ermöglichen.

Indikationen
Gestalttherapie wird bei neurotischen, psychosomatischen und Suchtkrankheiten eingesetzt, vor allem jedoch zur Selbsterfahrung.

Einschränkungen und Kritik
Bisher ist wissenschaftlich nicht nachweisbar, dass die erzielten Erfolge tatsächlich anhalten und auf die speziellen Techniken der Gestalttherapie zurückzuführen sind. Manche Menschen kann die Anregung durch den manchmal dramatischen Gruppenprozess dazu führen, ihre Gefühle nur möglichst schnell agierend auszuleben, statt tatsächlich eine allmähliche und zeitraubende innere Veränderung herbeizuführen.

Adressen der Fachgesellschaften
Deutsche Vereinigung für Gestalttherapie (DGV)
Melemstraße 10
60318 Frankfurt/Main

Europäische Akademie für psychosoziale Gesundheit und Kreativitätsförderung (EAG)
Wefelsen 5
42449 Hückeswagen

Literaturhinweise

Polster, E., Polster, M.: Gestalttherapie – Theorie und Praxis der integrativen Gestalttherapie. Wuppertal 2001

Doubrawa, E., Blankertz, S.: Wuppertal 2002

Transaktionsanalyse (TA)
Die Transaktionsanalyse wurde von Eric Berne (1910-1970) entwickelt. Er stellte in den 60er Jahren ihm wichtig erscheinende Elemente der Psychoanalyse zu einem einfach fassbaren Konzept zusammen, um die komplexe Theorie der Tiefenpsychologie kompakter, verständlicher und alltagskompatibler zu machen. Die TA zählt zu den Humanistischen Verfahren und wird einzeln oder in Gruppen durchgeführt.

Theorie und Konzept
Berne beschreibt die Persönlichkeit des Menschen in drei „Zuständen": Kind-Ich, Erwachsenen-Ich und Eltern-Ich. Jeder dieser Zustände umfasst Gefühle, Gedanken und Verhaltensweisen, die denen der jeweiligen Lebensphase und den Folgen durch die jeweiligen Einflüsse der Umwelt entsprechen. Im Kind-Ich leben alle kindlich-ungezügelten, spontan-impulsiven Wünsche und Verhaltensäußerungen. So entsteht das konstruktive oder destruktive „innere Kind" – durch Realerlebnisse als Kind und Umwelteinfluss entweder „angepasst" oder „frei". Das Eltern-Ich erwächst aus moralischen, normativen Vorgaben durch Eltern und

Umwelt und beinhaltet auch die Vorstellungen und Wünsche der Eltern an das Kind. Es kann „fürsorglich" oder „kritisch" erscheinen. Das Erwachsenen-Ich nimmt die Zwischenposition ein: Mit Reaktionen auf die aktuellen Gegebenheiten lässt es flexible Entwicklung zu, reagiert klar, sachlich, einfühlsam und nachdenklich.

Transaktion durch Kommunikation ist zentral für die TA. Diese kann sich in unflexiblen Rollenzuschreibungen als „Spiel" verfestigen oder in lebendiger Weise auf die jeweiligen Gegebenheiten reagieren. Dabei spielen die so genannten Grundbedürfnisse eine wichtige Rolle: Menschen brauchen Zuwendung, Zärtlichkeit, Anerkennung und Beachtung ihrer selbst und ihrer Wünsche. Sie hungern nach „Streicheln", der emotionalen und körperlichen Zuneigung der Mitmenschen. Spiele und Grundbedürfnisse tragen zum Lebensmuster des Menschen bei und führen zu „Verlierer-" oder „Gewinner-", „Opfer-" oder „Retter-Skripten", je nach Lebensgeschichte, die sich zum so genannten Skript – dem „Lebensroman" – verdichtet.

Therapieziele
Die Therapie zielt darauf, die Kommunikationsformen und Spiele der KlientInnen aufzudecken und dahinter die Lebensmuster und Skripten erkennbar zu machen. Zu Beginn der Behandlung wird ein Vertrag formuliert, der das Ziel der Therapie so konkret wie möglich beschreibt. Dieses wird angestrebt und soll zielgerichtet und effektiv erfüllt werden.

Indikationen
TA wird bei neurotischen und psychosomatischen Störungen eingesetzt. Häufig jedoch arbeiten TA-Therapeuten auch als OrganisationsberaterInnen in Wirtschaft und Erwachsenenbildung.

Einschränkungen und Kritik
TA hat bisher kein wissenschaftlich nachweisbar wirkungsvolles eigenständiges Konzept entwickelt. Dass Therapieerfolge anhaltend sind, ist nicht erwiesen. Die TherapeutInnen sind bisher nicht verpflichtet, während ihrer Ausbildung Selbsterfahrung zu betreiben. Das schränkt möglicherweise ihre Fähigkeiten zur Erkennung von unbewussten Übertragungen ein – allerdings erkennt Berne ein Unbewusstes auch nicht an – obgleich die Methode sich „analytisch" nennt.

Adressen der Fachgesellschaften
Deutsche Gesellschaft für Transaktionsanalyse (DGTA)
Tannebergstraße 29
90411 Nürnberg

Literaturhinweis

Steward, J., Joines, V.: Die Transaktionsanalyse. Freiburg 1990

11.5.5 Entspannende und suggestive Therapien

In vielfachen Lebenssituationen sind Entspannung und Ruhe schon spontan gesuchte Hilfen, um mit Belastungen fertig zu werden. Es gibt jedoch eine Reihe von Therapieverfahren, die gezielt solche Zustände von Entspanntheit erlernbar machen. Mit ihnen können Verspannungen seelischer und körperlicher Art behandelt werden. Diese Verfahren zielen nicht primär darauf ab, die Ursachen der Angespanntheit erkennbar zu machen. Sie verfeinert das Gespür der Betroffenen für sich selbst und verhelfen zu wirksamer Selbsthilfe.

Suggestive Therapien versuchen Betroffene gezielt unterschwellig mit bestimmten heilsamen Überzeugungen zu beeinflussen und sie von unheilvollen und schädigenden Vorstellungen und entsprechenden Erlebens- und Verhaltensweisen abzubringen. Suggestivtherapien sind Jahrtausende alt: Schon die Ägypter nutzten die beruhigende Kraft des Handauflegens und des überzeugenden Zusprechens.

Autogenes Training (AT)

Autogenes Training baut auf der Erkenntnis der Hypnosetherapie auf, dass sich manche Menschen auch durch eindringliche Selbstüberzeugung in eine ruhige und gelassene Stimmung bringen können. AT wurde in den 20er Jahren von Johannes Heinrich Schultz (1884-1970) als Methode der Selbsthypnose entwickelt. Die Therapie wird fast immer in der Gruppe durchgeführt, ist wissenschaftlich anerkannt und die Kosten der Übungskurse werden von den Kassen getragen.

Theorie und Konzept

AT baut darauf, dass die meisten Menschen die Fähigkeiten dazu, sich selbst allein durch inneren Zuspruch in bestimmte Stimmungen versetzen zu können, auch systematisch und gezielt erlernen und dann weiter trainieren können. Emotionen und Stimmungen sind immer auch von körperlichen Reaktionen begleitet, die mehr oder weniger stark spürbar werden – im Fall großer Angst zum Beispiel heftiges Herzklopfen und Schweißausbrüche. Umgekehrt sind auch bestimmte Körpersensationen Auslöser für Empfindungen – wie gelockerte, durchwärmte Muskulatur ein Gefühl der Ruhe entstehen lässt.

Therapieziele

In der Behandlung wird in sechs Grundübungen ein Gefühl körperlicher Entspannung eingeübt. Beginnend mit Wärme und Schwere wird auf einen ruhigen Herzschlag, gleichmäßige Atmung, einen durchwärmten Bauch und eine kühle Stirn hingearbeitet. Die Übenden sprechen sich selbst innerlich Suggestionsformeln vor, wie: „Meine Arme sind ganz schwer und warm." Anschließend ist konzentriertes „Zurücknehmen" besonders wichtig, um wieder vollkommen wach und frisch zu werden. Geübt wird am besten im Sitzen, um die Übungen später auch in den Alltag einfügen zu können und ohne Vorsprechen der entspannenden Formeln durch die/den GruppenleiterIn, um Fremdsuggestion auszuschließen. Bei regelmäßigem Üben kommt es zu einem Lerneffekt, der sich körperlich als Entspanntheit und seelisch als mehr Gelassenheit bemerkbar macht. Weitere Übungen umfassen Imaginationen, Phantasiereisen und Meditationen, deren Inhalte anschließend mit der/m TherapeutIn besprochen werden sollten.

Indikationen

AT eignet sich zur Behandlung von Unruhezuständen, Schlaflosigkeit, zur Stressbekämpfung und ergänzend bei psychosomatischen Störungen. Auch in der Geburtsvorbereitung kann AT helfen.

Einschränkungen und Kritik

AT ist – als *alleinige* Methode angewendet – ungeeignet zur Behandlung neurotischer oder psychosomatischer Störungen. Menschen, die unter Psychosen mit Wahnerscheinungen leiden, oder zu innerem Rückzug neigen, sollen keinesfalls imaginieren und Selbstsuggestionen erlernen.

Adressen der Fachgesellschaften

Deutsche Gesellschaft für Ärztliche Hypnose und Autogenes Training (DGÄHAT)
Oberforstbacher Straße 416
52076 Aachen

Literaturhinweis

Brenner, H.: Autogenes Training – Schritt für Schritt. München 1987

Progressive Muskelrelaxation

Die Progressive Muskelrelaxation – oder Tiefmuskel-Entspannungstraining (TE) – wurde von Edmund Jacobson (1885-1976) in den 20er

Jahren entwickelt. Sie entstand aus der Beobachtung, dass kräftiges Muskelanspannen, Dehnen und Recken wach und frisch macht. Die Übungen finden im Liegen statt und lassen sich schnell zur Selbsthilfe lernen. Kurse zum Erlernen dieses Verfahrens werden von den Kassen bezahlt.

Theorie und Konzept
Durch hochkonzentrierte, kräftige und gezielte Anspannung der Muskulatur bestimmter Körperpartien für wenige Sekunden wird ein verstärkter Blutdurchfluss erzeugt. Wenn danach diese Muskelpartie betont entspannt wird, lässt sich die erhöhte Durchblutung als Gefühl wohliger Durchwärmung spüren.

Therapieziele
Ziel der Behandlung ist es, ein Verfahren zur Selbsthilfe gegen Verspannungen und Verkrampfungen zur Verfügung zu haben. Bewusster Umgang mit dem Körper wird erlernt und erlebbar gemacht, dass der Körper nicht nur schmerzend oder gestört sein kann, sondern sich auch angenehm bemerkbar machen kann. Der gesamte Körper kann auf diese Weise mit wechselnder An- und Entspannung durchtrainiert werden. Besonders die Übungen für die Bauch- und Rückenmuskeln entspannen und machen müde. Regelmäßiges Üben ist die Voraussetzung für die Beherrschung der Technik.

Indikationen
Mit Progressiver Muskelrelaxation lassen sich reaktive Verspannungszustände der Muskeln bei Stress und Überlastung behandeln. Viele psychosomatisch oder chronisch körperlich Erkrankte können über diese Therapie einen ersten bewussten, hilfreichen Zugang zu ihrem Körper bekommen.

Einschränkungen und Kritik
Als *alleiniges* Psychotherapieverfahren ist Progressive Muskelrelaxation ungeeignet. Allerdings ergänzt sie als körperzugewandtes Verfahren die Einsichtsorientierten Therapien ähnlich günstig wie AT.

Adressen der Fachgesellschaften
Psychologischer Arbeitskreis für Autogenes Training & Progressive Relaxation
Koogstraße 96
25541 Brunsbüttel

Literaturhinweis

Jacobson, E.: Entspannung als Therapie – Progressive Muskelrelaxation in Theorie und Praxis. München 1990

Hypnosetherapie

Hypnose ist das älteste Psychotherapieverfahren überhaupt. Schon im Altertum war sie gebräuchlich. Die moderne medizinische Hypnose wurde zu Ende des 19. Jhs. entwickelt. Sie hat sich heute vor allem als Therapie gegen Schmerzen in der Anästhesie, der Frauen- und der Zahnheilkunde etabliert. Psychotherapeuten nutzen sie zur Entspannung und Entängstigung. Sie ist wissenschaftlich anerkannt und die Kosten tragen die Kassen.

Theorie und Konzept
In der Hypnose wird durch suggestive Regelmäßigkeit von aussen das Bewusstsein des Behandelten nach innen gelenkt und ein Trancezustand eingeleitet. Hierzu verwenden die TherapeutInnen immer wiederkehrende, beruhigende Sätze und sprechen in gleichmäßigem, monotonem Tonfall. Sie suggerieren Ruhe und Konzentration auf die Innenwelt. Dadurch verlangsamen sich Puls und Atmung; der Behandelte versinkt in einen schlafähnlichen Zustand, bei dem das Bewusstsein jedoch hellwach und funktionsfähig ist. Die besondere Hingabefähigkeit in diesem Bewusstseinszustand bewirkt die Empfänglichkeit für die hypnotisierten Botschaften. Jedoch nimmt jeder nur das auf, was er zu übernehmen bereit ist. Es ist unmöglich, einer Person Aufgaben zu suggerieren, die mit dem Willen der Persönlichkeit unverträglich sind.

Therapieziele
Das Ziel der Behandlung ist es, den KlientInnen heilsame Botschaften zukommen zu lassen, die im Vorbewussten wirken und wie innere Taktgeber später das Lebensmotto beeinflussen. So kann beispielsweise ein Schlafloser allmählich gelöster und zuversichtlicher zu Bett gehen mit der festen Überzeugung, dass der Schlaf bald kommen werde. Solch suggestive Gedanken verändern die innere Einstellung derart, dass das Gewünschte Realität wird: in Form selbsterfüllender Prophezeiungen.

Indikationen
Hypnosetherapie ist sinnvoll zur tiefen Entspannung, sie lindert Ängste und Schmerzen. Sie hilft chronisch Schmerzkranken, vor Operationen und unter der Entbindung. Psychosomatische Beschwerden können gemildert werden.

Einschränkungen und Kritik
Hypnosetherapie ist als alleinige Psychotherapie unzureichend. Sie ergänzt vor allem bei psychosomatischen Beschwerden die Einsichtsorientierten Behandlungen. Vegetativ labile oder besonders ängstliche Menschen sollten keine Hypnose machen lassen.

Adressen der Fachgesellschaften
Deutsche Gesellschaft für ärztliche Hypnose (DGH)
Druffelsweg 3
48653 Coesfeld

Literaturhinweis

Stocksmeyer, U.: Lehrbuch der Hypnose. Basel 1984

11.5.6 Erlebnisorientierte Therapieverfahren

Erlebnisorientierte Verfahren bauen auf die in den Therapiestunden spürbaren Gefühle und Impulse, die durch die Behandlung aktuell im Umgang mit sich selbst, Gruppenmitgliedern und TherapeutInnen hervorgerufen werden. Die seriösen Verfahren lassen die Behandlung jedoch nicht im Erleben allein verbleiben, sondern ein anschließendes ausführliches therapeutisches Gespräch verhilft dazu, das Erlebte durch Versprachlichung fassbar zu machen, die Verbindungen zu früheren Erlebnissen zu entdecken und zu knüpfen und es solchermaßen in den Lebenszusammenhang integrierend einzufügen. Erst dann kann ein Erlebnisorientiertes Verfahren langfristig haltbare Veränderungen in der Einstellung und Haltung der KlientInnen bewirken. Nur so kann es letztlich überhaupt heilsam sein.

Konzentrative Bewegungstherapie (KBT)
Konzentrative Bewegungstherapie gründet auf der Arbeit des Psychoanalytikers Helmuth Stolze (*1917) mit der Krankengymnastin Christine Gräff (*1936). Sie wendeten die Deutungsarbeit der Psychoanalyse auf das körperlich spürbare Erleben in der Bewegung und Haltung an.

Theorie und Konzept
KBT geht davon aus, dass sich im Körper die innere Haltung des Menschen spiegelt und so nach außen sichtbar wird. Die meisten bemerken dies aber an sich selbst nicht, denn solche Ein-Stellungen sind unbewusst. Probleme und Schwierigkeiten werden deshalb vielfach zwar körperlich spürbar, können aber nicht verstanden und deshalb auch

nicht verändert werden. Schon seit früher Kindheit prägen sich im Körper – dem Leibgedächtnis – hemmende, verletzende und förderliche Erlebnisse ein. Sie alle tragen zu der Art und Weise bei, mit der man mit sich selbst und anderen umgeht.

Therapieziele
KBT zielt darauf, sich mit den Beziehungen zwischen Innenwelt, Körperlichkeit und Umwelt zu beschäftigen. Die Übungen des KBT regen zu konzentrierter Bewusstwerdung innerer und äußerer Haltung an. In Einzelübungen lässt sich die eigene Haltung und Bewegung im Raum erfahren, in Partner- und Gruppenübungen der Umgang mit den anderen. Hierzu werden auch Gegenstände eingesetzt, beispielsweise Bälle, Seile, Sandsäcke, Stäbe und Decken. Vielfach tauchen bei bestimmten Bewegungen frühere Erfahrungen wieder im Bewusstsein auf. Diese und die begleitenden Gefühle werden im Anschluss besprochen und die Verbindung zur eigenen Vergangenheit gezogen.

Für Menschen, die wenig Bezug zum eigenen Körper haben, ist KBT ein hilfreicher Weg, sich den eigenen Empfindungen zu nähern.

Indikationen
KBT ist besonders bei psychosomatischen Störungen in Kombination mit einem Erkenntnisorientierten Verfahren angezeigt.

Einschränkungen und Kritik
KBT hat – ausschliesslich angewendet – keine wissenschaftlich belegte Wirksamkeit.

Adressen der Fachgesellschaften
Deutscher Arbeitskreis für Konzentrative Bewegungstherapie
Bismarckstraße 23
72764 Reutlingen

Literaturhinweis

Stolze, H.: Die Konzentrative Bewegungstherapie. Grundlagen und Erfahrungen. Berlin 1989

Psychodrama
Die Methode des Psychodrama wurde von Jacob Levy Moreno (1889-1974) entwickelt. Er entwickelte mit dem Psychodrama eine der ersten Formen der Gruppenpsychotherapie.

Theorie und Konzept
Psychodrama geht davon aus, dass das Individuum als Teil einer Gemeinschaft fungiert. In dieser Gruppe nimmt jeder bestimmte Positionen und Rollen ein. Dabei greifen wir zum Teil auf gesellschaftlich vorgegebene Stereotype zurück. Diese sind jedoch für den Einzelnen in der aktuellen Situation oftmals unzureichend und deshalb einengend.

Therapieziele
Die Rollenstereotype werden im Psychodrama in Frage gestellt. Ziel ist, individuell passende und je nach Gegebenheiten flexible Rollen und Persönlichkeitsmuster zu finden, die den Einzelnen nicht in unsinnige Konventionen pressen und erstarren lassen. Hierzu werden in der Gruppe vom „Akteur" sich und den anderen bestimmte Rollen zugewiesen und miteinander wird eine wichtige Lebensszene gespielt. Das Spiel ermöglicht nicht nur das Erinnern und Darstellen, sondern auch Probehandeln, denn es kann jederzeit angehalten, überdacht und für die Zukunft uminszeniert werden. Doch wird im Psychodrama nicht nur gespielt, sondern auch im Anschluss daran über das Erlebte gesprochen.

Indikationen
Psychodrama eignet sich zur ergänzenden Behandlung bei neurotischen und psychosomatischen Störungen. Zur Selbsterfahrung und Konfliktklärung in Organisationen, Gruppen und Familien kann es wertvolle Hilfe leisten.

Einschränkungen und Kritik
Psychodrama ist bei schweren Persönlichkeitsstörungen ungeeignet, insbesondere bei Personen, die zur „Dramatisierung" und zum Agieren neigen und wenn unzureichend ausgebildete TherapeutInnen diesem keine Grenzen setzen. Als allein angewendete Methode ist es unzureichend.

Adressen der Fachgesellschaften
Moreno-Institut für Psychodrama, Soziometrie und Gruppenpsychotherapie
Uhlandstraße 8
88662 Überlingen

Literaturhinweis

Leutz, G.: Psychodrama. Theorie und Praxis. Berlin 1986

Bildnerische Therapie
Bildnerische Therapie wird vielfach verwechselt mit Gestalttherapie oder Beschäftigungs- beziehungsweise Soziotherapie. Sie wird seit den 60er Jahren als ergänzendes psychotherapeutisches Verfahren eingesetzt.

Theorie und Konzept
In der Bildnerischen Therapie geht es um kreatives Gestalten mit Zeichnen, Malen und Modellieren – jedoch nicht zum Zeitvertreib oder zur Verfeinerung eigener Kunstfertigkeit. Bildnerische Therapie ermöglicht, Emotionen, Erinnerungen und Erfahrungen bildlich oder dinglich fassbar zu machen. Im Ausdruck soll in Farben und Formen das sichtbar werden, was mit Worten schwer oder kaum zu sagen ist. Bei bildnerischem Gestalten ist die innere Zensur weniger intensiv, die es oftmals verhindert, mit Worten Gefühle spontan und unverstellt zu benennen.

Therapieziele
Ziel der Behandlung ist, unfassbaren, bedrohlichen oder verwirrenden Gefühlen eine sicht- und fassbare Form zu geben. In der Wahl von Farben beim Malen beispielsweise kann sich die Stimmung des Malenden vermitteln. Die Wahl bestimmter Materialien sagt ebenso viel aus wie die Form oder Funktion eines modellierten Werkes. Bildnerisch Gestalten lässt sich allein oder zu mehreren Personen. Wird gemeinsam etwas geschaffen, kann auch über die Gruppe und den Einzelnen in der Gruppe etwas geschlossen werden. Es kann zum Beispiel eine Bedeutung haben, wenn ein Gruppenmitglied ständig in die Bereiche der anderen hineinmalt oder seinen Raum nicht nutzt.
Die erstellten Werke werden einzeln oder in der Gruppe intensiv besprochen und Bezüge von Aktuellem zu Früherem hergestellt.

Indikationen
Bildnerisches Gestalten kann chronisch Kranken helfen, ihr Schicksal anzunehmen und ihr Leben zu gestalten, es unterstützt bei psychosomatischen Störungen, Depressionen und Psychosen. Auch in der Familientherapie, bei der Behandlung Abhängiger und Behinderter und zur Selbsterfahrung ist es sinnvoll.

Einschränkungen und Kritik
Bildnerisches Gestalten hat für sich genommen keine ausreichende Wirksamkeit, jedoch in Kombination mit Einsichtorientierten Verfahren ist es sehr sinnvoll.

Adressen der Fachgesellschaften
Deutsche Gesellschaft für Kunsttherapie und Therapie mit kreativen Medien (DGKT)
Kühlwetterstraße 49
40239 Düsseldorf

Literaturhinweis

Petzold, H., I. Orth (Hrsg.): Die neuen Kreativitätstherapien. In zwei Bänden. Paderborn 1991

Tanz- und Musiktherapie
Tanz- und Musiktherapie sind ähnlich wie die Bildnerische Gestaltung Therapieformen, bei denen es für die KlientInnen nicht um den Erwerb professioneller Technik geht. Sie entstanden seit Ende des 19. Jahrhunderts.

Theorie und Konzept
Tanz- und Musiktherapie zielen beide auf den Ausdruck von Gefühlen durch Bewegung und Klang. Sie können nach Vorgaben angeleitet werden oder die KlientInnen improvisieren frei und bringen dabei die Emotionen, die sie aktuell bewegen in eine Gestalt oder einen Klang. Dabei werden vielfach frühere Erfahrungen und Gefühle angesprochen und sie drücken sich ebenfalls aus. Gruppenerfahrungen gehören ebenso zur Behandlung wie Einzelstunden.

Therapieziele
Ziel der Musik- und Tanztherapie ist, mit konzentrierter Aufmerksamkeit und Ernsthaftigkeit seine Gefühle anzunehmen und zu versuchen, sie selbst kennzulernen und später auch anderen mitteilen zu können. Nach jeder Therapiestunde wird das Erlebte und was es dem Jeweiligen bedeutet hat reflektierend besprochen.

Indikationen
Tanz- und Musiktherapie eigen sich zur begleitenden Behandlung chronisch Kranker, in der Behindertenarbeit, bei Neurosen, psychosomatischen Störungen, Abhängigkeitskrankheiten und sogar bei schweren Psychosen sind sie sinnvoll.

Einschränkungen und Kritik
Weder Tanz- noch Musiktherapie sind als eigenständige Psychotherapieformen ausreichend wirksam. Innerhalb klinischer Gesamtkonzepte

können sie jedoch eine wichtige Bedeutung haben. Unzureichend ausgebildete TherapeutInnen, die ohne klinisches Konzept arbeiten, bieten ihren KlientInnen nicht mehr als meist angenehme Erlebnisse, jedoch ohne therapeutischen Gewinn.

Adressen der Fachgesellschaften
Bundesverband für Tanztherapie Deutschland
Hofstraße 16
40789 Monheim

Berufsverband Klinischer Musiktherapeuten
Staderstraße 31
28205 Bremen

Literaturhinweis

Petzold, H., Orth. I. (Hrsg.): Die neuen Kreativitätstherapien. In zwei Bänden. Paderborn 1991

Erich Grond

12. Gerontopsychiatrie

12.1 Entwicklung und psychische Gesundheit im Alter

Das Verhältnis von Ressourcen zu Verlusten wird im Alter ungünstiger. Physische Leistungsfähigkeit, soziale Kontakte und die Fähigkeit, soziale Unterstützung zu nutzen, schwinden. Altern ist kein einheitlicher Entwicklungsprozess, sondern Ältere unterscheiden sich stark untereinander und innerhalb einer Person in der Entwicklung verschiedener Funktionen. Kriterien erfolgreichen Alterns sind nach Baltes:
- Langlebigkeit
- biologische und psychische Gesundheit
- kognitive Leistungsfähigkeit
- soziale Kompetenz und Produktivität
- hohe Einschätzung der persönlichen Kontrolle und Lebenszufriedenheit.

> *Psychisch gesund im Alter ist, wer noch:*
> - relatives Wohlbefinden erlebt, zufrieden mit Beschwerden leben kann, sich selbst akzeptieren und seine Bedürfnisse befriedigen kann
> - psychisch kompetent Stress und Einbußen kompensieren und sich kontrollieren kann
> - sozial kompetent ist, sich wie Gleichaltrige unauffällig verhält und sich anpassen kann
> - beschäftigungs- und liebesfähig ist (Freud)
> - sich an einem Sinn orientiert.

Gerontopsychiatrie ist die Lehre von psychischen Erkrankungen im Alter.

12.2 Häufigkeit und Einteilung psychischer Störungen

Etwa jeder 4. alte Mensch ist psychisch gestört.
Schwer sind psychische Störungen
1. mit akuter Lebensgefahr: Delir, Vergiftungen, Suizidgefahr

2. mit schweren Verhaltensstörungen: akute Psychose mit Selbst- und Fremdgefährdung z.B. bei Wahn, Depression mit Stupor und Selbstbestrafung, Zwangs- und Essstörungen
3. mit hoher Chronifizierungsgefahr: Demenz, Depression, Sucht
Schwer psychisch Kranke brauchen intensive Zuwendung.

Einteilung nach ICD-10	Berliner Altersstudie	nach Förstl	Mannheimer Heime
F0 Organische und symptomatische psychische Störungen: Demenz	2-16%	12%	52%
F1 Psychische Störungen durch psychotrope Substanzen: Abhängigkeitserkrankungen	6-8%	2-3%	9%
F2 Schizophrenie und wahnhafte Störungen	2-3%	1-3%	10%
F3 Affektive Störungen (Depression, Manie)	16-27%	9-20%	51%
F4 neurotische, Belastungs- und somatoforme Störungen	10-11%	2-7%	36%
F6 Persönlichkeits- und Verhaltensstörungen		2,8%	

Tabelle 1: Einteilung und Häufigkeit psychischer Störungen im Alter

12.3 Bio-psycho-soziale Entstehungsfaktoren

Psychische Störungen im Alter sind multifaktoriell bedingt. Das Bedingungsgeflecht wird mit zunehmendem Alter komplexer. Das bio-psychosoziale Modell hat sich bewährt. Die verschiedensten Faktoren verstärken sich gegenseitig:

1. **Biologische Faktoren:**
   Erbfaktoren und Multimorbidität im Sinne der somatischen Genese
2. **Psychische Entwicklungsfaktoren**
   aus der zeitgeschichtlichen, familiären und individuellen Biografie
3. **Soziokulturelle Faktoren:**
   - Beziehungskrisen
   - Vergreisung: von 82,44 Mill. BRD-Einwohnern sind 14,06 Mill. über 65 Jahre alt (Statist. Jahrbuch 2003). Die Zahl der Hochaltrigen nimmt zu. Im Jahre 2030 wird 1/3 über 60 sein
   - Verweiblichung: Das Männer-Frauen-Verhältnis beträgt bei über 85-Jährigen 1:3, weil die Lebenserwartung der Frauen z.Z. in der BRD 80,6 und die der Männer 74,4 Jahre beträgt

- Vereinzelung: In Ein-Personenhaushalten leben 5,2 Mill. der über 65-Jährigen. Die Zahl steigt mit zunehmendem Alter. 6 von 7 dieser Haushalte führt eine Frau. Alleinlebende Ältere leiden unter der Beziehungsarmut im Lebensumfeld, sind beim Fernsehen mit der ganzen Welt verbunden und werden nur noch gelegentlich vom einzigen, weit entfernt lebenden Sohn angerufen
- Vorzeitige Entberuflichung: Männer geben im Durchschnitt mit 58, Frauen mit 55 ihren Beruf auf. Vorzeitige Pensionierung bedeutet Verlust von Rolle, Status, Einkommen und Kontakten

4. **Mehrfachbenachteiligung:**
   - Armut vorwiegend der alten Frauen: über 60% erhalten eine Rente unter 600,- €. Folgen sind Mangel an Wohnraum, an Versorgung und an Kontakten
   - Betreuung psychisch Alterskranker ist oft schichtabhängig. Oberschichtangehörige suchen bei psychischen Problemen einen Psychotherapeuten auf, halten sich eine private Pflegerin oder kaufen sich in einem exklusiven Altenheim ein, Mittelschichtangehörige werden zum Psychiater geschickt, von ambulanten Pflegediensten versorgt oder in ein kirchliches Altenheim aufgenommen. Unterschichtangehörige werden vom praktischen Arzt mit Psychopharmaka behandelt und schließlich in ein städtisches Altenheim eingewiesen
   - Die Wohn- und Bildungssituation Älterer ist durch Abnahme der Tauschwerte schlechter. Das bedeutet Abnahme von sozialer Identität, von Fremd- und Selbsteinschätzung. Altern ist primär soziales Schicksal (Thomae). Psychische Störung im Alter ist umso häufiger, je schlechter die Wohnqualität und die körperliche Gesundheit
   - Pflegebedürftige werden zu 70,4% zu Hause versorgt und 29,6% in Heimen gepflegt. Pflegende Angehörige sind mehrfach überlastet, so dass sie leicht aggressiv werden und deshalb Schuldgefühle entwickeln
   - Die ökonomischen Ressourcen, Wohn- und gesundheitliche Situation der meisten alternden Migranten ist schlechter als die der alten Deutschen. Die Bedeutung einer psychischen Störung ist von kulturellen Werten und Einstellungen abhängig. Alte Migranten werden immer noch als Zentrum ihrer Familie betrachtet und von Kindern und Enkeln versorgt oder bei Vereinsamung im Heim
   - Vorurteile: Psychische Störung im Alter sei abbaubedingt, aussichtslos und führe zu aggressivem Verhalten oder zu Pflegebedürftigkeit. Demente Menschen werden in der ständig sich än-

dernden Umgebung immer fremder, auch wenn sie keine Migranten sind.

12.4 Diagnostik psychischer Störungen im Alter

Der **psychopathologische Befund** kann nach dem APG-System (von der Arbeitsgemeinschaft für Gerontopsychiatrie, der AMDP, Arbeitsgemeinschaft für Methodik, Dokumentation in der Psychiatrie, 1998 erstellt) erfasst werden.

Psychologische Test-Untersuchungen festigen die Diagnose-Sicherheit, z.B. B-I Barthel-Index für 10 ADL-Bereiche (Acitivities of daily living) oder MMST (Mini-Mental-Status) zur Diagnose einer Demenz oder Fragebögen zur Beurteilung einer Depression oder Suizidgefährdung.

Neurologische, internistische, Labor-, EEG-Untersuchungen und bildgebende Diagnostik werden zusätzlich durch Ärzte vorgenommen

12.5 Umgang mit psychisch gestörten alten Menschen

Der Umgang ist schwieriger als mit Jüngeren, weil psychisch gestörte Ältere oft verwirrt oder depressiv gestimmt sind. Der Umgang setzt Selbsterfahrung der Betreuer voraus, um sich einfühlen und den Kranken besser verstehen zu können.

---

10 Aspekte einer profesionellen Beziehung zu psychisch Alterskranken

1. SA/SP/HP scheuen nicht Fragen zur Selbsterfahrung wie: „Wie würde ich mich fühlen, wenn ich verwirrt, depressiv, suchtkrank wäre, mich bestohlen fühlte? Kann ich Gefühle zulassen, auch eigene Ängste vor meinem Altern?"

2. Sie nehmen vollständig wahr, nicht nur Symptome, d.h. Defizite, sondern auch Stärken, Restfähigkeiten, Kompetenzen und akzeptieren andere Wertvorstellungen des Patienten.

3. SA/SP/HP normalisieren die Beziehung zum Pat. und fragen sich (Suchhaltung): „Welche Gefühle löst er in mir aus? Lehne ich ihn ab oder habe ich Zuneigung, weil er mich an den Vater erinnert?"

4. SA/SP/HP versuchen psychisch Gestörte durch Einfühlen zu verstehen.

5. Sie wertschätzen die/den Kranke/n (Validation) und akzeptieren sie/ihn vorbehaltlos.

6. SA/SP/HP bleiben stets echt, wahrhaftig, aufrichtig und authentisch.

7. Sie aktivieren den Kranken in den Aktivitäten des täglichen Lebens, trauen ihm etwas zu, wie es seinen Gewohnheiten aus seiner Biografie entspricht, ohne ihn zu zwingen.

8. SA/SP/HP sorgen für konstante Bezugspersonen.

9. Sie gestalten die Räume sicher, einfach, anregend, orientierungserleichternd und zugänglich.

10. Sie suchen mit dem Kranken nach einem Sinn für den Rest seines reduzierten Lebens.

12.6 Aufgaben der Sozialen Arbeit in der Gerontopsychiatrie

SA/SP/HP wollen nicht Krankheiten heilen, sondern vorhandene Kräfte mobilisieren, die Handlungsfähigkeit im sozialen Umfeld und in Beziehungen wiederherstellen oder erhalten. Sie helfen dem Kranken, Ressourcen auszuschöpfen und soziale Kompetenzen zu stärken.

SA/SP/HP orientieren sich an der Biografie des psychisch Gestörten, um Vergangenes anzuerkennen und sich damit zu versöhnen, die Angst vor der Bedeutungslosigkeit und vor der Sinnlosigkeit in der Pflegebedürftigkeit zu nehmen und die Selbständigkeit in den Aktivitäten des täglichen Lebens möglichst lange zu erhalten. Im Vordergrund sollten subjektive Bedürfnisse und Beschwerden des Kranken stehen.

Welche Ziele können SA/SP/HP in der Gerontopsychiatrie verfolgen?
1. *Eine tragfähige Beziehung aufbauen:*

- Echt, wahrhaftig, aufrichtig bleiben auch bei Sinnestäuschungen und Wahn
- Gesprächsbereitschaft signalisieren, sich Zeit nehmen für Gespräche, aktiv zuhören
- Den Kranken berühren und seine Hand stützen und Absprachen verlässlich einhalten

2. *Das Denken anregen:* Geschichten zusammenfassen lassen, alternative Lösungen erraten lassen und das Gedächtnis trainieren mit Erzählen, geschichtlichen Fakten, Gedichten, Märchen, Liedern
3. Mit Realitätsorientierungstraining (ROT) *die Orientierung verbessern,* richtige Antworten loben und falsche ignorieren:
   - Örtlich: große Schilder oder Symbole für den Weg zum WC anbringen, Pat. informieren, wo er ist,
   - Zeitlich: mit Blumen an Jahreszeit, mit Gong an Essenszeiten erinnern, Kalender, Uhren anbringen,
   - Situativ: sich immer wieder vorstellen, die Pflegesituation erklären,
   - Persönlich: Pat. mit Namen ansprechen, mit Fotos aus dem Familienalbum seine Identität erhalten.
4. Gefühle wie Freude, aber auch Schmerz, Unlust, Trauer ansprechen und aussprechen lassen, *Stimmung verbessern:* z.B. Erfolge aus dem Leben erzählen lassen, eine Blume mitbringen
5. *Antrieb fördern:* Zu erfreulichen Aktivitäten ermutigen, Erfolge loben, Misserfolge ignorieren
6. *Rehabilitation* im Sinne der Hilfe zur Selbsthilfe:
   - Den Kranken aktivieren zur Selbständigkeit, ihm nur helfen, wann und wo er Hilfe braucht,
   - Ressourcen des Pat. ausschöpfen, wie bisherige Tätigkeiten, Hobbys, Angehörige und Freunde,
   - Bewegungstherapie mit Krankengymnastik vermitteln,
   - In Gruppen integrieren, nicht allein lassen, aber Rückzugsmöglichkeiten ins Zimmer ermöglichen,
   - Angehörige zur Aktivierung anleiten, sie entlasten, von Schuldgefühlen frei sprechen lassen,
   - Soziale Netze in der Gemeinde stützen.

12.7 Spezielle Gerontopsychiatrie

12.7.1 Demenz

Definition: Demenz = Abnahme geistiger, kognitiver Fähigkeiten, vor allem des Gedächtnisses. Die Begriffe psychoorganisches Syndrom oder HOPS (hirnorganisches Psychosyndrom) werden in der internationalen Klassifikation der Erkrankungen (ICD-10) nicht mehr gebraucht.

Häufigkeit: In der BRD sind etwa 1,1 Mill. dement, im Jahre 2010 werden 1,5 Mill. erwartet. 10-12% aller Älteren werden dement, von den

80-85-Jährigen jeder 9., von den 86-90-Jährigen jeder 5. und von den über 90-Jährigen jeder 3.
Etwa 60% der Demenzen sind der Demenz vom Alzheimer Typ zuzuordnen, etwa 15% der vaskulären Demenz, etwa 10% der Lewy-Körper-Demenz und etwa 10% den sekundären Demenzen.

Fallbeispiel: *Eine 77-jährige Hausfrau war nur 5 Jahre zur Schule gegangen, hatte keine Berufsausbildung, war mit einem herrschsüchtigen Mann verheiratet, später geschieden. Seit 20 Jahren lebte sie allein. Mit 75 fing sie an, Alltägliches zu vergessen und vernachlässigte zunehmend ihren Haushalt. Als die Tochter ihre Mutter besuchte, war sie erschüttert, dass die Mutter sie nicht mehr erkannte und „vermüllte". Sie veranlasste eine Heimeinweisung.*

Symptome nach DSM-IV-TR:
A. Entwicklung multipler kognitiver Defizite, die sich zeigen in
1. einer Beeinträchtigung des Kurz- und Langzeitgedächtnisses
2. mindestens einer der folgenden kognitiven Störungen
a) *Aphasie*: Wortfindungsstörungen
b) *Apraxie*: beeinträchtigte Fähigkeit, motorische Aktivitäten auszuführen trotz intakter Motorik
c) *Agnosie*: Unfähigkeit, Gegenstände wiederzuerkennen trotz intakter sensorischer Funktionen
d) *Störungen der Ausführungsfunktionen*, d.h. des Planens, Organisierens, Einhaltens einer Reihenfolge und des Abstrahierens

B. Die kognitiven Defizite beeinträchtigen bedeutsame soziale und berufliche Funktionen und verschlechtern deutlich das frühere Leistungsniveau.

C. Der Verlauf ist durch schleichenden Beginn und kognitiven Abbau charakterisiert (Alzheimer-Demenz), Neurologische Herdzeichen weisen auf zerebrovaskuläre Erkrankung hin: Steigerung der Muskelreflexe, Gangstörung und Schwäche oder Lähmung einer Extremität.

D. Die kognitiven Einbußen sind nicht zurückzuführen auf andere ZNS-Krankheiten, System- oder substanzinduzierte Krankheit.

E. Die Störung ist nicht durch Depression oder Schizophrenie zu erklären.
Die Defizite treten nicht ausschließlich im Delir auf.

1. Kognitive Symptome

1.1 Gedächtnisstörungen

1.1.1 Frischgedächtnis- oder Merkstörungen stehen im Beginn der Demenz im Vordergrund: Der Kranke kann sich nichts mehr merken:
– ist verwirrt, desorientiert und irrt herum
– verliert, verlegt Sachen, lernt nichts Neues mehr
– fragt oder erzählt dauernd dasselbe
– streitet seine Vergesslichkeit ab, weicht aus oder baut eine Fassade auf
– wird misstrauisch bis aggressiv oder zieht sich depressiv zurück
– wird initiativlos, klammert sich an oder läuft nach.

1.1.2 Altgedächtnis- oder Erinnerungsstörungen folgen: Der Kranke kann sich kaum erinnern
– findet die passenden Worte nicht
– vernachlässigt Wohnung und Wäsche und sorgt nicht mehr gut für sich in seinen ATL (Aktivitäten des täglichen Lebens)
– erkennt Partner und Kinder nicht mehr
– verwechselt Gegenwart mit der Vergangenheit (Zeitverschränkung): spricht mit Verstorbenen, weil er ihr Sterben vergessen hat und verhält sich wieder wie als Kind.

Im Anfangsstadium vergisst der Kranke zuerst die zuletzt erlebten Jahre, im Spät-Stadium hat er seine Biografie bis auf einzelne, emotional bedeutsame Erlebnisse verloren, kann sich aber noch deutlich an die Kindheit erinnern. Biografisches Arbeiten bedeutet, die Kindheit des Kranken zu kennen, die spätere Lebensgeschichte kann nicht mehr aufgearbeitet werden. Die Symptome schwanken stark.

1.2 Andere kognitive Symptome sind die *6 Denk-Ausfälle* (**A**):

Amnesie, Aphasie, Apraxie, Agnosie, Abstraktions- und Assessmentstörung (Beurteilungsstörung).

2. Verhaltensstörungen (BPSSD Behavioural and Psychological Signs and Symptoms of Dementia) in abnehmender Häufigkeit:

– **Unruhe** wie dranghaft ängstlich-unruhiges Umherlaufen bei jeder 2. dementen Person, besonders in den frühen Abendstunden (sundowning). Darunter leiden Angehörige und Pflegende.

– **Weglaufen,** Wandern oder zielloses nächtliches Umherirren tritt auf, wenn die demente Person „nach Hause oder zur Arbeit will", sie Traum und Realität nicht unterscheidet, tagsüber zu wenig beschäftigt wird, Angst oder Schmerzen hat oder sterben will.

- **Angst** haben demente Personen im Frühstadium, später weniger. Sie haben Angst, schwer krank zu werden, allein zu sein, sich außer Haus zu verlaufen oder zu verarmen. Die Angst auslösende Demenz reduziert gleichzeitig die Fähigkeit, sich der Angst zu stellen.
- **Depressive Verstimmung** mit Rückzugsneigung infolge Überforderung tritt bei leichter Demenz auf. Schlafstörungen, Rückzug, Verlangsamung und Unruhe können nicht nur einer Depression, sondern auch einer fortschreitenden Demenz zugeordnet werden.
- **Schlafstörung** wie z.B. Schlaf-Umkehr (tags schläfrig, nachts hellwach) bei etwa jeder 3. dementen Person kann auch die Folge mangelnder Ermüdung tagsüber sein.
- **Antriebsstörungen** wie Apathie, Interesse- und Ausdrucksverlust können bei jedem 3. im frühen und mittleren Stadium auftreten.
- **Aggressionen**, Wutausbrüche, impulsives, enthemmtes, zerstörerisches Verhalten oder körperliche Gewalt gegen andere führen häufig zur Einweisung ins Heim oder in die psychiatrische Klinik.
- **Schreien,** Rufen und lautes Klagen können mit dem Schweregrad der Demenz zunehmen.
- **Paranoide Ideen**, z.B. Bestehlungs- oder Beeinträchtigungswahn, können bei jedem 3. Kranken auftreten. Mehr optische als akustische Halluzinationen bei etwa 15% der schwer dementen Personen sind oft angstbedingt und können zu aggressivem Verhalten führen.
- **Verkennungen** (Fehlidentifikationen) bei jedem 4. Kranken können unruhig machen: sie halten Personen im Fernsehen für real (TV-Sign) und Bekannte für einen Doppelgänger (Capgras-Syndrom) oder den Partner für eine fremde Person und erkennen sich selbst nicht im Spiegel (mirror-Sign) oder sehen andere Personen im Raum (Halluzinationen).
- **Persönlichkeitsstörungen** wie z.B. Enthemmung im 2. – 3. Stadium. Als organische Persönlichkeitsveränderung werden der apathisch-verlangsamte, der distanzlos-geschwätzige und der unbeherrscht-enthemmte Typ unterschieden.
- **Epileptische Anfälle** bei etwa jedem 10. Kranken, bei vaskulärer Demenz häufiger als bei Alzheimer-Demenz bedeuten Sturzgefahr. Sie werden oft durch Neuroleptika ausgelöst.
- **Kleinschrittiger, schlurfender Gang** wird bei Alzheimer im Spätstadium oft durch Neuroleptika verursacht, tritt bei Lewy-Körper- und vaskulärer Demenz auf und fördert Bettlägerigkeit und Stürze.

– **Dranginkontinenz** mit imperativem Harndrang tritt im mittleren Stadium bei 2/3 und später bei jeder dementen Person auf, wenn das hemmende Miktionszentrum im Stirnhirn geschädigt ist.

– **Verstopfung** bei fast der Hälfte der dementen Personen führt bei Kotsteinen zum Stuhlschmieren.

Verhaltensstörungen treten nicht bei jedem Kranken in gleicher Weise auf, sondern bei etwa 70%, sind also nicht allein von einer Schädigung der Stirnhirnrinde mit Störung der Impulskontrolle (bei Aggressivität, dranghaftem Umherlaufen oder Dranginkontinenz), sondern auch von anderen Faktoren abhängig wie z.B. von Beziehungsstörungen: Je nach Verhalten der Bezugsperson reagiert die demente Person mit Unruhe, Angst, Schreien, Aggression, Depression oder Wahn, z.B. Bestehlungsideen, die zum egozentrischen Rückzug führen können.

Welche Frühsymptome weisen auf Demenz hin?
– Vergesslichkeit, Wortfindungsstörungen, Verwirrtheit in der Fremde
– Verlangsamung, Verschlechterung von Planen, Urteilen und Bewältigen anspruchsvoller Aufgaben
– Reaktion auf beginnende Beeinträchtigung wie Erfinden von Ausreden und Passivität.

Wegen des langsam fortschreitenden Prozesses und der fehlenden Krankheitseinsicht bleibt Demenz lange unentdeckt. Einige Personen interessieren sich nicht für die Diagnose, andere reagieren depressiv auf die Mitteilung. Manche stellen sich der Diagnose, um das Beste daraus zu machen.

Was bleibt erhalten?
– Der *Persönlichkeitskern*, d.h. die Fähigkeit, sich zu erleben.
– *Gefühle:* Die demente Person spürt Gefühle und drückt sie mit Mimik, Gestik, Körperhaltung und Verhalten aus, wenn sie die Worte dafür nicht mehr findet.

Einteilung der Demenzen

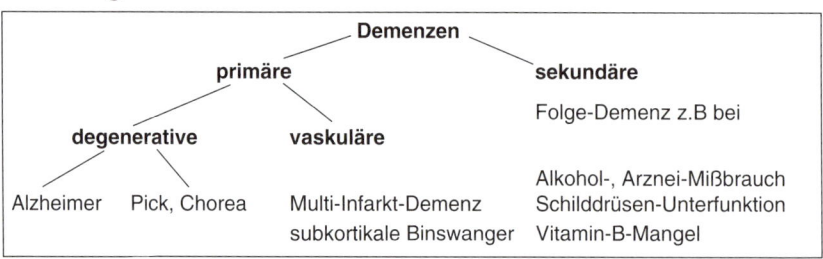

- *Bedürfnisse*, vor allem nach Liebe. Ich-Bedürfnisse nach Selbstverwirklichung und Sinnfindung, soziale Bedürfnisse nach Kommunikation und Wertschätzung und physiologische Bedürfnisse nach Nahrung, Ausscheidung, Luft, Wärme, Geborgenheit, evtl. nach Sexualität.

> **Einteilung** oder Klassifikation der Demenzen nach ICD-10 (verkürzt)
>
> F00 Demenz vom Alzheimer Typ DAT
> F01 Vaskuläre Demenz VD
> F01.1 Multi-Infarkt-Demenz MID
> F01.2 Subkortikale Demenz, Binswanger Krankheit
> F02 Demenz bei andernorts klassifizierten Erkrankungen
> F02.0 Frontotemporale Demenz oder Pick-Erkrankung
> F02.1 Creutzfeldt-Jakob-Krankheit
> F02.2 Demenz bei Huntington´scher Erkrankung
> F02.3 Demenz bei Parkinson
> F02.4 Demenz bei HIV-Erkrankung
> F02.8 Demenz bei andernorts klassifizierten Krankheitsbildern, z.B. sekundäre Demenz bei Schilddrüsenerkrankung, Hirntumor, subduralem Hämatom, Vitamin-B12-Mangel.
> F10.73 Alkoholbedingte Demenz
> F13.73 Sedativa- und Hypnotika-bedingte Demenz

Die **Diagnose** der Demenz wird gestellt mit Sozialanamnese, internistischer und neurologischer Untersuchung mit CT. Für die Begutachtung der Pflegebedürftigkeit haben die Pflegekassen 1997 Richtlinien erlassen. Demente sind mit dem Mini-Mental-Status nach Folstein zu testen und folgende Aktivitäten des täglichen Lebens (ATL) sind einzuschätzen:
- Vitale Funktionen aufrechterhalten,
- sich situativ anpassen,
- sich bewegen,
- sich sauber halten und kleiden können,
- essen, trinken und ausscheiden können,
- sich beschäftigen, kommunizieren,
- ruhen und schlafen und
- soziale Bereiche des Lebens sichern können.

Skaliert werden soll, ob diese ATL selbständig, bedingt selbständig, teilweise unselbständig oder unselbständig möglich sind.

Psychometrische Tests (Beispiele):
- Uhrentest: in einen vorgegebenen Kreis das Ziffernblatt einer Uhr zeichnen

- SIDAM = strukturiertes Interview für die Diagnose einer Demenz
- TFDD = Test zur Früherkennung von Demenzen und Depressionsabgrenzung und DemTect
- **MMSE = Mini-Mental Status Examination nach Folstein:**
  1. Fragen nach der Orientierung (je 1 Punkt): Jahr, Jahreszeit, Datum, Wochentag, Monat, Bundesland, Land, Stadt / Ortschaft, Klinik / Praxis / Altenheim, Stockwerk
  2. Merkfähigkeit: Vor- und Nachsprechen dreier unterschiedlicher Begriffe (z.B. Auto – Blume – Kerze, maximal 3 Punkte). Der Pat. wird aufgefordert, die 3 Begriffe so oft zu wiederholen, bis er sie sich eingeprägt hat.
  3. Aufmerksamkeit und Rechenfähigkeit: von 100 immer 7 abziehen, jeder richtige Schritt ergibt einen Punkt (maximal 5 Punkte), er darf nicht wiederholen: 93, 86, 79,
  4. Erinnerungsfähigkeit: die 3 Begriffe unter Punkt 2 wiederholen (maximal 3 Punkte)
  5. Sprache und andere Funktionen:
  Armbanduhr, Bleistift bennen (je 1 Punkt),
  Nachsprechen des Satzes: „Sie leiht ihm kein Geld mehr" (1 Punkt),
  Kommandos befolgen (maximal 3 Punkte): ein Blatt Papier in die rechte Hand nehmen, in der Mitte falten und auf den Boden legen.
  Schriftliche Anweisung vorlesen und befolgen: „Schließen Sie die Augen" (1 Punkt),
  Schreiben eines vollständigen Satzes (1 Punkt)
  Nachzeichnen einer geometrischen Figur (1 Punkt)
  Maximal-Punktzahl: 30, 28-30 Punkte normal, unter 24 Punkte Demenz-Verdacht, unter 14 Punkte dement

Die **Reisbergskalen FAST** (Functional Assessment Staging) und **GDS** (Global Deterioration Scale) beschreiben verschiedene Schweregrade des kognitiven Verfalls:

1. kein Verfall	
2. zweifelhafter Verfall	vergisst Namen, verlegt, findet Sachen schwer wieder,
3. milder Verfall	findet sich in der Fremde nicht zurecht, Leistung ist reduziert, muss Beruf aufgeben, vergisst sofort, verliert Sachen, findet sie nicht wieder, ist zeitlich desorientiert,

4. mäßiger Verfall	merkt sich Aktuelles nicht mehr, hat Lücken in der Biografie, kann Geld nicht verwalten, komplexe Aufgaben nicht lösen,
5. mittelschwerer Verfall	braucht Hilfe beim Anziehen, Baden, zeitlich, örtlich desorientiert, kann von 20 an nicht rückwärts zählen, vertauscht Kleidung,
6. schwerer Verfall	vergisst Namen des Partners, braucht Hilfe in allen ATL, wird völlig hilflos, abhängig, Altgedächtnis wird lückenhaft, Zwänge, Inkontinenz, Tag-Nacht-Umkehr, Bestehlungsideen, Angst vor Wasser trittauf, wird unruhig, aggressiv oder antriebslos,
7. sehr schwerer Verfall	Sprach-Verlust, Automatismen (z.B. Schaukelbewegungen) entwickeln sich, döst regungslos vor sich hin, wird geh-, sitzunfähig, verliert Haltung, kommt evtl. ins Koma.

Tabelle 2: Verlaufsstadien nach Reisberg

Wie sind Demenzen abzugrenzen?

1. Gegen normales Altern

Normal Alternder	Demenzkranker
– Vergisst gelegentlich Neues, Unwichtiges	vergisst häufig Neues, Altes und Wichtiges
– Verlegt Kleinigkeiten an üblichen Orten	verlegt Bedeutsames an unüblichen Plätzen
– Lernt, konzentriert sich schwer unter Zeitdruck	lernt Neues nicht, konzentriert sich nur 10 Min.
– ist etwas verlangsamt	kann nicht planen, organisieren

Tabelle 3: Abgrenzung normales Altern gegen Demenz

2. Gegen leichte kognitive Störung (F06.7 nach ICD-10)

Erschwert sind Kurzzeit-Gedächtnis, Lernen, Denken, Konzentration, Wortfindung und räumliches Sehen. Diese Beeinträchtigungen dauern mindestens zwei Wochen, beeinflussen die Fähigkeit, den Alltag zu bewältigen nur leicht, sind objektivierbar, aber auch kompensierbar. Emotionale Kontrolle, Sozialverhalten und Antrieb sind nicht gestört. Ursachen sind oft Dauerstress, Infektionen, Operationen oder Depression. Jeder 4. wird in 3 Jahren dement.

3. Abgrenzung der Alzheimer Demenz gegen andere Demenzen:

3.1 Alzheimer und vaskuläre Demenz

Alzheimer	Multi-Infarkt-Demenz
– beginnt schleichend	– beginnt plötzlich nach Schlaganfall
– schreitet stetig fort	– verläuft schrittweise
– mehr Frauen über 70	– mehr Männer zwischen 50 und 70
– keine Einsicht	– Krankheitseinsicht, häufig Depression
– körperlich oft fit	– oft multimorbid
– Wortfindungsstörung	– motorische Aphasie nach Schlaganfall
– keine Lähmung	– Lähmungen, hoher Blutdruck
– CT: Hirnschwund	– CT: Hirninfarkte

Tabelle 4: Abgrenzung der Alzheimer Demenz gegen vaskuläre Demenz

3.2 Andere Formen der Demenz

3.2.1 Parkinson: Jeder dritte Parkinsonkranke entwickelt eine subkortikale oder eine Alzheimer Demenz (Parkinson plus), die sich unter Antiparkinsontherapie verschlechtern können.

3.2.2 Multisystematrophie (MSA) mit Pyramidenbahn-, Kleinhirnsymptomen (Ataxie) und Parkinson-Syndrom (das im Vordergrund steht) kann mit 40 beginnen und führt in 5-6 Jahren zum Tode.

3.2.3 Chorea Huntington ist dominant erblich (humangenetisch feststellbar), beginnt zwischen 35 und 50 mit Depression, Angst oder Wahn. Später kommt Demenz und Bewegungsunruhe hinzu: blitzartig ausfahrende, arrhythmische Bewegungen von Armen und Beinen. Der Kranke spricht unartikuliert, verwaschen, wird hilflos und stirbt nach 8 bis 15 Jahren. Eine Therapie ist nicht möglich.

3.2.4 bei Alkoholismus: jeder 10. Suchtkranke wird dement, oft mit Korsakow-Syndrom.

3.2.5 bei Normaldruckhydrocephalus bei erweiterten Hirnkammern mit Gangstörung und Inkontinenz.

3.2.6 bei AIDS mit Depression, Gangstörung und Krampfanfällen bei Jüngeren.

3.2.7 bei Creutzfeldt-Jakob-Krankheit mit Lähmungen, führt in 9 Monaten zum Tode.

3.2.8 Abrenzung gegen Depression
Nicht selten geht eine schwere Depression der Demenzentwicklung voraus.

Demenz	Depression
beginnt schleichend, heimtückisch	beginnt schneller
schreitet stetig weiter fort	verläuft ungleichmäßig
desorientiert	orientiert, Denken gehemmt
Wortfindungsstörungen	im Sprechen gehemmt
verleugnet Vergesslichkeit	überbewertet sie, klagt viel darüber
antwortet knapp daneben	antwortet „weiß nicht"
gleichmäßige Leistungsminderung	Leistungsschwankungen
nachts unruhig	schlaflos
beschuldigt andere	beschuldigt sich, Versagensangst
Bestehlungsideen	Schuld-, Krankheits-, Armutswahn

Tabelle 5: Abgrenzung der Demenz gegen Depression

Sowohl Demenzkranke wie Depressive sind verlangsamt und ziehen sich zurück.

Risikofaktoren der primären Demenzen

1. Gesicherte Risiken für Alzheimer
– Erbfaktoren: Für die Demenz vom Alzheimer Typ mit frühem Beginn (vor dem 60. Lebensjahr) haben Angehörige 1. Grades ein erhöhtes Risiko, selbst dement zu werden, wenn das „Präsenilin-Gen" nachweisbar ist. Mutationen der Chromosomen 1, 14 und 21 können eine

Rolle spielen. Angehörige von Trisomie-21-Kranken (Down-Syndrom) erkranken nicht häufiger an Demenz.
- Das Alter ist der bedeutendste Risikofaktor. Da aber zwei Drittel der über 90-Jährigen nicht dement werden, ist der Begriff „Altersdemenz" falsch.
- Eine schwere, nicht behandelte Depression im Alter kann in eine Demenz übergehen.
- Nicht erkannte Schilddrüsen-Unterfunktion und Cholesterin-Erhöhung sind Risikofaktoren.
- Schädel-Hirntraumen, z.B. bei Boxern, führen häufig zur Alzheimer-Demenz oder Parkinson.
- Hoher Blutdruck trägt zur Demenzentwicklung bei.

2. Gesicherte Risiken für vaskuläre Demenz:
- Hoher Blutdruck ist der Hauptrisikofaktor für Schlaganfälle und Multi-Infarkt-Demenz.
- Andere Risiken sind Rauchen, metabolisches Syndrom (Diabetes, Übergewicht, erhöhte Blutfette) und Erhöhung von Homocystein.

3. Fernerhin diskutierte Risikofaktoren:
Alkoholismus, Vitamin-B- und Folsäure-Mangel, bestimmte Medikamente wie Anticholinergika. Geringe Schulbildung, fehlende Berufsausbildung und Passivität bei abhängiger Tätigkeit erhöhen das Risiko, an Demenz zu erkranken. Schwere Belastungen wie plötzlicher Tod der Bezugsperson sind immer wieder nachweisbar. Dauerstress zerstört Nervenzellen im Hippokampus (Gedächtniszentrum). Pestizide, chemische Lösungsmittel, Düngemittel, Klebstoffe, Aluminium und Kupfer im Trinkwasser, Zinkmangel, elektromagnetische Felder (beim schnurlosen Telefonieren) und der Geschmacksverstärker Glutamat werden als mögliche Risikofaktoren diskutiert.

Ursachen der potentiell behebbaren, sekundären Demenzen:
Diese reversiblen Folge-Demenzen sind nach Beyreuther (2002) in abnehmender Häufigkeit verursacht durch Depression, Medikamente (anticholinergisch wirkende Neuroleptika und Antidepressiva, Benzodiazepine), Stoffwechselstörungen (Schilddrüsenunterfunktion, Vitamin-B12- und Folsäure-Mangel, Leberschädigung), Normaldruckhydrocephalus, Hirntumoren, subdurales Hämatom, Alkoholismus (Korsakow-Syndrom), Infektionen, chronisch-obstruktive Lungenerkrankung (COPD) und Schlafapnoe-Syndrom.

12. Gerontopsychiatrie

Verlauf	1. Frühstadium Vergessens-stadium	2. mittleres St. Verwirrtheits-stadium	3. fortgeschrittenes, Spät-, Hilflosigkeits stadium	4. Endstadium
Pflegestufe	I erheblich	II schwer pflegebedürftig	III schwerst pflegebed.	IIIa Härtefall
Pflegeort	Zu Hause	Sozialstation Tagespflege	Heim zu 70%	Heim
Lebensführung Entspricht einem	Lebt selbständig, besorgt Haushalt Erwachsenen	Eingeschränkt, braucht Hilfe in ATL Schulkind	Total abhängig beim Aufstehen und Essen Kleinkind	Total hilflos in allen ATL Säugling
Gedächtnis Denken Desorientierung Sprache Verhalten Körperlich	Merkstörung Komplexes lässt nach Verwirrt in der Fremde Wortfindungsstörung Reizbar, depressiv Unauffällig	Erinnerungsstör. Schlussfolgert nicht Räumlich, zeitlich Erzählt, fragt dasselbe Unruhig, aggressiv dranginkontinent	Gedächtnis zerfällt Ohne Einsicht Situativ Spricht wenig Schreit, schaukelt Schlürfender Gang	zerstört Denkt nicht mehr persönlich vollständig nur etwa 10 Worte stürzt, teilnahmslos bewegt sich kaum
Hilfen *Zugang*	*Begleitung* *Rational*	*Teilversorgung* *Zunehmend emotional*	*Palliativpflege* *Non-verbal*	*Hospizarbeit* *Berührung*

Tabelle 6: Verlaufstadien der Demenz

Verlauf:
Bewährt ist die Einteilung in Früh-, fortgeschrittenes, Spät- und Endstadium:

1. Früh- oder Vergessensstadium:
Die Person vergisst, findet die passenden Worte nicht, ist in der Fremde verwirrt, es fällt ihr schwer, gewohnte Aktivitäten auszuführen, etwas Neues zu lernen, zu urteilen und zu schlussfolgern; sie reagiert auf das Nachlassen der Fähigkeiten depressiv, inaktiv oder mit Ausreden.

2. Mittleres oder Verwirrtheitsstadium:
Selbstbestimmtes Leben endet. Die demente Person ist körperlich fit aber geistig verwirrt, braucht Hilfe, weil sie Namen vertrauter Personen vergisst, Alltagsfunktionen vernachlässigt, unruhig läuft, sich im Haus verirrt, ungeduldig oder aggressiv auf das Versagen reagiert, nicht rechnen kann, das Zeitgefühl verliert und sozial auffällig wird.

3. Fortgeschrittenes Hilflosigkeits- oder Spätstadium:
Die demente Person braucht fürsorgliche Führung und emotionale Zuwendung. Sie wird total abhängig von anderen, weil sie einfache Anweisungen nicht ausführen kann, immer weniger spricht, halluziniert, Ange-

hörige nicht erkennt, sondern sie beschimpft, Schwierigkeiten beim Essen, Schlucken hat, schlürfend geht, sich unbeholfen bewegt, leicht fällt, inkontinent wird, Krampfanfälle bekommt. Korsakow mit Desorientierung, Gedächtnisverlust und Konfabulationen (spontane Einfälle überspielen Gedächtnislücken) ist häufig.

4. Endstadium:
Die demente Person wird unfähig wahrzunehmen, zu denken, zu sprechen oder sich zu bewegen. Sie stirbt oft monatelang und sollte Palliativpflege erhalten.

Prognose
Demenzen dauern von der Diagnose bis zum Sterben etwa 6 – 8 Jahre, selten länger. Alzheimer-Demenzen verlaufen stetig, langsam fortschreitend, Multi-Infarkt-Demenzen schrittweise mit kurzfristigen Besserungen und Stillständen. Die Prognose der Demenzen ist abhängig von der Frühdiagnose, der mehrdimensionalen Betreuung, Behandlung und Pflege, um Komplikationen zu vermeiden. Die Kranken sterben nicht an Alzheimer, sondern meist an einer Lungenentzündung, Multi-Infarkt-Demente oft an einem neuen Schlaganfall.

Schweregrad	Beeinträchtigung	Pflege	Rehabilitation	Medikamente
I	Keine	-	Aktivierung	-
II	Subjektive	-	Beratung	auf Wunsch
III	Erste objektive	in der Familie	SHG, Training	Antidementiva
IV	mäßige	ambul. Dienste	Angehörigen SHG	"
V	mittelschwere	Beaufsichtigung	Tagespflege	"
VI	schwere	Heim	Dauerpflege	evtl. Neuroleptika
VII	sehr schwere	Hilfe in allen ATL	Palliative Care	Memantine

Tabelle 7: Pflege, Reha und Medikamente nach den Reisberg-Schweregraden

Welche Folgen kann Demenz haben?

1. Folgen für die Person mit Demenz:
– Körperliche: Austrocknung mit Delir, Infektanfälligkeit, Verstopfung oder Inkontinenz, Fallneigung mit Frakturen, Immobilität mit Dekubitus, Thrombose, Kontrakturen, Muskelatrophie, Schluckstörung (auch durch Neuroleptika) mit Atemstörung bis zur Pneumonie,
– Psychische: Verlust des Gedächtnisses, der Selbstachtung bis zur Verwahrlosung, Depression mit Suizidgefahr, Apathie oder Wahn,
– Soziale: Kommunikationsverlust bis zur Vereinsamung, zunehmende Abhängigkeit, Aggressivität bis zur Ablehnung durch andere.

2. Auswirkungen auf die Angehörigen:
Sie sind überfordert mit Beziehungsstörungen, weil die demente Person
- körperlich droht, apathisch bis immobil, inkontinent zu werden, auszutrocknen, zu fallen, sich zu verletzen oder durchzuliegen, Medikamente schlechter zu vertragen,
- depressiv (jeder 3.) wird mit Suizidgefahr, solange sie ihr Schicksal beurteilen kann,
- Halluzinationen bis Wahnideen, meist als Bestehlungsideen entwickelt infolge der Vergesslichkeit und erregt oder aggressiv reagiert,
- sozial immer hilfloser, abhängiger wird, sich egozentrisch zurückzieht, zu verwahrlosen droht und die Umwelt sie meidet bis zum kommunikativen Tod, wenn die Angehörigen völlig erschöpft sind.

Angehörige und Pflegende können in der Interaktion mit dem Kranken die Verhaltensstörungen verschlimmern statt positiv zu beeinflussen.

Angehörige sind körperlich, psychisch, sozial, zeitlich und finanziell überfordert und drohen zusammenzubrechen oder krank zu werden.

Verhaltensstörungen		Wie reagieren Angehörige / Betreuer?	
gereizt, unruhig	→	geduldig, sedieren	→
wandert, läuft weg	→	besorgt, sperren ein	→
aggressiv	→	frustriert, hilflos wütend	→
depressiv	→	überfürsorgl., Schuldgefühle	→
apathisch	→	infantilisieren zum Objekt	→
paranoid	→	enttäuscht, ärgerl. Rückzug	→
affektlabil	→	werten ab als bös/verrückt resignieren, brennen aus	

Abbildung 1: Die Interaktion von Demenzkranken und Angehörigen

3. Folgen für beruflich Pflegende:
Sie sind überlastet, resignieren im therapeutischen Nihilismus („da ist nichts mehr zu machen"), brennen aus im Zwiespalt zwischen den eigenen Vorstellungen einer aktivierenden Beziehungspflege und der von der Pflegeversicherung geforderten funktionalen Versorgung.

4. Folgen für Nachbarn und Mitbewohner:
Sie haben Angst vor eigener Demenz, vor unberechenbarer Aggressivität, ekeln sich, wenn die demente Person im Flur Wasser lässt, schämen sich, in der „Klappsmühle" zu leben, werden ärgerlich, wenn sie

schreit, in fremden Schränken wühlt, nachts ihr Bett nicht findet, ziehen sich zurück, drängen eher als Pflegende, sie in eine geschlossene Abteilung einzuweisen.

Behandlungsmöglichkeiten
Die Therapie-Maßnahmen müssen sich dem fortschreitenden Demenzprozess und den sich wandelnden Bedürfnissen der dementen Person anpassen und haben selten dauerhaften Erfolg. Alle Demenzen sind behandelbar und zeitlich begrenzt besserungsfähig, potentiell behebbare oder sekundäre Demenzen zum Teil heilbar.

1. Soziotherapie

1.1 Basisverhalten im Umgang mit dementen Personen: Wertschätzen und Einfühlen

Die Grundregeln der Gesprächstherapie nach Rogers sind eine gute Voraussetzung für die Grundhaltung der Validation, der Begegnung mit der dementen Person.

Die einfühlende Zuwendung ist die wichtigste Hilfe für eine demente Person, weil diese die aus Versagen entstehende Angst und Scham nicht mehr rational bewältigen kann. Die Person braucht Bestätigung ihres Selbstwerts, das Gefühl, noch gebraucht zu werden. Wenn Helfer Hilfe anbieten, erlebt sie schmerzlich ihre Hilflosigkeit, so dass sie das Hilfsangebot aggressiv ablehnen kann, um ihr Selbstwertgefühl zu schützen.

In der Validation greifen SA/SP/HP die Gefühle der dementen Person verbal und non-verbal auf, erfüllen die Grundbedürfnisse nach Zuwendung und nach Nützlichkeit und anerkennen die subjektive Sicht der dementen Person, ob sie der Realität entspricht oder nicht.

1.2 Spezielle soziale Aufgaben
- SA/SP/HP begleiten Bezugspersonen (pflegende Angehörige, Angehörige von Heimbewohnern, professionell Pflegende und Ehrenamtliche) und verbessern Versorgungsstrukturen:
- ambulant in Beratungsstellen, in Zusammenarbeit mit Pflegediensten, sozialpsychiatrischem Dienst, mit betreuten Wohngemeinschaften und in Vernetzung im gerontopsychiatrischen Zentrum
- teilstationär in Tages-, Nacht-, Wochenend-, Kurzzeitpflege oder in Tageskliniken
- stationär in Pflegeheimen, in Dementenstationen und gerontopsychiatrischen Abteilungen.

2. Psychosoziale Interventionen
In folgenden psychosozialen Interventionen, deren Wirksamkeit nachgewiesen ist, können SA/SP/HP mitarbeiten:

2.1 Betreuungskonzept
- ist Voraussetzung für bedürfnisorientierte Betreuung dementer Personen nach folgenden Leitlinien:
- Wertschätzung (Integrative Validation), Respekt in Biografiearbeit und Kommunikation
- Lebensweltgestaltung, um Würde und Autonomie in Normalität zu erhalten
- Basale Stimulation durch konstante Bezugspersonen.

2.2 Verstehender tiefenpsychologischer Zugang
versteht Demenz nicht nur als Defekt, sondern als Kompensations-, Selbstheilungsversuch und als Regression in die Vergangenheit. Alte Abwehrmechanismen werden reaktiviert wie Verleugnung, Projektion, Identifizierung mit dem Angreifer und Idealisierung. Über-Ich-Gebote wehren Triebimpulse zwanghaft ab, genitale Triebbefriedigung wird durch orale abgelöst und Rückzug in Körperfunktionen nimmt zu. Kipp versteht Demenz als Verleugnung, Begleit-Depression als Verweigerung, Konfabulationen als Ausrede und Wahn als Versuch, nach Verlusten Lücken zu füllen, das Selbstwertgefühl zu erhalten, soziale Kompromisse zu bilden und Triebe abzuwehren.

Helfer verstärken die Regression, wenn sie die demente Person nicht mit Namen ansprechen, infantilisierend duzen, zum „Fall" neutralisieren, ihre Biografie vergessen, sie überfürsorglich verwöhnen oder ruhigstellen. Tiefenpsychologische Behandlung kann in den Anfangsstadien der Demenz helfen, sich besser zu verstehen und zu akzeptieren.

2.3 Verhaltenstherapie

2.3.1 Kompetenztraining zur Aktivierung oder Rehabilitation

Aus den Kompetenzverlusten folgen verzagtes Denken, daraus negative Gefühle und Vermeidungsverhalten (Ehrhardt und Plattner, 1998). Grundsätze der Verhaltenstherapie (VT) sind: Zuerst entspannen, ermutigen, etwas zutrauen, einfach erklären, vormachen, kleinste Erfolge in Restfähigkeiten verstärken, d.h. loben, belohnen, Aufgaben in Einzelschritte aufgliedern und verketten, z.B. beim Aus- oder Ankleiden, zur Nachahmung in Gruppen anregen und unerwünschtes Verhalten löschen, d.h. ignorieren. VT beschäftigt biografie-orientiert. Die Grundsät-

ze gelten auch für ATL-, Toiletten-, Wahrnehmungs-, Gedächtnis- und Koordinationstraining ohne jeden Erfolgsdruck.
Nach einer Verhaltensanalyse wird die demente Person über die Krankheit Demenz aufgeklärt. Je nach Stadium werden empfohlen:
1) Bei leichter Demenz kann verzagt-depressives Denken hinterfragt und verändert werden. Die VT baut angenehme Aktivitäten auf durch Tagesstrukturierung, kognitive Übungen, Aktivierung von Restfähigkeiten, Trainieren von Alltagsfertigkeiten, um Misserfolge zu reduzieren und depressive Stimmung zu heben. VT reduziert Verhaltensstörungen, baut Kontakte auf und hilft Angehörigen, die Situation zu bewältigen.
2) Bei mäßigen kognitiven Störungen werden Ersatzfunktionen und Umgehungsstrategien geübt, z.B. Tischdecken, Zähneputzen, evtl. noch Erkennen durch Tasten und ROT. Training darf nicht zur Dressur entarten. Erhaltung praktischer Fertigkeiten steigert die Zufriedenheit. Reizüberflutung ist zu vermeiden, z.B. Beratungsgespräch während des Fernsehens.
3) Bei schwerer Demenz ist Geborgenheit wichtiger als Leistung. Verhaltensstörungen werden ignoriert, Angst und Scham einfühlend verstanden, Beziehung verbessert, Wohlbefinden im Vertrauten erhalten und verschiedene Sinne werden gleichzeitig angeregt (basale Stimulation).

2.3.2 Kognitives oder Hirnleistungs-Training
– Gedächtnistraining (use or lose it):
Dies hilft im Anfangsstadium der Demenz, Fähigkeitsverluste zu bewältigen, und wirkt nur solange, als geübt wird und darf nicht überfordern; es verbessert nicht die Alltagsfunktionen. Der Gebrauch von externen Gedächtnishilfen wie Merkzettel, Tagebuch oder von Hinweistafeln muss an die demente Person angepasst und von ihr erlernt werden. Familienfotos verbessern die Gesprächsbereitschaft. Das Gedächtnistraining nach F. Stengel und das Hirnjogging nach Lehrl und Fischer üben Konzentration, Wortfindung, Merkfähigkeit, Reproduktion von Gedächtnisinhalten und Formulierung.
Das Gedächtnistraining der *Baseler Memory Clinic* kompensiert Gedächtnisausfälle mit Hilfen, aktiviert vorhandene Fähigkeiten und bisherige Interessen, optimiert selektiv individuelle Kompetenzen, um Fehler zu vermeiden, und das Verständnis der Gruppe relativiert die Probleme. Dieses Training verbessert die Stimmung, solange die demente Person Zuwendung und keine Beschämung erlebt. Dieses Training kann die Wirkung von Antidementiva verbessern.

Das Gehirn-Jogging, computergestütztes Training, spielerisches Gedächtnistraining dienen der Vorbeugung, nicht mehr der Behandlung der Demenz. Der Effekt verliert sich schnell bei Trainings-Unterbrechung.
– *SIMA (Selbständigkeit im Alter)* kombiniert psychomotorisches und Gedächtnistraining und verlangsamt den kognitiven Abbau im Demenzbeginn.
– *Sprachtherapie (Logopädie)* ist bei Aphasie nach Schlaganfällen und bei vaskulärer Demenz erfolgreich erprobt. Konsequente Sprachübungen können den Sprachzerfall bei Alzheimer-Kranken etwas verzögern.

2.4 Erinnerungstherapie
Sie versucht im Lebensrückblick, Lebensereignisse positiv zu bewerten, frühere Bewältigungsstrategien als Ressource zu sehen und das Selbstwertgefühl zu stärken. Sie wird in Gruppen mit Fotos, Zeitungsausschnitten, Musikstücken oder alten Gegenständen als Auffrischtraining durchgeführt.

2.5 Selbsterhaltungstherapie SET
Diese Therapie nach Romero (Förderpflege) verbindet Erinnerungstherapie mit Validation, will Selbstwertgefühl und Identität in der Biografie erhalten, um den zu erwartenden Verlusten von Kontinuität, Erlebnissen und Selbstwissen entgegenzuwirken und Verhaltensstörungen zu reduzieren.
Die pflegende Angehörige wird einbezogen. Sie soll auf alte Vorlieben zurückgreifen, mit Fotos, Erinnerungs-, Ersatzstücken und Übergangsobjekten (z.B. altem Teddy) erzählen lassen, Erlebnisse mit vertrauten Gerüchen, farbigen Bildern, Liedern, rhythmischen Gedichten oder Märchen aktivieren, hauswirtschaftliche oder handwerkliche Beschäftigung zutrauen, um Fähigkeiten und Feinmotorik zu erhalten, Erfolgs- und Sinneserlebnisse zu fördern, ohne zu überfordern; sie soll äußere Veränderungen vermeiden, die subjektive Realität der dementen Person akzeptieren und die Selbstachtung erhalten, ohne das Selbst zu korrigieren.

2.6 ROT (Realitäts-Orientierungs-Training)
2.6.1 Informelle Realitätsorientierung ist Lebensweltgestaltung oder Milieutherapie mit Orientierungspunkten, Hinweisschildern und orientierendem Verhalten der Pflegenden.
2.6.2 Formelle Realitätsorientierung umfasst das 24-Stunden-ROT, die ROT-Gruppen und das Training der Pflegenden, die einfache kurze Sätze verwenden, zu Antworten und Wiederholungen ermutigen, Erinnerungen nutzen, über Konkretes sprechen, Ereignisse kommentieren

und Humor einsetzen. ROT nutzt restliche Leistungsreserven, hilft, sich besser zurechtzufinden, wenn Bezugsperson, Raum und Zeit konstant bleiben, verbessert die Kommunikation und die Zuwendung zur dementen Person. Außer räumlichen und situativen Orientierungshilfen sind persönliche wichtig: die Person mit Namen und Titel ansprechen und sich vorstellen. Bei Versagen kann sich die demente Person beschämt fühlen.

2.7 Systemische Therapie, wie z.B. Familientherapie

Die Symptome des Demenzkranken sind ein schöpferischer Problemlösungsversuch in seinem System, der Familie oder der Wohngruppe, an der alle Familienmitglieder, Mitbewohner und Mitarbeiter verantwortlich beteiligt sind, d.h. Kontrolle ausüben oder machtlos sind. Systemische Therapie ist ressourcen-, nicht defizitorientiert. Veränderungen sind in dem Maße möglich, wie sie die Gruppenmitglieder für möglich halten.

2.8 Kreative Therapien

2.8.1 Musiktherapie

Sie ruft emotional getönte Erinnerungen wach, z.B. Singen alter Volkslieder, knüpft an Vertrautes an, lässt tabuisierte Gefühle zu, fördert Geselligkeit mit Orffschen Instrumenten oder Seniorentanz. Demente Personen können sich gut im Takt und Rhythmus bewegen.

2.8.2 Kunsttherapie

Mit Kunst kann der Kranke Gefühle und Erleben ausdrücken, um seine Identität zu stärken und Kommunikation zu erhalten. Marr setzt systematisches Wahrnehmungstraining ohne Handlungsdruck ein.

2.8.3 Tanztherapie

Sie gestaltet Bewegungen kreativ, aktiviert, macht Freude und fördert die sozialen Kompetenzen, denn im Tanz können sich Personen begegnen. Wenn im Heim regelmässig, z.B. täglich Seniorentanz angeboten wird, nehmen Unruhe, Aggressivität und Weglauftendenz ab.

2.9 Ergotherapie

Beschäftigungstherapie übt Essen, Waschen, An- und Ausziehen und andere ATL, um Selbständigkeit lange zu erhalten. Arbeitstherapie ist keine Ausnutzung des Kranken, sondern gibt ihm das Gefühl, noch nützlich zu sein, gebraucht zu werden. Frauen wird hauswirtschaftliche, Männern technische Arbeit zugetraut, um Erfahrungen, Kompetenzen, Feinmotorik und Selbstwertgefühl zu erhalten. Bewährt ist die 10-Minuten-Aktivierung nach Schmidt-Hackenberg.

3. Milieutherapie, Lebensweltgestaltung
SA/SP/HP sorgen mit für
- konstante einfühlsame, biografisch arbeitende Bezugspersonen,
- einen strukturierten Tagesablauf für individuelle Bedürfnisse und
- wohnlichen, angenehmen Lebensraum wie zu Hause, d.h. gut überschaubare Umgebung mit Nischen, Ecken und Zeit zum Rückzug und zum vertrauten Gespräch mit der festen Bezugsperson, aber auch Freiraum und Platz zum Umherwandern. Die Rahmenbedingungen sind an die demente Person anzupassen und nicht umgekehrt. Zu meiden sind Reizüberflutung oder zu viele Informationen durch Radio oder Fernsehen, lange Spiegel oder glatte Bodenflächen. Eine kleine Wohngruppe ermöglicht eine familienähnliche Hausgemeinschaft.

SA/SP/HP sorgen für eine demenzorientierte Ausstattung im Sinne der Strukturqualität,
- die Autonomie, Selbstbestimmung fördert, d.h. kontrollierbar ist,
- die sicher ist mit barrierefreien Wegen ohne Stolperfallen und mit Warnsystemen für Wegläufer, mit mehr Licht, nächtlicher Dämmerleuchte, Kontrasten, Haltegriffen und Sicherung von Arznei, Elektro-Geräten, Treppen und Teppiche
- die privat, vertraut, wohnlich, vereinfacht und konstant geordnet ist mit eigenen Möbeln, Bildern und Erinnerungsstücken in behindertengerecht eingerichteten Ein- oder Zweibettzimmern je nach Wunsch,
- die anregend, stimulierend, unterstützend ist mit verfügbaren Hilfsmitteln und evtl. mit Haustieren, die Interessen wecken und Zärtlichkeitsersatz im Streicheln ermöglichen
- die orientierungserleichternd ist, um Defizite auszugleichen:

1) Zur persönlichen Orientierung: Ansprechen mit Namen und Familienfotos über dem Bett stärken die Erinnerung. Frisur und Kleidung erhalten die Identität. Eine Pflegende sollte mit der Tischgemeinschaft von 5-6 Personen essen. Besuche von Kleinkindern fördern Spontaneität und Heiterkeit.
2) Zur situativen Orientierung sind Namensschilder an Kittel und Türen, Pinwänden, Geldversteck und die Benutzung von Parfum hilfreich. Lange Spiegel fördern Verkennungen.
3) Zur räumlichen Orientierung: farbige Symbole, Bilder an Türen und als Wegmarkierung, Tapeten, Teppiche und Vorhänge ohne Muster (um Halluzinationen zu vermeiden) und ein persönlicher Privatraum erhalten die örtliche Orientierung. Weiträumigkeit und breite Glas-Außentüren animieren zum Gehen und zu Kontakten. Schatten- und blendfreie Beleuchtung (mindestens 500 Lux) in Tagesräumen und

Fluren reduziert Angst, Aggression, optische Halluzinationen, bessert depressive Verstimmung und normalisiert den Schlaf-Wach-Rhythmus. Blendende, spiegelnde Oberflächen ängstigen wie monotone Geräusche und Dauerberieselung mit Musik. Rundwege mit Orientierungshilfen fördern Kontakte und Sitzecken entschärfen enge, lange Flure für den Bewegungsdrang. Verschlossene Türen werden als Freiheitsberaubung erlebt.

4) Zur zeitlichen Orientierung eignen sich große Kalender, Orientierungstafeln mit Wochentag, Uhren, Wochenterminblatt mit Speiseplan, Zeitung, gleiche Zeiten für Essen (Gong, Küchenduft), Tagesstruktur mit konstanten Zeiten für Essen, Training, Ruhe und Pflanzen nach Jahreszeit.

Bauliche Gestaltung kann kompensatorisch die Wahrnehmung, Orientierung erleichtern und Restfähigkeiten fördern (z.B. Gartenarbeit am Hochbeet) oder therapeutisch Umweltreize regulieren, Sicherheit und Geborgenheit vermitteln, Kontakte fördern, Eigenständigkeit unterstützen, z.B. mit Bewegungsraum ohne Barrieren und Privatheit in biografischer Kontinuität ermöglichen, z.B. mit Gartenlaube. Technische Pflegehilfen können die Orientierung, z.B. mit bewegungsgesteuerten Lichtquellen und die Sicherheit verbessern, z.B. mit Herdsicherung oder Personensuchanlagen (lückenlose Überwachung?).

4. Zusammenarbeit der SA/SP/HP mit Pflegenden

Einige Politiker reduzieren die Pflege wie die Pflegeversicherung auf die Körperpflege. Ganzheitliche Pflege der Person mit Demenz aktiviert Ressourcen und kompensiert Defizite und ohne sie bleibt auf die Dauer die teuerste Therapie erfolglos.

SA/SP/HP sind mitverantwortlich für die Qualitätssicherung in Heimen und erstellen mit Pflegenden, Heim- und Pflegedienstleitern ein Leitbild, z.B. die Menschenwürde bis zuletzt zu erhalten.

Pflegende arbeiten in Heimen wie SA/SP/HP mit dementen Personen in der Grundhaltung Wertschätzen, Empathie und Kongruenz, um die Qualitätskriterien Wohlbefinden, Autonomie, Sicherheit und Geborgenheit zu erfüllen.

Pflegende gehen mit dementen Personen so normal wie möglich, d.h. wie mit Personen ohne Demenz um nach folgenden Empfehlungen:
– sie erhalten Konstanz, z.B. personale (je 1 Bezugsperson pro Schicht bleibt hörbar), kommunikative Konstanz (Kontakte in der gleichen Wohngruppe) und strukturelle Konstanz in vertrauter Lebenswelt mit gleichbleibenden Räumen, Tagesstruktur und Pflegeabläufen
– sie beruhigen, z.B. mit Einreiben und entspannen mit Schaukelstuhl, Musik oder Stofftieren

- sie lenken ab mit Beschäftigung, übersehen Fehler, schützen vor Gefahren oder lösen Konflikte
- sie reaktivieren vertraute Restfähigkeiten, sorgen für Brille, Hörgerät, gute Beleuchtung und für Bewegung und Kontakte
- sie vermeiden Reizüberflutung, Hektik, Ausschließen, Vorwürfe, Befehle, Zwang z.B. zum Essen.

4.1 Körperliche Pflege passt sich an Restfähigkeiten und an die Situation an

- Bewegung verbessert kognitive Leistungen, Stimmung, Kommunikation und Selbstwertgefühl und mildert Verhaltensstörungen. 10-Minuten-Gruppengymnastik, Spaziergänge und Ballspiele aktivieren, muntern auf, fördern den Nachtschlaf. Schaukeln beruhigt. Seniorentanz, Krankengymnastik mildern Schwindel und Sturzgefahr. Bewegung fördert Hirndurchblutung, Gleichgewicht, Entspannung und Schlaf, Kraft, Geschicklichkeit, Kommunikation und Kontakte. Bewegung verhindert Dekubitus (Wundliegen), Kontrakturen (Gelenkversteifungen), Thrombose, Lungenentzündung, Verstopfung und Inkontinenz, Desorientierung und Aggressivität. Kinästhetik fördert Körperorientierung, reduziert Schmerz, Sturzgefahr und Abwehrhaltung.
- Beim Essen haben demente Personen eine Vorliebe für Süßes, durch den Bewegungsdrang sind sie gefährdet, untergewichtig und widerstandslos zu werden. Da sie ein geringes Durstempfinden haben, trinken sie zu wenig mit der Gefahr einer austrocknungsbedingten stärkeren Verwirrtheit.
- Entspannen durch Bad oder Schaukeln bessert Unruhe, Weglaufdrang und Schreien.
- Palliativpflege im Endstadium lindert quälende Symptome mit high touch and low tech und erhält so die Menschenwürde.

4.2 Psychische Pflege basiert auf dem Basisverhalten und entspricht den beschriebenen psycho-sozialen Interventionen, die SA/SP/HP unterstützen sollten. Das Wie der Pflege wird in der Begegnung mit dem dementen Menschen wichtiger als das Was der Pflegemaßnahmen. Pflegende versuchen, den dementen Menschen aus seiner Biografie und aus seiner verbalen und non-verbalen Kommunikation besser zu verstehen. Demente Personen brauchen eine 3-Z-Pflege, d.h. mehr Zuwendung, mehr Zeit und mehr Zärtlichkeit statt eine 3-s-Pflege (still, satt, sauber).

5. Umgang mit Verhaltensstörungen und Notfällen

Verhaltensstörungen belasten die Beziehungen zu Angehörigen, Pflegenden und zu SA/SP/HP. Ein Notfallplan gehört in die Wohnung jeder dementen Person und in jede Pflegegruppe.

5.1 Unruhe kann mit Zuwendung und Bewegung (Seniorentanz, Spaziergängen, Gymnastik) oder mit Schaukeln im Schaukelstuhl beruhigt werden. Pflanzliche Sedativa wie Hopfen, Baldrian, Melisse, Passionsblume und Johanniskraut oder Magnesium können helfen. Gegen sundowning, Unruhe in den frühen Abendstunden, hat sich Lichttherapie für 1 – 2 Stunden bewährt. Melperon in niedriger Dosis ist die letzte Möglichkeit.

5.2 Aggressive Handlungen
1) Personengerichtete Aggressionen sind beziehungsbedingt. Die angegriffene Person sollte gelassen bleiben und danach eine baldige ehrliche Auseinandersetzung suchen, die den Kranken als Person ernst nimmt.
2) Nicht personengerichte Aggression gegen jeden, der dem Dementen in die Quere kommt, darf nicht persönlich genommen werden, weil eine Stirnhirnschädigung die Impulskontrolle stört. Das Opfer sollte sich schützen, fliehen oder den Kranken festhalten, um Hilfe rufen, Zeugen bitten, sich nicht einzumischen und fixieren nur, wenn Gesundheit oder Leben bedroht sind. Nach dem Vorfall ist die Auslösesituation zu klären, in der Dokumentation zu reflektieren, die Angehörigen und Betreuer zu benachrichtigen. Wiedergutmachenlassen ist besser als strafen. Wut in konstruktives Handeln umleiten. Kurzfristiges Nachgeben und Ablenken entschärfen die Situation im Vertrauen, dass der Kranke es wieder vergisst. Wenn pflanzliche Mittel oder Magnesium nicht ausreichen, kann Risperdal® beruhigen, bei anfallsartigem Auftreten Tegretal®. Betreuer, die den Kranken für bösartig erklären, sind oft überfordert und projizieren eigenen Ärger auf den Kranken. Hektische Helfer verstärken die Erregung des Kranken.

5.3 Weglaufen sollte geklärt und dokumentiert werden, warum und wohin der Kranke läuft und ob er stürzen kann oder ob er andere im Straßenverkehr gefährdet. Er braucht Verständnis für die Orte, wo er sich früher wohl fühlte. Die Anschrift auf dem Armband kann hilfreich sein. Verschlossene Türen können Weglaufen provozieren. Vorbeugend wirksam sind viel Bewegung, Ablenken, Beschäftigen und Kontakte. Magnetplättchen in der Kleidung lösen an der Außentür ein Signal aus. Sie bedürfen einer vormundschaftsrichterlichen Genehmigung.

5.4 Schreien ist zu analysieren: Hat der Kranke Schmerzen, Angst, Wut, Trotz? Schreit er, um auf sich aufmerksam zu machen, Zuwendung zu erzwingen? Hilfreich sind Einreiben, Massieren, Berühren, geduldig mit ihm sprechen, Überprüfen der Vorlage, Anbieten von Lieblings-Speisen oder -Getränken, Entspannung mit Musik oder Bewegung, Schmerzmittel, pflanzliche Sedativa, Magnesium oder Ergenyl.

5.5 Wahnideen: SA/SP/HP dürfen sie nicht bestätigen, sondern sollten den Kranken bei seiner Wahrheit lassen, aber auch bei der eigenen bleiben. Melperon und bei bedrohlichen Halluzinationen kann Risperdal helfen. Haldol sollte vermieden werden.

5.6 Angst und Panik sind mit Zuwendung und Gesprächen zu mildern. Baldrian oder Buspiron (wirkt erst nach Tagen) und akut Lorazepam lindern die Angst.

5.7 Antriebsverlust oder Apathie kann mit basaler Stimulation oder mit Axura oder Ebixa gebessert werden. Wenn sie durch Neuroleptika ausgelöst ist, sind diese abzusetzen.

5.8 Drang-Inkontinenz kann durch Toilettentraining und durch Spasmex® oder Spasmolyt® und durch die Antidementiva Reminyl® oder Memantine® gebessert werden.

6. Spirituelle oder sinnorientierte Hilfen
SA/SP/HP sprechen Wertvorstellungen an, suchen mit dem Kranken nach einem Sinn und vermitteln Seelsorger, die die religiöse Erziehung, das biografische Gottesbild ansprechen, biblisch-therapeutisch im Beichtgespräch mit Vergebung trösten, Hoffnung gegen Verzweiflung erhalten, nach einem Sinn in der Pflegebedürftigkeit suchen, die Hiobsklage zulassen; Seelsorger begegnen, wertschätzen den dementen Menschen in Einzelgesprächen, bleiben echt, können ein Kreuz abtasten lassen, die Hand auflegen oder stützen, mit altem Gesangbuch singen, Fürbitten beten, mit alten Ritualen kurze Gottesdienste, Bildmeditation oder Gebetsrunden gestalten, mit Kerzenduft anregen, für Besuchsdienste in der Gemeinde sorgen und Trauernde begleiten

7. Medikamentöse Therapie

7.1 Antidementiva
Anerkannt wirksam sind bei Frühbehandlung die *Cholinesterasehemmer:* Reminyl®, Aricept® oder Exelon® verhindern den weiteren Abbau von Acetylcholin und verbessern Gedächtnis, Aufmerksamkeit und Verhaltensstörungen, so dass die Pflegebedürftigkeit hinausgezögert wird,

d.h. der Behandlungserfolg ist bis zum Endstadium gesichert, aber eine Heilung ist nicht möglich. Nebenwirkungen sind Übelkeit, evtl. Erbrechen und selten Durchfall.
Memantine (Axura® oder Ebixa®) werden für das Spät- und Endstadium empfohlen. Nebenwirkungen sind Schwindel, Unruhe und Kopfdruck.
Ginkgo (Kaveri®, Rökan®, Tebonin®) und die *Antioxidanzien* Vitamin E, Selegelin (Antiparkin, Movergan) sind gering wirksam, wie Piracetam (Nootrop®, Normabrain® können Unruhe und Aggressivität steigern) und Nimodipin (kann Schwindel verursachen).
Bei vaskulärer Demenz wird zusätzlich *Acetylsalizylsäure* (ASS, Aspirin®) und bei Magenunverträglichkeit Ticlopidin (Tiklyd®), Iscover® oder Plavix® empfohlen.
Pentoxifyllin (Agapurin®, Trental®) verbessert die Durchblutung. Nebenwirkungen sind Übelkeit, Schwindel und Erbrechen. Hydergin®, Sermion®, Encephabol®, Sauerstoff-Überdruck-Therapie und Procain wie KH 3® wirken nicht sicher, Psychostimulantien (Tradon®, Ritalin®) fördern Erregung und Schlaflosigkeit.

7.2 Medikamente gegen Verhaltensstörungen

Sie sind oft Reaktionen auf Überforderung und Beziehungsstörungen und führen häufiger zur Heimeinweisung als kognitive Störungen. Vor dem Einsatz von Psychopharmaka sollte eine konstante Bezugsperson mit Zuwendung beruhigen oder ablenken.
Alzheimer-Patienten sind besonders anfällig für die Nebenwirkungen von Psychopharmaka. Sie dürfen nur einschleichend bis höchstens zur halben Erwachsenendosis gegeben werden. Bedarf und Verträglichkeit schwanken individuell erheblich. Psychopharmaka sollten mindestens vierteljährlich überprüft werden, ob sie noch nötig oder auszuschleichen sind. Pflanzliche Mittel sollten bevorzugt werden, weil sie kaum Nebenwirkungen haben. SA/SP/HP können in Teamgesprächen auch Medikamente gegen Verhaltensstörungen vorschlagen und aus eigenen Erfahrungen auf Nebenwirkungen hinweisen.
Benzodiazepine können in niedriger Dosierung bei dementen Personen stark sedieren, Sturz-, Depressions- und Inkontinenzgefahr verstärken, die kognitiven Fähigkeiten einschränken und sogar Unruhe steigern.
Da Demenzkranke multimorbid sind, müssen andere Leiden wie Diabetes, hoher Blutdruck und vor allem Schmerzen mitbehandelt werden.

Prävention
Empfehlungen zur Vorbeugung gegen Alzheimer sind: lebenslang lernen und mit anderen zusammenarbeiten, täglich 1 Stunde bewegen, Kontakte pflegen gegen Vereinsamung, Dauerstress abbauen durch Ent-

spannungsübungen; Vitamin A, C und E als Radikalfänger und Indometacin als Entzündungshemmer einnehmen.

Aufgaben der SA/SP/HP in Institutionen (Krankenhaus und Heim):
- Sie informieren, beraten Demenzkranke, pflegende Angehörige, Mitbewohner und Mitarbeiter.
- Sie überprüfen Ansprüche gegen Kranken- und Pflegekasse, Sozial-, Versorgungs- und Finanzamt und vermitteln finanzielle Hilfen nach dem Pflegeversicherungsgesetz, nach dem BSHG Haushaltshilfen, Familienpflegerin und ambulante Pflegedienste.
- Sie klären die Notwendigkeit einer Betreuung nach dem Betreuungsgesetz sowie Geschäfts-, Testier- und Schuldfähigkeit des Kranken.
- Sie helfen dem Demenzkranken und den Angehörigen in Krisen und problemorientiert.
- Sie kooperieren mit Angehörigen, Pflegenden, Ärzten, Seelsorgern, Ergo- und Logotherapeuten, Psychologen sowie mit dem Medizinschen Dienst der Pflegekassen.
- Sie gründen Selbsthilfegruppen für Demenzkranke im Frühstadium, für pflegende Angehörige und Angehörige von Heimbewohnern, für Mitbewohner und für Pflegende.

12.7.2 Delir oder akute psychotische Störung

Definition: Ein Delir ist nach ICD-10 (F05) eine akute psychotische Störungen aufgrund einer Schädigung oder Funktionsstörung des Gehirns oder einer körperlichen Erkrankung (F06.x) oder substanzinduziert durch Intoxikation mit Alkohol oder Medikamenten oder Entzugssyndrom (F1x) oder eine akute polymorphe psychotische Störung mit oder ohne schizophrene Symptome (F23). Ein Delir geht mit akuter Verwirrtheit mit Bewusstseinstrübung, Unruhe, Sinnestäuschungen und evtl. Wahnideen einher, dauert Stunden bis Tage und ist bei ursächlicher Behandlung rückbildungsfähig.

Epidemiologie:
Zum Zeitpunkt der Krankenhauseinweisung sind etwa 10-15%, auf internen Stationen und postoperativ bis zu 50% der alten Patienten delirkrank.

Fallbeispiel: Ein 80-jähriger, früherer Lehrer, weckte nachts völlig verwirrt seine Frau, die ihm in ihrer Hilflosigkeit eine Schlaftablette gab. Als ihr Mann immer unruhiger und aggressiver wurde, zog sie erst am folgenden Abend den Hausarzt hinzu der sofort einwies. Ursache war eine Austrocknung, weil er am vorangehenden heißen Sommertag zu wenig getrunken hatte.

> **Symptome des Delirs nach DSM IV-TR**
> A. Bewusstseinsstörung mit einer eingeschränkten Fähigkeit, die Aufmerksamkeit zu richten, aufrecht zu erhalten oder zu verlagern.
> B. Eine Veränderung der kognitiven Funktionen (Gedächtnisstörung, Desorientiertheit, Sprachstörung) oder die Entwicklung einer Wahrnehmungsstörung, die nicht besser durch eine schon vorher bestehende, manifeste oder sich entwickelnde Demenz erklärt werden kann.
> C. Das Störungsbild entwickelt sich innerhalb einer kurzen Zeitspanne (Stunden oder Tage) und schwankt üblicherweise im Tagesverlauf.
> D. Es gibt Hinweise aus Anamnese, körperlicher Untersuchung oder Laborbefunden, dass das Störungsbild durch die direkten körperlichen Folgeerscheinungen eines medizinischen Krankheitsfaktors verursacht ist.
> Nach ICD-10 kommen hinzu: Hypo- oder Hyperaktivität, Redefluss, Schlafstörung, Depression, Angst, Apathie oder staunende Ratlosigkeit.

Soziale Auswirkungen und Beziehungsstörungen:
Der Kranke belastet die Angehörigen, weil er
- weglaufen, unruhig und aggressiv werden und sich nicht erinnern kann,
- erstmalig epileptische Anfälle bekommen kann bei Alkoholentzugsdelir und
- kollabieren kann.

Ätiologie:
Die wichtigsten ursächlichen Faktoren sind hohes Alter, Demenz und Multimorbidität. Auslösende Faktoren sind häufig Austrocknung, Sauerstoffmangel, Blutzuckerschwankungen und anticholinerge Medikamente. *Patienten mit hoher Vulnerabilität* (Verletzbarkeit bei hohem Alter, Demenz, Seh- oder Hörbehinderung, schwerer körperlicher Erkrankung) *werden schon bei schwachen Belastungen* (Umzug, Krankenhauseinweisung, akuter Infekt, Schlafstörung, einmalige Einnahme eines Psychopharmakons) *delirkrank.*

Patienten mit niedriger Vulnerabilität (Einsamkeit, Depression, Schmerzen) *entwickeln ein Delir erst durch das Zusammentreffen mehrerer Schäden* (Blutzuckerschwankungen, Anticholinergika, Alkoholismus, Op).

Häufige Ursachen des Delirs sind:
1. Primäre Hirnschädigung
- z.B. bei Hirndurchblutungsstörungen, nach Schädel-Hirn-Trauma.

2. Sekundäre Hirnfunktionsstörung als Folge von
- Jeder schweren Erkrankung oder Operation.
- Infektion mit hohem Fieber (Fieberdelir) infolge von Pneumonie oder Harnwegsinfekt,
- Austrocknung, starken Schmerzen, anhaltenden Schlafstörungen und Juckreiz,
- nächtlichem Blutzuckerabfall, wenn Abendessen um 17 Uhr, Frühstück um 8 Uhr gereicht wird.

3. Sensorische Deprivation bei Anregungsmangel und bei Seh- und Hörstörung

4. Als Reaktion auf
- bedrohlich erlebte Krise (z.B. Verlust des Partners, familiäre Konflikte),
- Gewohnheitsänderung (z.B. Umzug, Heimeinweisung, Verlegung, Zimmer- und Betreuerwechsel),
- Angst (z.B. Verkennung von Schatten bei plötzlicher Dunkelheit).

Verlauf
Ohne Behandlung sterben 20% der Kranken an Kreislaufversagen. Wenn der Verwirrtheitszustand Symptom einer Hirndurchblutungsstörung ist, droht bei jedem Dritten ein Schlaganfall. Bei ursächlicher Behandlung ist das Delir in 1-2 Tagen heilbar. Je schwerer ein Delir und je länger es unbehandelt bleibt, umso häufiger sind kognitive Folgeschäden.

Behandlung

1) Soziotherapie und Umgang
- Möglichst in der gewohnten Umgebung lassen; wenn dort ursächliche ärztliche Behandlung nicht gewährleistet ist, Krankenhauseinweisung veranlassen,
- Krisenintervention für den Kranken und die Angehörigen,
- Kontinuität in der Pflege und regelmäßigen Tagesablauf gewährleisten,

im Übrigen wie bei Demenzkranken.

2) Psychologische Behandlung:
- Beruhigen, entspannen durch Berührung, Einreibungen oder Massagen und versuchen abzulenken,
- die Halluzinationen nicht abstreiten, sich nicht einbeziehen lassen, aber die Angst ernst nehmen, die Trugwahrnehmungen auslöst,
- Orientierung erleichtern mit Uhr und häufigem Ansprechen,
- Reizdeprivation vermeiden, für gutes Licht, Brille und Hörgerät sorgen.

3) Medizinische Behandlung
- Ursächliche Therapie beseitigt das Delir in wenigen Tagen; Anticholinergika absetzen,
- Distraneurin geben einige Kliniken eine Woche, höchstens 2 wegen der Suchtgefahr, Infusionen nur auf Intensivstation wegen Gefahr der Atemlähmung und Verschleimung mit Pneumoniegefahr.
- Flüssigkeit zuführen nach Ein- und Ausfuhrkontrolle oder bis die Zunge feucht wird,
- Bei möglicher Selbst- oder Fremdgefährdung Risperdal® (1 mg) für etwa eine Woche, bei sicherer Selbst- oder Fremdgefährdung Schutzfixierung und Haldol, das in einer Woche auszuschleichen ist.

Prävention
- Den Kranken bei Umzug, Krankenhaus- oder Heimeinweisung begleiten
- bei akuter Trauer und Unruhe nicht allein lassen
- Reizdeprivation verhindern und Orientierung erleichtern mit Hörgerät, Brille und guter Beleuchtung
- für ausreichend Trinken, Spätimbiss und Schlafförderung ohne Schlafmittel sorgen
- Bettruhe und Blasenkatheter vermeiden.

Aufgaben der SA/SP/HP in Institutionen
Wie bei Demenzkranken und Krisenintervention wie bei Suizidgefährdeten.

12.7.3 Abhängigkeitserkrankungen im Alter

12.7.3.1 Alkoholismus

Epidemiologie:
Früh beginnende Alkoholiker (early onset alcoholics EOA) haben eine um 15 Jahre verkürzte Lebenserwartung, d.h. sie werden nicht alt. Alkoholmissbrauch nimmt erst über 75 ab. Von den über 65-jährigen Männern sind 2-3%, von den alten Frauen etwa 1% alkoholabhängig, von den Heimbewohnern 20% der Männer und 10% der Frauen. Alkoholmissbrauch ist bei 10-20% der alten Männer und 5-10% der alten Frauen anzunehmen. Bei fast der Hälfte der alten Krankenhauspatienten spielt Alkohol eine Rolle. Psychische Alterskrankheiten sind zu 10% durch Alkohol mitbedingt.

Fallbeispiel:
Eine 72-jährige ehemalige Sekretärin, geschieden, keine Kinder, hat sich in einen verheirateten Mann verliebt der das Doppelspiel einige

Jahre durchhält. Als der Mann Witwer wird, und die Klientin nicht heiraten will, bricht für sie die Scheinwelt zusammen; sie flüchtet in Alkohol, trinkt täglich soviel, dass sie bald auf billigen Wermutwein umsteigen muss und an Polyneuritis erkrankt; diese versucht sie zusätzlich mit immer mehr Schmerzmitteln zu bekämpfen, bis sie völlig verwahrlost im Delir aufgefunden wird und am Tag nach der Einweisung stirbt.

Symptomatik
- Körperlich: Steigerung der Dosis wegen vermindertem Ansprechen (Toleranzsteigerung) und Entzugssymptome beim Absetzen, reduzierter Allgemeinzustand, Schlafstörungen
- psychisch: unwiderstehliches Verlangen, Kontrollverlust und Wiederholungszwang.

(→ Kap. 7: Abhängigkeitserkrankungen)

Alkoholismus ist bei Älteren oft mit anderen psychischen Störungen verbunden (Komorbidität), am häufigsten mit Depression, Angst und Demenz.

Durch Alkohol bedingte psychische Störungen im Alter

– **Akute Alkoholvergiftung:** Alkohol-Rausch tritt infolge der erhöhten Empfindlichkeit des ZNS bei Älteren bei geringeren Mengen auf als bei Jüngeren. Die Alkoholvergiftung ist ein Dämmerzustand mit Erinnerungslücke und kann in folgenden Stadien verlaufen: exzitatives Stadium (enthemmt, streitsüchtig, wie betäubt), hypnotisches (bewusstlos), narkotisches (reflexlos) und asphyktisches Stadium mit Tod durch Atem- und Kreislaufversagen.

– **Entzugssymptome** sind im Alter schwerwiegender und dauern länger als bei Jüngeren. Zuerst treten vegetative Störungen (Prädelir) auf: Hände, Augenlider, Zunge zittern, Blutdruck, Puls, Temperatur steigen, Schwitzen und Reizbarkeit stören. Im Delirium tremens ist der Kranke unruhig, desorientiert, ängstlich, leicht beeinflussbar, sieht weiße Mäuse, denkt unzusammenhängend bewusstseinsgetrübt.

– **Alkohol-Halluzinose** ist bei Älteren selten: Der Kranke hört Stimmen, Neuroleptika sind erforderlich.

– **Eifersuchtswahn:** Der Kranke projiziert Schuldgefühle wegen Alkohol-Impotenz auf die Partnerin.

– **Wernicke-Encephalopathie** ist bei Älteren häufiger: Denk-, Gangstörung vor Verwirrtheit und Schielen sind typisch. Vitamin B1 muss gespritzt werden.

- **Korsakow-Syndrom** bei Alkohol-Demenz: Gedächtnisverlust, Konfabulation (füllt Gedächtnislücken mit spontanen Einfällen), Desorientierung folgt oft auf Wernicke-Encephalopathie und geht bei jedem 4. in Alzheimer Demenz über.

Soziale Auswirkungen
- für den Abhängigen: Er fällt leichter mit der Gefahr des Oberschenkelhalsbruches und folgender Pflegebedürftigkeit und isoliert sich immer mehr bis zur Verwahrlosung und Vereinsamung;
- für die Angehörigen: Es kommt zum Rollenwechsel mit dem Partner, der Unterhalt ist gefährdet bis zur Verarmung; Misstrauen, Angst und Schuldgefühle der Angehörigen nehmen zu bis zur Scheidung. Die jahrelange Ambivalenz der Angehörigen kann Co-Abhängigkeit oder Beziehungssucht ausdrücken, d.h. die Partnerin kann ohne den Suchtkranken nicht leben. Suchtkranke Söhne, die noch bei der alten Mutter leben, neigen dazu, ihre Mutter zu misshandeln, sobald sie pflegebedürftig wird;
- für die Gesellschaft: Die Frührente wird von Abhängigkeitskranken doppelt so häufig beantragt wie von Nicht-Suchtkranken. Alterskriminalität wie sexueller Missbrauch von Kindern, Ladendiebstähle und Verkehrsunfälle mit Fahrerflucht sind seltener als bei jüngeren Abhängigen.

Behandlung (→ Kap.7: Psychiatrie der Suchterkrankungen)

Aufgaben Sozialer Arbeit:
- Information und Beratung Angehöriger und Mitarbeiter über konsequentes Verhalten im Umgang,
- Vermittelung finanzieller Hilfen von Rentenversicherung, Kranken-, Pflegekasse oder Sozialamt,
- Klärung der Notwendigkeit einer Betreuung sowie der Geschäfts-, Testier- und Schuldfähigkeit,
- Förderung sinnvoller Beschäftigung,
- Vermittlung eines Heimplatzes oder Betreutes Wohnen.

12.7.3.2 Medikamenten-Abhängigkeit

95% der über 70-Jährigen nehmen mindestens ein Medikament, 56% mehr als 5 (Multimedikation). Etwa 1,2 Mill. in der BRD und 4-10% der über 65-Jährigen sind medikamentenabhängig; 2/3 aller Psychopharmaka-Verschreibungen entfallen auf Ältere. In einigen Heimen bekommen 60-75% der Bewohner Psychopharmaka (Hauptursache von Stürzen) als Personalersatz. Ältere Frauen sind doppelt so häufig arzneiabhängig wie Männer, meist wie benzodiazepinabhängig; häufig ist Missbrauch verschiedener Mittel (Polytoxikomanie). Hausärzte geben häufig Tranquilizer bei körperlichen Erkrankungen und nur jedem 10. Depressiven Antidepressiva.

Gründe für die Zunahme der Arznei-Abhängigkeit im Alter:
- Vereinsamung, Armut und soziale Abwertung Älterer
- Verfügbarkeit bei Selbstmedikation
- Hirnleistungsabbau mit Kontroll- und Einsichtsverlust, die Dosis zu reduzieren
- Arznei-Abhängigkeit ist unauffällig, macht keine Fahne und erleichtert die Vorratshaltung
- Regelmäßige Einnahme bei Multimorbidität kaschiert Entzugserscheinungen und erregt Mitleid.

Symptomatik

1. körperliche Symptome:
– Bewusstseins-, Schlafstörungen, Verwirrtheit und Krämpfe bei Entzug,
– schwankender Gang (häufig Stürze mit Oberschenkelhals- oder Wirbelbruch),
– Schädigung peripherer Nerven (Polyneuropathie) und lallende Sprache,
– Intellektueller und ethischer Abbau.

2. psychosoziale Symptome:
– Kontrollverlust, Dosissteigerung, unwiderstehlicher Drang sind typisch,
– der Kranke kann nicht aufhören, abstinent zu bleiben, denkt dauernd an Nachschub,
– er klagt in der Medikamentenpause (die Entzugssymptome erfassen könnte) mehr,
– er verlangt bei Stress nach seinem Mittel, wird aggressiv, wechselt den Arzt, wenn er sein Mittel nicht erhält oder fälscht Rezepte und beschafft sein Mittel illegal,
– er kommt nicht auf die Idee, abhängig zu sein und bei Aufklärung verheimlicht, verleugnet, verdrängt er seine Sucht und versteckt Tabletten.

Benzodiazepin-Abhängigkeit, die häufigste Form der Arznei-Abhängigkeit.
Gefahren bei jeder Dauertherapie mit Benzodiazepinen sind:

- Benzodiazepine verschleiern Angst, verhindern ursächliche Behandlung,
- **Niedrig-Dosis-Abhängigkeit** besonders bei Lorazepam; Absetzen von z.B. tägl.1 mg Tavor macht typische Entzugssymptome: Angst, Schlaflosigkeit, erhöhte Aggressivität, Unruhe, Schwitzen, Zittern, Herzklopfen, Kopfschmerz, Übelkeit, Erbrechen, Verwirrtheit und selten Krämpfe (Rebound-Effekt = überschießende Reaktion nach Absetzen).

Morphin-Sucht: Bei vorbeugender, regelmäßiger Gabe von Morphinen gegen Schmerzen kommt es nie zur Abhängigkeit; Suchtentwicklung ist bei Jüngeren möglich, wenn Morphine nur nach Bedarf gegeben werden, weil dann höhere Dosis erforderlich wird.

(→ Kap. 7 Psychiatrie der Suchterkrankungen)

12.7.4 Schizophrenie im Alter

Das Krankheitsbild der Schizophrenie wird im Kapitel 5.2 (Psychische Erkrankungen im Erwachsenenalter) ausführlich beschrieben.

Besonderheiten im Alter:

Isolierte Wahnformen und Halluzinosen im Alter
Isolierte Wahnformen finden sich auch bei unter 60-Jährigen, sind aber im Alter durch alterstypische Belastungsfaktoren gehäuft. Sie werden nach der ICD-10 unter Schizophrenie eingeordnet.

Häufigkeit
Wahn tritt bei etwa 1-2,5% aller Älteren auf, bei alten Frauen häufiger als bei alten Männern. Wahnideen sind bei Dementen am häufigsten: Etwa 1/3 haben einen Diebstahlswahn und 1/3 Halluzinationen oder illusionäre Verkennungen.

Fallbeispiel: *Eine 79-jährige Heimbewohnerin hatte vor der Heimaufnahme 30 Jahre allein gelebt und war völlig vereinsamt. Sie wurde auf Veranlassung der Nachbarn eingewiesen, weil sie diese beschuldigt hatte, sie hätten ihr den Schmuck weggenommen. Im Heim beschuldigte sie eine Pflegende, sie habe ihr das Geld gestohlen (Diebstahlswahn). Die Pflegerin suchte mit der Vertrauensperson, benachrichtigte die Stations-, Pflegedienst-, Heimleitung und Angehörige, dokumentierte die Beschuldigung und versuchte, die Beziehung zu klären: wer dauernd als Diebin beschuldigt wird, kann diesen Kranken nicht mehr pflegen. Das Geld wurde nicht gefunden. Die Pflegende hielt der Kranken vor, sie habe sich das Geld nur verlegt, was die Kranke noch mehr* kränkte. Dann behauptete die Pflegerin, die Polizei habe den Dieb: diese Lüge bestätigte den Wahn und machte die Kranke misstrauisch. Da die Pflegerin weiterhin als Diebin bezeichnet wurde, wechselte sie zu einer anderen Station. Die Kranke fühlte sich bestätigt und behauptete, die habe man strafversetzt.

Symptome bei wahnhaften Störungen alter Menschen
Der Wahn ist nicht bizarr, sondern bezogen auf Situationen, die in der Realität vorkommen, wie verfolgt, vergiftet, infiziert, aus der Ferne geliebt, vom Partner betrogen zu werden oder eine Krankheit zu haben und dauert mindestens einen Monat. Abgesehen von den Auswirkungen des Wahns ist die Leistungsfähigkeit nicht wesentlich beeinträchtigt und das Verhalten ist nicht auffallend seltsam, d.h. andere Symptome der Schizophrenie fehlen. Wenn akustische Halluzinationen auftreten, stehen sie mit dem Wahnthema im Zusammenhang.

Wahnformen im Alter:
- **Bestehlungs- oder Diebstahlswahn**
  Ältere und vor allem demente Personen verlegen sich etwas, finden es nicht wieder und projizieren das eigene Versagen oft auf Pflegende, die sie beschuldigen, sie hätten gestohlen.
- **Wahnsyndrome bei Altersschwerhörigkeit**
  Verfolgungswahn bei Älteren beruht bei fast 50% auf langjähriger Schwerhörigkeit. Verständnisstörungen und soziale Isolation führen zu Misstrauen und illusionären Verkennungen, die schleichend in Wahn übergehen können, wie bei sensorischer Aphasie nach Schlaganfall.
- **Hypochondrischer Wahn**
  Der Patient glaubt, an einer unheilbaren Krankheit zu leiden, sucht zahlreiche Ärzte auf, um sich verschiedenen Untersuchungen und Behandlungen zu unterziehen, lehnt aber den Psychiater ab.
- **Fehlidentifikationen**
  Beim Doppelgänger-Syndrom glaubt der Patient an die Existenz eines Doubles seiner selbst.
  Bei diesen Fehlidentifikationen ist der rechte Stirnhirnlappen degeneriert.
- **Eifersuchtswahn**
  (Othello-Syndrom nach Shakespeares Othello und Tolstois Kreuzersonate): Alte Männer sind häufiger als alte Frauen wahnhaft von der sexuellen Untreue des Partners überzeugt bei Demenz, Alkoholismus und wahnhaften Störungen, verständlich aus Scham und Versagenserleben bei erektiler Dysfunktion. Beim Eifersuchtswahn be-

steht die Gefahr gewaltsamer Eskalation, z.B. mit erweitertem Suizid.
- **Liebeswahn**
Einsame ältere Frauen glauben, von einem höher stehenden, angesehenen Mann geliebt zu werden. Sie belästigen ihr Opfer durch Briefe, Telefonanrufe, Drohungen oder Szenen in der Öffentlichkeit, so dass manchmal Zwangseinweisung nötig wird.
- **Induzierter Wahn (folie à deux)**
Zwei oder mehr eng zusammenlebende Personen teilen sich einen hypochondrischen oder Verfolgungswahn. Der abhängige, oft demente Partner übernimmt im Laufe der Zeit die Wahnüberzeugung des dominanten Partners, der eine wahnhafte Störung bei Schizophrenie oder eine Demenz hat.
- **Besondere Halluzinosen im Alter**
- Dermatozoenwahn:
Mehr ältere Frauen als Männer schreiben Jucken einem Parasitenbefall zu, unterziehen sich Reinigungsritualen oder Entwesungskuren und weisen psychiatrische Behandlung entrüstet zurück. Ursachen sind organische Wahnstörungen, Demenz, Alkoholismus, Allergien, Vitamin-B12-Mangel, Diabetes, Nierenversagen oder Hautkrankheiten.
- Halluzinationen:
Visuelle H. können bei Schädigung des Hinterhauptlappens und bei Parkinson, akustische Halluzinationen bei Schädigung des rechten Schläfenlappens und bei vaskulärer Demenz auftreten.
- Pseudohalluzinationen bei sensorischer Deprivation:
1) Visuelle Pseudo-Halluzinationen (Charles-Bonnet-Syndrom): Die Patienten sehen lebhafte Szenen mit Menschen und Tieren, ohne das Realitätsurteil zu verlieren; bei 15% der älteren Augenklinik-Patienten ist eine schwere doppelseitige Sehstörung bei grauem Star die Ursache. Die Staroperation beseitigt fast immer die Sinnestäuschungen.
2) Musikalische Halluzinose bei Schwerhörigkeit kann sich aus Tinnitus entwickeln. Die Patienten hören meist vertraute Volkslieder, die sie zunehmend kritisch als lästig empfinden. Hörgeräte können die Halluzinationen oft beseitigen.

Soziale Auswirkungen und Beziehungsstörungen:
Wer misstraut, provoziert die Ablehnung anderer, die ihn dazu verleitet, an deren Feindseligkeit zu glauben.

Auslösende Faktoren können sein:
- Krisen, Belastungen, Erkrankungen, die Angst machen,
- Einsamkeit und Zeit zum Grübeln,
- erlebte Selbstwertkrise durch eigenes Versagen und
- als quälend erlebte Umwelt, die Eifersucht oder Misstrauen nährt.

Wahnkranker	Angehörige oder Pflegende
Angst, die anderen seien feindselig →	wenden sich enttäuscht anderen zu →
misstraut noch mehr →	lehnen ihn ab →
beschuldigt die anderen →	reagieren ärgerlich, streiten sich →
wird aggressiv oder zeigt an fühlt sich im Wahn bestätigt →	ziehen sich zurück →

Abbildung 2: Beziehungsstörungen als Wahnfolge

Verlauf
Wahnkranke, die andere beschuldigen, zerstören die Beziehung und vereinsamen immer mehr. Durch die Neuroleptika-Behandlung wird bei 1/3 der Kranken der Wahn erträglich, bei 1/3 verschwindet er und bei dem letzten Drittel wird er chronisch und bleibt unbeeinflussbar bis zum Lebensende.

Behandlung

1) Umgang mit Wahnkranken (→ Kap. 5.2 Schizophrenie)

2) Soziotherapie
- SA/SP/HP wertschätzen den Kranken und sorgen für einheitlichen Umgang im Team,
- sie integrieren den Kranken in eine Beschäftigungsgruppe, sorgen für Kontakte und verhindern Rückzugstendenzen,
- sie strukturieren den Tagesablauf, um abzulenken und mit Hobbys zu entspannen,
- sie sorgen für eine Umgebung, die Halluzinationen verhindert, d.h. für schattenfreie Beleuchtung über 500 Lux, für Teppiche, Vorhänge und Tapeten ohne Muster, für Fußböden ohne Spiegelung und für geräuscharme Umgebung und beseitigen sensorische Deprivation mit Brille und Hörgerät,
- sie informieren und beraten Angehörige und Mitbewohner über den richtigen Umgang, ohne eine Diagnose zu nennen (Schweigepflicht),

- sie besuchen den Kranken zu Hause regelmäßig und arbeiten mit dem Sozialpsychiatrischen Dienst des Gesundheitsamtes zusammen,
- sie vermitteln eine stützende Gesprächs- oder Verhaltenstherapie und psychiatrische Behandlung,
- sie erkennen und beugen Gefährdungen vor, z.B. Rückzug, Isolation, Nahrungs- oder Medikamenten-Verweigerung.

3) Medikamentöse Behandlung (➔ Kap. 5.2: Schizophrenie)

Prävention:
Soziale Kontakte vertiefen und neue Kontakte auch zu Jüngeren aufbauen, Schwerhörigkeit und körperliche Leiden ausreichend behandeln lassen.

12.7.5 Affektive Störungen im Alter

12.7.5.1 Depression

Häufigkeit:
Depression ist die häufigste psychische Alterserkrankung. Nach der Berliner Altersstudie leiden 4,8% aller über 65-Jährigen an einer schweren (Major) Depression und weitere 17,8% an einer nicht näher bezeichneten affektiven Störung oder subsyndromaler Depression (F39 nach ICD-10). Die Häufigkeit dieser Depressionsform korreliert mit dem Alter und den Risikofaktoren wie Multimorbidität und Hilfsbedürftigkeit. Depressionen bei Älteren sind in der ambulanten Situation nicht häufiger als bei Jüngeren, aber viel häufiger in Krankenhäusern und Pflegeheimen. Jeder 2. Heimbewohner ist depressiv. Die Altersdepression ist der blinde Fleck der heutigen Medizin. Ältere Männer sterben dreimal häufiger durch Suizid als alte Frauen. Schwer Depressive haben eine 3-fach höhere Sterblichkeit durch Herz-Kreislauf-Erkrankungen im Alter.

Fallbeispiel:
Eine 75-jährige ehemalige Religionslehrerin und Mutter von 3 Kindern lebt nach dem Tod des Ehemanns allein. Der Sohn ist nicht geschieden, lebt aber mit einer anderen Frau zusammen, eine unverheiratete Tochter wird mit 40 noch schwanger und die jüngste verheiratete Tochter hat gerade eine Abtreibung durchführen lassen. Die Kranke steigert sich in ihre Schuld- und Versagensgefühle: „Ich bin an all dem schuld, ich habe in meiner Erziehung total versagt!" Sie grübelt den ganzen Tag, zieht sich von ihren Kindern immer mehr zurück, leidet unter hohem Blutdruck, schläft kaum noch, isst immer weniger und nimmt erheblich an Gewicht ab. Wegen Suizidgefahr weist sie der Hausarzt ein.

Symptomatik: Besonderheiten bei alten Depressiven:
Altersdepressive sind oft zwanghaft-perfektionistisch, rigide eingeschlossen in frühere Denkschemata von Schuld und Versagen. Sie sind oft reizbar unzufrieden, abweisend, verschlossen, ziehen sich zurück und jammern über Vergesslichkeit. Sie klagen bei hypochondrischen Ängsten über körperliche Beschwerden, am häufigsten über Schlafstörungen, Verstopfung, Druck oder Schmerzen in Rücken und Gelenken. Hinter körperlichen Symptomen versteckt sich oft eine (larvierte) Depression. Das gleichzeitige Auftreten oder die Überlappung körperlicher Krankheiten mit somatischen Depressionssymptomen ist oft nicht leicht zu trennen. Wenn Heimbewohner erstmalig an einer Depression erkranken, sind oft wahnhafte Denkinhalte zu hören: Schuld-, Verfehlungs-, Bestrafungs-, Verfalls-, Krankheits- oder Verarmungswahn. Alte Depressive sind *indirekt* selbstdestruktiv, indem sie z.B. Nahrung, Medikamente und Hilfsangebote verweigern oder Körperpflege und Kleidung vernachlässigen. Alte Depressive in Heimen sind apathisch, antriebsarm oder häufiger ängstlich-unruhig getrieben (agitierte Depression). Sie werden oft als unruhige Demente verkannt und mit Neuroleptika ruhiggestellt, besonders wenn vorübergehend Gedächtnisstörungen auftreten, bei etwa 30% der dementen Personen treten im Anfangsstadium depressive Symptome auf.

Entstehung der Depression im Alter:
Man geht heute von einem Bio-psycho-sozialen Entstehungsmodell aus, nach dem biologische/körperliche, entwicklungspsychologische und aktuelle psychosoziale Belastungen zu einer Depression führen können (→ Kap. 5.3 Affektive Störungen)
Naturgemäß spielen körperliche Entstehungs- oder Auslösefaktoren bei alten Menschen eine besonders große Rolle:
1) organische Depressionen bei Hirnschädigung: Demenz, Parkinson, Hirnarteriosklerose, nach Apoplex (im hohen Alter erstmalig auftretende Depression wird als vaskuläre Depression bezeichnet),
2) symptomatische Depression: bei Leber-, Nierenleiden, Krebs, Herzschwäche, Hochdruck, Nebennierenrinden-Überfunktion, durch Mangel an Östrogenen oder Schilddrüsenhormon und Vitamin B,
3) pharmakogene Depressionen sind verursacht durch Kortison, Blutdrucksenker, ß-Blocker, Dauerbehandlung mit Neuroleptika, Benzodiazepine, Schmerzmittel und chronischen Alkoholismus.

Verlauf
Altersdepressionen verlaufen oft chronisch, die Phase einer bipolaren affektiven Störung kann je nach Biografie bis zu zwei Jahren dauern.

Da nur 1/3 der Altersdepressiven erkannt und mit Antidepressiva behandelt wird, werden auch leichtere Depressionen chronifiziert und schließlich nicht mehr heilbar, sondern nur durch Psycho- und Pharmako-Therapie zu bessern.

Behandlung
Die Behandlung der Depression im Alter erfolgt grundsätzlich mit den gleichen Möglichkeiten, die im Kapitel 5.3 (➔ Affektive Erkrankungen) beschrieben sind.

Aufgaben der SA/SP/HP
– sie überprüfen Ansprüche gegen Kranken- und Pflegeversicherung, gegen Sozial-, Versorgungs- und Finanzamt und vermitteln entsprechende finanzielle Hilfen,
– sie klären die Notwendigkeit einer Betreuung,
– sie helfen dem Depressiven und den Angehörigen in Krisen und bei drohender Suizidgefahr,
– sie sorgen für soziale Integration in Gruppen, Kontakte zu früheren Freunden und Bekannten, für Tätigkeiten in Vereinen oder Bürgerinitiativen,
– sie vermitteln soweit wie möglich soziale Aufgaben für andere, z.B. einsame alte Frauen anzurufen, zu besuchen oder Besorgungen zu machen, um sich wieder an einem Sinn orientieren zu können.

12.7.6 Suizid im Alter (Selbsttötung)

Epidemiologie
Die Suizidrate (Zahl der Suizide auf 100 000 Einwohner) betrug 2001 13,5, bei Männern 20,4 und bei Frauen 7,0; sie steigt im Alter: alte Männer töten sich 2-3 mal so häufig wie alte Frauen. Für die stillen Suizide (Nahrungs- und Medikamentenverweigerung) bei Heimbewohnern ist die Dunkelziffer sehr hoch. Die Zahl der Suizidversuche fällt zum Alter hin deutlich ab.
Methoden: Männer bevorzugen Erhängen, Erschießen und Sprung in die Tiefe, Frauen Schlaftabletten und Erhängen.

Symptomatik in Suizidhinweisen

Fallbeispiel:
Ein 80-jähriger ehemaliger Ingenieur verlor vor einem Jahr seine Frau, die er aufopferungsvoll bis zu ihrem Tod gepflegt hat. Vor 3 Wochen musste er seinen Hund einschläfern lassen. Ein Sohn wohnt weit weg

und ruft seinen Vater alle 4 Wochen einmal an, weil er beruflich überlastet sei. Vom Hausarzt wurde er mit dem Beruhigungsmittel Praxiten behandelt. Als er sich in seiner Einsamkeit einer alten Dame nähert, weist diese ihn schroff zurück. Nach dieser Kränkung erhängte er sich.

Risikogruppe
- Besonders vereinsamte alte Männer nach Verwitwung oder Pensionierung,
- alte Depressive, chronisch unheilbar Kranke, besonders bei Sucht,
- bei Krise in abhängiger Beziehung und bei drohender Heimaufnahme.

Präsuizidales Syndrom (nach Ringel)
- Einengung: situative, zwischenmenschliche, dynamische, wertspezifische,
- Aggressionsstau und -umkehr gegen sich selbst,
- Selbstvernichtungs-, Katastrophenträume oder -phantasien.

Unspezifische Hinweise
- Ankündigung („Es hat alles keinen Sinn") oder Drohung, Abschiedsbrief,
- je konkreter die Vorstellung über die Suizidart, umso gefährlicher,
- frühere Suizidversuche, Suizid in Familie oder Umgebung,
- selbstschädigendes Verhalten wie z.B. Nahrungsverweigerung.

Soziale Bedingungen
- Gefühl, als alter Mensch unerwünscht zu sein, zur Last zu fallen,
- akute Kränkung durch Bezugspersonen.

Patient-Helfer-Beziehung, wenn Tragfähigkeit und Offenheit fehlen

Behandlung und Aufgaben für die Soziale Arbeit

(➜ Kap. 6 Suizidalität)

12.7.7 Angst- und Zwangsstörungen

Häufigkeit: 2-7% der Älteren leiden an Angst, Frauen doppelt so häufig wie Männer. Phobische Störungen sind am häufigsten, Panikstörungen sind bei Älteren seltener als bei Jüngeren.

Fallbeispiel: Eine 76-jährige ehemalige Verkäuferin hat Angst, überfallen und ausgeraubt zu werden. Sie hat vor 3 Jahren erlebt, wie beim Nachbarn eingebrochen wurde. Sie hat die Kripo bestellt und die nötigen Sicherungsmaßnahmen anbringen lassen. Die Angst trat auf, als ihr Mann starb. Sie fühlt sich ständig bedroht in ihrer Existenz und ist durch ihre Angst so eingeengt, dass sie nicht mehr zur Kirche geht, eine Freundin einkaufen lässt, d.h. das Haus nicht mehr verlässt. Eine vom Hausarzt vorgeschlagene Therapie lehnt sie ab.

Behandlung
Die Behandlung erfolgt mit den in → Kap. 5.6.1 und 5.6.2 beschriebenen medikamentösen und psychotherapeutischen Möglichkeiten.

Verlauf
Ohne psychotherapeutische Behandlung bleiben Angst und Zwangsstörungen im Alter chronifiziert und entwickeln sich zu psychosomatischen Erkrankungen oder gehen in eine Altersdepression über.

Umgang mit alten Angst- und Zwangsgestörten:

- Eine Vertrauensbeziehung aufbauen,
- die angstauslösende Situation verändern, z.B. Einsamkeit durch Kontakte, für die Behandlung körperlicher Erkrankungen sorgen, Vermeidungsverhalten nur anfangs akzeptieren,
- angstverstärkende Gedankenmuster ansprechen, wie Verallgemeinerungen „ich fürchte schon immer Spinnen", sich bewusst auseinandersetzen mit der Frage, was wäre, wenn es wirklich passiert? Dem Pat. helfen, die Situation als nicht bedrohlich zu bewerten, den Kranken erinnern an erfreuliche Erlebnisse und ihn mit sinnvoller Beschäftigung, z.B. mit Hobbys oder Spaziergängen ablenken.
- Gefühle von Angst und Furcht aussprechen lassen; Freude, Spaß an bestimmten Tätigkeiten verstärken, mit Musik, Lieblingsgetränk entspannen, mit freundlicher Umgebung erheitern, das Selbstwertgefühl steigern, indem der Pat. die Erfolge seines Lebens aufschreibt; kleine Erfolge (z.B. Ansehen von Spinnenbildern) loben und motivieren, an Selbsthilfegruppen teilzunehmen.
- Ermutigen, sich der angstauslösenden Situation zu stellen.

12.7.8 Psychosomatische Störungen im Alter

Definition:
Psychosomatische Störungen sind körperliche Erkrankungen, auf deren Entstehung und Verlauf psychische Faktoren auch noch im Alter einen Einfluss haben.

Epidemiologie:

28% der über 60-jährigen Pat. einer geriatrischen Klinik sind psychosomatisch krank.

Symptomatik:

1. *Somatoforme Störungen* sind körperliche Beschwerden ohne nachweisbaren Befund, hypochondrische Störungen, somatoforme autonome Funktionsstörungen der verschiedenen Organsysteme und anhaltende somatoforme Schmerzstörung. Sie werden auch als psychogen oder vegetativ bezeichnet. Beispiele sind Herzneurose, Hyperventilation, Luftschlucken, Kloß im Hals u.a.
2. *Psychosomatische Erkrankungen* gehen mit organisch nachweisbaren Veränderungen einher, wie z.B. Asthma, Hautekzem, hoher Blutdruck, koronare Herzkrankheit oder rheumatoide Arthritis.

Soziale Auswirkungen

- Psychosomatisch kranke Ältere ziehen sich oft zurück, werden inaktiv in täglichen Aktivitäten, reagieren mit Schlafstörungen oder können die Nahrung verweigern,
- sekundäre Depression, wenn sie sich nicht verstanden fühlen, bei fast der Hälfte dieser Kranken,
- Missbrauch und Abhängigkeit von Tranquilizern oder Alkohol,
- Überlastung der pflegenden Angehörigen, z.B. bei psychosomatischer Drang-Inkontinenz: Sie reagieren wütend, weil sie glauben, der Kranke mache es extra, oder sie schämen sich und suchen wie der Kranke das Leiden zu verheimlichen oder veranlassen Heimeinweisung.

Ätiologie der psychosomatischen Störungen im Alter

Psychogenetisch unterscheidet Heuft 3 Typen von akuter Symptombildung im Alter:

1) Aktualkonflikte bei Älteren, die noch nie psychogen erkrankt waren, aber Aufgaben des Alters nicht mehr bewältigen oder lösen können,
2) neurotischer Kernkonflikt, der bisher jahrzehntelang maskiert war. Ältere bieten unverarbeitete psychische Konflikte häufiger in somatischer Zeichensprache (Konversion) an als Jüngere.
3) Trauma-Reaktivierung: Die Bedrohung durch die gefürchtete Hilflosigkeit im Alternsprozess wiederbelebt die Hoffnungslosigkeit einer traumatischen Situation.

Verlauf: chronisch, wenn akute Symptome nicht behandelt werden.

Behandlung:

1. **Umgang und Soziotherapie** wie bei Angst- und Zwangsstörungen

2. **Psychotherapie:**
Tiefenpsychologisch fundierte Behandlung, Verhaltens- oder Familientherapie, um die Chronifizierung zu verhindern.

3. **Internistische Therapie** der Organveränderungen.
Die somatisch imponierenden psychosomatischen Störungen dürfen nicht mit Tranquilizern behandelt werden, weil diese nicht nur die Sucht fördern, sondern die selbständige Lebensführung gefährden.

(→ Kap. 9: Psychosomatische Medizin)

12.7.9 Persönlichkeitsstörungen

Definition: Persönlichkeitsstörungen sind tief verwurzelte, anhaltende Verhaltensmuster, die sich in starren Reaktionen auf unterschiedliche Lebenslagen zeigen. Sie führen oft zu zwischenmenschlichen Konflikten.

(→ Kap. 5.5: Persönlichkeitsstörungen)

Epidemiologie:
Bei 7% der jüngeren und bei 2,8% der über 65-jährigen Pat. wurde diese Störung festgestellt.

Symptomatik
- Der Kranke ist unausgeglichen in Wahrnehmung, Denken, Affekten, Antrieb und Impulskontrolle.
- Die Störung beginnt gewöhnlich in der Kindheit, nach Schädelhirntrauma oder bei Demenz im Alter.

Auswirkungen und Beziehungsstörungen

Die Verhaltensmuster sind sozial unpassend, auffällig und stören Leistungsfähigkeit und Beziehungen. Unter der Störung leidet die Umwelt oft mehr als der Kranke.

Umgang mit alten Persönlichkeitsgestörten
- Durch Einfühlen in die Biographie zu verstehen versuchen,
- den Persönlichkeitsgestörten bedingungslos akzeptieren und wertschätzen (validieren),

- echt, wahrhaftig, aufrichtig, authentisch bleiben, keinen Widerspruch zwischen verbalen Aussagen und non-verbalem Verhalten zulassen: das, was ich sage, muss dem entsprechen, wie ich es sage,
- ihn liebevoll, aber konsequent führen,
- an Verantwortung appellieren und mit ihm nach einem Sinn für den Rest des Lebens suchen.

Behandlung (→ Kap. 5.5)

12.8 Sozialpsychiatrische Aspekte der Altenarbeit

12.8.1 Versorgungssituation der psychisch Alterskranken in der häuslichen Umgebung

In der BRD sind 2 039 780 Pflegebedürftige (Statistisches Jahrbuch 2003) gemeldet.

Alter d. Pflege-bedürftigen	Frauen	Männer	Zu Hause gepflegt	In Heimen gepflegt
70-74	5%	5%	140 045	41 483
75-79	11%	9%	205 281	79 418
80-84	22%	16%	229 030	109 580
85-89	43%	30%	240 418	150 878
90-95	65%	45%	146 577	112 813

Tabelle 8: Pflegebedürftige nach Alter, Geschlecht und Pflegeort

In 9 165 Heimen (mit 475 368 Beschäftigten) werden 604 365 (29,6%) versorgt, zu Hause werden 1,435 Mill. (70,4%) gepflegt, ausschließlich durch Angehörige 1,0 Mill. (49%) und zusätzlich 434 679 (21%) Pflegebedürftige durch 10 594 ambulante Pflegedienste (mit 189 567 Beschäftigten).

Gepflegt werden in Pflegestufe	Von den Angehörigen	Von ambulanten Diensten	In Pflegeheimen
I	574 455	209 613	196 553
II	336 529	166 717	269 151
III	89 752	58 349	128 319

Tabelle 9: Verteilung der Pflegebedürftigen nach den Pflegestufen

Die Pflegedauer beträgt bei 49% 3 bis 10 Jahre und bei 27% über 10 Jahre.

Ursachen der Pflegebedürftigkeit:
- **Multimorbidität** bei Gelenkverschleiss, Halbseitenlähmung, Oberschenkelhalsbruch, Herzschwäche, chronische Pneumonie, Diabetes mit Gangrän, Polyneuritis, Nierenversagen, Dekubitus, Schwerhörigkeit, Erblindung und bei gerontopsychiatrischen Leiden wie Demenz, Parkinson und Depression.
- **Psychologische Faktoren:** Sinnlosigkeitsgefühl bei zunehmenden Verlusten von Kompetenzen, Rollen und Ansehen, Bezugspersonen, Freunden und Einkommen; die Folge ist Selbstaufgabe besonders der Altersdepressiven in dem Gefühl, anderen zur Last zu fallen.
- **Interaktionelle Faktoren:** Wenn Pflegende dem alten Kranken alles abnehmen, ihn überfürsorglich bemutternd, pflegen, machen sie ihn unselbständiger, abhängiger und hilfloser.
- **Soziale Faktoren** wie Einsamkeit und Mehrfachbenachteiligung alter Frauen durch Armut und die gesellschaftlichen Erwartungen von Abbau und Rückzug fördern die Pflegebedürftigkeit.
- **Wohnbedingungen** wie hohe, steile, enge Treppen, schwer zugängliche Vorratsräume, Fehlen von Hilfsmitteln, notwendiger Umzug in fremde Umgebung und Bettlägerigkeit im niedrigen Ehebett, Fehlen von Pflegebett, Warmwasserversorgung und eigener Toilette, die in unterer Etage liegt.

I erheblich pflegebedürftig	II schwer pflegebedürftig	III schwerst pflegebedürftig
Wer einmal tägl. für 1 1/2 Stunden für mindestens 2 Verrichtungen der Hilfe bedarf	Wer mindestens 3-mal tägl. zu verschiedenen Zeiten mindest 3 Stunden der Hilfe bedarf	Wer rund um die Uhr, auch nachts, mindestens 5 Stunden tägl. der Hilfe bedarf
z.B. bei beginnender Demenz	Bei fortschreitender Demenz	Im Demenz-Spätstadium

Tabelle 10: Pflegestufen nach dem Pflegeversicherungsgesetz

Die Hauptlast der Pflege tragen die Angehörigen: sie allein pflegen 49% der Pflegebedürftigen.

Pflegestufe	Häusliche Pflege Pflegegeld, Sachleistg		Teilstationäre Pflege	Stationäre Pflege
I	205 €	384 €	Bis 384 €	1023 €
II	410 €	921 €	Bis 921 €	1279 €
III	665 €	1432 €	Bis 1432 €	1432 €
IIIa Härtefälle		1917 €		1688 €

Tabelle 11: Monatliche Leistungen der Pflegeversicherung

Überlastung der pflegenden Angehörigen:
Die Stärke der Belastungen wird in folgender Reihenfolge angegeben: zeitliche, emotionale, familiäre, gesundheitliche, körperliche und Beziehungsbelastung zum pflegebedürftigen psychisch Kranken.

Situation alleinstehender alter Kranker:
Single-Haushalte nehmen im Alter besonders bei Frauen zu. Bei mangelnden Kontakten führt die Isolation zu Einsamkeit, Depression oder Wahn. Alleinstehende haben kein soziales Netz für die Pflege.

SA/SP/HP können alleinstehenden psychisch Alterskranken helfen:
– Sie vermitteln ambulante Pflegedienste, Hausnotrufsystem, hauswirtschaftliche Versorgung und Essen auf Rädern,
– sie sorgen für Kontakte mit Nachbarn, Freunden, Seelsorgern, Familiepflegerinnen, Laienhelfern und ZDL, um zu Arzt, Ämtern und beim Spaziergang zu begleiten,
– sie klären finanzielle Ansprüche an Krankenkasse, Sozial- oder Finanzamt,
– sie integrieren Kranke in Gesprächs- und Kontaktkreise, Telefonketten und Besuchsdienste.

12.8.2 Hilfen für Angehörige, die psychisch Alterskranke pflegen

– Zeitliche Entlastung, emotionale Unterstützung in Einzelgesprächen und Selbsthilfegruppen, d.h. Hilfe im Umgang mit Demenzkranken, Informationen, Erfahrungsaustausch, Anerkennung und Beratung mit praktischen Ratschlägen und in finanziellen Problemen und niederschwellige gemeindenahe Entlastung. SA/SP/HP anerkennen ihre Leistung, ihre jahrelange Erfahrung in der Betreuung des Kranken und entlasten durch Selbsthilfe-, geleitete Gesprächs- oder Trainingsgruppen, Supervision.

- Besonders Gesprächsgruppen helfen, die Belastungen zu bewältigen und ermutigen
- zur Aussprache über den tägl. Pflegestress, über Versagensgefühle, über Ekel, Wut, Trauer, Angst, Scham, über eigene Überempfindlichkeit und zum Freisprechen von Schuldgefühlen,
- zur Korrektur der Selbstaufopferung in Rollendistanz, um zu eigenen Bedürfnissen zu stehen, Anerkennung zu suchen und sich selbst Erholung zu gönnen, in gelassener Distanz mehr zuzulassen, z.B. dass Verwirrte in Kleidern ins Bett gehen,
- zur Entwicklung zu „filialer Reife", d.h. dass sich die Tochter soweit von den Eltern löst, dass sie der verwirrten Mutter ohne Schuldgefühle liebevoll, aber konsequent Grenzen setzen kann,
- zur Akzeptanz eigener Grenzen, zur Annahme fremder Hilfen und zur Herausforderung anderer Angehöriger zur Mithilfe (familiäres Pflegeteam) und zur Sinnfindung in der schweren Pflege,
- zu Kontakten gegen Isolation, zur Stärkung des Selbstbewusstseins durch Solidarität mit anderen.
- zum Training, die Selbständigkeit auch von Demenzkranken möglichst lange zu unterstützen.

12.8.3 Ambulante gerontopsychiatrische Einrichtungen

Beratungsstellen
- informieren Betroffene und Angehörige über psychische Störungen, Behandlungsmöglichkeiten und Versorgungsnetze (ambulante, teilstationäre und stationäre Einrichtungen am Wohnort) und die Angehörigen über den Umgang mit dem Kranken, bei Beginn einer Demenz über Patientenverfügung und Vollmacht oder Einrichtung einer Betreuung,
- vermitteln Familien-Beratungsstellen, evtl. eine gerontopsychiatrische Fachschwester,
- entlasten zeitlich durch Tages- oder Nachtpflege, durch Kurzzeitpflege für die Urlaubszeit und vor allem niederschwellig durch Stundenbetreuung mit Ehrenamtlichen oder Helferinnenkreisen im häuslichen Umfeld oder mit Betreuungsgruppen für Demenzkranke in der Gemeinde,
- sorgen für körperliche Entlastung durch Haushaltshilfen, Mahlzeiten-, Reinigungs-, Wäsche-, Reparatur-, Einkaufs- und Behindertenfahrdienste, z.B. durch mobile soziale Hilfsdienste,
- organisieren Kurse in häuslicher Krankenpflege mit praktischer Anleitung für Hilfsmittelgebrauch im Sinne einer häuslichen Rehabilitation,

- sorgen für Krankengymnastik, Bewegungsübungen, Sprachtraining zu Hause, Haarpflegedienste,
- sie vermitteln Heil-, Hilfs- und Pflegehilfsmittel:
- Wohnungsanpassung (Umbau von Bad, WC und Anbringen von Haltegriffen),
- klären rechtliche Fragen wie Testier-, Geschäfts- und Schuldfähigkeit des Kranken, Einrichtung einer Betreuung und persönliche Haftung,
- vermitteln finanzielle Hilfen durch Pflegeversicherung, Sozialhilfe oder Steuerermäßigung,
- motivieren die Angehörigen, mit dem Demenzkranken an einer Kur in der Rehabilitationsklinik in Bad Aibling teilzunehmen oder sich während der Kurzzeitpflege selbst einer Kurmaßnahme zu stellen,
- organisieren Angehörigen-Café, Alzheimer-Tanz-Nachmittage, Tagesausflüge und Freizeitangebote,
- sorgen für Notfallhilfe durch Kriseninterventionszentren.

Altenselbsthilfegruppen sind in der Bundesseniorenvertretung oder Bundesarbeitsgemeinschaft der Seniorenorganisationen vertreten. Selbsthilfeverbände, auch für alte psychisch Kranke sind der Dachverband psychosozialer Hilfsvereinigungen, die Aktion Psychisch Kranke, der Bundesverband der Angehörigen psychisch Kranker und die Deutsche Alzheimer-Gesellschaft (mit 300 Angehörigengruppen), die mit Schriftenreihen und dem Deutschen Alzheimer-Kongress Betroffenen und Angehörigen helfen, mit der Krankheit umzugehen, die Öffentlichkeit zu informieren und Behandlungsmöglichkeiten zu verbessern.

Häusliche Rehabilitation mit Ergotherapie, Krankengymnastik, Logopädie und aktivierender Pflege, um Alltagsfertigkeiten zu erhalten oder wiederherzustellen, wird von den Krankenkassen nach ärztlicher Heil- und Hilfsmittelverordnung bezahlt.

Ehrenamtliche Kräfte und Laienhelfer können psychisch Kranke begleiten bei Spaziergängen, beschäftigen und unterhalten gegen Vereinsamung und so die Angehörigen für etwa 3 Stunde pro Woche entlasten. Die Alzheimer-Gesellschaften und gerontopsychiatrische Dienste schulen die Helferinnen, die für die Einsatzzeit haftpflicht- und unfallversichert sind und seit dem Pflegeleistungs-Ergänzungsgesetz (Jan. 2002) abrechnen können.

Tagesstätten und Servicezentren fördern Kontakte, regen zu kreativen Tätigkeiten an, bieten Gedächtnistraining, Gymnastik, Bewegungs- und

Entspannungsübungen, Wanderungen, einen Mittagstisch, kulturelle Veranstaltungen und Beratung an.

In **Betreuungsgruppen** betreuen Ehrenamtliche die Demenzkranken unter Anleitung einer Fachkraft während eines Nachmittags oder während eines ganzen Tages in der Woche. Der günstige Personalschlüssel (1:1) ermöglicht, individuell auf den Besucher einzugehen, Eigenständigkeit, Orientierung und Kontakte mit Spielen, Basteln oder Spaziergängen zu verbessern und so die Angehörigen zu entlasten.

Gedächtnisambulanzen (70 Memory-Kliniken in der BRD) sind oft an Kliniken angegliedert, interdisziplinär besetzt und ausgerichtet, kognitive Störungen früh zu erkennen, gegen andere Erkrankungen abzugrenzen, nicht-medikamentöse Behandlungsmöglichkeiten (kognitives Training, Selbsterhaltungs-, Verhaltens-, Milieutherapie und integrative Validation) zu entwickeln, Medikamentenbehandlung einzuleiten und die Angehörigen auch genetisch zu beraten.

Betreuungsvereine klären die Notwendigkeit gesetzlicher Betreuung besonders für Alleinstehende.

Sozial- und gerontopsychiatrische Dienste sind mit SA/SP/HP, Arzt, Altenpfleger, Psychiatrieschwester und Psychologen interdisziplinär besetzt. Sie beziehen Angehörige, Nachbarn und Vermieter mit ein, sorgen in Hausbesuchen für Tagesstrukturierung und aktivierende Pflege durch ambulante Pflegedienste und arbeiten mit den Hausärzten zusammen, um die vertraute Lebensumgebung möglichst lange zu erhalten. SA/SP/HP im sozialpsychiatrischen Dienst koordinieren zwischen Beratungsstellen, Ärzten, Gesundheits- und Sozialämtern und anderen Behörden, Krankenhäusern und Pflegeheimen, ziehen Angehörige, Nachbarn und Ehrenamtliche mit ein, kooperieren mit ambulanten Pflegediensten und organisieren regelmäßige Hausbesuche.

12.8.4 Übergangspflege

– Hilft psychisch Kranke aus der Klinik in die Wohnung und die Umgebung wieder einzugliedern,
– verselbständigt den Kranken, individuell unterschiedlich nach seinen Bedürfnissen und Ressourcen,
– passt die Wohnung an den Kranken an,
– arbeitet mit Angehörigen und mit Sozialstationen zusammen.

12.8.5 Teilstationäre Betreuung psychisch Alterskranker

12.8.5.1 Tagespflege ist die beste Entlastung für pflegende Angehörige, sie

- entlastet die pflegenden Angehörigen direkt zu ihrer Erholung und indirekt durch Informationen,
- ergänzt die Hilfe von Sozialstationen, auch in Notfällen,
- verhindert vorzeitige Klinik- und Heimeinweisung,
- setzt begonnene Rehabilitationsmaßnahmen fort,
- fördert Kranke im Training von ATL und Realitätsorientierung, in der Kontrolle von Medikamenten-Einnahme und -Verträglichkeit, in sozialen Kontakten durch Gymnastik- oder Gesprächsgruppen, in der Orientierung und Tagesstrukturierung durch verlässliche Abhol- / Bringdienste,
- wird von den Pflegekassen zum größten Teil finanziert.

12.8.5.2 Nachtpflege

Wird in einigen Heimen angeboten, aber wenig in Anspruch genommen: Der Kranke wird abends ins Heim gebracht und morgens wieder nach Hause geholt, damit Angehörige durchschlafen können.

12.8.5.3 Wochenendpflege

Verschiedene Heime nehmen z.B. Demente am Wochenende auf, damit sich pflegende Angehörige erholen können. Es muss bisher privat bezahlt werden.

12.8.5.4 Stundenpflege

Einige Heime integrieren Demenzkranke von zu Hause in ihrer Dementenstation für einige Stunden in der Woche. Die Bezahlung ist noch nicht geregelt.

12.8.5.5 Kurzzeitpflege

- wird von Pflegeheimen angeboten und von Pflegekassen für 4 Wochen finanziert,
- entlastet pflegende Angehörige in ihrem Urlaub und von familiären Beziehungsproblemen,
- fördert den Kranken z.B. in ATL rehabilitativ, kontrolliert Medikamenten-Einnahme,
- ermöglicht neue soziale Kontakte und bereitet auf eine evtl. spätere Heimeinweisung vor.

12.8.5.6

Tageskliniken (z.Z. 37 in der BRD an Kliniken angegliedert mit je 18 Behandlungsplätzen): Die Kranken sind an den Wochentagen tagsüber in der Klinik, nachts und an den Wochenenden zu Hause. Sie werden nicht aus der Wohnumgebung gerissen und müssen sich noch den Anforderungen des täglichen Lebens stellen. Die Tagesklinik vermeidet oder verkürzt den Klinikaufenthalt zur Anschlussbehandlung. Selbst- oder Fremdgefährdende werden nicht aufgenommen. Für Pat. mit fortgeschrittener Demenz sind eigene Behandlungseinheiten zu schaffen.

12.8.6 Gemeindenahe Vernetzung durch Gerontopsychiatrische Zentren

Sie koordinieren als Koordinationsstelle Beratungsstellen, ambulante geronto-psychiatrische, teilstationäre und stationäre Einrichtungen und sind an geronto-psychiatrische Klinikabteilungen angeschlossen und mit geriatrischen Kliniken vernetzt. SA/SP/HP arbeiten mit der Alzheimer Gesellschaft zusammen und bieten Sprechstunden an.

Häusliche Pflege		
Familiäre Selbsthilfe	**Ambulante Pflege** durch Sozialstation	
	Teilstat. Pflege	
Beratungsstelle		**Stationäre Pflege**
	Tages-/Nachtpflege	betreutes Wohnen
Stundenbetreuung Übergangspflege	Kurzzeitpflege	Geriatrische Klinik Gerontopsych. Abteilung
	Alten- und geronto- psychiatr. Zentrum	Reha-Klinik Pflegeheim

Abbildung 3: Vernetzung durch das gerontopsychiatrische Zentrum

Das gerontopsychiatrische Zentrum kann durch Vernetzung Mehrfachbehandlungen und Kommunikationsmängel verhindern und gemeinsame Lösungen im Sinne eines gerontopsychiatrischen Verbundes (wie z.B. in Berlin, München, Dresden) zur Qualitätssicherung erarbeiten. Ein Verbundsystem schließt vertraglich Ärzte, Ämter, Beratungsstellen, Sozialstationen, Heime und Krankenhäuser zusammen. In *Assessment Units* können die verschiedenen Fachleute gemeinsam überlegen, welche Maßnahme für diese demente Person die geeignetste ist.

12.8.7 Stationäre Versorgung alter psychisch Kranker

12.8.7.1 Versorgung der Heimbewohner

In Pflegeheimen:

SA/SP/HP klären die Gründe für die Heimaufnahme in der Person und der Umwelt:
Über 80-jährige alleinstehende Frauen entscheiden sich jahrelang und gehen schließlich ins Heim, wenn Alterns-, Gesundheits- und Umweltprobleme (z.B. fehlendes soziales Netz) zunehmen. Immer mehr Schwerkranke (nach Schlaganfall, bei fortgeschrittener Demenz) werden direkt von der Klinik als „Pflegefälle" oder Sterbende ins Heim eingewiesen.

SA/SP/HP sollen bei der Heimaufnahme
- sich und Mitbewohner mit Namen vorstellen und klären, zu welchem Mitbewohner der neue passt,
- Etage, Zimmer, Tagesablauf (z.B. Essenszeiten) mit schriftlichem Plan erklären,
- Wertgegenstände den Angehörigen vorbeugend gegen Diebstahlswahn geben,
- ein ausführliches Aufnahmegespräch auch mit Angehörigen führen, um biografisch gewordene Gewohnheiten zu berücksichtigen, ihn in seinen Rest-Kompetenzen zu fördern, besser zu verstehen,
- Mitbewohner aktivieren, die als Pate den „Neuen" mit Wegen und Gepflogenheiten vertraut machen,
- den Neuen unterstützen, sich der Herausforderung der Heimaufnahme zu stellen, den Umzugsstress und die Anpassung zu bewältigen, indem sie geduldig zuhören, erklären, begleiten, ermutigen.

SA/SP/HP sorgen für Heimbewohner
- sie bewahren Selbständigkeit soweit wie möglich. Je unselbständiger der Bewohner, umso mehr fordert er Pflegende zu Überfürsorglichkeit heraus. Je mehr Kontrolle er behält, umso zufriedener ist er.
- sie helfen, das persönliche Maß an sozialer Aktivität zu finden, um nicht zu vereinsamen, aber auch, um sich zurückziehen zu können; sie integrieren den Bewohner so lange wie möglich in Wohn- oder Sympathiegruppen (Kleingruppen von 4-6 Bewohnern) täglich zur gleichen Zeit und wenn Demenz fortschreitet, in Verwirrtengruppen mit Stunden- oder Tagesbetreuung.
- sie vermitteln finanzielle Hilfen und klären rechtliche Fragen (vgl. Hilfe für pflegende Angehörige).

Ziel sozialarbeiterischer Maßnahmen ist Verbesserung der Lebensqualität durch Qualitätssicherung; sie wird als Struktur-, Prozess- und Ergebnisqualität von der Pflegeversicherung gefordert.

SA/SP/HP unterstützen Pflegende,
um Betreuungs-Konzepte mit Pflegeplanung, Wohnkonzept z.B. mit Selbstmöblierung, sowie Organisations- und Personalkonzepte zu erarbeiten:

Dementenstationen oder gerontopsychiatrische Abteilungen in Pflegeheimen sondern demente Personen im Spätstadium ab. Da in den meisten Pflegeheimen 60% der Bewohner psychisch krank sind, wurden neben wenigen Depressionsstationen vor allem Dementenstationen eingerichtet für Kranke, die unruhig weglaufen, schreien oder aggressiv sind und mit Realitätsorientierung, Erinnerungs-, Selbsterhaltungs- und Beschäftigungstherapie, integrativer Validation und Toilettentraining gefördert werden, so dass Unruhe, Apathie und Sinnestäuschungen abnehmen und Selbstversorgung und Kontaktfähigkeit sich langsamer verschlechtern. Kontakt mit Kindern und Heimtieren (pets) fördert die Spontaneität und die Zufriedenheit der dementen Person, verhindert Aggressionen und ermöglicht Zärtlichkeitserleben. Dort können Gäste aus häuslicher Umgebung für Stunden mitbetreut werden. Die Kompetenz und Zufriedenheit der Pflegenden nimmt zu, weil Organisation und Arbeitsabläufe erleichtert werden.

Alternative zum Pflegeheim als betreute Wohngruppe

oder gerontopsychiatrische Wohngemeinschaften mit 5 – 7 Demenzkranken ermöglichen familienähnliche Wohn- und Lebensform in gewöhnlichen Wohnhäusern. Gemeinschaftsräume sind Küche, Speise- und Wohnzimmer. Jeder Bewohner hat sein Schlafzimmer mit eigenen Möbeln und gestaltet je nach persönlichen Gewohnheiten den Alltag mit Einkaufen, Kochen, Waschen, Bügeln usw. mit. Ambulante Pflegedienste betreuen rund um die Uhr. Die Demenzkranken brauchen weniger Medikamente und verbessern sich zum Teil in den Alltagsfunktionen. Die betreuten Wohngruppen haben sich in Berlin, Bielefeld und München bewährt und werden als Autonomia im Ruhrgebiet eingerichtet.

Soziale Arbeit mit Angehörigen von Heimbewohnern

Vor der Heimaufnahme:
SA/SP/HP suchen spätere Bewohner zu Hause auf und weisen Angehörige auf Alternativen hin, z.B. Familienpflege in einer Gastfamilie.

Nach der Heimaufnahme: SA/SP/HP engagieren sich als gruppenübergreifende soziale Dienste für

- **Einzelgespräche** unter vier Augen, um im Aufnahmegespräch und in regelmäßigen Gesprächen etwa alle drei Wochen familiäre Beziehungen, Konflikte, Schuldgefühle oder unterschiedliche Wertvorstellungen anzusprechen, um Grenzen zu akzeptieren, statt sich gegenseitig Schuld zuzuschreiben; gegenseitige Kritik löst Rückzug von Mitarbeitern und Angehörigen aus. In den Gesprächen können SA/SP/HP informieren, beraten, Hilfen vermitteln, Gewohnheiten, Wünsche (mutmaßlichen Willen) der dementen Person erfahren und Angehörige motivieren, bei der persönlichen Versorgung (z.B. bei Morgen-, Abendtoilette, Essen, Wäscheflicken, Toilettentraining, Spaziergängen), bei Schriftverkehr, Behördengängen, Einkaufen zu helfen, in der Sterbebegleitung im Sinne der Abschiedskultur (z.B. Nachruf) mitzuarbeiten.
- **Gruppenarbeit** wohnbereichsbezogen, um veränderte Beziehung des Bewohners zu den Angehörigen zu klären, sich von Schuldgefühlen freizusprechen, d.h. sich nicht nur als Täter (sie würden abschieben), sondern als Opfer zu sehen, und Scham und Trauer zu äußern. SA/SP/HP ermutigen Angehörige, sich zu solidarisieren, in der Pflegeplanung mitzuarbeiten, den Bewohner mehr emotional zu betreuen und über den Sinn der Pflege dahinsiechender Demenzkranker zu reflektieren.
- Wenn die Beziehung zwischen Mitarbeitern und Angehörigen besser wird und sich beide Gruppen wohlfühlen, wird das Wohlbefinden des Bewohners, seine Lebensqualität besser.

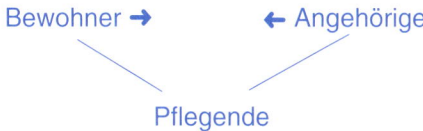

- **Öffentlichkeitsarbeit**
SA/SP/HP bieten 3-4-mal jährlich eine Veranstaltung an, um zu informieren über aktivierende Pflege trotz Sparzwängen und zu motivieren, einen Angehörigenbeirat zu gründen, Paten zu vermitteln,

Zufriedenheitsfragebögen für die Qualitätssicherung auszufüllen und ehrenamtlich mitzuarbeiten.

12.8.7.2 Soziale Arbeit mit Ehrenamtlichen

Pflegende sind bei den Sparmaßnahmen auf das bürgerschafltiche Engagement von Ehrenamtlichen angewiesen, die von SA/SP/HP aquiriert und angeleitet werden können.

12.8.7.3 Sozialarbeit mit Pflegenden:

12.8.7.4 SA/SP/HP können:

- zu hohe Ansprüche, tyrannisches Berufsideal hinterfragen, weil sich Pflegende oft allein verantwortlich für den Bewohner fühlen,
- das Arbeitsklima verbessern, das abhängig ist von guten Beziehungen zu Bewohnern, Angehörigen, Kollegen und Vorgesetzen und von der Möglichkeit, selbständig zu handeln,
- sensible Bereiche, Pflegetabus ansprechen, z.B. Konfrontation mit Gebrechlichkeit und Sterben, sexueller Belästigung, Aggressivität von Bewohnern und Pflegenden, Ekel bei Inkontinenzpflege,
- Burnout vorbeugen: Kennzeichen sind Distanzierungswünsche, Gefühl der Hilflosigkeit, schwindendes Engagement, Zynismus, Depressivität, Erschöpfung und Arbeitsunlust. Ursachen sind Mehrfachbelastungen, Zeitdruck, zu große Verantwortung, zu hohes Berufsideal, Mangel an Anerkennung und Erfolgen, Unfähigkeit, um Hilfe zu bitten, Zwang, helfen zu müssen, und Mobbing (jemand „fertig machen") durch mangelnde Team-Kommunikation und Konkurrenzkampf. Hilfen für burnout-gefährdete Mitarbeiter sind Entlastung wie Urlaub, Wechsel der Station, Stärkung des Selbstbewusstseins in Teamgesprächen, Erfahrungsaustausch und Supervision; SA/SP/HP können sich einsetzen für eine entlastende Arbeitsorganisation (flexible Arbeitszeit, Krisenplan, Delegation berufsfremder Arbeiten, Erholungsraum zum Auftanken während der Dienstzeit), für Ordnungsprozesse wie Konzepte, Pflege-Planung, -Standards und Stellenbeschreibung und für einen kooperativen Führungsstil, um durch Mitsprache Macht abzubauen.
- Personstärkende Prozesse fördern mit Fort- und Weiterbildung, Qualitätszirkeln und Supervision.
- Forderungen der Mitarbeiter ernstnehmen nach mehr Anerkennung der Kompetenz und Einsatzbereitschaft, mehr Lohn und Aufstiegschancen, nach mehr Entlastung durch angemessenen Personalschlüs-

sel, technische Ausstattung, Delegation und nach mehr Unterstützung durch das Team.
- Maßnahmen reflektieren in Teamgesprächen, Supervision und Dokumentation.

12.8.8 Krankenhaussozialdienst KSD in Gerontopsychiatrischen Krankenhausabteilungen

Der KSD ergänzt die ärztliche und pflegerische Versorgung durch fachliche Hilfen für Patienten, die persönliche und soziale Probleme infolge ihrer Erkrankung haben. Dazu muss der KSD mit anderen Berufsgruppen zusammenarbeiten. SA/SP/HP sollten psychiatrische Diagnosen oder Gutachten verstehen, um mit Ämtern oder Gerichten und anderen Berufsgruppen kommunizieren zu können.
Der KSD verknüpft innen und außen (z.B. Angehörige, Kollegen), vorher und nachher (Nachsorge) und leistet persönliche und materielle Hilfen:
- Persönliche Hilfen: Der KSD informiert und berät in sozialrechtlichen Fragen und Betreuung mit „helfender Beziehung" in Einzelhilfe, Familien- und Gruppenarbeit.
- Materielle Hilfen werden nötig bei der Vorbereitung auf die Entlassung oder bei Verlegung in Rehakliniken oder Anschlussheilbehandlung.

Der KSD in Allgemeinkrankenhäusern leitet eine Pflegeheimunterbringung ein und beantragt eine Betreuung beim Vormundschaftsgericht. SA/SP/HP in der Psychiatrie neigen dazu, jeder psychischen Störung eine ausschließlich soziale Erklärung aufzudrängen. Sie brauchen eine gute Integration ins Team und Supervision, um in einer Assessment-Unit eines gerontopsychiatrischen Zentrums interdisziplinär die besten Chancen für den psychisch Alterskranken zu Hause mit ambulanter Hilfe oder in Übergangs-, Kurzzeit- oder Tagespflege oder im Heim auszuloten.

In Gerontopsychiatrischen Abteilungen erwartet das Team von SA/SP/HP die Erfüllung folgender Aufgaben:
- die Sozialgesetze optimal zu nutzen, z.B. bei Rente, Sozialhilfe, Pflegeversicherung,
- mit verschiedenen Verwaltungen, z.B. Vormundschaftsgericht Beziehung aufzunehmen,
- den Kranken zu unterstützen, seine Ansprüche und seine Pflichten wahrzunehmen,
- Zwangseingewiesene (z.B. Demenzkranke wegen Aggressivität oder Depressive wegen Suizidgefahr) von der geschlossenen wieder in

die offene Station und schließlich in die Pflegegruppe im Heim oder in ihre Familie zu integrieren, d.h. Angehörige mit einzubeziehen und die Lebensbedingungen zu Hause vor der Entlassung zu verändern,
- einer Verelendung bei Demenz oder Depression vorzubeugen,
- auf die Folgen sozialer Ungerechtigkeit gegenüber psychisch Alterskranken, z.B. durch die Pflegeversicherung in Öffentlichkeitsarbeit aufmerksam zu machen.

12.8.9 Interdisziplinäre Zusammenarbeit

Die Behandlung psychisch Alterskranker, besonders Demenzkranker ist wegen der Problem-Fülle mehrdimensional und interdisziplinär sinnvoll. SA/SP/HP sollten nicht mit anderen Berufsgruppen konkurrieren, sondern kooperieren:
- mit Pflegenden der Sozialstationen oder der privaten Pflegedienste,
- mit dem Hausarzt: Ohne Rücksprache mit ihm nichts ändern, er ist Mitarbeiter, nicht Chef, muss Behandlungspflege, physikalische Therapie, Medikamente und Hilfsmittel verordnen,
- mit Krankenhaus-Sozialarbeitern: z.B. Entlassungsbericht anfordern,
- mit Mitarbeitern von Ernährungsteams, z.B. zur Versorgung von PEG (direkte Magensonde),
- mit Mitarbeitern von psychiatrischen und Schmerz-Ambulanzen,
- mit Apothekern, die nach Absprache Arznei ins Haus oder in die Sozialstation liefern,
- mit Krankengymnasten und Logopäden, die Hausbesuche machen,
- mit Sachbearbeitern des Medizinischen Dienstes der Krankenkasse, die die Pflegestufe festlegen,
- mit Mitarbeitern von Sozialamt und sozialpsychiatrischem Dienst des Gesundheitsamtes,
- mit Richtern des Vormundschaftsgerichtes, um Betreuung zu beantragen und einzurichten,
- mit Vertretern und Beratern der Alzheimer-Gesellschaft oder mit Mitarbeitern einer memory-Clinic,
- mit Mitarbeitern der Hospizbewegung und Seelsorgern, um Sterben zu Hause zu ermöglichen.

SA/SP/HP stellen in Kliniken und Heimen eine kleine Gruppe mit Randposition dar. Sie sind in der Ausbildung unzureichend für dieses Berufsfeld vorbereitet und haben bisher kein berufliches Selbstverständnis in der Gerontopsychiatrie entwickelt.

12.8.10 Ethische Aspekte der Sozialarbeit in der Gerontopsychiatrie

Technisierung und „Evidenzbasierte Verwissenschaftlichung" auch in der Gerontopsychiatrie sind für Ältere eine fremde Welt, in der Demenzkranke die gesellschaftliche Überbewertung der Rationalität total infrage stellen. SA/SP/HP sollten lernen, in Solidarität mit den Erkrankten und ihren Angehörigen mitzufühlen und sich nicht nur mit täglichen Betreuungsaufgaben, sondern auch Sinndeutungen auseinanderzusetzen. Aus dieser teilnehmenden Fürsorge erwächst Würde, die der Betroffene aus eigener Kraft oft nicht mehr aufrechterhalten kann. SA/SP/HP sollten verhindern, dass in einem bevormundenden Betreuungsstil die Reste an Autonomie und individuellen Bedürfnissen verloren gehen. Forschung an diesen Kranken ist nicht zulässig, da die freiwillige Zustimmung eines Demenzkranken nicht mehr eingeholt werden kann.

Wenn willensunfähige Demenzkranke keine Patientenverfügung oder Vorsorgevollmacht haben, so müssen Angehörige, Arzt und gesetzlicher Betreuer aufgrund eines stellvertretenden Urteils über den mutmaßlichen Willen des Betroffenen entscheiden, z.B. ob im fortgeschrittenen Demenzstadium künstlich ernährt werden soll, weil der Kranke nicht verhungern oder verdursten darf. Wenn aber die mühsame „Fütterung" bei Schluckstörungen (oft durch Neuroleptikamissbrauch verursacht) vermieden und zur Pflegeerleichterung künstlich mit Sonde ernährt werden soll, grenzt es an Gewalt. Wenn es dem mutmaßlichen Willen des Demenzkranken entspricht oder der Sterbeprozess beginnt, kann es sinnvoll sein, auf künstliche Ernährung zu verzichten, weil bei Austrocknung mehr Endorphine ausgeschüttet werden, so dass sich der Kranke bei weniger Schmerzen wohler fühlt. Das Abstellen eines Atmungsgerätes ist keine aktive Euthanasie, sondern bewirkt nur, dass der das Sterben verursachende Krankheitsprozess sein natürliches Ende nehmen kann. Es darf aber nicht zum „tödlichen Mitleid" werden, das nicht den Leidenden, sondern Angehörige oder Pflegende erlöst. Statt aktiver Euthanasie (die in Holland und Belgien bei einem Demenzkranken mit der Begründung möglich ist, es sei sein mutmaßlicher Wille) sollten SA/SP/HP mit Palliative Care die Lebensqualität bis zuletzt erhalten und sich dafür einsetzen, dass der Todeswunsch auch eines schwer depressiven alten Menschen nicht zur Suizidbeihilfe verführt. Sonst wird unter dem gesellschaftlichen Druck der Sparmaßnahmen aus dem Recht zu frei gewähltem Tod die Pflicht zum „Freitod". Denn die Pflegeversicherung versagt psychisch Alterskranken die psychosoziale Betreuung und das neue Gesundheitsreformgesetz hat einige Altenheimbewohner, die Zuzahlungen zu subjektiv nötigen Medikamenten von etwa 80 € Taschengeld nicht aufbringen konnten, zum Suizid veranlasst („sozial verträgliches Zulassen vorzeitigen Ablebens im Sinne einer sozialen Euthanasie?").

Literatur

Adam, C.: Depressive Störungen im Alter, Weinheim, 1998

Baltes, PB und MM. und Freund, A.: The measurement of selection, optimization and compensation by self report: Berlin, Max-Planck-Institut, 1999

Berghoff, I.: Förderpflege mit Dementen, Wiesbaden, 1997

Beyreuther, K., Einhäupl, K.M. und Förstl, H.: Demenzen, Stuttgart, 2002

Blonski, H.: Wahn und wahnhafte Störungen im Alter, München, 1996

Ehrhardt, Th. und Plattner, A.: Verhaltenstherapie bei Morbus Alzheimer, Göttingen, 1999

Förstl, H.: Therapie neuro-psychiatrischer Erkrankungen im Alter, München, 2001

Förstl, H.: Lehrbuch: Gerontopsychiatrie u.-psychotherapie, Stuttgart, 2003

Füsgen, I.: Demenz, München, 2001

Grond, E.: Altersschwermut, München, 2001

Grond, E.: Praxis der psychischen Altenpflege, München, 2001

Grond, E.: Die Pflege verwirrter alter Menschen, Freiburg, 9.2003

Grond, E.: Pflege Demenzkranker, Hannover, 2003

Grond, E.: Kompendium der Alters-Psychiatrie und Alters-Neurologie für Altenpfleger/innen, Hannover, 2003

Grond, E.: Palliativpflege in der Gerontopsychiatrie, Stuttgart, 2004

Gutzmann, H. und Hirsch, R.D.: Die Gerontopsychiatrie und ihre Nachbardisziplinen, Berlin, 2002

Hautzinger, M.: Depression im Alter, Weinheim, 2000

Heuft, G. u. Kruse, A.: Interdisziplinäre Gerontopsychosomatik, München, 1995

Kipp, J. und Jüngling, G.: Einführung in die praktische Gerontopsychiatrie, E. München, 2000

Koch-Straube, U.: Fremde Welt Pflegeheim, Bern, 1997

Kontaktstelle für praxisorientierte Forschung: Soziale Arbeit mit älteren Menschen und bürgerschaftliches Engagement, Freiburg, 1997

Maercker, A.: Alterspsychotherapie und klinische Gerontopsychologie, Berlin, 2002

Marr, D.: Kunsttherapie bei altersverwirrten Menschen, Weinheim, 1995

Mayer, K.U. und Baltes, P.B.: Die Berliner Altersstudie, Berlin,1996

Schwarzer, W. (Hrsg): Lehrbuch der Sozialmedizin, Dortmund, 2002

Steinhagen-Thiessen, E. und Hanke, B.: Neurogeriatrie auf einen Blick, Berlin, 2003

Tackenberg, P. und Abt-Zegelin, A.: Demenz und Pflege, Frankfurt, 2000

Wächtler, C.: Demenzen, Stuttgart, 2003

Wetterling, T.: Gerontopsychiatrie, Berlin, 2001

Wettstein, A. und Conzelmann, M.: Checkliste Geriatrie, Stuttgart, 2001

Wormstall, H. u. Wilhelm, H.J.: Alterpsychiatrie im Wandel, Oberhausen, 2003

Zapotoczky, H.G. und Fischhof, P.K.: Handbuch der Gerontopsychiatrie, Wien, 1996

Karla Misek-Schneider

13. Sozialpsychiatrisches Denken und Handeln und die gemeindenahe Versorgung psychisch kranker Menschen

13.1 Einleitung

Die Geschichte des Verständnisses von psychischen Erkrankungen und des Umgangs mit psychisch kranken Menschen in unserer Gesellschaft zeigt, dass diese schon seit jeher primär von sozialen und psychologischen Einflüssen geprägt wurde. Erst seit ca. 100 Jahren hat sich in der Psychiatrie eine bio-medizinische Sichtweise durchgesetzt, die bis heute die Forschungsstrategien und Handlungsansätze in der Psychiatrie beherrscht. Doch die Erfolge solcher somatisch-biologisch ausgerichteten Therapieformen waren bisher gering und veranschaulichen die Einseitigkeit solcher Sichtweisen, die soziale und psychologische Anteile am Krankheits- und Behandlungsgeschehen vernachlässigen. Der Anspruch einer modernen und undogmatischen Psychiatrie und Sozialpsychiatrie hingegen ist die Integration medizinischer, biologischer, psychologischer und sozialwissenschaftlicher Denk- und Behandlungsansätze. Ausgehend von *einem bio-psycho-sozialen Denkmodell* werden psychische Erkrankungen in ihrem Gesamtzusammenhang verstanden. Dieser Wechsel der Sichtweisen hat zur Folge, dass psychosoziale Herangehensweisen mittlerweile im Feld der Psychiatrie und der psychiatrischen Versorgung eine ebenso gleiche Bedeutung wie medizinisch-somatische aufweisen. Die Sozialpsychiatrie und ihre modernen Entwicklungen tragen diesem Paradigmenwechsel Rechnung.

Als weitere Konsequenz dieses bio-psycho-sozialen Verständnisses folgt eine Umgruppierung der Hierarchie der Berufsgruppen bei der Behandlung psychisch kranker Menschen. Die Zusammenarbeit unterschiedlicher Berufsgruppen in einem multiprofessionellen Team ist nun gefragt und die Vormachtstellung der Medizin und der Berufsgruppe der *Ärzte* ist so nicht mehr gegeben. Dies wird besonders deutlich bei der ambulanten Versorgung chronisch psychisch Kranker; hier ist der *Sozialarbeiter* der eigentliche Organisator und Experte des Behandlungs- und Betreuungsverlaufes.

Diese Umorientierung des Denkens ist mit mannigfaltigen Hindernissen verbunden und wird in vielen Teilen durch Standesdünkel und Unkenntnis erschwert. Auch trifft man oft auf ein mangelhaftes unzureichendes Selbstverständnis der Sozialarbeiter, die ihre eigene Sachkompetenz oft gering schätzen und sich nur allzu leicht, z.B. in Krisensituationen, mit der Verantwortung überfordert fühlen und sich in medizinisch geprägte Hierarchien zurückziehen.

In diesem Beitrag sollen zunächst die Entwicklung der Sozialpsychiatrie und ihre wichtigsten Prinzipien dargestellt werden. Die gemeindenahe psychiatrische Versorgung und ihre verschiedenen Einrichtungen werden als nächstes beschrieben. Die Erläuterung von soziotherapeutischen Verfahren und anderen methodischen Ergänzungen von traditionellen Behandlungsverfahren, wie z.B. das psychoedukative Training, sind Gegenstand des letzten Abschnittes.

13.2 Sozialpsychiatrie

Die moderne Sozialpsychiatrie ist der Versuch, ein ganzheitliches Verstehen psychischer Störungen sinnvoll in praktisches Handeln umzusetzen. Ihr zentrales Anliegen ist es, psychische Auffälligkeiten – ganz gleich, ob ihre Ursachen vorwiegend „organisch-endogen" oder vorwiegend „psychogen", „soziogen" aufgefasst werden können – in ihren Wechselwirkungen mir dem ganzen sozialen Kontext zu verstehen und zu behandeln. Die moderne Sozialpsychiatrie will also psychosoziale und biologische Ansätze zu einem umfassenden Vorgehen integrieren.

Sie fühlt sich somit einem ganzheitlichen, humanistisch geprägten Krankheitsmodell verpflichtet und lehnt das medizinisch-biologische Krankheitsmodell als einseitiges, rein individuumzentriertes Modell ab

Will man verstehen, warum es zu dieser künstlich anmutenden Trennung zwischen psychosozialem Denken auf der einen Seite und biologisch-naturwissenschaftlichem Denken auf der anderen Seite kam, und warum die Begriffsbildung einer „Sozialpsychiatrie" überhaupt notwendig wurde, kommt man nicht umhin, sich mit der Geschichte der Psychiatrie und dem historischen Weg der Sozialpsychiatrie auseinander zu setzen.

13.2.1 Abriss der Geschichte der Psychiatrie

Bei uns lösen bestimmte Verhaltensweisen, die wir Symptome nennen, die Deutung „psychisch krank" aus. Die gleichen Handlungsweisen verursachten (und in bestimmten Kulturen tun sie dies immer noch) in mythischen, naturreligiös-dämonischen Zusammenhängen, wie sie z.B. im Altertum vorherrschten, Verehrung und/oder Entsetzen. Mit ihnen beschäftigten sich Schamanen, Zauberer, Medizinmänner und Priester.

Die griechische Kultur bevorzugte eine nüchterne Sicht der psychischen Krankheiten. Sie waren eben Krankheiten wie andere auch – wobei man erwähnen muss, dass die damals geltende Säftelehre (Humoralpathologie) in einem weitgefassten psychosomatischem Rahmen stand.
Diese medizinische Auffassung von psychischen Störungen setzte sich in Mitteleuropa in den folgenden Jahrhunderten jedoch nicht durch. Die Geschichte der psychisch Kranken stellt sich hier vorwiegend als eine Geschichte der „Ausgrenzung" dar. Psychisch Kranke – wie auch andere soziale Randgruppen – wurden als „störend", „unvernünftig", „aussätzig" und „aufsässig" empfunden. Man sperrte sie in Narrentürme, fahrbare „Dollkisten", später in sog. „Tollhäuser", um sie zu kontrollieren und zu konzentrieren. Der Umgang mit psychischen Störungen war zu diesen Zeiten ein Teil der Lösung der sozialen Frage und wurde keineswegs als medizinisches Problem empfunden (Dörner 1984).
Erst im 19. Jahrhundert begann die Psychiatrie, sich als eine eigene Wissenschaft mit Theorie und therapeutischer Praxis zu verstehen und wurde Unterdisziplin der Medizin, die sich immer mehr auf den Körperaspekt einengte und biologisch-naturwissenschaftlich ausgerichtet war.
Eine der wichtigsten Veränderungen der Psychiatrie im vorletzten Jahrhundert vollzog sich mit der Entwicklung der Psychoanalyse durch S. Freud. Er schuf damit die erste wirklich psychologische Therapiemethode sowie ein Modell für eine Persönlichkeitsentwicklung und für die therapeutische Beziehung.
Zeitgleich mit der Psychoanalyse setzte auch die Wiederentdeckung sozialer Aspekte ein. Bereits um 1900 begann in einigen europäischen Ländern die Förderung gemeindenaher Einrichtungen für psychisch Kranke; so wurde z.B. im sog. „Gelsenkirchener-Modell" der nachsorgende und psychohygienische Dienst beim Gesundheitsamt verankert. Dies ist insofern ein wichtiger Schritt, da hiermit der Sozialarbeiter zum integralen Bestandteil der psychiatrischen Versorgung wird.
Das Aufgreifen der sozialen Wahrnehmung von psychischen Problemen durch Psychiater (z.B. Bürger-Prinz, Kisker, Häfner, Bosch usw.), durch Psychoanalytiker (wie Reich, Richter usw.) Soziologen und der Protestbewegung der 60er Jahre führte zur Vervollständigung der Psychiatrie in sozialer Hinsicht, zum Begriff der „Sozialpsychiatrie" Sozialpsychiatrie tritt an die Stelle der ausschließlich symptom- und fallorientierten klassischen „Psychopathologie". In diesem Prozess entstanden auch radikale Tendenzen, die sich für eine Auflösung der Psychiatrie und deren Institutionen aussprachen, etwa die sog. *„Anti-Psychiatrie-Bewegung"* (vertreten durch die Psychiater Laing und Cooper), bzw. die

"*Reform*-Psychiatrie" (vertreten durch den Psychiater Basaglia) in Italien. In der BRD erreichte diese Entwicklung in den 70er Jahren in der sog. "*Psychiatrie-Enquête*", die maßgebliche Akzente in der Versorgung psychisch Kranker setzte und v.a. die radikale Umwälzung psychiatrischer Anstalten forderte, einen Höhepunkt. In den nachfolgenden zwei Jahrzehnten kam es zu einer Verkleinerung und Umstrukturierung der bisherigen großen "Nervenheilanstalten" und zu der Schaffung neuer gemeindenaher Einrichtungen, wie Wohngruppen, Heime und Tagesstätten.

Wie der historische Überblick zeigen konnte, ist die Sozialpsychiatrie erwachsen aus einer Woge des Protestes sowohl gegen die "totale Verwaltung" und systematische Ausgliederung psychisch kranker Menschen in sozial randständigen Institutionen, wie z.B. den Landeskrankenhäusern, wie auch gegen die einseitig ausgerichtete Vertechnisierung psychischer Probleme durch eine bloß noch biochemisch orientierte und rein individuumzentrierte Medizin. Abzugrenzen ist die sozialpsychiatrische Bewegung von der sogenannten *Antipsychiatrie.* Diese propagierte in den 60er und 70er Jahren, dass psychopathologische Auffälligkeiten grundsätzlich auf gesellschaftliche Bedingungen zurückzuführen und nicht Ausdruck individueller psychischer Erkrankungen seien und forderte die weitgehende Abschaffung aller psychiatrischer Institutionen. Im Gegensatz dazu lehnt die Sozialpsychiatrie weder eine psychiatrische Krankheitslehre noch medizinische Versorgungsansätze weitgehend ab, sondern bemüht sich um deren Weiterentwicklung und bestmögliche Gestaltung (Dörner/Plog 1989).

Charakteristisch für die Sozialpsychiatrie ist:

- dass das medizinische Krankheitsmodell der Psychiatrie und die traditionelle psychiatrische Diagnostik kritisiert und in Frage gestellt werden
- dass psychiatrische Patienten aus der Entwertung des Verrückten-Status und der negativen gesellschaftlichen Stigmatisierung befreit werden sollen
- dass Helfer in der Psychiatrie ent-hierarchisiert werden und als gemischt professionelles Team (multiprofessionell) zusammenarbeiten sollen
- dass eine humane Haltung den Patienten gegenüber herrschen soll und humane Betreuung versucht wird
- dass große Anstrengungen unternommen werden, betroffene Patienten soweit wie möglich in ihrer gewohnten sozialen Umgebung zu belassen und nicht zu isolieren.

Seit einigen Jahrzehnten hat sich die Sozialpsychiatrie als eigener Zweig der Psychiatrie etabliert. An Kliniken und Universitätskliniken wurden entsprechende Spezialabteilungen geschaffen, es gründeten sich entsprechende Fachgesellschaften und regelmäßig werden sozialpsychiatrische Tagungen abgehalten und fachbezogene Zeitschriften publiziert.

13.2.2 Die Bedeutungen des Begriffs „Sozialpsychiatrie"

Der Begriff „Sozialpsychiatrie" in der heutigen Zeit ist ein weiter Begriff, dessen unterschiedliche Bedeutungen sich teilweise überschneiden.
So repräsentiert „Sozialpsychiatrie" eine bestimmte *Orientierung des Denkens*. Wie schon erwähnt, steht hierbei die soziale Dimension einer psychischen Erkrankung im Mittelpunkt des Interesses und auch des therapeutischen Handelns. Diese Dimension besteht zunächst darin, dass sich psychische Störungen im Rahmen sozialer Interaktionen zeigen und in diesem Zusammenhang als Erkrankungen definiert werden. Auch können soziale Lebensbedingungen psychische Erkrankungen auslösen und in ihrem Verlauf beeinflussen; ebenso hat jede psychische Erkrankung in unterschiedlichem Maße Auswirkungen auf die soziale Lebenssituation und die Beziehung zu Menschen, mit denen der betroffene Mensch lebt und arbeitet.
Mit „Sozialpsychiatrie" ist aber auch eine bestimmte *allgemeingesellschaftliche und gesundheitspolitische Bewegung* gemeint. Diese trat in den letzten Jahrzehnten für die Integration und Rechte psychisch Kranker ein, hat wichtige Reformen der psychiatrischen Versorgung initiiert und vorangetrieben. Sie tritt für die Achtung der Menschenwürde psychisch Kranker ein, für die weitestgehende Reduzierung von Gewaltmaßnahmen und die Beendigung der Ausgrenzung und bloßen Verwahrung in großen psychiatrischen Anstalten. Gefordert werden eine humane Gestaltung psychiatrischer Institutionen, eine gemeindenahe Versorgung, umfassende Hilfen zur sozialen Integration und zur Verwirklichung materieller Rechte und die personale Anerkennung der gesellschaftlichen Mitbestimmungsrechte psychisch Kranker. Zur Förderung und Umsetzung dieser Ziele haben sich Interessenverbände aller in der psychosozialen Versorgung tätigen Berufsgruppen gebildet; auch Patienten und deren Angehörige organisierten sich in Verbänden und versuchen, gesundheitspolitischen Einfluss zu erringen.
„Sozialpsychiatrie" lässt sich auch auffassen als eine dem sozialpsychiatrischen Denken verpflichtete *therapeutische Praxis* insbesondere für chronisch psychisch Kranke. Diese Praxis umfasst mehr als nur symptomreduzierende Behandlungsmaßnahmen; sie ist geprägt durch das

langfristige Bemühen um eine soziale Integration chronisch Kranker in Familie und Gesellschaft und um das Erreichen einer größtmöglichen Lebensqualität der Betroffenen. Neben somato-therapeutischen werden vor allem psycho-therapeutische und sozio-therapeutische Therapiemethoden eingesetzt und kombiniert; die „Störung" des Patienten soll nicht nur reduziert werden, sondern es gilt, vor allem auch sogenannte *„Ressourcen",* d.h. die vorhandenen sozialen, kognitiven und emotionalen Fähigkeiten sowie positive Lebensumstände des Patienten zu stützen und auszubauen. Das soziale Umfeld des Patienten soll möglichst optimal gestaltet werden (Wing, JK 1987).

Schließlich stellt der Begriff „Sozialpsychiatrie" eine Bezeichnung für jenen Bereich der *theoretischen und vor allem empirischen Wissenschaft und Forschung* dar, der sich allgemein mit der Bedeutung sozialer Faktoren für psychische Gesundheit und Krankheit und deren Prävention und Veränderung beschäftigt. Hierzu zähten die psychiatrische Sozialepidemiologie einschließlich transkultureller Vergleiche sowie Studien zum Einfluss von Lebensbedingungen und mitmenschlichen Beziehungen auf psychische Gesundheit und Krankheit Die Sozialpsychiatrie als wissenschaftliche Disziplin versucht andere, z.B. biologische und psychodynamische Ansätze der Psychiatrie zu ergänzen und für die Entwicklung übergreifender Versorgungskonzepte zu nutzen. Sie umfasst somit Ansätze, die der Gemeindepsychiatrie („Community Psychiatry"), Ausschnitten der Sozialmedizin und der „Public Health" entsprechen (Thom/Wulff 1990).

Zusammengefasst beschäftigt sich die moderne Sozialpsychiatrie mit folgenden Problemen und Zielsetzungen:

- Untersuchung sozialepidemiologischer Fragestellungen
- Untersuchung positiver und negativer Wirkungen psychiatrischer Institutionen
- Entwicklung neuartiger Versorgungseinrichtungen
- Untersuchung positiver und negativer Wirkungen psychiatrischen Handelns
- Entwicklung milieu- und soziotherapeutischer Ansätze
- Entwicklung eines psychosozialen Versorgungssystems
- Entwicklung von soziologischen und psychologischen Konzepten zur Erklärung von psychischen Störungen und deren Aufrechterhaltung
- Entwicklung von arbeits- und beschäftigungstherapeutischen Konzepten.

13.3 Gemeindepsychiatrie

Eine wesentliche Aufgabe der Sozialpsychiatrie ist der Aufbau und die Evaluierung neuartiger Versorgungseinrichtungen und -systeme. Diese Form der sog. *Gemeindepsychiatrischen Versorgung* ist dadurch gekennzeichnet, dass sie konsequent versucht, psychische Störungen dort zu behandeln, wo sie entstehen und sichtbar werden, d.h. im Lebensumfeld und der sozialen Umgebung des Patienten und nicht in spezialisierten Institutionen oder gar hinter Anstaltsmauern.

Diese Idee der gemeindenahen Betreuung von psychisch Kranken ist nicht neu, sondern besitzt in der Geschichte der Psychiatrie eine lange Tradition; schon immer war es auch üblich – insbesondere in der vorindustriellen Zeit – Geisteskranke in Familien oder Dorfgemeinschaften zu pflegen. Mit der Industrialisierung und dem Ausbau des Städtewesens begann man, psychisch Kranke in weit entfernt gelegene große Anstalten auszugliedern, um ihnen ein geschütztes und in den Anforderungen reduziertes Milieu zu bieten. Neben dieser therapeutischen Absicht dienten diese Einrichtungen aber der Ausgrenzung der Kranken aus ihren gewohnten sozialen und familiären Zusammenhängen (Dörner 1984). Wie man heute weiß, führten diese eintönigen, gleichförmigen und reduzierten Lebensbedingungen bei einem großen Teil der Kranken jedoch zu einer Verstärkung der Symptome oder sie entwickelten andere Auffälligkeiten, wie Apathie, Interessenlosigkeit und eine kognitive sowie emotionale Verarmung, die wir *Hospitalismus* nennen. Dieser ist als Folge der äußeren Gegebenheiten des Anstaltslebens und der Dauerunterbringung anzusehen. Durch diese negativen Auswirkungen der Hospitalisierung wurde die soziale Eingliederung der Patienten zusätzlich erschwert oder gar unmöglich gemacht. Mir diesen Erkenntnissen und der Tatsache, dass in den 50er Jahren mehr Patienten hospitalisiert waren, entwickelte sich ausgehend von den USA die Idee einer *Community psychiatry*, einer gemeindenahen Versorgung psychisch Kranker (Mosher 1992). *Community care* ist von dem Grundanspruch getragen, dass eine soziale Gemeinschaft Verantwortung auch für die in ihr lebenden psychisch Kranken übernehmen müsse und sich um deren Wohlergehen und Integration zu bemühen habe. Vorangetrieben wurde diese Entwicklung in der Bundesrepublik durch die Psychiatrie-Enquête von 1975, in der eine Sachverständigenkommission auf gravierende Defizite und Missstände im Bereich der psychiatrischen Versorgung in der BRD hinwies. Im Zuge dieser Enquête erklärte sich 1979 die Bundesregierung in einer Stellungnahme bereit, zusätzliche Finanzmittel für neue Modelle in der Psychiatrie bereitzustellen. Hierbei sollten modellhafte Versorgungsgebiete gebildet werden, um bestehende Dienste und Einrichtungen umzustrukturieren, zu ergänzen und zu erproben. Diese Aufgaben wurden im Rahmen des „Modellprogrammes Psychiatrie" einer Expertenkommission übertragen, welche daraufhin Empfehlungen zu einer angemessenen allgemeinpsychiatrischen Versorgung ausbreitete. Diese Empfehlungen bezogen sich in erster Linie auf das Versorgungsgebiet außerhalb des Bereiches stationärer Krankenhauseinrichtungen. Der Schwerpunkt der Expertenkommission lag dabei auf der Versorgung chronisch psychisch Kranker und Behinderter, da an dieser Gruppe die seit der Psychiatrie-Enquête zu verzeichnenden Verbesserungen der Versorgungslage zum größten Teil vorübergegangen waren. Aus der Arbeit des Modellprogrammes gingen wichtige empirische Erkenntnisse hervor, unter welchen Bedingungen die Versorgungssituation chronisch psychisch Kranker und Behinderter zu verbessern ist (vgl. Bundesminister für Jugend, Familie, Frauen und Gesundheit 1988 S. 15 ff). Aufgrund dieser wissenschaftlichen Erkenntnisse und vielfältigen praktischen Erfahrungen entwickelten sich in den letzten Jahrzehnten verschiedene Konzepte und Ansätze sogenannter *gemeindenaher psychiatrischer Versorgung*, auf die nun weiter eingegangen wird.

13.3.1 Grundideen gemeindenaher Versorgung

Die gemeindenahe Versorgung ist theoretisch und praktisch von verschiedenen Grundideen geleitet, die in der folgenden Tabelle in Stichworten zusammengefasst sind:

Deinstitutionalisierug	Sektorisierung	Kontinuität und Koordination	Orientierung an Bedürfnissen	Prävention
Verminderung der Zahl psychiatrischer Klinikbetten	Vorhaltung aller Institutionen im zu versorgenden Sektor	Koordination der Aufgaben und Arbeitsweisen aller Versorgungsinstitutionen	Orientierung der Versorgungsangebote an den Bedürfnissen der psychisch Kranken	Frühzeitige Intervention zur Vermeidung von ungünstigen Krankheitsverläufen und sozialen Defiziten
Gemeindenahe Versorgung mit möglichst geringer institutioneller Protektion	Übernahme einer Versorgungsverpflichtung durch alle Institutionen	Kontinuierliche Koordination aller Behandlungsmaßnahmen im Einzelfall	besondere Beachtung von Grundbedürfnissen und Lebensqualität	
Förderung der Selbständigkeit psychisch Kranker				

Abb. 1: Prinzipien gemeindenaher Versorgung (Priebe 1986)

13.3.1.1 Deinstitutionalisierung

Diesem Prinzip folgend, soll der Anteil an Hilfe und Unterstützung für psychisch Kranke, der von medizinischen Institutionen und professionellen Helfern, wie Ärzten, Krankenpflegepersonal, Psychologen und Sozialarbeitern geleistet wird, möglichst gering gehalten werden. Umgekehrt sollen Unabhängigkeit und Eigenständigkeit der Betroffenen bewahrt und gefördert werden.

Neben diesem humanitären Motiv, das den Kranken ein weitgehend „normales" Leben mit aktiver Teilnahme an der sozialen Gemeinschaft und weitgehende Selbstbestimmung ermöglichen soll, trieben auch ökonomische Motive, nämlich die immensen Kosten einer vollstationären Unterbringung zu senken, die Entwicklung voran.

Die Aufgaben der psychiatrischen Anstalten, einschließlich der Akutversorgung und dauerhaften Unterstützung von chronisch psychisch Kranken, sollen in die Gemeinde verlagert werden. Hierzu müssen Anstalten geschlossen bzw. verkleinert und alternative Hilfseinrichtungen geschaffen werden.

Eine solche Deinstitutionalisierung ist auch mit einer *Entprofessionalisierung* der Hilfe für psychisch Kranke verbunden. Unterstützungsmöglichkeiten durch sog. *Laiensysteme*, wie Familie, Partner, Arbeitskollegen und andere Betroffene sind dem Einsatz professioneller Helfer vorzuziehen. Aufgabe professioneller Helfer ist es dann, solche Laienhilfen und nicht-professionellen Unterstützungsmöglichkeiten in der Gemeinde zu suchen und zu fördern. Hierzu werden sozio- und psychotherapeutische Interventionsstrategien eingesetzt. In *Selbsthilfegruppen* kann der Austausch von Erfahrungen und das gegenseitige Verstehen und Ermutigen zur Stabilisierung und positiven Veränderung beitragen. In sog. *Patientenfirmen*, in denen Betroffene sinnvoll beschäftigt sind, können sie an der Arbeitswelt teilhaben, Geld verdienen, ihre Fähigkeiten ausbauen und ihr Selbstwertgefühl verbessern. Finanzielle Unterstützung für Modellprojekte zur Wiedereingliederung in den allgemeinen Arbeitsmarkt (z.B. das Projekt „Integration" des Landschaftsverbandes Westfalen Lippe) dienen der berufliche Rehabilitation. Angehörige sollen in sog. *Angehörigenseminaren* und -gruppen dazu angeleitet werden, viele Aufgaben zu übernehmen, die traditionell von den Institutionen geleistet worden waren.

Es ist keineswegs das Ziel, psychiatrische Institutionen vollständig abzuschaffen, sondern es sollen diese förderlich und hilfreich gestaltet und genutzt werden. Der Grad der Institutionalisierung soll für jeden Betroffen möglichst niedrig sein, was bedeutet, dass ambulante Maßnahmen *vor* stationären, komplementäre *vor* teilstationären und teilstationäre *vor* stationären Maßnahmen genutzt werden sollten.

13.3.1.2 Sektorisierung

Das Prinzip der Sektorisierung bedeutet, dass eine psychiatrische Institution für ein bestimmtes geographisch definiertes Versorgungsgebiet, den sogenannten Sektor, zuständig ist.
Dabei sollte die Institution idealerweise möglichst selber innerhalb des zu versorgenden Sektors liegen, um den Patienten und ihren Angehörigen kurze Wege zu ermöglichen. Die professionellen Helfer sind dann in der Regel mit den örtlichen Gegebenheiten vertraut und Kooperationen mit den verschiedenen Institutionen sind früher und synergetischer möglich. Eine Auswahl der Kranken oder eine Bevorzugung bzw. Benachteiligung bestimmter Patientengruppen durch die Institution ist nicht mehr möglich, eine Benachteiligung schwer und chronisch psychisch Kranker kann verhindert werden.

13.3.1.3 Kontinuität und Koordination

Mindestens ein Drittel psychiatrischer Patienten sind schwer bzw. chronisch krank und benötigen in der Regel dauerhafte und langfristige Betreuung und Behandlung (Luderer 1989). In dieser Zeit kann es u.U. auch kurzfristig zu Veränderungen ihres psychischen Befindens und ihrer sozialen Situation kommen. Psychiatrische Versorgung dieser Patienten sollte in der Lage und so flexibel sein, hiermit zurechtzukommen. Das erfordert sowohl eine personale Konstanz als auch eine organisatorische Abstimmung in der Betreuung, also eine Koordination differenzierter Behandlungsformen und die Kontinuität individueller. Zur Sicherung dieser Prinzipien dient das international verbreitete sogenannte *„case management"* (Priebe 1986). Unter dem Begriff „case management" versteht man, dass ein Patient langfristig von der selben Person (*„Case manager" oder „key worker"*) oder auch von einem zumeist multiprofessionell zusammengesetztem kleinem Team betreut wird. Diese sind durchgehend für den Patienten und die Organisation und Vermittlung von Unterstützungsleistungen sowohl auf administrativer als auch auf therapeutischer Ebene zuständig. In vielen Fällen besitzt der Casemanager eine therapeutische Kompetenz und klinische Ausbildung und ist selbst an der Durchführung von Therapiemaßnahmen beteiligt oder aber er delegiert diese an andere qualifizierte Helfer.

13.3.1.4 Orientierung an den Bedürfnissen

Für die gemeindenahe psychiatrische Versorgung gilt in besonderer Weise, dass sie nicht nur auf Veränderungen von klassischen Symptomen, sondern auf eine positive Beeinflussung der gesamten Lebenssituation des Betroffenen abzielt. So sind die Erfüllung von Grundbedürfnissen, z.B. im Bereich der Ernährung, des Wohnens, der sozialen Kontakte oder der beruflichen Tätigkeit und die Sicherung einer angemessenen Lebensqualität ebenso bedeutsame Aufgaben wie die Verminderung psychiatrischer Symptome. Es werden praktische und soziale Hilfen in den Bereichen, in denen die Lebensqualität des Betroffenen krankheitsbedingt eingeschränkt ist, für ebenso relevant wie medizinische Interventionen angesehen. Das Prinzip an der Orientierung der Bedürfnisse wird zunehmend mehr verbunden mit dem Prinzip der *Überprüfbarkeit* und mit der Forderung nach *Dokumentation*, um dadurch einer Evaluation im Hinblick auf eine optimale Kosten-Nutzen-Relation gerecht zu werden.

13.3.1.5 Prävention

Ein weiterer Anspruch einer gemeindenahen Versorgung betrifft den Bereich der sekundären und tertiären Prävention. So sollen Krisen, Krankheitsepisoden, kognitive Auswirkungen und sozialer Abstieg in ihrer Entstehung und in ihrem Verlauf positiv beeinflusst werden. Dies wird erreicht durch eine adäquate Nutzung der vorhandenen Therapiemöglichkeiten und frühzeitiger Intervention im sozialen Umfeld. Voraussetzung hierfür stellt eine konsequente Realisierung des Prinzips der personalen Kontinuität und der bestmöglichen Koordination aller hilfreichen Personen und Systeme dar (sogenannte *Netzwerkarbeit*).

13.3.2 Gemeindenahe Versorgungsstrukturen und Einrichtungen

Bei der Konzeption und Realisierung gemeindenaher psychiatrischer Versorgungsinstitutionen hat die Erfahrung gezeigt, dass man nicht von einem objektiven Bedarf ausgehen kann. So ließ sich aufzeigen, dass jede neugeschaffene Einrichtung – wenn sie nur einen bestimmten Bekanntheitsgrad erreicht – eine ausreichende Nachfrage (in Form von Patienten, Bewohnern etc.) zur Folge hat. Des weiteren haben ökonomische (Höhe des Bruttosozialproduktes, allgemeine Finanz- und Wirtschaftslage), sozialpolitische (Prioritäten der Gesundheitspolitik) und sozialpsychologische Funktionen (Einstellung und Vorurteile gegenüber psychisch Kranken) einen erheblichen Einfluss auf die Ausgestaltung eines solchen Versorgungssystems.

Bei der Beschreibung der gemeindepsychiatrischen Einrichtungen lassen sich zwei Bereiche unterscheiden; so gibt es zum einen Institutionen, die sich durch *medizinische und therapeutische Behandlungsaufträge* kennzeichnen lassen. Hierunter fallen die stationären, teilstationären und ambulanten Einrichtungen. Des weiteren findet man sogenannte *komplementäre* Einrichtungen, wie Heime, Wohngruppen, Tagesstätten, die auf den *Aufbau und Ausbau sozialer Ressourcen* der Betroffenen abzielen und einen mehr *rehabilitativen denn kurativen* Behandlungsaspekt vertreten.

Stationär	**Teilstationär**	**Ambulant**
Psychiatrisches Fachkrankenhaus	Tagesklinik	niedergelassene Ärzte und Psychotherapeuten
Psychiatrische Abteilung am Allgemeinkrankenhaus	Nachtklinik	Institutsambulanz
		Sozialpsychiatrischer Dienst
		Psychiatrischer Notdienst
		Beratungsstelle

Abb. 2: Stationäre und ambulante Institutionen einer gemeindenahen Versorgung

13.3.2.1 Stationäre und ambulante Einrichtungen

Seit der Psychiatrie-Enquête hat sich die Bettenanzahl der psychiatrischen Großkrankenhäuser (ehemaligen Landeskrankenhäuser) drastisch reduziert. Dennoch sind diese wichtige Bestandteile stationärer Behandlungsmöglichkeiten. Parallel dazu werden *gemeindenahe Fachabteilungen* an den jeweiligen Allgemeinkrankenhäusern des Kreises oder der Stadt angegliedert. Damit ist die Nähe zum Wohnort des Kranken und eine möglichst optimale somatische Behandlung desselben gewährleistet und die künstliche Trennung zwischen psychisch und somatisch Kranken aufgehoben.

Teilstationäre Einrichtungen
Teilstationäre Einrichtungen sind z.B. die *Tagesklinik und die Nachtklinik*.

Tageskliniken bieten werktags ein festes Programm mit medizinischen und psychotherapeutischen Therapiemaßnahmen, Kontakten und Aktivitäten. Sie erlauben dem Betroffenen, abends und am Wochenende in seinem gewohnten sozialen Bereich zu leben; trotz intensiver Behandlung bleibt so das Alltagsleben für den Patienten und vor allem seine familiäre Einbindung weitgehend bestehen.

Das Pendant dazu stellt die sog. Nachtklinik dar, in der der Patient abends und an den Wochenenden behandelt und betreut wird. Ursprünglich waren diese Einrichtungen für psychisch Kranke geplant, die weiterhin im Arbeitsprozess stehen; mittlerweile werden sie auch von Patienten genutzt, die tagsüber nicht beruflich arbeiten, sondern an Maßnahmen anderer rehabilitativer Einrichtungen teilnehmen.

Ambulante Einrichtungen

In der ambulanten Versorgung bilden die *niedergelassenen Fach- und Haus-Ärzte und Psychotherapeuten* eine wesentliche Säule. Die Bildung von gemeindepsychiatrisch orientierten Nervenarztpraxen, die psychiatrisch-neurologisch, psychotherapeutisch oder mit bestimmten Diagnosegruppen arbeiten, ist hierbei von großer Bedeutung, da deren Arbeitsweise sich den Erfordernissen spezifischer Zielgruppen, in enger Kooperation mit gemeindenahen ambulanten und komplementären Diensten und Einrichtungen anpasst.

Weiterhin existieren zahlreiche, an der psychosozialen Versorgung beteiligte, *Beratungsstellen,* die sich häufig auf bestimmte Zielgruppen spezialisiert haben (z.B. Drogenabhängige).

Angegliedert an stationäre Einrichtungen findet man sogenannte *Institutsambulanzen*, die sich meist als Nachsorgeeinrichtung verstehen; hier können Patienten nach einem stationären Aufenthalt für einen bestimmten Zeitraum weiterbehandelt werden, ohne die therapeutischen Bezugspersonen bzw. die Institution wechseln zu müssen. Manchmal sind solche Institutsambulanzen auch als Spezialambulanzen konzipiert und für schwer psychisch gestörte Kranke, Rückfallgefährdete und jene Kranken zuständig, welche einer besonderen Behandlungsmotivation bedürfen.

In einigen Orten der BRD gibt es *psychiatrische Notdienste,* die im Notfall und in Krisensituationen auch vor Ort (aufsuchende Hilfe) intervenieren können. Jeder Kreis bzw. Stadt verfügt weiterhin über einen *Sozialpsychiatrischen Dienst*, der über ein breites Aufgabenspektrum verfügt. Neben der Beratung im Zusammenhang mit medizinischer und sozialer Abklärung des Einzelfalls sowie der Vorsorge und Nachsorge steht die Intervention. Zwar besitzt der Sozialpsychiatrische Dienst keine Behandlungsvollmacht, kann aber begleitend und koordinierend zur Seite stehen. Weiterhin ist der Sozialpsychiatrische Dienst befugt, Hoheitsrechte auszuüben; so kann er eine stationäre Behandlung auch gegen den Willen des Kranken veranlassen.

13.3.2.2 Komplementäre Einrichtungen

Wurden komplementäre Einrichtungen früher als reine Ergänzung zum stat/amb. Therapieangebot konzipiert, hat sich diese Sichtweise mittlerweile umgedreht, zumindest was die Betreuung chronisch psychisch Kranker angeht. Mittlerweile bilden sie die zentralen Institutionen der gemeindenahen Versorgung.

Komplementäre Einrichtungen lassen sich einteilen nach dem *Lebensbereich,* in welchem sie Hilfe anbieten: *Wohnbereich, Arbeitsbereich, Freizeitbereich*

Wohnen	Arbeit	Freizeit
Wohnheime	Berufsbildungswerke	Tagesstätten
Therapeutische Wohngemeinschaften	Werkstätten für psychisch Behinderte	psychosoziale Kontakt- und Beratungsstellen
Betreutes Wohnen	Projekt Integration	
	Patientenfirmen	

Abb. 3 : Komplementäre Einrichtungen

Wohnbereich
Wohnheime bieten für chronisch psychisch Kranke eine langfristig konzipierte, geschützte Lebenssituation. In der Regel ist hier rund um die Uhr eine betreuende Person (Krankenschwester, -pfleger, Sozialarbeiter) anwesend. Wohnheime arbeiten meist nach dem Prinzip der *therapeutischen Gemeinschaft* (Jones 1955); jeder Wohnheimbewohner trägt Mitverantwortung an den anfallenden Gemeinschaftsaufgaben (Kochen, Einkaufen, Putzen etc.) und an der Gestaltung der Gruppen- und Freizeitaktivitäten. Meist lebt hier eine größere Anzahl von Patienten zusammen.

Benötigen Betroffene nur für einen mittelfristigen Zeitraum eine geschützte Wohnsituation, bietet sich das Leben in einer therapeutischen Wohngemeinschaft an, die meist aus 4 – 7 Personen besteht. Die Betreuung und Begleitung in lebenspraktischen Fragen (Finanzen, Einkauf, Hilfen bei der Tagesstrukturierung, Behördengängen, Freizeit, Arbeit) wird durch Fachpersonal (Sozialarbeiter, Fachkrankenschwester, -pfleger) gewährleistet, der oder die in der WG lebende Personen regelmäßig, eventuell täglich, aufsucht. Soziale Kompetenzen und das allgemeine Selbsthilfepotential sollen so ausgebaut werden.

Ist eine geringere Betreuungsdichte notwendig, kann der Patient in seiner eigenen Wohnung, im sogenannten *„Betreuten Wohnen"* gefördert werden. Ziele und Prinzipien dieser Betreuungsform sind ähnlich wie bei den therapeutischen Wohngemeinschaften.

Arbeitsbereich

Hilfen im Arbeitsbereich wurden im letzten Jahrzehnt – auch mithilfe von gesetzlichen Grundlagen (z.B. Schwerbehindertengesetz) – differenziert ausgebildet. Auf dem Boden dieser gesetzlichen Bestimmungen arbeiten verschiedene psychosoziale Initiativen, um die Integration bzw. Re-Integration von psychisch Kranken in den ersten Arbeitsmarkt zu unterstützen. Weiterhin gibt es überbetriebliche Rehabilitationseinrichtungen, wie Berufsbildungs- und Berufsförderwerke und Werkstätten für Behinderte. Von Patienten selbst werden *Patientenfirmen* organisiert, die überwiegend selbständig sind und Arbeitsmöglichkeiten für psychisch Kranke bieten.

Tages- und Freizeitbereich

Hierunter zählt man sogenannte *Tagesstätten* und *psychosoziale Kontakt- und Beratungsstellen*.

Die spezifischen Aufgaben einer Einrichtung mit Kontaktstellenfunktion müssen auf die Zielgruppe der jeweiligen Versorgungsregion ausgerichtet sein. An erster Stelle steht hierbei die Beratung. Weitere Angebote sind Arbeits- und Beschäftigungstherapie, psychiatrische Pflege und lebenspraktisches Training. Sie fungieren als öffentlicher Treffpunkt und ermöglichen den Aufbau und die Pflege zwischenmenschlicher Beziehungen. Psychosoziale Kontakt- und Beratungsstellen sind in der Regel tagsüber geöffnet; es handelt sich um ein sogenanntes *„niedrigschwelliges"* Angebote, d.h. es werden an die Besucher keine besonderen Anforderungen, Erwartungen oder Voraussetzungen geknüpft. Das Angebot beruht auf Freiwilligkeit, die Besucher können anonym bleiben, wenn sie das wünschen. Es werden Beratung, Gespräche und unverbindliche Freizeitmöglichkeiten angeboten, die abhängig sind von den Bedürfnissen und der Initiative der jeweiligen Patienten.

Tagesstätten bieten werktags ein festes Programm mit relativ geringem

Anforderungsniveau und verfolgen das Ziel, mittels dieser Tagesstrukturierung und verschiedenen Gruppenaktivitäten vorhandene soziale Ressourcen von Betroffenen zu erhalten und zu stützen und so dessen Lebensqualität zu erhöhen.

13.3.2.3 Effektivität gemeindepsychiatrischer Versorgungsansätze

Die Effektivität von gemeindenahen Versorgungsformen ist durch mehrere Studien wissenschaftlich überprüft worden. Bekannte und aussagekräftige Studien sind hierzu z.B. in den 80er Jahren in Madison / US Staat Wisconsin, in Sidney und in London durchgeführt worden (Creed 1989, Hoult 1986, Marks 1992, Stein 1980).

Es wurden randomisierte Patientengruppen verglichen, die entweder in herkömmlicher Weise (zunächst Krankenhaus dann Praxis) oder in einem gemeindepsychiatrischen, mittels „case-manager" koodinierten Versorgungssystem behandelt wurden. Die Ergebnisse zeigten durchgängig, dass die gemeindepsychiatrisch versorgte Gruppe weniger stationäre Krankenhausaufenthalte hatte, weniger Kosten verursachte und einen eher günstigen Verlauf der psychopathologischen Auffälligkeiten aufwies und – wie auch ihre Angehörigen – besonders zufrieden mit der erhaltenen Behandlung waren.

13.4 Gesetzliche Grundlagen für gemeindenahe psychosoziale Hilfen

Die Sicherung eines geeigneten, auf die Bedürfnisse der psychisch Kranken ausgerichteten Lebensraumes ist in der Bundesrepublik durch verschiedene Gesetze und Rechtsgrundlagen gesichert. Als Orientierungsgrundlagen werden die wichtigsten davon aufgezählt:

Rechtsgrundlagen für den Lebensraum Wohnen bestehen in:
Leistungsgesetzen:
- Bundessozialhilfegesetz (BSHG)
    Eingliederungshilfe (§§ 39,40)
    Hilfe zur Pflege   (§§ 68,69)
- Reichsversicherungsordnung (RVO)
    Ergänzende Leistungen zur Rehabilitation (§183 Nr.2)

weitere Gesetzesgrundlagen sind:
- das Heimgesetz, insbesondere für den stationären Bereich
- Gesetze über Hilfen und Schutzmaßnahmen für psychisch Kranke (PsychKG)

- Gemeindeverordnungen, Kommunalverfassungen (hinsichtlich der allgemeinen Verpflichtung der Gemeinden zu Daseinsvorsorge für ihre Bürger)
- BSHG, hier insb. die Hilfen zur Überwindung besonderer sozialer Schwierigkeiten (§ 72), allerdings nachrangig gegenüber den beiden oben genannten Abschnitten des BSHG
- häusliche Krankenpflege (§ 185)
- Leistungen der medizinischen Rehabilitation (§ 1237 und 184a)
    (vgl. Bock/Weigand 1991, S. 119)

Rechtsgrundlagen für den Lebensraum Arbeit sind insbesondere im
- *Schwerbehindertengesetz* geregelt:
    – besonderer Kündigungsschutz
    – Leistungen aus der Ausgleichsabgabe
    – psychosoziale Dienste zur Betreuung am Arbeitsplatz
    – Unterstützung im Arbeitsleben – auch ohne Schwerbehindertenausweis
    – stufenweise Wiedereingliederung nach längerer Erkrankung
- Gemäß § 74 des Sozialgesetzbuches V stehen Hilfe für Arbeitslose und Zuschüsse an den Arbeitgeber bereit.
- Im Arbeitsförderungsgesetz (AFG) sind geregelt:
    – Eingliederungshilfe/beihilfe (§ 54 und 56 AFG und § 54 A-Reha AFG, Rehabilitationsausgleichgesetz)
    – Einarbeitungszuschuss (§ 49 AFG)
    – Ausbildungszuschuss (§§ 56 und 60 AFG, §§ 52 und 53 A-Reha)
    – Lohnkostenzuschüsse (§ 97 AFG)
    (vgl. Bock/Weigand 1991, S. 167 ff)

13.5 Komplementäre Behandlungsansätze für psychisch Kranke

13.5.1 Soziotherapie

In der psychiatrischen Literatur und Forschung wird der Soziotherapie und ihren verschiedenen Formen ebenso wie anderen therapeutischen und pädagogischen Ansätzen relativ wenig Beachtung geschenkt. Dies steht im Gegensatz zu der eher großen Bedeutung derartiger Ansätze im Alltag psychiatrischer, insbesondere explizit sozialpsychiatrischer Institutionen.

Basis jeder Form der Soziotherapie ist das Zusammensein eines Patienten mit anderen Menschen. Das Charakteristische der Soziotherapie besteht nun darin, dass dieses Zusammensein und die sich hierbei ergebenden Interaktionen und Beziehungen als spezifisches Therapeutikum betrachtet und genutzt werden. Die interaktionellen Prozesse in der Gruppe sind sowohl Voraussetzung für jede soziotherapeutische Aktivität als auch Ziel dieser Maßnahmen. Soziotherapeutische Gruppen können von professionell ausgebildeten Therapeuten (Ärzten, Psychologen, Sozialarbeitern, Ergotherapeuten etc.) geleitet werden. Sie können aber auch vom sogenannten Laienpersonal, d.h. nicht spezifisch ausgebildeten Personen, geleitet werden. Beispiele hierfür sind die Selbsthilfegruppen, Sportgruppen für psychisch Kranke u.a. Soziotherapie kann auch als Basis jedes therapeutischen Handelns in psychiatrischen Einrichtungen betrachtet werden, da die basalen Beziehungen und Interaktionen eines Patienten in einer spezifischen Einrichtung möglichst hilfreich und therapeutisch sinnvoll gestaltet werden sollen.

Viele soziotherapeutische Maßnahmen versuchen der durch Erkrankung, Medikation und Hospitalisierung induzierten Antriebsminderung, den allgemeinen Rückzugstendenzen, der Interessenlosigkeit und Gleichmut von chronisch psychisch Kranken entgegenzuwirken. Sie möchten eine *gezielte und adäquate Stimulierung und Aktivierung* des Patienten erreichen, um dessen soziale und kognitive Kompetenzen sowie dessen affektive Gefühlsmöglichkeiten zu erhalten oder zu fördern. Adäquat heißt in diesem Zusammenhang, dass alle soziotherapeutischen Maßnahmen an die Bedürfnisse und Möglichkeiten des Patienten und an seinen Krankheitszustand angepasst werden.

Soziotherapie überschneidet sich in Teilen mit Bereichen der Gruppenpsychotherapie. Während diese jedoch versucht, die Patienten zum verbalen Austausch ihrer Befindlichkeiten und Gefühle anzuregen, bleiben die Themen im soziotherapeutischen Rahmen in der Regel sachbezogen und orientieren sich an den Inhalten einer gemeinsamen Tätigkeit.

Soziotherapie hat auch eine fließende Grenze hin zur sog. *Milieutherapie.* So trägt die Soziotherapie stets in entscheidender Weise zum therapeutischen Milieu einer Institution bei und zielt darauf ab, dieses möglichst freundlich und offen und geprägt von gegenseitigem Respekt zu gestalten; Milieutherapie dagegen beschränkt sich nicht auf die Interaktionen von Individuen, sondern, berücksichtigt auch die Auswirkungen von Architektur, Raumfarbe etc.

Der heutzutage manchmal benutzte Begriff der *„Sozialtherapie"* meint etwas anderes als Soziotherapie. Hierunter fasst man das *Management von sozialen Defiziten eines Patienten*, z.B. die Vermittlung von Wohnraum, Hilfen bei Behördengängen und Anträgen u.ä., was in vielen Einrichtungen dem klassischen Tätigkeitsfeld von Sozialarbeitern entspricht.

Formen der Soziotherapie
Der Begriff der Soziotherapie ist relativ unscharf und wird häufig uneinheitlich verwendet. Dennoch herrscht Einigkeit, dass man unter diesen Begriff folgende unterschiedliche und in den letzten Jahren entwickelte und etablierte Formen der Soziotherapie fasst, wie: Arbeits- Ergo-, Beschäftigungs- oder Werktherapie, kreative Gruppenaktivitäten, Patientenversammlungen und therapeutische Gemeinschaft.

In der *Arbeitstherapie* erfüllt eine Gruppe von Patienten Arbeitsaufgaben, die eine Funktion erfüllen und einen entsprechenden Wert haben; es handelt sich also um tatsächliche Arbeit, die möglichst auch entlohnt werden sollte. Diese Arbeiten haben unterschiedliche Schweregrade, können komplex oder auch sehr einfach sein. Umfangreichere Arbeiten werden in der Gruppe besprochen und geplant. Während der Arbeit werden die Beziehungen innerhalb der Gruppe möglich und wirksam. Als therapeutischer Faktor kommt der sachgebundene Bezug zwischen dem Patienten und seiner Aufgabe hinzu, wodurch intellektuelle und evtl. auch physische Fertigkeiten geschult und das Erleben von Erfolg zu einem gestärkten Selbstwertgefühl beitragen kann.

In der *Beschäftigungstherapie / Ergotherapie* sind die Patienten in strukturierter Weise für mehrere Stunden am Tag tätig. Die Tätigkeiten sollten sinnvoll sein, müssen jedoch nicht zu einem real verwertbaren Ergebnis führen. Hier kann Ausdauer, Umgang mit Mitpatienten und Konzentrationfähigkeit geübt werden. Kennzeichnend ist, dass hierbei kein Leistungsdruck besteht.

Kreative Gruppenaktivitäten
Manche soziotherapeutischen Aktivitäten beinhalten vorwiegend kreative Tätigkeiten; Beispiele hierfür sind Musiktherapie, Modelliergruppen, Formen der Tanztherapie. Im strukturierten Rahmen und unter Anleitung von künstlerisch und möglichst auch therapeutisch ausgebildeten Mitarbeitern können die Patienten allein oder in der Gruppe gemeinsam kreativ tätig werden. Im Kontrast zur Kunsttherapie wird das kreative Produkt des Patienten primär *nicht* gedeutet oder als Ausdruck seines inneren Befindens interpretiert. Wesentlich dabei ist die Freude an der

Kreativität selbst und am gemeinsamen Gestalten, der spielerische Umgang mit den zum Teil ungewohnten Materialien und die Interaktionen mit den anderen aus der Gruppe bzw. mit den Mitarbeitern.

Patientenversammlung
In vielen stationären, teilstationären und komplementäre Einrichtungen werden regelmäßig sog. Patienten- oder Bewohnerversammlungen abgehalten. Zu einem festgelegten Termin treffen sich alle betreuten Patienten oder Bewohner, um in einem strukturierten Rahmen über Ereignisse und Probleme des täglichen Miteinanders zu sprechen. Gemeinsam können hier Regelungen für das Zusammenleben getroffen oder erneuert werden, was auch die Übernahme von Verpflichtungen (Putzdienste, Kochdienste etc.) einschließt. Es ist hier möglich, Konflikte zwischen den Patienten oder Patienten und Personal anzusprechen und Lösungen zu finden. Neben einer Stärkung der Eigenverantwortlichkeit eines jeden kann so die Fähigkeit zum Problemlösen gefördert werden.

Therapeutische Gemeinschaft
Die therapeutische Gemeinschaft stellt keine isolierte Behandlungsform, sondern ein soziotherapeutisches Grundprinzip für Patienten und Personal einer psychiatrischen Einrichtung dar. Er wurde in den 40er Jahren von Maxwell Jones in England eingeführt (Jones 1955).
In einer Atmosphäre des gegenseitigen Respekts und der gegenseitigen Unterstützung übernimmt jeder Rechte und Pflichten für die Gemeinschaft. Der Abstand der Hierarchie-Ebenen soll hierbei so gering wie möglich gehalten werden, ohne dass es zu einer völligen Rollendiffusion oder Vermischung bzw. Aufhebung der spezifischen Kompetenzen der jeweiligen therapeutischen Mitarbeiter kommt. Entscheidungsprozesse beruhen auf gemeinsamen Diskussionen; ihr Ablauf soll für alle transparent und ihr Inhalt möglichst nachvollziehbar sein. Durch diese humanistische Grundhaltung und die gegenseitige Akzeptanz sollen Ressourcen und Selbstwertgefühl der Patienten stabilisiert und verstärkt werden.

13.5.2 Psychoedukation

Seit einigen Jahren zeigt sich in der Behandlung psychischer und psychiatrischer Störungen zunehmend die Tendenz, die üblichen Behandlungsverfahren durch zusätzliche Therapieelemente zu erweitern. Zu nennen sind hier *spezifische psychoedukative Therapiekomponenten* sowie der *Einsatz von Patientenratgebern und Selbsthilfemanualen* (Angenendt / Stieglitz 1996). Basis hierfür bildet die Annahme, dass jeder Patient über ein Selbsthilfepotential verfügt und selbst einen wesentlichen Beitrag zu positiver Veränderung und Stabilisierung seines psychischen Befindens leisten kann. Wesentliche Anstöße für diese Sichtweise kamen insbesondere aus der Verhaltenstherapie und aus der Bewältigungsforschung.

Der Leitgedanke der Psychoedukation, den Patienten und seine Angehörigen über die Erkrankung zu informieren, ist zunächst nicht neu und sollte Element jeder Behandlung sein. Doch erst in den letzten Jahren ist die Psychoedukation ein systematischer und expliziter Baustein in Therapieansätzen geworden. Zielgruppen sind dabei die Patienten selbst oder deren Partner und Angehörige.

Ziele der Psychoedukation sind:
- Abbau von Informationsdefiziten über die Erkrankung und ihren Verlauf bzw. über geeignete Therapieformen
- Erhöhung der Compliance (= die Befolgung ärztlicher Anweisungen)
- subjektive Erleichterung u.a. auch durch besseres Verständnis der Beschwerden und ihrer Folgen.

Für schizophrene Störungen gibt es spezifische psychoedukative Programme (Stark 1992, Kieserg / Hornung 1994) über 4 – 14 Sitzungen. Dieses auch als *psychoedukatives Training* bezeichnete Manual behandelt in jeder Sitzung eine für schizophrene Störungen relevante Fragestellung (z.B. Krankheitskonzept, Behandlungsmöglichkeiten, Erkennen von Frühsymptomen usw.). Derartige Manuale lassen sich in ambulanten wie stationären Settings durchführen.
Neben diesen patientenzentrierten Ansätzen sind auch familien- oder angehörigenzentrierte Trainings oder Programme ein wichtiger Baustein eines Gesamtbehandlungskonzeptes geworden (Mueser / Glynn 1990). Neben der Informationsvermittlung über die Erkrankung soll die Familie über Hilfsmöglichkeiten und Verhaltensmöglichkeiten gegenüber dem kranken Angehörige unterrichtet und geschult werden.

Patientenratgeber
Patientenratgeber verstehen sich als schriftliche Informations- und Aufklärungshilfen für spezifische Erkrankungen (Angenendt 1995). Neben den überwiegend sachlichen Informationen enthalten sie auch Fallberichte und Gesprächsausschnitte mit betroffenen Patienten, die den Zugang zum eigenen Krankheitserleben erleichtern sollen. Der Einsatz von solchen Ratgebern ist besonders im Vorfeld der Erkrankung oder zu Beginn der Behandlung sinnvoll. Für den Bereich der schizophrenen

Störungen sind in den letzten Jahren eine Reihe von Ratgebern erschienen, die für Angehörige wie Patienten sinnvoll und empfehlenswert sind. Diese sind z.B.:

- Bäuml J. (1994): Psychosen aus dem schizophrenen Formenkreis.
- Finzen A. (2003): Schizophrenie – die Krankheit verstehen.
- Hell D., Fischer-Gestefeld M. (1993): Schizophrenien
- Luderer H.J. (1989): Schizophrenien.

13.6 Abschließende Bemerkungen

Die Behandlung psychischer Störungen und ihrer Entwicklung bzw. Auswirkungen erfordert nahezu immer die Konzeption eines Gesamtbehandlungsplanes, weil es sich häufig um chronische Prozesse mit unterschiedlichen Akzentuierungen im Verlauf handelt. Dabei gilt die Regel: je chronischer ein Krankheitsgeschehen ist, je weniger Bedeutung weist in der Regel die medizinische Perspektive im engeren Sinne auf.

Akute Problematiken bei psychischen Störungen machen eher medizinisch-psychiatrische ggf. psychotherapeutische Maßnahmen notwendig. Trotz Verfügbarkeit eines multiprofessionellen Teams liegt hierbei der Schwerpunkt der Behandlung eindeutig auf wenigen Berufsgruppen, so den Krankenpflegern, Ärzten, Psychologen/Psychotherapeuten und – im weiteren Verlauf – den Sozialarbeitern.

Chronische Problematiken mit dem Ziel der Folgenreduktion und Ressourcenentwicklung dagegen erfordern die Einbeziehung und Unterstützung durch alle Berufsgruppen eines multiprofessionellen Teams, wobei der Schwerpunkt hier deutlich auf den sog. nichtmedizinischen Berufsgruppen liegt

Mit der Entwicklung der sozialpsychiatrischen Bewegung seit den 60er und 70er Jahren wurden die Forderungen nach Multiprofessionalität und auch der Aufbau von Einrichtungen mit multiprofessionellen Teams durchgesetzt. Im Mittelpunkt des Interesses steht hierbei die soziale Dimension einer psychischen Erkrankung und es werden vorrangig soziale Phänomene als Bedingungsfaktoren, Erscheinungsformen und Folgen betrachtet, ohne die Bedeutung biologisch oder psychologischer Beschreibungsebenen für das Verhalten oder Erleben von psychisch Kranken in Frage zu stellen. Hierbei ergibt sich als Konsequenz nicht nur die Propagierung eines ganzheitlichen bzw. multidimensionalen Ansatzes, sondern auch die stärkere Gewichtung von nicht primär medizinischer Herangehensweisen.

Sozialpsychiatrische Teams – mittlerweile eigentlich alle Teams in psychiatrischen / psychotherapeutischen Einrichtungen – werden multiprofessionell besetzt, d.h. Berufsgruppen wie: Krankenpfleger, Arzt, Diplom-Psychologe, Sozialarbeiter, Sozialpädagoge, Beschäftigungstherapeut, Musiktherapeut, Erzieher, Heilpädagoge, Lehrer, Krankengymnast, Zivildienstleistender, Praktikant usw. arbeiten zusammen. Je nach Institution, Bedarf und finanzieller Ausstattung werden die Teams aus diesen Berufsgruppen gebildet. Man kann davon ausgehen, dass in einer sozialpsychiatrischen Klinik fast sämtliche Berufe durch ein oder zwei Vertreter repräsentiert sind, währenddessen extramurale und komplementären Einrichtungen (wie etwa Wohnheime, Beratungsstellen, Tagesstätten usw.) vor allem nicht akademische Berufsgruppen, wie Sozialarbeiter, Pflegepersonal usw. bevorzugen.

Der Patient und auch das Team haben dabei nicht nur die Schwierigkei,t sich auf eine große Anzahl verschiedener Menschen/Individuen einzulassen, sondern er und alle müssen sich auch noch mit großen Unterschieden zwischen den Berufsgruppen auseinandersetzen. Dies verlangt vom Patienten die Fähigkeit, unterschiedliche Beziehungen einzugehen und diese nach Bedürfnissen zu ordnen, was insbesondere für chronisch psychisch Kranke eine besondere Schwierigkeit darstellt und sie manchmal überfordern kann. Diese Problematik im sozialpsychiatrischen Bereich wird häufig übersehen. Sie kann dazu führen, dass manche Patienten – trotz optimaler gemeindenaher Versorgungsstruktur und Versorgungsangebote – diese gar nicht oder nicht auf Dauer nutzen. Über die *Strukturebene*, nämlich der Realisierung eines gemeindenahen und sozialpsychiatrischen Behandlungs- und Versorgungssettings hinaus, ist es deshalb wünschenswert, dass die *Beziehungsebene*, nämlich die Bedeutung und Qualität der Beziehung des psychisch Kranken zu den ihn behandelnden oder betreuenden Personen, gestaltet und entwickelt wird.

Literatur

Angenendt, J. (1995) : Patientenratgeber und Selbsthilfe-Materialien. In: Margraf J (Hrsg): Lehrbuch der Verhaltenstherapie. Berlin

Angenendt, J. und Stieglitz, R.D. (1996) : Psychoedukation, Patientenratgeber und Selbsthilfepotential. in: Freyberger, H.J und R-D.Stieglitz (Hrsg.): Kompendium der Psychiatrie und Psychotherapie. Bonn

Bäuml, J. (1994): Psychosen aus dem schizophrenen Formenkreis. Berlin

Bock, T. und Weigand, H. (Hrsg.)(1998): Handwerksbuch Psychiatrie. Bonn

Bundesminister für Gesundheit (Hrsg.) (1988): Empfehlungen der Expertenkommission der Bundesregierung zur Reform der Versorgung im psychiatrischen und psychotherapeutisch/psychosomatischen Bereich auf der Grundlage des Modellprogramms Psychiatrie der Bundesregierung. Selbstverlag. Bonn

Creed, F., Black, D., Philip, A. (1989): Day-hospital and community tratment for acute psychiatric illness. A critical appraisal. British Journal of Psychiatry 154: 300-310

Crefeld, W. (1998): Sozialpsychiatrie-Sozialarbeit in der Psychiatrie. In: Schwarzer W: Lehrbuch der Sozialmedizin. Dortmund

Dörner, K. (1984): Bürger und Irre. Frankfurt /Main

Dörne,r K. und Plog, U. (1989): Irren ist menschlich oder Lehrbuch der Psychiatrie, Psychotherapie. Bonn

Finzen, A. (2003): Schizophrenie – die Krankheit verstehen. Bonn

Hell, D., Fischer-Gestefeld, M. (1993): Schizophrenien. Berlin

Hoult, J. (1986): Community care of the acute mentally ill. British Journal of Psychiatry 149: 137-144

Jones, M. (1955): The therapeutic community. New York

Kieserg, A., Hornung, WP. (1994): Psychoedukatives Training für schizophrene Patienten (PTS). Ein verhaltenstherapeutisches Behandlungsprogramm zur Rezidivprophylaxe. DGVT. Tübingen

Kruse, G. (1992): Praxisratgeber – Sozialpsychiatrie als integraler Bestandteil therapeutischer Konzepte. Stuttgart

Luderer, HJ. (1989): Schizophrenien. Stuttgart

Marks, I. (1992): Innovations in mental health delivery. British Journal of Psychiatry 160: 589-597

Mueser, KT., Glynn, SM. (1990): Behavioral family therapy for schizophrenia. Progr. Behav. Modif. 26: 122-149

Mosher, LR., Burti, L. (1992): Psychiatrie in der Gemeinde. Grundlagen und Praxis. Bonn

Priebe, S. (1996): Sozialpsychiatrie und gemeindenahe Versorgung. In: Freyberger, H.J und R-D. Stieglitz (Hrsg.), Kompendium der Psychiatrie und Psychotherapie. Bonn

Priebe, S. (1996): Soziotherapie. In: Freyberger, H.J und R-D. Stieglitz (Hrsg.), Kompendium der Psychiatrie und Psychotherapie. Bonn

Stark, FM. (1992): Strukturierte Information über Vulnerabilität und Belastungsmanagement für schizophrene Patienten. Verhaltenstherapie 2: 40-47

Stein, Ll., Test, MA. (1980): Alternative to mental hospital treatment. I. Conceptual model, treatment program, and clinical evaluation. Archives of General Psychaity 37: 392-397

Thom, A., Wulff, E. (1990): Psychiatrie im Wandel. .Bonn

Wing, J.K. (1987): Rehabilitation, Soziotherapie und Prävention. In: Kisker KP, Lauter H., Meyer J.E., Müller C., Strömgren E. (Hrsg.) Psychiatrie der Gegenwart. 4. Schizophrenien. Berlin

Wolf Crefeld

14. Schutz und Eingriffe in die persönlichen Rechte psychisch kranker Menschen

14.1 Patientenrechte gegenüber Ärzten und Therapeuten

Nach herrschender Rechtsauffassung geht jede medizinische Behandlung grundsätzlich mit *Eingriffen in Grundrechte* einher und bedarf daher einer *besonderen Legitimation*. Als besonders schutzbedürftig gelten das Recht des Kranken auf *Selbstbestimmung*, auf *körperliche Unversehrtheit* und auf *Bewegungsfreiheit*. Eine nicht legitimierte Behandlung wird als Körperverletzung bestraft, eine nicht legitimierte Einschränkung der körperlichen Bewegungsfreiheit als Freiheitsberaubung. Nur ausnahmsweise bleiben solche Eingriffe nach § 34 StGB straffrei, nämlich wenn dadurch ein unter den konkreten Umständen als höherwertig geltendes Rechtsgut geschützt wird. Das wäre z.B. der Fall, wenn ein verwirrter Mensch plötzlich in Panik blindlings auf die Straße läuft und zu seinem Schutz festgehalten würde.

Die häufigste Form der Legitimation einer Behandlung ist die *Einwilligung* in einen Behandlungsvorschlag durch die betroffene Person. Voraussetzung für deren rechtliche Gültigkeit ist, dass die kranke Person über die Gründe für die Behandlung und deren mögliche Folgen zuvor hinreichend informiert wurde (informed consent). Dabei ist sie in einer Weise aufzuklären, die ihren intellektuellen Fähigkeiten entspricht. Diese Einwilligung kann *ausdrücklich* gegeben werden oder auch *stillschweigend,* indem der Patient durch sein Verhalten seine Zustimmung ausdrückt. Nur unter bestimmten Umständen darf auch von der Vermutung ausgegangen werden, dass die betroffene Person ihre Zustimmung geben würde, wenn sie dazu in der Lage wäre. Dann muss ihr *mutmaßlicher Wille* mit Hilfe früherer schriftlicher Erklärungen oder Gespräche mit Angehörigen ermittelt werden.

Eine Einwilligung setzt voraus, dass der Patient einwilligungsfähig ist. Einwilligungsfähig ist ein Mensch – auch ein minderjähriger oder ein geistig-seelisch behinderter –, der die *Bedeutung* der zu entscheidenden Behandlungsmaßnahme und die möglichen *Folgen* seiner Entscheidung zu erkennen und danach zu handeln vermag. Ist er als einwilligungsfähig anzusehen, muss seine Verweigerung einer bestimmten Behandlung respektiert werden, auch wenn sie für ihn schädlich ist oder seinen Tod zur Folge hat. Erweist er sich im Hinblick auf eine vorgeschlagene Behandlung als nicht einwilligungsfähig, dann kommt eine *stellvertretende Einwilligung* durch eine von ihm früher dazu bevollmächtigte Person oder durch einen vom Gericht dazu beauftragten rechtlichen Betreuer infrage. Eine stellvertretende Einwilligung ist allerdings nur möglich, solange die betroffene Person tatsächlich nicht einwilligen kann. So mag eine Person in einer akut psychotischen Phase einer stellvertretenden Einwilligung durch ihren vom Gericht dazu ermächtigten Betreuer bedürfen, während sie in die anschließende rehabilitative Behandlung selbst einzuwilligen vermag, sodass dann ihr Betreuer hier nur bei ihrer Entscheidung unterstützend tätig sein darf. – Bei einem nach dem Psychisch-Kranken-Gesetz (PsychKG) untergebrachten Patienten kann unter den im Gesetz genannten Umständen die Behandlung der psychischen Störung auch ohne Einwilligung legitimiert sein.

Da jeder Mensch in die Lage geraten kann, aufgrund von Bewusstlosigkeit oder einer schweren psychischen Störung nicht über seine Behandlung entscheiden zu können, wird heute grundsätzlich jedem empfohlen, *Vorsorgeverfügungen* zu treffen. Dabei kann es sich um die Bevollmächtigung von Vertrauenspersonen handeln, bestimmte Entscheidungen stellvertretend zu treffen. Oder man bestimmt, welche Person erforderlichenfalls vom Gericht zum Betreuer bestellt werden soll. Ferner können Vereinbarungen mit Ärzten getroffen werden, wie künftig z.B. bei einer erneuten Psychose Behandlungen durchzuführen sind, falls dann eine eigenverantwortliche Entscheidungen der Betroffenen nicht mehr möglich ist (siehe Dietz et al. 1998). Solche Vereinbarungen oder Erklärungen haben die Funktion, den Therapeuten die Ermittlung des mutmaßlichen Willens der wegen ihrer Verwirrtheit oder Bewusstlosigkeit rechtlich nicht handlungsfähigen Person zu ermöglichen.

Wer in der Gesundheitsversorgung tätig ist, hat für Schäden, die aus seiner therapeutischen oder pflegenden Tätigkeit einem Kranken erwachsen, zu haften. Dies gilt auch für *Schäden infolge mangelnder Sorgfalt* oder des *Unterlassens von Maßnahmen*, die nach den Standards der Medizin einschließlich der Psychotherapie und der Pflege geboten sind. So geht die Rechtsprechung davon aus, dass eine Behandlung oder Pflege „kunstgerecht" durchzuführen ist, d.h. dass sie den aktuellen therapeutischen und pflegerischen Standards entsprechen muss. Eine Ärztin/Therapeutin oder eine Pflegekraft, die durch eine fehlerhafte, d.h. nicht hinreichend sorgfältig und „kunstgerecht" durchgeführte Behandlung einen Patienten oder Klienten schädigt, macht sich wegen fahrlässiger Körperverletzung *strafbar.* Zum Beispiel kann eine Gruppentherapeutin, die eine Gruppensitzung nicht fachgerecht abschließt, sodass eine Teilnehmerin danach einen Suizid begeht, wegen fahrlässiger Tötung verurteilt werden. Darüber hinaus kann sie *schadenersatzpflichtig* werden gegenüber den Betroffenen, deren Angehörigen oder deren Versicherung, die von ihm die Kosten der Behandlung oder Rentenzahlungen bei Invalidität einfordern können.

14.2 Besondere Schutzbedürftigkeit psychisch beeinträchtigter Menschen

Menschen mit schweren psychischen Störungen oder geistigen Behinderungen besitzen die gleichen Rechte wie jeder andere Mensch. Sie haben das Recht auf Selbstbestimmung und freie Entfaltung der Persönlichkeit, auf körperliche Bewegungsfreiheit und Privatsphäre. Bedürfen sie medizinischer Behandlung, gilt auch für sie, dass diese ihrer Zustimmung bedarf. Wenn es dennoch für sie besondere gesetzliche Bestimmungen gibt, die einerseits dem Schutz ihrer Rechte, andererseits aber auch der Legitimation von Eingriffen in ihre Persönlichkeitsrechte dienen, hat das vor allem folgende Gründe:

- Schwere psychische Störungen und geistige Behinderungen können die Fähigkeit zu einem realitätsgerechten Verhalten erheblich beeinträchtigen. Daraus können sich *Gefahren für das eigene Wohl* ergeben. Dem Schutz der aufgrund ihrer psychischen Beeinträchtigung *sich selbst gefährdenden Person* dienen sozialstaatlich begründete Maßnahmen der Rechtsfürsorge. Dazu gehören neben dem Rechtsinstitut der Betreuung in der neueren Entwicklung auch die Psychisch-Kranken-Gesetze der Länder. So kann ein Mann, der in einer manischen Psychose seine Gesundheit und sein Vermögen aufs Spiel setzt, zu seinem eigenen Schutz in ein psychiatrisches Krankenhaus eingewiesen werden.
- Folge einer psychischen Störung oder geistigen Behinderung kann auch sein, dass die Betroffenen aus dem Unvermögen, bestimmte soziale Regeln wahrzunehmen oder danach zu handeln, das *gesellschaftliche Zusammenleben* erheblich beeinträchtigen oder *andere Menschen gefährden*. Wenn z.B. ein Mann eine andere Person angreift, weil er sich von ihr aufgrund seines Wahns bedroht fühlt, ermächtigt das Polizei- und Ordnungsrecht die zuständigen Behörden, zum Schutz des gesellschaftlichen Zusammenlebens und der

Abwehr von Gefahren für andere Personen einzugreifen und sie in Gewahrsam oder in eine psychiatrische Klinik zu bringen.

Darüber hinaus erfordert die *besondere soziale Schwäche* psychisch erheblich beeinträchtigter Personen für sie einen besonderen Schutz. Sozialwissenschaftliche Untersuchungen haben den regelhaften Charakter aufgezeigt, mit dem diese Menschen besonderen Risiken rechtswidriger Eingriffe ausgesetzt sind. Wenn andere Personen aus Gedankenlosigkeit oder des eigenen Vorteils wegen sie in ihren Rechten beschädigen, sind sie bei entsprechender Schwere ihrer psychischen Beeinträchtigung unfähig, sich gegen offensichtliches Unrecht zu wehren. Das gilt insbesondere im Rahmen stationärer Pflege. Daraus ergibt sich die Notwendigkeit eines besonderen gesellschaftlichen Schutzes für Heimbewohner und Patienten psychiatrischer Krankenhäuser. Einem solchen Schutz höchstpersönlicher Rechte können insbesondere dienen:

- Betroffenen- und Angehörigenorganisationen, die durch solidarisches Handeln und die Darstellung der Subjektseite des Geschehens Öffentlichkeit sensibilisieren können.
- Heimbeiräte und Angehörigenbeiräte, die auf das Geschehen in der Institution im Interesse der Bewohner einwirken.
- Verantwortungsbewusste Leitung der Institutionen, die für eine qualifizierte Fachaufsicht, Fortbildung und regelmäßige Supervision der Mitarbeiter, besondere Dokumentationspflichten für Maßnahmen, die mit Grundrechtseingriffen einher gehen, Beschwerdemöglichkeiten der Bewohner/Patienten usw. sorgen.
- Trägerunabhängige Patientenfürsprecher, Patientenbeauftragte sowie Besuchskommissionen nach dem Heimgesetz und dem Psychisch-Kranken-Gesetz, die eine unabhängige Außenkontrolle ermöglichen.

14.3 Zwangsweiser Aufenthalt in Klinik oder Heim (Unterbringung)

In juristischer Ausdrucksweise sprechen wir von einer *Unterbringung*, wenn eine Person *gegen* ihren Willen oder aber – wenn sie nicht einwilligungsfähig ist – *ohne* ihren Willen in eine psychiatrische Krankenhausabteilung oder andere Versorgungseinrichtung eingewiesen oder an deren Verlassen gehindert wird. Insofern beinhaltet der Begriff „Unterbringung" mehr als nur Fälle der Anwendung von Zwang, da z.B. auch die Einweisung eines dementiell behinderter Menschen, der aufgrund seiner Desorientiertheit eine Einwilligung nach den Maßstäben des Rechts nicht geben kann, durch ein gerichtliches Unterbringungsverfahren legitimiert werden muss.

Wir besprechen im Folgenden die *Voraussetzungen* und die Grundzüge des *Verfahrens* einer Unterbringung nach dem Psychisch-Kranken-Gesetz, nach dem Betreuungsrecht sowie im Rahmen eines Strafverfahrens in einem Maßregelvollzugskrankenhaus.

14.3.1 Die Unterbringung nach dem Psychisch-Kranken-Gesetz (öffentlich-rechtliche Unterbringung nach Landesrecht)

Fast jedes Bundesland hat sich in den letzten Jahrzehnten ein „Gesetz über Hilfen und Schutzmaßnahmen bei psychischen Krankheiten" (PsychKG) geschaffen. Sie enthalten unter anderem Bestimmungen über die *Unterbringung* psychisch kranker Personen, ferner zu den *Aufenthalts- und Behandlungsbedingungen* während der Unterbringung im Krankenhaus sowie zur ambulanten *Vor- und Nachsorge* z. B. durch Sozialpsychiatrische Dienste. In einigen Bundesländern gibt es statt dessen ein ausschließlich polizeirechtlich konzipiertes Freiheitsentziehungsgesetz bzw. Unterbringungsgesetz; sie regeln nur Unterbringungen zum Schutz anderer Personen oder der Öffentlichkeit. Hinsichtlich der Voraussetzungen für eine Unterbringung und des ihr vorausgehenden Verwaltungsverfahrens unterscheiden sich die PsychKGs nicht wesentlich. Wir orientieren uns im Folgenden am Beispiel des PsychKG des Landes Nordrhein-Westfalen.

Laut PsychKG NRW obliegt es ausschließlich den Städten und Kreisen, einen Unterbringungsantrag an das Amtsgericht (Vormundschaftsgericht) zu stellen. Dieses entscheidet dann in einem Verfahren gemäß §§ 70 ff. FGG (Gesetz über die Angelegenheiten der freiwilligen Gerichtsbarkeit) über die Unterbringung, die darauf von der zuständigen kommunalen Behörde (meist dem Ordnungsamt, manchmal auch Gesundheitsamt oder Feuerwehr) vollzogen wird. Entgegen dieser Regel wird jedoch bei 90-100% der Fälle das Verfahren der *„sofortigen Unterbringung"* (§14 PsychKG NRW) praktiziert, demzufolge in dringenden Fällen das kommunale Amt noch vor dem gerichtlichen Verfahren selbst die Unterbringung anordnen und sofort vollziehen kann. Nach einer solchen sofortigen Unterbringung muss bis zum Ende des folgenden Tages ein Unterbringungsbeschluss durch das Vormundschaftsgericht erfolgen, andernfalls ist die untergebrachte Person sofort zu entlassen.

Wenn ein medizinischer oder psychosozialer Dienst oder auch eine Privatperson die Unterbringung eines psychisch Kranken als notwendig ansehen, wenden sie sich mit einem ärztlichen Zeugnis an die zuständige *kommunale Behörde*. Da aber kompetente Krisendienste meistens nicht verfügbar sind, werden die ärztlichen Zeugnisse meist von Krankenhausärzten ausgestellt, indem die Polizei die betroffene Person dem Krankenhaus zwecks Untersuchung zuführt. Nur in etwa 10% der Fälle werden Ärzte Sozialpsychiatrischer Dienste und noch seltener niedergelassene Psychiater tätig. In dem ärztlichen Zeugnis müssen alle Angaben enthalten sein, die das Vorliegen der Voraussetzungen für eine Unterbringung belegen.

Nach § 11 Psychisch-Kranken-Gesetz des Landes NRW vom Dezember 1999 ist die Unterbringung einer psychisch kranken Personen

- „nur zulässig, wenn und solange durch deren krankheitsbedingtes Verhalten *gegenwärtig* eine *erhebliche* Selbstgefährdung oder eine *erhebliche* Gefährdung bedeutender Rechtsgüter anderer besteht, die *nicht anders abgewendet* werden kann. Die fehlende Bereitschaft, sich behandeln zu lassen, rechtfertigt allein keine Unterbringung."

Es muss also eine *schwere psychische Störung* (wozu hier auch Suizidalität gerechnet wird (Kap.6) festgestellt und dargelegt werden, inwiefern in Zusammenhang damit eine *akute Gefahr* für die betroffene oder andere Personen besteht, die *nicht anders* als durch eine Zwangseinweisung abgewendet werden kann. Die Ordnungsbehörde prüft dann, ob die gesetzlichen Voraussetzungen für eine Unterbringung nach PsychKG vorliegen und kann zur Beurteilung des Falles Mitarbeiter eines Sozialpsychiatrischen Dienstes als Krisenhelfer und fachkundige Berater der Behörde hinzuziehen.

Die von der Behörde oder dem Amtsgericht angeordnete Unterbringung muss sofort aufgehoben werden, sobald mit einer akuten Gefahr nicht mehr zu rechnen ist. Dies kann dank einer erfolgreichen Entaktualisierung einer Krisensituation schon nach Stunden oder wenigen Tagen der Fall sein. Darüber hinaus hat das Krankenhaus die Möglichkeit, der untergebrachten Person beschränkt Ausgang zu geben.

Etwa 65% der Aufnahmen in ein psychiatrisches Krankenhaus der Regelversorgung erfolgen freiwillig, 20% aufgrund einer Unterbringung nach dem PsychKG und 6% betreuungsrechtlich legitimiert. Diese Zahlen schwanken allerdings beträchtlich zwischen den Krankenhäusern, den Kommunen, ja selbst den Bundesländern. In einem Land wie Nordrhein-Westfalen werden jährlich etwa 110 Personen je 100.000 Einwohner nach PsychKG und 25 je 100.000 nach Betreuungsrecht untergebracht. Ausführliche Zahlenangaben findet man bei Marschner und Volckart (2001).

Bei *Minderjährigen* muss bei geschlossener Unterbringung immer eine Genehmigung nach § 1681 BGB durch ein Familiengericht erfolgen. Die Entscheidung orientiert sich dabei am Kindeswohl. Bei akuter Eigen- oder Fremdgefährdung kann eine sofortige Unterbringung erfolgen, die Genehmigung ist unverzüglich nachzuholen.

14.3.2 Die Unterbringung nach dem Betreuungsrecht (zivilrechtliche Unterbringung)

Unter der Voraussetzung, dass die Bestimmung des Aufenthalts dem rechtlichen Betreuer als Aufgabe übertragen worden ist, kann dieser auch gegen den Willen der betreuten Person eine Aufnahme in ein Krankenhaus oder ein Heim veranlassen. Eine solche Unterbringung durch ihn ist aber nur zulässig, wenn und solange sie zur Abwendung einer erheblichen *Gefahr für die betreute Person* erforderlich ist (§ 1906 BGB) und diese aufgrund ihres psychischen Zustandes darüber selbst keine realitätsgerechte Entscheidung treffen kann. Die Unterbringung kann nur damit begründet werden, dass damit der betroffenen Person *selbst* drohende Gefahren abgewendet werden müssen. Demgegenüber darf der Betreuer nicht im Interesse Dritter oder der Öffentlichkeit eine Unterbringung veranlassen – etwa weil sich eine Behörde andauernd belästigt fühlt. Der Betreuer muss für seine Unterbringungsentscheidung die Genehmigung durch das zuständige Vormundschaftsgericht (§ 1906 BGB) einholen. Dieses prüft dann, ob er sich bei seiner Unterbringungsentscheidung an die rechtlich vorgegebenen Normen gehalten hat, insbesondere, ob die Anwendung von Zwang tatsächlich *erforderlich* und *verhältnismäßig* ist. In dringenden Fällen darf ein Betreuer bereits vor der gerichtlichen Genehmigung die Unterbringung veranlassen. Nach dem Betreuungsbehördengesetz ist die Kommune verpflichtet, den Betreuer bei einer Unterbringung zu unterstützen.

14.3.3 Die Unterbringung in einem psychiatrischen Krankenhaus durch ein Strafgericht

Aufgrund einer psychischen Krankheit kann eine Person auch nach dem Strafgesetzbuch sowie nach der Strafprozessordnung untergebracht werden. Rechtliche Grundlage dafür sind die §§ 63 und 64 des Strafgesetzbuches, wonach ein Strafgericht als freiheitsentziehende *Maßregel der Besserung und Sicherung* die Unterbringung in einem psychiatrischen Krankenhaus (§ 63) oder in einer Entziehungsanstalt (§ 64) anzuordnen hat, wenn die beschuldigte Person eine rechtswidrige Tat im Zustand der Schuldunfähigkeit oder der verminderten Schuldfähigkeit (§ 20 und 21 StGB) begangen hat und nach dem Urteil des Gerichts *für die Allgemeinheit gefährlich* ist. Die Unterbringung in eine Entziehungsanstalt nach § 64 ist befristet. Sie betrifft häufig Menschen, die von illegalen Drogen abhängig sind. Demgegenüber ist die Unterbringung nach § 63 unbefristet. Sie kann Psychosekranke betreffen, die im Wahn z.B. ein Gewaltdelikt begangen haben, aber auch Männer (kaum Frauen), die nach Tötungs- oder Sexualdelikten wegen einer schweren Persönlichkeitsstörung als nicht oder nur eingeschränkt schuldfähig beurteilt wurden. Eine Entlassung ist hier erst möglich, wenn bei der regelmäßigen Überprüfung durch die zuständige Strafvollstreckungskammer festgestellt wird, dass von der untergebrachten Person nach ihrer Entlassung *keine erheblichen rechtswidrigen Taten* zu erwarten sind. Im schlimmsten Fall kann dann ein Patient lebenslang untergebracht bleiben. Die Unterbringungen nach dem StGB erfolgen in der Regel in besonderen *Maßregelvollzugskrankenhäusern* bzw. forensisch-psychiatrischen Krankenhausabteilungen. Das die dortige Behandlung regelnde Landesrecht findet man entweder in einem *Maßregelvollzugsgesetz* oder in einem besonderen Abschnitt des PsychKG.

Eine beschuldigte Person kann bereits während des gegen sie laufenden Strafverfahrens in einem psychiatrischen Krankenhaus *einstweilig* untergebracht werden. Voraussetzung ist, dass die Justiz dringende Gründe für die Annahme sieht, dass die beschuldigte Person eine rechtswidrige Tat im Zustand der Schuldunfähigkeit oder verminderten Schuldfähigkeit begangen hat und im späteren Urteil der Strafkammer mit der Anordnung einer freiheitsentziehenden Maßregel nach §§ 63/64 zu rechnen ist. Eine solche „einstweilige Unterbringung" wird angeordnet, wenn *„die öffentliche Sicherheit es erfordert"* (§ 126a StPO). Faktisch ersetzt sie eine Untersuchungshaft. Unabhängig davon kann nach der Strafprozessordnung eine beschuldigte Person *zur Vorbereitung eines Gutachtens* über ihren „psychischen Zustand" bis zu sechs Wochen lang in ein psychiatrisches Krankenhaus eingewiesen werden (§ 81 StPO).

Die *Arbeit im Maßregelvollzug* stellt hohe Anforderungen an die fachlichen Qualifikationen der dort tätigen Ärzte, Psychotherapeuten, Pflegekräfte und Sozialarbeiter. Ziel ist vor allem die Psychotherapie, Rehabilitation und oft auch Resozialisierung psychosozial besonders schwer gestörter Menschen. Manche Patienten leben dort wegen ihrer Gefährlichkeit jahrelang unter hohen Sicherheitsvorkehrungen eingeschlossen. Andere können dagegen in Wohngruppen außerhalb des Krankenhauses behandelt werden. Aufgrund des Unterbringungsbeschlusses einer Strafkammer lebten 1995 in Nordrhein-Westfalen 1140 Männer und 56 Frauen im Maßregelvollzug. Der Druck der Öffentlichkeit, die als gefährlich angesehene Täter „weggesperrt" sehen will, führt seither zu einem Anstieg der strafrechtlichen Unterbringungen.

14.3.4 Die strafrechtlich begründete Unterbringung von Jugendlichen oder Heranwachsenden

Bei den delinquenten oder drogenabhängigen Menschen unter 21 Jahren sind die Kriterien des Jugendstrafrechts zu berücksichtigen. Hier werden drei Altersgruppen unterschieden:

- *Kinder bis zum 14. Lebensjahr:* Diese gelten als strafunmündig. Sind die Erziehungsberechtigten nicht in der Lage, bei Verwahrlosung und Delinquenz positiv auf ihr Kind einzuwirken, ist das Vormundschaftsgericht zuständig.
- *Jugendliche zwischen 14 und 18 Jahren* gelten als relativ strafmündig, bei ihnen findet das Jugendgerichtsgesetz (JGG) Anwendung. In der Regel muss bei ihnen von einem Sachverständigen die *Strafreife* (§3 JGG) und / oder die Schuldfähigkeit (§§ 20, 21 StGB) festgestellt werden.
- *Heranwachsende (18 – 21 J.):* Bei ihnen ist gutachterlich zu klären, ob auf sie aufgrund der „sittlichen oder geistigen Entwicklung" bzw. aufgrund der Art der Tat („Jugendverfehlung") noch das Jugendgerichtsgesetz Anwendung finden kann. Dieses zielt darauf ab, stärker helfend und erzieherisch als strafend zu wirken.

Bei Vorliegen entsprechender Strafreife können somit auch Jugendliche und Heranwachsende aufgrund der §§ 63, 64 StGB in forensisch-psychiatrischen Abteilungen untergebracht werden. Dies kann häufig mit den Möglichkeiten des § 10, Abs. 2 JGG vermieden werden. Demnach kann ein Jugendrichter die Weisung erteilen, dass sich der Jugendliche einer heilerzieherischen Behandlung unterzieht, für die bedauerlicherweise derzeit keine geschlossenen pädagogisch-therapeutischen Einrichtungen bestehen.

14.4 Die rechtliche Betreuung

14.4.1 Die Ziele der rechtlichen Betreuung

Für Menschen, die aufgrund schwerer seelisch-geistiger Störungen für sich rechtlich nicht handeln konnten, existierten schon im Altertum Regelungen, die ein *stellvertretendes Handeln* durch Angehörige oder hierzu gesellschaftlich Beauftragte ermöglichten. Eine grundlegende Reform, die 1992 in Kraft getreten ist, hat die Entmündigung abgeschafft und aus der Vormundschaft für Volljährige und der Gebrechlichkeitspflegschaft die Betreuung als neues Rechtsinstitut (§ 1896 ff. BGB) entwickelt. Eine solche rechtliche Betreuung soll ausschließlich dem *Schutz* solcher volljähriger Personen dienen, die aufgrund einer schweren, in der Regel psychischen bzw. geistigen Behinderung ihre Interessen und Rechte nicht selbst vertreten können. Betreuer nehmen damit einen sozialstaatlichen Auftrag wahr, sie sind *„Vertrauensperson des fürsorgenden Staates"* in einem bei ihrer gerichtlichen Bestellung bezeichneten Aufgabengebiet. In ihrem Aufgabenbereich sollen sie den *Willen und die Interessen der betreuten Person* vertreten. Dabei können sie für diese – mit bestimmten Einschränkungen – *rechtlich verbindlich* handeln, indem sie Verträge abschließen und in Maßnahmen, welche die betreute Person betreffen, an deren Stelle einwilligen. Tätigkeiten der Behandlung, Pflege oder Haushaltführung gehören nicht zu den Aufgaben einer Betreuerin. Es kann allerdings zu ihren Pflichten gehören, stellvertretend für den von ihr betreuten Menschen soziale, medizinische, pflegerische und anwaltliche Hilfen zu veranlassen und deren Leistungserbringer zu kontrollieren.

14.4.2 Das Betreuungsverfahren beim Vormundschaftsgericht

Beantragen kann eine Betreuung nur die betroffene Person selbst; im Übrigen gilt der *Amtsermittlungsgrundsatz*, d.h. das Gericht muss von Amts wegen Anregungen und Informationen nachgehen und ein Betreuungsverfahren einleiten, wenn aus ihm vorliegenden Informationen – etwa aus dem Brief eines Sozialen Dienstes oder der Vorsprache eines Angehörigen – die Notwendigkeit einer Betreuung möglich erscheint.

Die Voraussetzungen für die Bestellung eines rechtlichen Betreuers sind in § 1896 BGB geregelt. Danach muss eine psychische Störung oder eine Behinderung bestehen, als deren Folge die betroffene Person einzelne (oder alle) ihr rechtliches Handeln erfordernde Angelegenheiten nicht besorgen kann, deren Erledigung aber in ihrem Interesse geboten ist. Die betroffene Person braucht keineswegs geschäftsunfähig zu sein, doch kommt für Menschen mit einer Körper- oder Sinnesbehinderung nur selten eine Betreuung in Betracht, weil diese im Allgemeinen für die Wahrnehmung ihrer Interessen einen Vertreter bestellen und die von ihnen Bevollmächtigten selbst kontrollieren können.

Da ein Betreuer in dem vom Gericht angegebenen Aufgabenbereich vertretungsweise handeln kann, gilt jede Bestellung eines Betreuers als *Eingriff in die Rechte* der betroffenen Person. Deshalb darf ein Betreuer nicht bestellt werden, damit er pflegerische oder therapeutische Hilfen oder Dienstleistungen eines Rechtsanwalts oder Steuerberaters erbringt. Doch könnte ein Betreuer im Interesse einer behinderten Person für die Beauftragung und Kontrolle solcher Dienstleistender bestellt werden.

Nach § 1896 BGB darf ein Betreuer nur in den Fällen und in dem Umfang bestellt werden, in denen dies erforderlich ist. Dieser *Grundsatz der Erforderlichkeit* bedeutet:

1. Die Betreuung muss *notwendig* sein, weil die Rechte und Interessen der betroffenen Person tatsächlich gefährdet sind und mit anderen Mitteln kein Erfolg zu erreichen ist.
2. Sie muss für das Erreichen des Zieles *geeignet* sein.
3. Ferner muss sie *angemessen* sein in dem Verhältnis zwischen Schutzbedürfnis und den Folgen eines solchen Eingriffs in höchstpersönliche Rechte.

Das Gericht kann eine Betreuung gegen den Willen der betroffenen Person nur anordnen, wenn diese aufgrund ihrer psychischen Beeinträchtigung deren Notwendigkeit zur Abwendung einer erheblichen Gefährdung nicht zu erkennen vermag. So wird während einer manischen Phase ein Betroffener kaum die Notwendigkeit einer Betreuung aufgrund seiner für ihn schädlichen finanziellen Entscheidungen erkennen können. Für einen geistig behinderten jungen Mann, der sich den überfürsorglichen Eingriffen seiner Eltern in sein Recht auf Selbstbestimmung entziehen und seinen eigenen Lebensweg gehen will, wird dagegen die Bestellung eines Betreuers nach dem Grundsatz der Erforderlichkeit abzulehnen sein, wenn er – eventuell mit Hilfe eines sozialen Dienstes – seinen Lebensalltag zu bewältigen vermag.

Bevor das Gericht über eine Betreuung entscheidet, muss es die betroffene Person *angehört* haben und sich ein eigenes Bild von der eventuellen Notwendigkeit einer Betreuung verschaffen. Ferner muss es gemäß § 68b FGG vor einer Betreuerbestellung einen *Gutachter* mit seiner sachverständigen Beratung beauftragen. Es kann ferner die Sozialarbeiter der örtlichen Betreuungsbehörde um Abklärung der für die Betreuungsentscheidung wesentlichen Sachverhalte bitten. Gelangt das Gericht zu der Überzeugung, dass eine Betreuung erforderlich ist, so beauftragt es eine geeignete Person mit der Betreuung, wobei im Beschluss deren *Aufgaben* zu bezeichnen sind. Außerhalb der genannten Aufgaben kann der Betreuer nicht tätig werden. Die Notwendigkeit einer bestehenden Betreuung muss vom Gericht – aber auch vom Betreuer – *regelmäßig überprüft* werden. Darüber hinaus kann die betreute Person jederzeit einen Antrag auf Änderung des Betreuungsbeschlusses stellen.

In etwa 70% der Fälle nimmt der Betreuer seine Aufgabe als *Ehrenamt* und somit ohne eine bestimmte Ausbildung wahr – meist handelt es sich dabei um Angehörige. Ehrenamtliche Betreuer bedürfen der Unterstützung durch das Gericht, die örtliche Betreuungsbehörde und Betreuungsvereine.

In den übrigen Fällen bestellt das Gericht einen berufsmäßig tätigen Betreuer, der als Mitarbeiter eines Betreuungsvereins bzw. der Betreuungsbehörde oder freiberuflich tätig ist. Solche *Berufsbetreuer* sollen nur in solchen Fällen bestellt werden, in denen dies von der Schwierigkeit der Aufgabe her geboten ist. Damit sind weniger Probleme juristischer oder kaufmännischer Natur bei den zu besorgenden Angelegenheiten gemeint, denn ein Betreuer kann für die Wahrnehmung der von ihm zu besorgenden Aufgaben auch die Dienste eines Vermögens- bzw. Steuerberaters oder eines Rechtsanwalts in Anspruch nehmen. Professionell gefordert sind Betreuer vielmehr vor allem bei stark beziehungsgestörten Betreuten oder in Fällen, in denen ein umfangreiches Management persönlicher Hilfen (Case Management) gefordert ist.

14.4.3 Betreuende und betreute Person

Der Betreuer kann vom Gericht mit sehr speziellen, aber auch mit umfangreichen Aufgabenkreisen betraut sein. Er kann z.B. mit der Vertretung in einer ganz bestimmten gerichtlichen Auseinandersetzung beauftragt sein, mit der Regelung von *Wohnungsproblemen*, mit der Verwaltung einzelner oder auch umfangreicher *Vermögensangelegenheiten* oder aber auch nur mit der *Kontrolle* eines bereits früher von der betreuten Person eingesetzten Vermögensverwalters. Häufig werden Betreuer für die Sorge um die *Gesundheit* oder für die Bestimmung des *Aufenthaltes* eingesetzt. Wenn das Gericht ihn für „alle Angelegenheiten" bestellt, verliert die betreute Person ihr Recht, an politischen Wahlen teilzunehmen.

Innerhalb seines Aufgabenbereichs kann der Betreuer *rechtlich verbindliche Erklärungen* für die betreute Person abgeben. Ist diese im Sinne des BGB geschäftsfähig, so kann sie aber weiterhin auch selbst rechtsverbindliche Erklärungen abgeben. Daraus können sich *Konflikte* ergeben mit der Folge, dass die betreute Person und ihr Betreuer gegensätzliche Erklärungen abgeben. Solange der Betreuer seiner Pflicht nachkommt, vor seinen Entscheidungen mit dem Betroffenen darüber zu sprechen, entstehen daraus nur selten ernsthafte Probleme, zumal Geschäftsleute und Bankangestellte bei schweren geistigen Störungen in der Regel selbst erkennen, ob Zweifel an der Geschäftsfähigkeit angebracht sind. Probleme kann es aber insbesondere bei Betreuten mit einer schweren affektiven Psychose geben, deren Auswirkungen auf den Realitätsbezug der betroffenen Person für Unkundige oft nicht zu erkennen sind. Hier kann das Vormundschaftsgericht insbesondere für Vermögensangelegenheiten einen *Einwilligungsvorbehalt* beschließen. Danach kann die betreute Person in diesem Bereich nur noch wie ein beschränkt geschäftsfähiger Jugendlicher handeln. Folgenschwere Verträge, die sie abschließt, werden erst nach Zustimmung des Betreuers gültig.

Mit der Bestellung eines Betreuers befindet sich die betroffene Person in der Situation, dass eine fremde Person über ihr Geld verfügen, mit dem Wohnungsvermieter verhandeln oder dem Arzt die Behandlung besprechen kann, und dass die Ergebnisse dann auch noch für sie bindend sind. Ein ihr bisher vielleicht fremder Mensch kann jetzt jederzeit in ihre persönlichen Bereiche eingreifen. Das Betreuungsrecht schreibt deshalb Grundsätze für die Betreuungsführung vor, um der betreuten Person Schutz vor vermeidbaren Eingriffen in die Autonomie zu bieten (vgl. § 1901 BGB):

- **Persönliche Betreuung:** Mit diesem Rechtsbegriff wird dem Betreuer die Pflicht auferlegt, die *persönliche Beziehung* zwischen der betreuten Person und ihm so zu gestalten, dass er deren Bedürfnisse und Vorstellungen von ihrem eigenen Leben kennt und danach seine Betreuungsentscheidungen ausrichten kann. Er ist deshalb auch verpflichtet, seine Entscheidungen mit der betreuten Person soweit wie möglich zuvor zu besprechen. Dagegen bedeutet „persönliche Betreuung" nicht, dass der Betreuer hauswirtschaftliche oder pflegerische Aufgaben – z.B. eine Art „Betreutes Wohnen" – zu leisten hätte.

- **Unterstützung vor Vertretung:** Der Betreuer soll die betreute Person ihre Angelegenheiten soweit wie möglich *selbst besorgen* lassen und sie dabei unterstützen, so dass er sein Recht zum vertretungsweisen Handeln so wenig wie möglich wahrzunehmen braucht. In letzter Konsequenz bedeutet das auch, dass er *sich entbehrlich machen* sollte, wo immer dies im Interesse der betreuten Person möglich ist. Er hat daher auch eine Reduzierung oder Beendigung der Betreuung bei Gericht anzuregen, wenn diese nicht mehr erforderlich ist.
- **Wünsche respektieren:** Der Betreuer soll die Wünsche der betreuten Person respektieren, solange für diese daraus kein wesentlicher Schaden zu erwarten ist. Er darf nicht aufgrund eigener symbiotischer Bedürfnisse oder einer unreflektierten Übertragung eigener Maßstäbe auf das Leben der betreuten Person ohne Notwendigkeit in die *Autonomie* der betreuten Person eingreifen. Bei Klienten, welche ihre Bedürfnisse nicht verständlich machen können, muss der Betreuer mit Empathie und dem biografischen Ansatz die Lebenswelt und die sich daraus ergebenden Bedürfnisse und Wünsche des Klienten erschließen.

In Bert Brechts Erzählung „Die unwürdige Alte" erfahren wir von einer alten Frau, die nach lebenslanger Sorge um fünf Kinder und ihren inzwischen verstorbenen Mann auf das ihr verbliebene Haus eine Hypothek aufnimmt. Statt den im Ort verbliebenen Sohn, dessen Betrieb nicht gut geht, damit zu unterstützen und der Enkelin ein Kommunionskleid zu kaufen, sind es Kinobesuche, ein Flickschuster, der es im Leben zu nichts gebracht hat, und Kartenspiel mit einem geistig behinderten Mädchen, mit denen sie ihr Geld „durchbringt". Wie hätten Sie, gesetzt den Fall, Sie wären ihre Betreuerin, hier über die Verwendung des kleinen Vermögens der Frau entschieden?

Über die Beachtung der sich aus dem Gesetz ergebenden Grundsätze hinaus sind fachliche Standards der Sozialen Arbeit für die Praxis der Betreuung zu entwickeln. Rechtliche Betreuung ist in methodischer Hinsicht eine Form sozialer Einzelhilfe, deren Grundsätze wie Akzeptanz, Empathie und authentisches Verhalten und deren Theorien auch hier gelten. Für schwierige Betreuungsfälle ist Fallsupervision unverzichtbar.

14.4.4 Gesundheitssorge und Aufenthaltsbestimmungsrecht

Einer Betreuerin mit dem Aufgabenbereich *Gesundheitssorge* obliegt erforderlichenfalls das *Management* der gesundheitlichen Hilfen, die von ärztlichen, pflegerischen, anderen therapeutischen und sozialen Diensten zu leisten sind. Die Betreuerin veranlasst, koordiniert und kontrolliert im notwendigen Umfang deren Leistungen im Interesse der von ihr betreuten Person. Ihre weitere Aufgabe kann die *stellvertretende Entscheidung* über vorgeschlagene Behandlungen sein, sofern der Patient für diese nicht einwilligungsfähig ist. Dazu ist sie von den Ärzten und anderen verantwortlichen Therapeuten zuvor hinreichend aufzuklären.

Eine stellvertretende Einwilligung durch den Betreuer ist nicht möglich, wenn die betreute Person in Bezug auf die vorgeschlagene Behandlung *selbst einwilligungsfähig* ist. Dann kann sie, wie jeder Patient, die Behandlungsmaßnahme auch ablehnen. Ebenso ist die Anordnung eines Einwilligungsvorbehalts in Bezug auf Behandlungsmaßnahmen grundsätzlich nicht zulässig. Doch auch wenn die betreute Person einwilligungsfähig ist, haben die Ärzte deren Behandlung mit der Betreuerin zu besprechen. Denn sie hat ihre Klientin bei ihrer Entscheidung zu unterstützen und auf die Wahrung ihrer Rechte gegenüber den Therapeuten zu achten.

Unter der Voraussetzung, dass die Bestimmung des *Aufenthalts* zu den der Betreuerin übertragenen Aufgaben gehört, kann sie zur Abwendung einer erheblichen Gefahr *für die betreute Person* eine zwangsweise Aufnahme in ein Krankenhaus oder ein Heim nach den oben beschriebenen Kriterien einer Unterbringung (§ 1906 BGB) veranlassen. Das Gesetz stellt andere Formen der Freiheitsentziehung, wie z.B. das Anbringen eines Bettgitters oder für die Betroffenen unüberwindlicher Trickschlösser einer Unterbringung gleich („unterbringungsähnliche Maßnahmen").

14.4.5 Das örtliche Betreuungswesen

Das Rechtsinstitut der Betreuung bedarf für seine Wirksamkeit einer sozialpolitischen Ausgestaltung, die hauptsächlich den Kommunen obliegt. Die wichtigsten Akteure am Ort sind das *Vormundschaftsgericht*, die örtliche *Betreuungsbehörde* (meist mit der Bezeichnung „Betreuungsstelle"), die örtlichen *Betreuungsvereine* und die freiberuflich tätigen Betreuer. Sie sollen in einer örtlichen Arbeitsgemeinschaft zusammenwirken. Das Gericht trägt Verantwortung für die Eignung der Betreuer und muss sie bezüglich ihrer Aufgabenwahrnehmung kontrollieren. Die beim Jugendamt, Gesundheitsamt oder Sozialamt organisatorisch angebundenen *Betreuungsbehörden* führen Betreuungen zunehmend nicht mehr selbst durch. Sie fördern die Zusammenarbeit und

Fortbildung im örtlichen Betreuungswesen und unterstützen als sozialarbeiterische Fachbehörde das Gericht, indem sie für eine Betreuertätigkeit geeignete Personen vorschlagen und Sachverhaltsermittlungen durchführen bzw. Sozialgutachten erstellen zur Frage, ob eine Betreuung und wenn ja in welchem Umfang notwendig ist. *Betreuungsvereine* leisten Betreuungsarbeit durch haupt- und ehrenamtliche Betreuer und leisten Fortbildung für Betreuer, Öffentlichkeitsarbeit zur Gewinnung ehrenamtlicher Betreuer und Beratung über Vorsorgeverfügungen.

14.5 Sachverständige Beratung von Gerichten und Behörden

14.5.1 Die Rolle des Gutachters

Die Anwendung von Rechtsvorschriften durch Gerichte und Verwaltungen erfordert häufig von diesen spezielle Fachkenntnisse, über die sie selbst nicht verfügen. In solchen Fällen bedienen sie sich der Unterstützung durch Fachleute, die über besonderes Wissen und besondere Fähigkeiten verfügen, welche sie dem Gericht zur Beantwortung von dessen Fragen zur Verfügung stellen. Ihre Leistungen werden als Gutachten, gutachterliche Stellungnahmen oder sachverständige Zeugnisse bezeichnet. In der Regel haben sie mittels ihrer besonderen Fachkompetenz einen Sachverhalt hinsichtlich der vom Gericht an sie gestellten Fragen zu untersuchen bzw. darüber zu berichten. Weitergehend haben sie diese oder andere vom Gericht vorgelegte Sachverhalte zu interpretieren, um dem Gericht die Anwendung der relevanten Rechtsvorschrift zu ermöglichen. Man hat die Rolle dieser Sachverständigen als „Gehilfen" bezeichnet, sinnvoller aber ist ihre Tätigkeit mit der eines sachverständigen Beraters des Gerichts beschrieben. Als beauftragter Berater sind sie im Hinblick auf die Erfüllung der gestellten Aufgabe zur Loyalität gegenüber ihrem Auftraggeber verpflichtet. Sie sind für ihre mündlichen oder schriftlichen Aussagen verantwortlich und haftbar.

Sozialarbeiter nehmen derartige Funktionen im Rahmen der Jugendgerichtshilfe, für Sozialhilfeträger, Rehabilitationsträger und Vormundschaftsgerichte wahr. Meist geht es um die Unterstützung des Gerichts bei der Anwendung unbestimmter Rechtsbegriffe („Kindeswohl", „seine Angelegenheiten nicht besorgen können"), für die psychosoziale Fachkompetenz erforderlich ist. Kenntnisse, was von einem Gutachter erwartet werden muss, sind für Sozialarbeiter aber auch notwendig, um im Interesse eines Klienten (z. B. als Verfahrenspfleger) Mängel in einem Gutachten erkennen zu können. Arndt/Oberloskamp/Balloff haben die Grundlagen der gutachterlichen Tätigkeit von Sozialarbeitern eingehend dargestellt.

14.5.2 Grundsätze der Begutachtung

Ein Gutachten sollte folgende Eigenschaften aufweisen:

- Es muss nachvollziehbar und hinsichtlich seiner Schlussfolgerungen überzeugend sein.

Das Gericht, das die Verantwortung für seine rechtliche Entscheidung trägt, muss die Ausführungen seiner Berater kritisch aufnehmen, auf ihre Schlüssigkeit prüfen und zu seinen eigenen Erfahrungen in Beziehung setzen können. Fachausdrücke sollen deshalb vermieden oder erläutert werden. Komplizierte Zusammenhänge müssen verständlich gemacht werden.

- Es muss dem Beratungsbedarf des Gerichtes entsprechen.

Nicht nur Darstellungsweise, sondern auch der Inhalt sind an den Beratungsbedürfnissen des Auftrag gebenden Gerichts auszurichten. Gefragt sind nicht enzyklopädische Abhandlungen und renommierende Sprechhülsen scheinbarer Fachlichkeit, sondern eine auf die rechtlichen Entscheidungskriterien konzentrierte Beratung.

- Es muss fachlich-wissenschaftlich verlässlich sein.

Das Gericht muss sich darauf verlassen können, dass sein Berater die notwendigen Standards seines Faches beherrscht und anwendet.

- Es muss vollständig sein.

Sachverhalte, die für die Beantwortung der Fragen des Gerichts bedeutsam sind, müssen abgeklärt sein; es darf nicht etwas Wichtiges übersehen oder vergessen oder eine für die gerichtliche Entscheidung wichtige Feststellung verschwiegen werden. Der Umfang der Untersuchung ergibt sich nach Maßgabe der Sorgfaltspflicht des Sachverständigen.

- Es muss aus sich selbst verständlich sein.

Das Gutachten muss für alle Verfahrensbeteiligten kritisch lesbar sein, auch wenn ihnen die Gerichtsakte nicht zur Verfügung steht.

- Es muss Fakten von deren Interpretation (Bewertung) zu unterscheiden suchen.

So schwierig dies bei sozialen bzw. psychischen Sachverhalten ist: Die

Darstellung, was gesehen und gehört wurde und mögliche Folgerungen daraus sollen getrennt werden.

- Es muss „objektiv" sein.

Jedes Gespräch, jede Beschäftigung mit einem Menschen spricht Gefühle und unbewusste Erinnerungen an. Im Gespräch mit der betroffenen Person „neutral" sein zu können, ist eine naive Einbildung. Vielmehr muss eine Sachverständige für psychosoziale Sachverhalte über die notwendige personale Kompetenz verfügen, um die sich entwickelnde Beziehung zum Probanden kritisch-reflektierend wahrnehmen zu können. Sie muss sich mit ihren emotionalen Reaktionen kritisch auseinandersetzen, um die ihr vom Gericht gestellte Aufgabe mit der notwendigen Nüchternheit wahrnehmen zu können. Objektivität heißt hier: Die Sachverständige nimmt ihre Aufgabe in einer Weise wahr, dass ihre Wahrnehmungen und deren Interpretation so weit wie möglich unabhängig von ihren persönlichen Eigenschaften erfolgen, sodass ein anderer, fachlich gleich qualifizierter Sachverständiger zu den gleichen Ergebnissen gelangen müsste.

- Es ist in seiner Ausdrucksweise rücksichtsvoll gegenüber den vom Gutachten betroffenen Personen.

Man kann notwendige Aussagen klar verständlich und dennoch so ausdrücken, dass die Ehre und Privatsphäre der Personen, über die berichtet wird, nicht beschädigt werden.

14.5.3 Zur Form des Gutachtens

Nach den *Personalien* des Betroffenen sowie dem Aktenzeichen des Gerichts wird zunächst die *Fragestellung* des Auftraggebers (des Gerichts) angegeben. Danach werden die benutzten *Erkenntnismittel* angegeben, z.B. „Das Gutachten beruht auf zwei Hausbesuchen bei Frau N., Gesprächen mit ihren nächsten Bezugspersonen und der Kenntnis der Behandlungsberichte aus dem Krankenhaus A.". Das Gutachten lässt sich dann zweckmäßigerweise in vier Abschnitte gliedern:

1. Kurze Zusammenfassung der Sachlage.

Hierher gehören in der Regel nur wenige berichtende Sätze, die auch Lesern, die nicht die Gerichtsakten kennen, eine kritisch-nachvollziehende Kenntnisnahme des Gutachten ermöglichen sollen. Im Rahmen eines Betreuungsverfahrens kann hier bedeutsam sein, wer die Anregung zu einer Betreuung gegeben hat und welche Gründe dafür genannt wurden.

2. Untersuchungen
Alle für die Aussagen des Gutachtens wesentlichen Feststellungen sind hier mitzuteilen. Die Untersuchungsmittel sind vor allem:

- Aufgabenorientierte Gespräche mit der betroffenen und anderen relevanten Personen,
- eigene, für das zu beratende Problem („braucht der Proband Betreuung?") relevante Beobachtungen (z.B. während eines Hausbesuches),
- für die sachverständigen Aussagen verwendete Berichte von Institutionen, Ärzten und sozialen Diensten.

3. Bewertung der Untersuchungsergebnisse
Die zuvor mitgeteilten Beobachtungen und Feststellungen werden auf die Fragestellungen des Gerichts hin fachlich interpretiert, wesentliche Zusammenhänge erklärt. Am Schluss muss dem Leser plausibel sein, wie Gutachterin bzw. Gutachter die Fragen des Gerichts beantworten und welche fachlichen Gründe sie dafür haben.

4. Zusammenfassende Darstellung der Ergebnisse
Auf der Basis der zuvor schon geleisteten Interpretation der Untersuchungen werden hier die Fragen des Gerichts beantwortet. Es wird nicht mehr argumentiert, sondern nur noch Quintessenz für das Gericht zusammengefasst. Mit einer Unterschrift wird die Verantwortung für die Aussagen des Gutachtens übernommen.

14.5.4 Sachverständige Beratung im Betreuungsverfahren

Bevor das Vormundschaftsgericht einen Betreuer bestellt, hat es gemäß § 68b FGG ein Gutachten einzuholen, das nach herrschender Rechtsprechung von einem Arzt zu erstatten ist. Darüber hinaus machen die Gerichte zunehmend Gebrauch von der Möglichkeit gemäß § 8 Betreuungsbehördengesetz, die Behörde um Sachverhaltsaufklärungen zu bitten. Daraus entwickelt sich mancherorts eine wachsende Kultur, Sozialgutachten zur Notwendigkeit einer Betreuung zu erstellen. Wo diese hinreichend qualifiziert sind, können sie für die Entscheidung des Gerichts eine ausschlaggebende Bedeutung bekommen, zumal wenn die ärztlichen Gutachten im Wesentlichen nur Feststellungen zum Schädigungsbild aus medizinischer Perspektive enthalten. Denn das Gericht benötigt vorrangig andere Feststellungen für seine Entscheidung: Es muss wissen, welche wichtigen Angelegenheiten im Interesse der Betroffenen zu besorgen sind und inwieweit diese Probleme ohne Eingriffe in Persönlichkeitsrechte zu lösen sind. Medizinische Symptomdiagnostik spielt dabei nur eine untergeordnete Rolle.

Damit das Gericht dem Erforderlichkeitsgrundsatz nach § 1896 BGB zu entsprechen vermag, sollte zunächst einmal die Lebenslage der betroffenen Person erkundet werden:

- Wie lebt die betroffene Person?
- Wie kommt sie mit den Anforderungen ihres Alltags zurecht – eventuell mit Unterstützung aus ihrem sozialen Netzwerk oder mittels hinzugezogener Dienste?
- Bestehen für sie besondere Gefährdungen oder Schwierigkeiten, z.B. in wirtschaftlicher oder gesundheitlicher Hinsicht?
- Oder aus Ansprüchen Anderer, besonders bei Wohnungsproblemen, Streitigkeiten oder betrügerischen Absichten?

Wenn solche Probleme bestehen und die betroffene Person mit deren Bewältigung überfordert ist, sollte sie nach Möglichkeit beraten werden, wo und wie sie notwendige Unterstützung durch entsprechende Dienste oder Dienstleistende (soziale, medizinische oder pflegerische Dienste, Anwälte, Vermögens- oder Schuldnerberater) erhalten kann.

Wenn eine Problemlösung auf diese Weise nicht möglich erscheint, ist zu fragen, ob dies damit zusammenhängt, dass die betroffene Person aufgrund einer Behinderung oder Krankheit rechtlich nicht handlungsfähig (geschäftsfähig, einwilligungsfähig) ist oder von ihr bevollmächtigte Personen nicht hinreichend kontrollieren kann. Nur in diesen Fällen kommt die Bestellung eines Betreuers infrage. Jetzt sind die Chancen abzuklären, ob ein Betreuer für die diagnostizierte Problemsituation tatsächlich Abhilfe schaffen könnte und welche Aufgaben ihm dazu vom Gericht übertragen werden sollten.

Literaturhinweise

Die Fachzeitschrift BtPrax (Betreuungsrechtliche Praxis) berichtet regelmäßig über die laufende Rechtssprechung und widmet sich auch den fachlichen Bedürfnisse der Sozialarbeit. Die wichtigste juristische Zeitschrift ist die FamRZ (Zeitschrift für das gesamte Familienrecht). Eine ausgezeichnete Einführung in das Betreuungsrecht gibt der Leitfaden von Jürgens, Kröger, Marschner und Winterstein. Zum Nachschlagen eignen sich die Kommentare für das Betreuungsrecht: insbesondere der von Bienwald sowie der Heidelberger Kommentar (HK-BUR), der als Loseblatt-Sammlung laufend aktualisiert wird. Für das Thema Unterbringung hat der Kommentar von Marschner und Volckart die größte

Bedeutung. Das Buch des Richters Raack und des Sozialarbeiters Thar weist bereits den Charakter eines Lehrbuchs zur sozialarbeiterischen Betreuungspraxis auf.

Arndt, J., Oberloskamp, H., Balloff, R. (1993) Gutachtliche Stellungnahme in der sozialen Arbeit, eine Anleitung mit Beispielen für die Mitwirkung im Vormundschafts- und Familiengerichtsverfahren. Heidelberg.

Böhme, H. (1991) Das Recht des Krankenpflegepersonals, Teil 2: Haftungsrecht. 3. Aufl. Stuttgart

Brenner, G. (1983) Arzt und Recht, Leitfaden und Nachschlagewerk des medizinischen Rechts für die ärztliche Praxis. Stuttgart New York

Brill, KE. (2003) Psychisch Kranke im Recht, ein Wegweiser. Bonn

Crefeld, W. et al. (Hrsg) (1996) Das Betreuungswesen und seine Bedeutung für die gemeindepsychiatrische Versorgung. Köln

Deinert, H. (2000) Das Recht der psychisch Kranken, eine Zusammenstellung bundes- und landesrechtlicher Vorschriften. Bundesanzeiger, Köln

Dietz, A. et al. (1998) Behandlungsvereinbarungen. Vertrauensbildende Maßnahmen in der Akutpsychiatrie. Bonn

Jürgens, A. et al. (2002) Betreuungsrecht kompakt, 5. Aufl. München

Klie, T. et al. (Hrsg) Heidelberger Kommentar zum Betreuungs- und Unterbringungsrecht/HK-BUR, Loseblatt-Sammlung. Heidelberg

Klie, T., Bauer, A. (2003) Patientenverfügung/Vorsorgevollmachten – richtig beraten? Heidelberg

Marschner, R., Volckart, B. (2001) Freiheitsentziehung und Unterbringung, Kurzkommentar, 4. Aufl. München

Raack, W., Thar, J. (2001) Betreuungsrecht, ein Leitfaden. Bundesanzeiger, Köln

Alexander Trost

15. Psychohygiene – Hilfe für Helfer

„Man kommt leichter zu jedem anderen, als zu sich" (Jean Paul)

15.1 Einleitung

Ein Lehrbuch der Psychiatrie für Sozialberufe kann nicht vollständig sein, wenn nicht ein Kapitel denen gewidmet wird, die das eigentliche Instrumentarium der Behandlung darstellen: den *professionellen Helfern*. In kaum einem anderen Feld der Medizin ist der Einsatz der eigenen Person so bedeutsam für das Zustandekommen einer Kooperation, für den Verlauf des therapeutischen Prozesses und für den Ausgang der Behandlung wie in der Psychiatrie.

Wie bereits im Einleitungskapitel dargestellt, bestimmen in der psychiatrischen Arbeitsbeziehung mehr die *Sichtweisen* – sowohl die des Patienten und seines sozialen Kontextes, als auch die seines Behandlers und dessen professionellen Umfeldes – als die *„Fakten"* über die Wahrnehmung, Bewertung und Behandlung der zur Diskussion stehenden Symptomatik. Während die organmedizinischen Disziplinen sich ja noch eher auf naturwissenschaftlich relativ exakt fassbare Phänomene beziehen können, spielen in der Psychiatrie in der Regel (inter-)subjektive Phänomene die entscheidende Rolle.

Hieraus folgt, dass eine offene Wahrnehmung, entspanntes Hinhören, Hinsehen, Hinspüren, mehrere Möglichkeiten der Bewertung eines Verhaltensmusters und eine möglichst große Auswahl an Handlungsoptionen beim Behandler die wichtigsten Voraussetzungen für das Gelingen der therapeutischen wie der pädagogischen Beziehung sind.

Unter dem Begriff **Psychohygiene** (griechisch: Seelengesundheit) verstehen wir all die Einstellungen, Verhaltensweisen und Maßnahmen, die den vorgenannten Zielen im Sinne eines Erhalts der Arbeitsfähigkeit des psychiatrischen Helfers dienen.

15.2 „Burnout" und „Berufliche Deformation"

Das Gegenstück zur gelungenen Psychohygiene wird Burnout genannt. Dieses „Ausbrennen" (Aronson, et al. 1983), auch **Erschöpfungssyndrom** genannt, ist in der therapeutisch-psychiatrischen Helferszene zu einem Terminus technicus geworden. Es wird als schleichend beginnender oder abrupt einsetzender Erschöpfungszustand körperlicher, geistiger oder gefühlsmäßiger Art in Beruf, Freizeit, Freundeskreis, Partnerschaft und Familie beschrieben, oft verbunden mit Aversion, Ekel und Fluchtgedanken. Im Vorfeld ist dabei langandauernde Überforderung ohne angemessenes Korrektiv charakteristisch (Freudenberger 1980).

Indikatoren für eine drohendes Burnout-Entwicklung können z.B. sein:

- Widerwillen, täglich zur Arbeit zu gehen
- Gefühle von Versagen, Ärger, Schuld, Entmutigung oder Gleichgültigkeit
- Depressionssymptome wie: Leere, „das Leben schwer und dumpf erleben"
- Psychosomatische Symptome wie Schlafstörungen, Kopf- und Magenschmerzen, häufige Infekte etc...
- Zunahme von negativen Gegenübertragungen mit Klienten
- Irritation, Ablenkbarkeit, Gereiztheit und Unduldsamkeit zu Hause

Die Liste ließe sich fortsetzen. Die destruktive Entwicklung setzt freilich nicht schlagartig ein, vielmehr können mehrere **Phasen des Burnout-Prozesses** – etwa wie folgt – abgegrenzt werden:

1. Freundlichkeit und Idealismus
2. Überforderung
3. Abnahme der freundlichen Haltung und Schuldgefühle darüber
4. Vermehrte Anstrengung, erhöhte Ansprüche, Erfolglosigkeit
5. Hilflosigkeit, Schuldzuweisungen (depressiv / aggressiv)
6. Hoffnungslosigkeit
7. Erschöpfung, Apathie, Aufbäumen, Wut
8. Burnout als Vollbild mit teils heftigen radikalen „Fluchtversuchen", wie: plötzliche Kündigung, Scheidung, Suizidversuchen, große Geldausgaben.

Genau betrachtet, ist das Burnout-„Syndrom" ein „letzter Versuch" des Individuums, sich als handelndes, autonomes Wesen mit hinreichendem Selbstwert und einer spezifischen Identität zu erfahren. *Autonomie, Selbstwert und Identität* sind die durch das Ausgebranntsein eigentlich bedrohten Seinskategorien.

Nahezu alle Berufsgruppen können von Burnout betroffen sein. In der psychiatrischen Arbeit hat dieses Ergebnis mangelnder Psychohygiene jedoch noch eine besondere Bedeutung, die im nächsten Kapitel näher beleuchtet wird.

Wenn eine chronische Belastung auf die Dauer nicht beseitigt werden kann, kommt es bei einem Teil der Betroffenen zu **beruflicher Deformation** unterschiedlicher Art. Auch hier handelt es sich letztendlich um Bewältigungsformen bei anhaltendem dysfunktionalem Stress. Fengler (1989) meint damit:

...alle Schädigungen, Verformungen, ..., Erstarrungen, Realitäts- und Wahrheitsverluste und Verkennungen im Erleben, Verhalten und Denken, die im Laufe der Berufstätigkeit und durch sie bedingt auftreten.

Dazu kann eine *Überidentifikation* mit der Institution oder Tätigkeit gehören, die den Mitarbeiter auf das beruflich handelnde Menschenwesen reduziert, eine *Interessensverarmung* oder *Wahrnehmungseinengung*, eine *Erstarrung in Gestus und Ausdruck* bis hin zu *abrufbaren Gefühlen* („professionelle Betroffenheit" z.B.). Andere Aspekte wären *ideologische Einengungen* auf bestimmte Denkparadigmata („Ich denke nur streng systemisch, nicht psychoanalytisch, Ihre Vergangenheit interessiert mich daher nicht!") oder eine *Unersättlichkeit an Methoden-Fortbildung* („Wenn ich noch diese fünfte Therapieweiterbildung mache, müsste ich doch endlich *wirklich* helfen können!"). Die berufliche Deformierung mindert (häufig) das eigene Leiden, allerdings um den Preis der genannten Einengung in Wahrnehmung, Denken, Fühlen und Handeln .

15.3 Psychiatrische Beziehungsgestaltung und Psychohygiene

Psychiatrische Arbeit ist in ihrer Essenz Beziehungsarbeit. Medikamente können diese Arbeit oft ganz wesentlich unterstützen, aber sie heilen nicht. Je nach beruflicher Ausbildung, Tätigkeitsprofil und persönlichen Fähigkeiten werden die Beziehungen des einzelnen Psychiatriemitarbeiters in diesem komplexen Netzwerk zwischen Patienten, Teams, den unterschiedlichen Abteilungen einer psychiatrischen Institution und den Rahmenbedingungen des Gesundheitssystems ausgestaltet.

Im Letzten geht es jedoch um die personale Begegnung mit einem Menschen, der bei der Lösung einer Lebensaufgabe in eine Sackgasse geraten ist und dabei etwas hervorgebracht hat, was wir Störung, Leiden, Krankheit nennen. Diese Abweichungen vom optimalen Gesundheitszustand sind letztendlich allgemeinmenschliche Möglichkeiten, somit uns allen von der Vorstellung her zugänglich, zumindest in Ansätzen auch bekannt, obwohl in ihrer extremen Ausprägung oft fremd. Fatalerweise geht es bei einer psychiatrischen Erkrankung genau wie beim Burnout um die Bedrohung und Verteidigung der basalen Dimensionen *Autonomie, Selbstwert und Identität* der Person, teils mit ähnlichen, teils mit anderen Mitteln.

Auf der anderen Seite der helfenden Beziehung steht ein psychiatrisch tätiger Mensch, der, auf der Basis seiner professionellen Ausbildung, dem psychisch Gestörten gegenüber so begegnen soll, dass dessen Lebensentwicklung wieder weitergehen kann und ein angemessener Umgang mit den aufgetretenen Schwierigkeiten erreicht wird. Diese Begegnung ist einmal von dem nichtsprachlichen und sprachlichen Austausch zwischen zwei handelnden Subjekten geprägt, auf einer anderen Ebene macht jeder den anderen aber auch zum Objekt, zum Gegenstand der Beobachtung, der Fremdwahrnehmung, Theoriebildung und Beeinflussung. Die Subjekt-Subjekt- und die Subjekt-Objekt-Ebene zusammen machen die vollständige Ich-Du-Begegnung aus.

Neben der notwendigen *objektivierend-distanzierten* Betrachtung und Behandlung des Patienten fließt also immer auch wesenhaft eine *subjektiv* geprägte Form der Begegnung in die helfende Beziehung mit ein. Dörner und Plog haben in ihrem Psychiatrie-Lehrbuch hohe Anforderungen an die Qualität dieser Begegnung zwischen Patient, Angehörigen und Psychiatrie-Mitarbeitern formuliert:

> „**Selbstwahrnehmung:** Hier geht es um das erste Erfordernis überhaupt: dass der Patient sich von mir ernst genommen fühlt und sich selbst zu verstehen lernt. Vorleistung meinerseits ist die Suchhaltung bei mir, die sich – im Rahmen des Verstehens – auf den Patienten überträgt.
>
> **Vollständigkeit der Wahrnehmung:** Das heißt wahrnehmen, dass ein psychisch Kranker stets Opfer <u>und</u> Täter seines Krankseins ist (selbst beim Delir!), dass er sein Kranksein immer auch in Beziehung zu anderen lebt, dass er die Bedingungen des Krankseins – innere und äußere – zu unterscheiden hat und dass seine Symptome stets von seinen Lebensproblemen her ihren Sinn bekommen: als ihr Ausdruck, als Abwehr und Vermeidung, aber auch als – wenn auch misslingender – Problemlösungsversuch.
>
> **Normalisierung der Beziehung:** Mit der Rückmeldung aller Gefühle, die der Patient in mir auslöst, als meiner Vorleistung, beginnt die Aufhebung der immer vorhandenen Isolation des Patienten und damit die Herstellung von Offenheit, wechselseitigem Austausch, Achtung der grundsätzlichen Begrenztheit allen Verstehens, d. h.

die Herstellung einer normalen Beziehung, in der ich die Symptome des Patienten weder ausblenden, noch angreifen, noch auf sie hereinfallen muss, einer Beziehung, in der wir gemeinsam daran arbeiten, dass sie sich erübrigen." (Dörner/Plog, 1990)

Um einer solchermaßen ideal formulierten Beziehungshaltung nahezukommen, bedarf es hoher fachlicher und menschlicher Qualifikationen beim psychiatrisch Tätigen. Es versteht sich von selbst, dass dies immer nur ansatzweise und punktuell gelingen kann, dass professionelle Erfahrung und persönliche Reife günstige Vorbedingungen dafür sind und: dass die Beachtung der verschiedenen Aspekte von Psychohygiene und Burnout-Prophylaxe hierbei entscheidend unterstützend wirken können.

Dreh- und Angelpunkt der Beziehungs-Kompetenz des professionellen Helfers ist der Umgang mit der eigenen Begrenztheit. Kognitive und emotionale, zeitliche und energetische Ressourcen sind dabei keineswegs nur durch die individuelle und allgemeinmenschliche Unzulänglichkeit eingeschränkt, sondern insbesondere auch durch die Komplexität und Schwierigkeit des Berufsfeldes.

Psychiatrische Institutionen sind trotz – vielleicht sogar auch wegen – positiver Entwicklungen der letzten Jahrzehnte immer noch schwer durchschaubare soziale Gebilde mit häufig unklaren Aufträgen, Zuständigkeiten und Zielen. Dazu kommt, als direkte Folge der ständigen Auseinandersetzung mit existentiell betroffenen und verstörten Menschen, eine oft hohe Emotionalisierung sämtlicher Abläufe.

Therapeutisches, sozialarbeiterisches und pädagogisches Handeln in der Psychiatrie spielt sich damit in vielfach vernetzten und hochdynamischen Konstellationen ab, die durch den Einzelnen nicht kontrollierbar sind. Die eigene Überlebens- und Arbeitsfähigkeit in einem solchen System hängt demnach entscheidend von der Fähigkeit ab, diese Unsicherheit und Unbestimmtheit zu ertragen und sie gestalterisch für den Berufsauftrag und zum Nutzen für die Klientel und das eigene Wohlbefinden nutzen zu können. Dies verlangt ein hohes Maß an Flexibilität und Anpassungsbereitschaft wie auch an Abgrenzungsfähigkeit und emotionaler Stabilität.

Im Falle eines burnout-geschädigten Helfers finden wir – dies folgt aus dem bisher Gesagten – eine in den wesentlichen Dimensionen symmetrische Situation zwischen Mitarbeiter und Patient vor, die für letzteren dann kaum noch hilfreich sein kann.

Ziel von Psychohygiene-Maßnahmen und Burnout-Prohpylaxe in diesem Verständnis ist es daher, durch geeignete Maßnahmen immer wieder neu eine individuell optimale Verfassung mit folgenden Merkmalen anzusteuern:

- ein höchstmögliches Maß an Autonomie unter Anerkennung der von außen gegebenen Grenzen,
- angemessener Selbstwert bei Wahrnehmung der eigenen Schwachpunkte und
- eine persönliche, individuelle Identität im professionellen Austausch mit den anderen Mitgliedern der Institution

15.4 Aspekte und Methoden der Psychohygiene

Im weitesten Sinne kann Psychohygiene sowohl als Haltung wie auch als ein Maßnahmenkatalog zur Prophylaxe des Burnout-Syndroms und als Gegenimpuls zur beruflichen Deformation verstanden werden. Als praktische Disziplin umfasst sie eine Sammlung präventiver und kurativer Maßnahmen gegen äußere und innere Belastungen, Gefährdungen und Schädigungen bei professionellen Helfern. Sie bilden einen Spannungsbogen zwischen den Möglichkeiten und Bedürfnissen der eigenen Person und dem *Wir*, der realen Beziehungsgestaltung zu Patienten und KollegInnen. Eine andere Polarität spannt sich – hier vertikal angeordnet – von mehr *mentalen* zu eher *körperbezogenen Prozessen* (s. Abb.1). An dieser Stelle können aus der Vielzahl an möglichen Strategien und Maßnahmen zur Erhaltung der eigenen seelischen Gesundheit nur einige exemplarisch angeführt werden:

15.4.1 Als Erstes ist eine Diagnose vonnöten:

- Im Sinne einer diagnostischen Selbst-Supervision ist es hier besonders notwendig, die eigene Wahrnehmung zu schulen, d.h. frühzeitig merken zu lernen, wenn ich mich verspanne, kognitiv überlastet bin, körperlich oder emotional an meine Grenzen komme.
- Dazu gehört es auch, frühzeitig zu registrieren, wenn ich in die Gefahr komme, den Überblick zu verlieren, Nähe und Distanz den Patienten gegenüber nicht mehr in einer für mich zuträglichen Form regulieren zu können, oder in die Probleme meines Gegenübers so verstrickt werde, dass sie zu meinen eigenen werden.
- Ein guter Indikator dafür, dass „etwas nicht stimmt", kann beispielsweise sein, dass die Arbeit als anstrengend, deprimierend oder ineffektiv erlebt wird. Dabei richtet sich häufig der Aufmerksamkeitsfo-

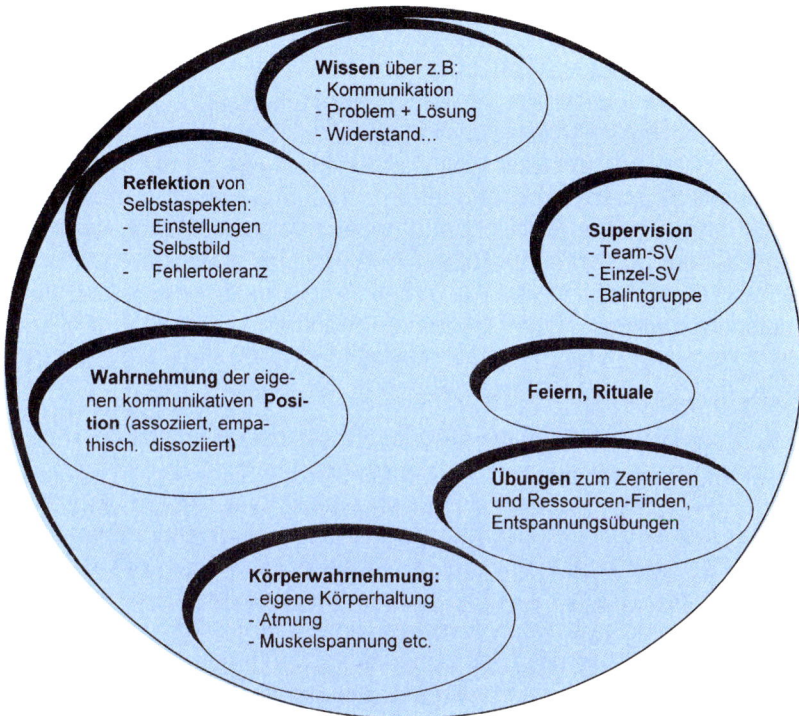

Abb. 1: Aspekte der Psychohygiene

kus nach innen und nicht mehr auf den Klienten oder auf das, was im sozialen System abläuft. Das intensive Führen innerer Dialoge verhindert einen guten Rapport (frz.: guter Kontakt zum Klienten, Resonanz, „Sich aufeinander einstimmen) zum Klienten.
– Die Wahrnehmung des Gegenüber wird als nicht neutral und interessiert, sondern häufig mit negativen Zuschreibungen, mit Affekten wie Ärger oder Wut, Langeweile oder Desinteresse verknüpft, manchmal auch mit Mitleid statt Mitgefühl, mit Perspektivlosigkeit, wo ein Suchen nach Ressourcen angezeigt wäre.
– Psychosomatische Reaktionen wie Ermüdung, Magenbeschwerden, Kopfschmerzen, Hitzegefühl oder Frösteln können hinzukommen.
– Auf kognitiver Ebene können dann Phänomene des Vergessens der eigenen zuvor gestellten Frage, der „Hypothesenleere", des Nicht-Mehr-Zuhören-Könnens gehäuft vorkommen. Wenn man dann noch den Eindruck hat, „mit dem Patienten den Abendessentisch – und vielleicht sogar das Bett – zu teilen", ist es höchste Zeit, die eigene

Position im professionellen Feld ausgiebig zu reflektieren. (Schumacher, 1995)

Die genannten Indikatoren verweisen auf individuelle – häufig persönlichkeitstypische – Formen des Umgangs mit Stressoren. Die lebensgeschichtliche Vielfalt der persönlichen Erfahrungen mit den daraus entstandenen psychophysischen Reaktionsmustern finden in der Persönlichkeitsstrukur eines Menschen ihren Ausdruck. Diese gibt wiederum dem Erleben, Planen und Handeln im Alltag eine spezielle Ausrichtung, wodurch auch die biologisch determinierten Stressreaktionen individuell ausgestaltet werden. Eine bestimmte Persönlichkeitsstruktur geht somit mit einer jeweils typischen Form der Krisen- / Konfliktbewältigung einher.

Dieses sogenannte **Stressprofil** gibt Aufschluss über das persönliche Stresserleben, wiederkehrende Stressprobleme und die Art der Stressbewältigung. Ziel eines aktiven Stressmanagements als Teil der Psychohygiene muss es daher sein, diese Aspekte bewusst wahrzunehmen, um geeignete, die Handlungskompetenz erweiternde Coping-Maßnahmen zu (er-) finden. Sollmann (1995) hat die Stressprofile von fünf verschiedenen Persönlichkeitstypen herausgearbeitet. Ihre Kenntnis kann helfen, die für den eigenen Typus besonders risikoreichen Situationen zu erkennen, sie zu bewältigen oder sie auch ggf. zu vermeiden.

15.4.2 Reflexion eigener Einstellungen, Glaubenssätze und Verhaltensweisen

Einige wenige Aspekte dieses bedeutsamen Werkzeugs der Psychohygiene sollen hier angesprochen werden: Der griechische Philosoph *Epiktet* sagte: „Es sind nicht die Dinge, die uns beunruhigen, sondern die Meinungen, die wir von den Dingen haben". Die Bedeutung der – oft unbewusst wirkenden – eigenen Werthaltungen, Glaubenssätze und Verhaltensweisen kann nicht hoch genug eingeschätzt werden. Die Reflexion eigener Einstellungen lässt sich naturgemäß nicht auf berufliche Phänomene reduzieren. Hier einige Beispiele:

- Wenn ich mich in meiner beruflichen Rolle als unersetzlich für den Patienten sehe, wird sich dies auch in meinen privaten Beziehungen spiegeln.
- Wenn ich den – bewussten oder unbewussten – Glauben habe, dass man Probleme nur dadurch lösen kann, dass man bis in die letzten Winkel ihrer Tiefen eindringt, werde ich im persönlichen Alltagsleben vermutlich auch so verfahren.

- Wenn ich in Bezug auf meine Patienten eher das „halbleere" als das „halbvolle" Glas sehe, werde ich es in meinen persönlichen Beziehungskonflikten vermutlich ähnlich machen.
- Wenn ich im Letzten glaube, dass Menschen eher defizitär, als mit allen zur Lebensbewältigung nötigen Ressourcen ausgestattet sind, wird das meinen Behandlungsoptimismus und meine Wirksamkeitsüberzeugungen dämpfen.
- Aber auch das Verständnis von *Krankheit und Gesundheit*, das ich meiner Tätigkeit zugrunde lege, kann gravierende Auswirkungen auf meine psychische Verfassung als Helfer in einem „aussichtslosen Fall" haben. Eine an die WHO angelehnte Definition von Gesundheit als völlige Abwesenheit von Krankheit macht diese zu einer unerreichbaren Utopie: Wenn alles, was nicht gesund ist, Kranksein bedeutet, fixieren wir uns auf alle nur möglichen Symptome. Politisch brisant ist, dass Gesundheitsutopien zu sozial gefährlichen Entwicklungen führen können: Wo Abweichung vom Idealzustand als pathologisch definiert wird, sind Ausgrenzung und Absonderung bis hin zur Vernichtung „lebensunwerten Lebens" nicht mehr weit (vgl. Simon, 1995). Wenn hingegen andersherum definiert *alles gesund ist, was nicht ausdrücklich krank ist*, bleibt mehr Spielraum für Lebendigkeit und für Variation, Abweichung, bis hin zur Ver-Rücktheit.

Das Konzept der **Salutogenese** (Entstehung von Gesundheit) als Gegenstück zur traditionellen Pathogenese (Entstehung von Krankheit) hat in den letzten Jahren entscheidende Impulse für eine Veränderung der Sichtweisen im Gesundheitswesen gegeben. Der Begriff geht auf den israelischen Medizinsoziologen A. Antonovsky zurück, der die ursächlichen Bedingungen für die erstaunlich gute psychische Gesundheit bei einem hohen Prozentsatz an Frauen, die eine KZ-Haft überlebten, herausfinden wollte. Die dabei gefundenen Merkmale wurden seit dieser ersten Studie auch bei ganz anderen Problematiken und Krankheiten als Kriterien für gesundheitsfördernde Entwicklungen vielfach bestätigt (Schüffel, W. et al. 1998).

Der Forscher fand besonders bei drei Themen hohe Ausprägungen:

- *Verstehbarkeit (Comprehensibility),* eine kognitive Komponente, die dem Individuum verhilft anzunehmen, dass Informationen sinnhaft, strukturiert, in sich schlüssig, geordnet sind. Schlimme Lebensereignisse erscheinen damit nicht nur chaotisch, zufällig oder willkürlich, sondern erklärbar.

- *Handhabbarkeit (Manageability)* beschreibt die eigene Stellung in der Welt der Akteure, die Art, wie man Anforderungen begegnet, wie man die eigenen Ressourcen und äußere Hilfsquellen wahrnimmt und nutzt. Wer ein hohes Maß an Handhabbarkeit erlebt, wird sich nicht leicht in die Opferrolle drängen lassen oder vom Leben ungerecht behandelt fühlen.
- *Bedeutsamkeit (Meaningfulness)* beschreibt die Motivation des Betreffenden, sie ist das Ausmaß, in dem man das Leben emotional als sinnvoll empfindet, ob es Dinge gibt, die einem „am Herzen liegen", für die es einen Einsatz lohnt, sie bezeichnet persönliche Werte, die gelebt werden wollen.

Antonovsky nannte diese Grundorientierung das **Kohärenzgefühl (Sense of Coherence)** Dieses, Gesundheit erhaltende Kohärenzgefühl soll ein Maß sein für ein durchdringendes, andauerndes und dennoch dynamisches Vertrauen, dass:

1. die Ereignisse im Leben strukturiert, vorhersehbar und erklärbar sind;
2. die Ressourcen verfügbar sind, um den aus den Ereignissen stammenden Anforderungen gerecht zu werden;
3. diese Anforderungen Herausforderungen sind, für die Anstrengung und Engagement lohnen.

Eine Person mit einem starken Selbst und einer stabilen Identität wird somit ein ausgeprägtes Kohärenzgefühl aufweisen. Sie wird sich voraussichtlich in Liebe und Arbeit engagieren und die positiven eigenen Möglichkeiten auch eher bei anderen erkennen und fördern können.

Ein Mensch in einer Burnout-Situation wird es damit deutlich schwerer haben. Eine Veränderung der Lebenseinstellungen, die zum Ausgebrannt-Sein führen, ist sicherlich nicht ganz einfach; mit dem Salutogenese-Konzept wurden aber überzeugende Komponenten für eine zielgerichtete Veränderungsarbeit beschrieben, die im Sinne einer umfassenden Psychohygiene heilsam sein kann.

15.4.3 Supervision

Zu einem Standardinstrument der Psychohygiene am Arbeitsplatz haben sich in den vergangenen Jahren die verschiedenen Formen der Supervision entwickelt. Ursprünglich, und in manchen Wirtschaftszweigen heute noch, bedeutete Supervision administrative Kontrolle und Koordination der Arbeit. In den letzten Jahrzehnten hat sich mit der zunehmenden Professionalisierung von helfenden Berufen ein Bedeutungswandel dieses Begriffs ergeben, der heute *Beratung und Unterstützung der Fachkräfte bei ihrer Arbeit* meint.

> „Supervision hat mit innerseelischen, interaktionellen, gruppalen und institutionellen Fragen zu tun. Sie befasst sich mit Wünschen, Motiven und Plänen von einzelnen, Paaren, Gruppen, Teams und Abteilungen. Sie studiert und korrigiert Entwicklungs- und Handlungsverläufe des Supervisanden. Sie orientiert sich an transparenten Kriterien für Erfolg. Gegenstand der Supervision ist ... die berufliche Arbeit des Supervisanden. Dabei geht es in erster Linie darum, wie der Supervisand mit seinen Zielgruppen umgeht ... Oft wird auch das Verhältnis des Supervisanden zu eigenen Vorgesetzten, Kollegen und Mitarbeitern ... besprochen. Berufliche Zielsetzungen werden thematisiert. Diese wiederum stehen oft in enger Verbindung zum gesamten Lebenskontext des Betreffenden, der dabei nicht ausgespart bleiben kann." (Fengler 1989, 226)

Entsprechend den verschiedenen Theorie- und Handlungsmodellen im psychosozialen Raum gibt es mittlerweile eine Vielzahl von Supervisionsmethoden, von denen hier einige dargestellt werden sollen:

1. **Die Balint-Gruppe:** Ursprünglich für die patientenzentrierte Fallarbeit in der Allgemeinmedizin entwickelt, genießt die Balint-Gruppe heute eine große Verbreitung und hohes Ansehen in vielen Berufsgruppen des Gesundheits- und Sozialwesens wie auch bei Lehrern und Pfarrern. Der ungarisch-englische Arzt Michael Balint entwickelte in den 50er Jahren Seminare, die später nach ihm benannt wurden. Ziel der Balint-Gruppe ist, in der patientenzentrierten Fallbesprechung die unbewussten Beziehungsanteile zwischen dem Helfer und seinem Klienten erlebbar und handhabbar zu machen. Dies betrifft sowohl den Anteil der *Übertragung*, also die unbewussten projektiven Erwartungen des Patienten an seinen Helfer, als auch die *Gegenübertragung*, d.h. die unbewussten Affekte, Wünsche, Impulse und Einstellungen des Helfers gegenüber seinem Klienten. Der regelmäßige Besuch einer Balint-Gruppe schafft sowohl ein vertieftes Verständnis der interaktionellen Prozesse in der Helfer-Klient-Beziehung, als auch eine professionelle Distanz durch die Außenperspektive, die mit Hilfe der Gruppe eingenommen werden kann. Dadurch kann der Helfer das Bild von sich und dem Patienten wieder geraderücken (aus der „Ver-rücktheit" herausführen) und die durch emotionale Verstrickung verlorengegangene eigene professionelle Position kann wieder eingenommen werden (Roth, 1988).

2. **Supervision auf der Basis der Themenzentrierten Interaktion (TZI):** Die von der Psychoanalytikerin *Ruth Cohn* als gruppenpädagogische Methode entwickelte TZI befasst sich mit der Balance zwischen dem *Ich* des Einzelnen, dem *Wir* der Gruppe und dem gemeinsamen *Thema*, also beispielsweise einem Teamkonflikt, einer Überforderungssituation mit einem bestimmten Patienten o. ä. Dies geschieht im Gesamtkontext der umgebenden Bedingungen (*Globe*). Im Laufe eines Arbeitsprozesses wird immer wieder eine der genannten Dimensionen überwiegen (vgl. Langmaack, 2003). Nach TZI-Verständnis wird der Prozess dann dysfunktional, wenn über längere Zeit die Betonung bei einem Pol bleibt und die anderen Aspekte zu wenig Berücksichtigung finden.
Das bindet Energien und reduziert Effektivität und Arbeitsfreude. Die supervisorischen Interventionen zielen demnach auf eine Wiederherstellung einer dynamischen Balance im Kräftedreieck (Reiser et al., 1997).

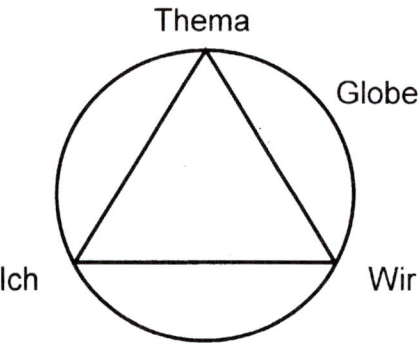

3. **Systemische Supervision:** Das systemische Denk- und Handlungsmodell fließt heute in praktisch jede Supervisionsform ein. Grundlage dieses Modelles ist die konstruktivistische Annahme, dass jeder Mensch seine persönliche Wirklichkeit auf selbstreflexive Weise konstruiert und somit im Letzten nicht direkt darin beeinflusst werden kann, sein Leben, seine Verhaltensweisen und seine Sichtweisen von der Welt zu verändern. Hierzu eine Anekdote:

> *Gehen zwei durch den Wald, einer klatscht ständig in die Hände.*
> *Fragt der andere: „Warum klatschst Du dauernd in die Hände ?"*
> *Sagt der eine: „Um die Elefanten zu verscheuchen."*
> *Der andere: „Aber hier gibt es doch überhaupt keine Elefanten."*
> *„Eben", sagt der Eine.*

Supervision ist damit aus systemischer Sicht ein Austauschprozess über Reflexionen, über Ansichten von Wirklichkeiten, der bei allen Beteiligten neue Beschreibungen und neue Konstruktionen auslösen kann (Hargens, 1991). Der systemische Supervisor betrachtet die zirkulär ablaufenden interaktionellen Prozesse der Konstruktion und Bewertung von Wirklichkeit und hilft beispielsweise durch Umdeutungen, Vorschlagen von Lösungswegen oder Herausarbeiten von Ressourcen, zu einem neuen Verständnis der „Realität", das den Beteiligten mehr Handlungsoptionen eröffnet.

Dazu kann auch gehören, dass ein Helfer seine Position im Behandlungssystem, also sein Verhältnis zur KlientIn und zu den anderen Mitarbeitern neu definiert. Die dazu nötigen Erkenntnisse lassen sich z.B. durch gemeinsame Auswertung der direkten Beobachtung der Arbeit mit einem Klientensystem mittels Videoanlage oder durch die Einwegscheibe gewinnen. Bei fehlender Anwesenheit der betreffenden Personen können die Beziehungsverhältnisse in einer stellvertretenden Aufstellung durch die Mitglieder der Supervisionsgruppe im Raum dargestellt und reflektiert werden. Hilfreich sind auch systemische Befragungen und die Anfertigung von Strukturdiagrammen an der Tafel.

4. **Intervision:** Supervision muss keineswegs immer durch einen professionellen Supervisor geleitet werden. Kollegiale Teambesprechungen oder Fallbesprechungsgruppen eröffnen häufig ebenfalls neue Sichtweisen auf ein spezifisches Problem hin. Bei teaminternen Problemen kann Intervision in der Regel allerdings kein Ersatz für eine externe Supervision sein.

Supervision wird dann als *gut* empfunden, wenn sie sowohl unterstützend, erklärend, das Verhalten des Supervisanden direkt beobachtend und angemessen konfrontierend erlebt wird. Die Förderung der persönlichen Entwicklung des Supervisanden wird gegenüber der bloßen Einübung von Interventionstechniken qualitativ höher bewertet.

15.4.4 Praktische Maßnahmen der Psychohygiene (Auswahl)

- Allgemein primärpräventiv wirken beispielsweise: eine gute Balance zwischen Berufs- und Privatleben, gute soziale Beziehungen an der Arbeitsstelle wie außerhalb, genügend Schlaf, ein freundlicher, wertschätzender Umgang mit sich selbst, die Einordnung des eigenen Tuns in ein größeres Ganzes, eine aktive, selbstverantwortliche Le-

benshaltung mit einer guten Portion Fehlertoleranz, ... Die Liste ließe sich an dieser Stelle noch beliebig fortsetzen.
- Primärpräventive Wirkung haben auch körperbezogene Entspannungs- und Aktivierungsmethoden. Wer als Helfer im „Alltagsstress", also Adrenalin-, Sympathikus-betont arbeitet, braucht ein Gegengewicht auf der Parasympathikusseite: *Autogenes Training, Funktionelle Entspannung, Tai-Chi oder Yoga* sind hier besonders geeignet, weil sie als erlernbare Verfahren in Krisensituationen rasch abgerufen werden können (vgl. Vopel,1993).

Besonders wichtig sind psychohygienische Maßnahmen in der alltäglichen Berufspraxis. Wenn man sich in der präventiven bzw. kurativen Selbstsupervision – oder auch in dementsprechenden Weiterbildungsseminaren – darin geübt hat, **imaginative und / oder körperbezogene Hilfsstrategien** zu erlernen und einzuüben, kann man diese in der akuten Situation mit Patienten und Mitarbeitern anwenden. Hier einige Beispiele:

- Die sogenannte *„Dritte kommunikative Position"* einnehmen: Ich schwebe imaginativ aus mir heraus und beobachte mich selbst in der Interaktion. Im NLP (Neurolinguistisches Programmieren, z.B. bei Stahl, 1991) wird diese Technik „Dissoziation" genannt. Sie ist besonders wirksam, wenn ich als Professioneller in der Gefahr bin, mich mit einem Problemsystem zu verstricken (d.h. ich bin zu sehr assoziiert, „zu nah dran").
- Zu den Hilfsstrategien kann auch gehören: eine bewusste und zentrierte *Körper*haltung einzunehmen, etwas räumlichen Abstand zum Gegenüber, die eigene Atmung bewusst wahrzunehmen oder sich selbst mit einer dickeren Haut oder mit einem „Licht-Ei" umhüllt zu imaginieren. Notfalls kann es auch hilfreich sein, die eigene Position im Raum real zu verändern: aufstehen, herumgehen, einen anderen Platz wählen oder dem Klienten(-system) eine „Denkpause" von einigen Minuten vorschlagen, während der man sich wieder sammelt.

15.4.5 Fundierte Kenntnisse und Fertigkeiten

im Bereich von Kommunikationstheorie und lösungsorientierter Arbeit gehören last, not least, ebenfalls zur Psychohygiene. Ein wichtiger Aspekt der Prophylaxe von Burnout-Phänomenen oder Psychohygiene-Problemen bei psychiatrischen Helfern ist beispielsweise eine detaillierte *Auftragsklärung* zu Beginn der Arbeit mit Klienten. Wenn geklärt ist, *wer was von wem und wann und wie lange* möchte, lassen sich viele unnötige Stressoren ausschalten.

Steve de Shazer, Begründer der modernen systemischen Kurzzeittherapie und Experte auf dem Gebiet der Lösungsorientierung, schlägt eine Einschätzung der Klienten als *Besucher, Klagende und Kunden* vor:

- *Besucher* sind Menschen, die zu Beratungsgesprächen erscheinen und kein Problem zu haben scheinen, auch wenn eine Störung für den Beobachter offenkundig ist. Sie kommen, weil eine Institution (Schule, Gericht, Hausarzt, die Ehefrau...) sie schickt.
- *Klagende* sind solche Menschen, die zwar ein Problem haben, nicht aber die Verantwortung dafür bei sich sehen. Sie erleben sich häufig als Opfer; die „Schuldigen" werden benannt, aber ohne dass sich ein deutlicher Veränderungswunsch abzeichnen würde.
- Wenn es ein zu lösendes Problem gibt, Therapieziele, die konkret benannt werden können und einen Klienten, der etwas tun will, spricht de Shazer von dem Beziehungsmuster vergleichbar einem *Kunden.*

Um diesen unterschiedlichen Beziehungsangeboten angemessen und erfolgreich begegnen zu können, bedarf es bestimmter Methoden und Haltungen, die vom Autor detailliert im Hinblick auf Diagnostik und therapeutischen Umgang dargestellt werden. Dies erleichtert die Einschätzung und Beantwortung der Bedürfnisse der Klienten erheblich und bewahrt vor frustrierenden, aussichtslosen Anstrengungen. De Shazer geht allerdings von einem Grad an Selbstverantwortung bei allen Menschen aus, der mit dem traditionellen Bild des „Patienten" nicht unbedingt zu vereinbaren ist.

Langjährige Erfahrungen mit dem Konzept de Shazers – mittlerweile auch in stationären psychiatrischen Einrichtungen – geben durchaus ermutigende Perspektiven im Hinblick auf den Status der psychischen Gesundheit sowohl bei den Betroffenen als auch bei deren professionellen Helfern (vgl. Keller, 1996).

15.5 Schlussbemerkung

„Wenn es jemand in diesem Raum besser geht als mir, läuft etwas schief!"
(Merkzettel an der Pinwand eines Beraterzimmers)

Am Ende dieses kurzen, aber für die tägliche Arbeit wichtigen Kapitels soll noch einmal ein an der psychiatrischen Basis tätiger Sozialpsychiater zu Wort kommen: *Nils Greve*, Psychiater und Psychologe aus Solingen schlägt sechs Leitsätze für professionelle HelferInnen in psychiatrischen Diensten und Einrichtungen vor, die nach seiner Erfahrung dabei hilfreich sind, „Rivalitätskonflikte, chronifizierte Beziehungsdilemmata, Ausgrenzungsprozesse und Schuldzuweisungen in vielen Fällen zu vermeiden oder aufzulösen" (Greve, 1996). Sie mögen provokant wirken, öffnen nach meiner Einschätzung aber das Tor zu einer echten Kooperation mit den Klienten und wirken somit direkt psychohygienisch präventiv.

Sechs Leitideen:

Psychiatrische Hilfe ist eine Dienstleistung.
Jede/r Beteiligte ist für sich selbst verantwortlich.
Jede/r Beteiligte sitzt in einem eigenen Boot.
Alle Beteiligten sollten fortlaufend miteinander sprechen.
Jede/r Beteiligte hat eine eigene Sichtweise, eigene Anliegen
und gute Gründe für sein/ihr Verhalten.
Professionelle HelferInnen sollten ihre Ideen offenlegen

Literatur

Antonovsky, Aaron: Vertrauen, das gesund erhält. In: Psychologie Heute, 2/98 S. 51-57

Aronson, E.; Peines, A. M.; Kafry, D.: Ausgebrannt. Vom Überdruss zur Selbstentfaltung. Stuttgart 1983

Dörner, K.; Plog, U.: Irren ist menschlich. Lehrbuch der Psychiatrie/Psychotherapie. Bonn 1990

Fengler, Jörg: Helfen macht müde. Zur Analyse und Bewältigung von Burnout und beruflicher Deformation, München 1998

Freudenberger, H. J.: Das Erschöpfungssyndrom von Mitarbeitern in alternativen Einrichtungen. In: **Petzold, H.; Vormann, G. (Hrsg.):** Therapeutische Wohngemeinschaften, Erfahrung, Modelle, Supervision. München 1980

Greve, N.: Sechs Vorschläge für professionelle HelferInnen. In: **Keller, Th, Greve, N.:** a.a.O.

Gussone, B., Schiepek, G.: „Die Sorge um sich" Burn-Out-Prävention und Lebenskunst in helfenden Berufen. Tübingen 2000

Hargens, Jürgen, Grau, U: Systemisch orientierte Gruppensupervision: Eine theoretische Grundlage praktischer Möglichkeiten, in: **Spiess, W. (Hrsg.):** Gruppen- und Teamsupervision in der Heilpädagogik, Bern 1991

Herkert, Rolf: Die 90-Sekunden-Pause – Erholung, wann immer Sie sie brauchen. Wessobrunn 1993

Keller, Th., Greve Nils (Hrsg.): Systemische Praxis in der Psychiatrie. Bonn 1996

Kim Berg, Insoo: Familien-Zusammenhalt(en) – Ein kurz-therapeutisches und lösungs-orientiertes Arbeitsbuch. Dortmund 1992

Langmaack, B.: Themenzentrierte Interaktion – Einführende Texte rund ums Dreieck. Weinheim 1991

Nedelmann, C., Ferstl, H. (Hrsg.): Die Methode der Balint-Gruppe. Stuttgart 1989

Petzold, H.; Vormann, G. (Hrsg.): Therapeutische Wohngemeinschaften, Erfahrung, Modelle, Supervision. München 1980

Reiser, H, Rubner, A. et al.: Themenzentrierte Supervision. Mainz 1997

Roth, Jörg Kaspar: Hilfe für Helfer: Balint-Gruppen. München 1988

Schüffel, W. et al. (Hrsg.): Handbuch der Salutogenese. Wiesbaden 1998

de Shazer, St.: Der Dreh. Heidelberg 1989

de Shazer, St.: Wege der erfolgreichen Kurztherapie. Stuttgart 1992

de Shazer, Steve: „...Worte waren ursprünglich Zauber". Dortmund 1996

Simon, F.: Die andere Seite der Gesundheit. Heidelberg 1995

Sollmann, U.: Stresskompetenz: Im Einklang mit dem Stressprofil. In: Weiterbildung 5/6-91, S. 2-6.

Spiess, W. (Hrsg.): Gruppen- und Teamsupervision in der Heilpädagogik. Bern 1991

Vopel, Klaus: Die Zehn-Minuten-Pause – Minitrancen gegen Stress. Hamburg 1994

Walter, John, Peller, J.: Lösungs-orientierte Kurztherapie. Dortmund 2000

Herausgeber und AutorInnen

Herausgeber:

Alexander Trost, Prof. Dr. med., Facharzt für Kinder- und Jugendpsychiatrie und -psychotherapie und für Psychotherapeutische Medizin, Gestalt- und Familientherapeut (DGSF), NLP-Master-Practitioner, Supervisor (DGSv), Diplom-TZI-Gruppenleiter. Seit 1990 Professor für Kinder- und Jugendpsychiatrie, Heilpädagogische Psychologie und systemische Konzepte an der Katholischen Fachhochschule NW, Abteilung Köln und Aachen. Langjährige Berufserfahrung in Klinik und Praxis der Kinder- und Jugendpsychiatrie, Mitarbeiter eines integrativen Frühförderzentrums und Supervisor für Angehörige medizinischer, pädagogischer und psychologischer Berufe. Derzeitige Arbeitsschwerpunkte: Interaktion drogenkranker Mütter mit ihren Säuglingen, Bindungsstörungen im Kindesalter.

Wolfgang Schwarzer, Prof. Dr. med., M.A., nach Studium der Humanmedizin und Germanistik Facharzt für Nervenheilkunde und für Psychotherapeutische Medizin, seit 1991 Professor für Sozialmedizin einschl. Psychopathologie und Psychiatrie an der Katholischen Fachhochschule NW, Abteilung Köln, daneben in nervenärztlicher Praxisgemeinschaft und als Supervisor in einer psychiatrischen Fachklinik und in sozialpsychiatrischen Einrichtungen tätig. Herausgeber des „Lehrbuchs für Sozialmedizin für Sozialarbeit, Sozial- und Heilpädagogik" (5. Aufl. 2004).

AutorInnen:

Susanne Altmeyer, Dr. med., Fachärztin für Psychosomatische Medizin und Psychotherapie, Fachärztin für Neurologie, Systemische Paar- und Familientherapeutin, Lehrtherapeutin für Systemische Paar- und Familientherapie (DGSF), Balintgruppenleiterin (Deutsche Balintgesellschaft), Lehrbeauftragte für Psychosomatische Medizin und Psychotherapie am Universitätsklinikum Aachen, Oberärztin einer Klinik für Psychotherapeutische Medizin in Eschweiler, zahlreiche Vorträge und Veröffentlichungen zu den Themen Balintgruppenarbeit, Salutogenese, Familienmedizin etc., u.a. „Theorie und Praxis der Systemischen Familienmedizin", Altmeyer S., Kröger F. (2003).

Wolf Crefeld , Prof. Dr. med., Facharzt f. Psychiatrie und Psychotherapie. Berufliche Stationen: Universität Heidelberg, Max-Planck-Institut für

Psychiatrie München, Rhein. Landeskliniken Mönchengladbach und Düsseldorf sowie Westf. Klinik Gütersloh, zuletzt als leitender Arzt, Aufbau und Leitung des Sozialpsychiatrischen Dienstes Bochum, seit 1988 Professor für Sozialmedizin und Sozialpsychiatrie an der Evangelischen Fachhochschule Bochum. 1989-2002 im Vorstand des Vormundschaftsgerichtstages, zuletzt als stellv. Vorsitzender, Mitglied der Sektion Klinische Sozialarbeit in der Deutschen Gesellschaft für Sozialarbeit. Arbeitsschwerpunkte in den letzten Jahren: Gesundheitsberichterstattung zur Anwendungspraxis des Unterbringungsrechts in NRW, Qualifikationsstandards für rechtliche Betreuer, Klinische Sozialarbeit, psychiatrische Sozialarbeit.

Erich Grond, Prof. Dr. med., Facharzt für Innere Medizin und Psychotherapeut, bis 1991 Professor für Sozialmedizin an der Katholischen Fachhochschule NW, Abteilung Köln, langjährige Tätigkeit als ärztlicher Leiter eines Altenheimes und Dozent an Fachseminaren für Altenpflege. Umfangreiche Fort- und Weiterbildungstätigkeit für professionell und ehrenamtlich in der Altenarbeit und in der Gerontopsychiatrie Tätige, Autor zahlreicher Bücher und Aufsätze zu Themen der Altenpflege, der Geriatrie und Gerontopsychiatrie, u.a. „Die Pflege verwirrter alter Menschen" (1996), „Altenpflege ohne Gewalt" (1997), „Praxis der psychischen Altenpflege" (1997).

Thomas Hülshoff, Prof. Dr. med., Prof. für Sozialmedizin und medizinische Grundlagen der Heilpädagogik an der Kath. Fachhochschule NW, Abteilung Münster. Familientherapeut, Autor eines Lehrbuches über Emotionen, eines Lehrbuches über Funktionen und Funktionseinbußen des Gehirns und Herausgeber mehrerer Fachbücher zur Rehabilitation und Heilpädagogik.

Ingeborg Lackinger Karger, Dr. med., Studium der Medizin und Kunstgeschichte in Münster und München. Niedergelassen als Psychoanalytikerin, Ärztin für Psychotherapeutische Medizin. Frauenärztin. Hochschuldozentin für Sozialmedizin. Dozentin am Institut für Psychoanalyse und Psychotherapie, Düsseldorf. Tätig zudem als freie Autorin und Medizinpublizistin, zahlreiche wissenschaftliche und journalistische Veröffentlichungen in den Bereichen Frauenheilkunde und Psychosomatik.

Frank Löhrer, Prof. Dr. med., Studium der Medizin incl. mehrerer Auslandsaufenthalte, nach internistischer und nervenärztlicher Assistentenzeit Facharzt für Psychiatrie und Psychotherapie, Aufbau der Klinik am Waldsee, einem Reha-Zentrum für Komorbide Patienten mit Sucht- und Psychoseerkrankung in Rieden (Eifel), Chefarzt der Klinik, Professor für

Sozialmedizin an der KFH-NW, Abt. Aachen. Zahlreiche Wiss. Veröffentlichungen im Bereich der Komorbiditätsforschung, zur Cannabis-Problematik, Herausgeber mehrerer Buchreihen und Fachzeitschriften.

Karla Misek-Schneider, Prof. Dr. med., Dipl.-Psychologin, Studium der Psychologie und der Humanmedizin, Fachärztin für Kinder- und Jugendpsychiatrie und Psychotherapie. Mehrjährige Leitung des Sozialpsychiatrischen Dienstes in Lübeck. Von 1992-1997 Professur für Sozialmedizin an der Fachhochschule Köln, 1997-2000 Professorin für Sozialmedizin an der HTWK Leipzig, Fachbereich Sozialwesen, seit 2000 wieder an der Fachhochschule Köln, daneben tätig in eigener Praxis.

Sachregister

A

abhängige (asthenische) Persönlichkeitsstörung 172
Abhängigkeit 211
Abhängigkeitserkrankungen 30
Abhängigkeitssyndrom 212
Ablenkbarkeit 105
Abmagerung 238
abnorme psychosoziale Umstände 91
Abstinenz 256
Abusus 211
Aceton 228
Acetylcholin 56f.
ADHS 104
Adipositas 89
Adrenalin 41
Affekt 144
Affektive Störungen 31, 139
AFG 481
Aggressionen 407
Aggressive Handlungen 426
Aggressivität 105
Agnosie 406
AIDS 413
Aktivitäten des täglichen Lebens 406
akustische Halluzinationen 145
Alcopops 209, 216
Alertness 269
Alexithymie 292
Alkohol 209, 214, 260, 268
Alkohol-, Medikamenten- und Drogenabhängige 194
Alkohol-Halluzinose 433
Alkoholabusus 216
Alkoholembryopathie 244
Alkoholentzugssyndrom 222
Alkoholismus 413, 432
Alkoholunfälle 216
Alphatrinker 218
Altenselbsthilfegruppen 451

Amnesie 406
Amphetamine 268
Amtsermittlungsgrundsatz 500
Amygdala 44
Analytische Psychologie 376
Anamneserhebung 297
anfallsartiges Essen 312
Angehörigengruppe 252
Angehörigenseminare 473
Angst 64, 222, 240, 245, 294, 392, 407, 427, 444
ängstliche (vermeidende) Persönlichkeitsstörung 172
Angstneurose 88
Angststörungen 180, 240
Anonyme Alkoholiker 253
Anorexia nervosa 89, 305, 307
Anpassungsstörungen 139, 183, 304
Antidepressiva 59
Antipsychiatrie 468
Antriebsstörungen 407
Apathie 144, 427
apersonale Gewalt 335
APG-System 402
Aphasie 406
Apraxie 406
Arbeitstherapie 272, 483
Assessment Units 454
Assessmentstörung 406
Assoziationskortex 49
Asthma 305, 320
Atemlähmung 236, 238
Äther 228
Aufenthaltsbestimmungsrecht 504
Aufmerksamkeitsdefizitsyndrom 54
autistische Verhaltensweisen 86
Autogenes Training 389
Axon 38

B

Basalganglien 45f.
Beeinflussungswahn 144
Belastungs-Störungen 31
Benzin 228
Benzodiazepin-Abhängigkeit 435
Benzodiazepine 268, 428
Beratung 367, 381
Berufsbetreuer 502
Beschäftigungstherapie 483
Betatrinker 218
Betreutes Wohnen 479
betreute Wohngemeinschaften 418
Betreuungsbehörde 505
Betreuungsgruppen 452
Bewegungsstörungen 236
Bewusstseinsstörungen 222
Bewusstseinstrübung 429
Beziehungsarbeit 515
Beziehungsstörungen 84
Beziehungswahn 145
bildnerische Therapie 396
Bindung 84
Bindungsforschung 70
Bindungsrepräsentation 83
Bindungstheorie 289
Bindungsverhalten 328
Binge eating-Störung 305
binge-drinking 215
bio-psycho-soziales Modell 465
Biogene Drogen 229
Bipolare affektive Störung 157
Blindheit 316
Blutdruckerhöhung 321
Body Mass Index (BMI) 307, 310, 312
Borderline-Persönlichkeitsstörung 174, 185
Borderline-Typ 172
Brech-Anfälle 325
BSHG 480
Bulimia 305
Burnout-Entwicklung 514

C

Cannabis 232, 240, 265, 268
Carbamazepin 167
Case Management 474, 502
Catecholamine 58
Chatroom 231
Chemie der Psyche 54
Chorea Huntington 412
chronisch-organische Psychosyndrome 222
chronische Entzündungen 224
chronische Halluzinose 223
chronische Schmerzzustände 289
chronischer Stress 78
Co-Abhängigkeit 251
Codein 237
coenästhetische Halluzinationen 145
Colitis mucosa 305
Colitis ulcerosa 305, 320
Community care 471
Copingstrategien 153
Crack 236
Creutzfeldt-Jakob-Krankheit 413

D

3-s-Pflege 425
3-Z-Pflege 425
Dämmerzustand 222
Defizitmodell 288
Delinquenz 89
Delir 140, 429
Deltatrinker 218
Dementenstationen 456
Demenz 140, 404, 413
Dendriten 37
Denkstörungen 269
Depression 59, 63, 139, 156, 234, 245, 413, 440
Depressive Persönlichkeitsstörung 173
depressive Reaktion 183
Depressive Verstimmung 407
Derealisation 239
Dermatitis 305

Dermatozoenwahn 438
Designerdrogen 239
desorganisierte Bindungsstrategien 85
Diagnostik 97
Dialektisch-behaviorale-Therapie 179
Diebstahlswahn 437
Diplom-Psychologe 487
Dipsomane 220
dissoziale Persönlichkeitsstörung 171
dissoziale Verhaltensstörungen 240
Dissozialität 88f.
Dissoziation 316
dissoziative Amnesie 304, 317
dissoziative Bewegungsstörungen 304, 318
dissoziative Fugue 304, 317
dissoziative Identitätsstörung 185, 345
dissoziative Krampfanfälle 304, 318
dissoziative Störungen 184, 304, 347
dissoziativer Stupor 317
Dopamin 56, 61, 110, 148
Doppeldiagnose 30
Double-Bind-Kommunikation 154
Dranginkontinenz 408
Drogen 55, 207
Drogenberatungsstelle 252
Drogenprävention in der Schule 259
DSM IV und DSM IV-TR 34
Durchblutungsstörungen 224

E

Ecstasy 239
EEG 118
Ehrenamt 502
Eifersuchtswahn 223, 433, 437
Einkoten 87
Einnässen 87
Einstiegsdroge 223, 234
einstweilige Unterbringung 498
Einwilligung 491
EMDR 352

emotional instabile Persönlichkeitsstörung 172
Emotionsregulierung 62
Empfindungsstörungen 304
endogene Psychosen 28
endokrine Störung 309
Endorphine 65, 237
Entactogene 268
Entgiftung 253, 271
Entspannung 391
Entwicklungsfenster 53
Entwöhnungsbehandlung 253, 271
Entzug 238
Entzugsdelir 222
Entzugssymptome 433
Epilepsie 222, 295, 407
Episodentrinker 220
Epsilontrinker 218, 220
Ergotherapie 483
Erholungsphase 336
Erzieher 487
Erziehungsberatung 118
Ess-Brechanfälle 311, 327, 366
Essentielle Hypertonie 321
Essstörungen 366, 245
exogen 28
externalisierende Störungen 90

F

Familiendynamik 329
Farbverdünner 228
Fehlidentifikationen 437
Feinfühligkeit 82
Flash-backs 352
Fliegenpilzgebrauch 230
Fokaltherapien 364
Forschungszweig 347
freie Assoziation 377
Fremdanamnese 25
Fressattacken 312
frühkindliche Bindungsstörungen 54, 81
Frühwarnsymptome 153

G

Gallenblase 328
Gamma-Aminobuttersäure 60f.
Gammatrinker 218
Gangstörungen 316
Gedächtnisambulanzen 452
Gedächtnisstörungen 406
Gedankenausbreitung 144
Gedankeneingebung 144
Gedankenentzug 144
Gedankenlautwerden 142
Gefühlsblindheit 293
Gegenübertragung 178, 296
Gehirnalterung 224
geistige Behinderung 86, 222
Gelegenheitsdelir 222
gemeindenaher Versorgung 472
Gemeindepsychiatrie 471
generalisierte Angststörung 181
Genogramm 117, 298
gerontopsychiatrisches Zentrum 454
Gesprächspsychotherapie 380
Gestalttherapie 385
Gesundheitssorge 504
Gewichtsphobie 312
Gewichtsverlust 309
Globalbeurteilung der psychosozialen Anpassung 91
Glücksspielsucht 230
Glutamat 61
Größenwahn 28
Großhirn 46
Großhirnrinde 78
Gutachten 363

H

Halluzinationen 144, 234, 239, 269
halluzinatorisch wirksame Pilze 268
Halluzinogene 234
Halluzinosen 436
Händezittern 220
häusliche Rehabilitation 451
Hautausschläge 295
Heantos-Projekt 257
Hebephrene Schizophrenie 145
Heilpädagoge 487
HeilpraktikerIn 361
Hepatitis 238
Heroin 65, 208, 237
Heroingestützte Behandlung 257
Herz-Kreislaufsystem 234
Herzrasen 236, 240
Herzversagen 236
High-Expressed-Emotions 154
Hippocampus 44f., 78, 347
Hirnnerven 43
Hirntumor 139
Hirnverletzung 222
Histrionische (hysterische) Persönlichkeitsstörung 172
HIV-Viren 238
HKS 104
Holding 112, 121
Home-Treatment, aufsuchende Familientherapie 102
Hormone 41, 55
Hospitalismus 471
Humanistischen Therapien 380
Hyperaktivität 105, 245
Hyperkinetisches Syndrom 104
Hyperventilationskrämpfe 86
Hyperventilationssyndrome 316
Hypnose 392
Hypochondrische Selbstbeobachtung 89
hypochondrische Störung 304
hypochondrischer Wahn 437
Hypophyse 45

I

Ich-Funktionen 62
Ideenflucht 239
Identitätsbewusstsein 304
Impulsivität 105
Individualpsychologie 287, 376
induzierter Wahn 438
Integrative Therapie 386
Integriertes Psychologisches Therapieprogramm 154
Intelligenzminderung 32

Intelligenzniveau 91
Interdisziplinäre Zusammenarbeit 460
internalisierende Störungen 90
Internet-Sucht 231
Interneurone 42
intrafamiliär 245
Intrusionen 352
Ionenkanäle 39

J

Juckreiz 316
Jugendgerichtshilfe 135
Jugendsozialarbeit 253

K

katatone Schizophrenie 145
katatone Symptome 144
KBT 393
key worker 474
Kinder- und Jugendlichen-Psychotherapeuten 359
Kindergarten- und Vorschulalter 87
kindliche Depression 54
Klassifikation nach ICD-10 30
klassisches Konditionieren 289
Klebstoffe 228
Kleinhirn 45
kognitive Therapie 368
kognitive Defizite 405
Kohärenzgefühl 246
Kokain 235
Komorbidität 30, 213
Komplementäre Einrichtungen 478, 487
Konfliktbewältigung 198
Konfliktmodell 287
Konstruktivismus 22
Kontaktphase 253
Kontinuitätsdelir 222
Kontrollwahn 144
Konversionsstörung 184, 304, 316
Konzentrative Bewegungstherapie 393
Koordinationsschwierigkeiten 238

Koordinationsstörungen 240
Kopfschmerzen 240
körperliche Pflege 425
körperliche Untersuchung 26
Körperpsychotherapie 365
Körperschemastörung 309, 325
Korsakow-Syndrom 223, 434
Krampfanfälle 238, 240
Krankengymnast 487
Krankenhaussozialdienst KSD 459
Krankenpfleger 487
Kreativtherapien 365
Kreislaufversagen 238
Krise 78
Krisenintervention 200, 364
Kurzzeitpflege 418, 453
Kurzzeittherapie 363

L

Labor-Untersuchungen 26
Lähmungen 238
Laiensysteme 473
Langzeittherapie 363
Latenzphase 87
Leberzirrhose 220
Lehrer 487
Leistungsprobleme 88
Leitlinien 103
Lernstörungen 106
Lernverhalten 78
Liebeswahn 438
Limbisches System 44, 59, 294
Lithium 167
Lokalanästhesie 235
LSD 59, 234f.

M

Magen-Darm-Störungen 240
Magengeschwür 319
Magenschleimhautentzündung 220
Magenulcus 305
Manie 63, 139, 156, 165
manisch-depressive Erkrankung 157
manische Psychose 165
Marihuana 233

Maßregelvollzugskrankenhäuser 498
Maturing-Out 258
MDMA 239
Medikamentenabhängigkeit 225
Mescalin 234
Methadon 208
Milieutherapie 482
minimale cerebrale Dysfunktion 104
Minussymptome 144
Missbildungen 224, 234
monosynaptischer Reflex 42
Morphin 237
Morphin-Sucht 436
Motorik 78
motorische Hirnrinde 48
motorische Integration 86
motorische Unruhe 86
motorisches Sprachzentrum 53
Multiaxiales Klassifikationssystem (MAS) 90
Multiple Persönlichkeit 185, 345
Multisystematrophie 412
Muscarin 234
Musiktherapeut 397, 487
Mutismus 144
mutmaßlicher Wille 491
Mutter-Kind-Beziehung 116
Myelinisierung 62

N

Nachsorgephase 254
Nachtpflege 453
Nachtschattengewächse 229
Nahrungsrestriktion 312
Narzisstische Persönlichkeitsstörung 173
Nervenzelle 37
Netzwerkarbeit 475
Neugeborenenentzugssyndrom 245
Neurobiologie 70
neurobiologische Vulnerabilität 176
Neurodermitis 322
Neuroleptika 28, 59
Neurosen 29
neurotische Störungen 31

Neurotransmitter 40f., 55
nicht-direktive Therapie 380
Nikotin 223
Noradrenalin 56

O

operantes Konditionieren 289
Opiate 65
Opium 237
optische Halluzinationen 222
organische psychische Störungen 139
Orientierungsstörungen 222

P

pädagogische Berufe 173
Palliative Care 461
Panikstörung 181, 443
paranoid-halluzinatorische Schizophrenie 144, 236
paranoide Ideen 407
paranoide Persönlichkeitsstörung 171
parasuizidale Handlungen 191
Parkinson 412
pathologischer Rausch 222
Patientenfirmen 473, 479
Patientenratgeber 485
Patientenversammlung 484
Persönlichkeitsstörungen 28, 32, 139, 170, 365f., 395, 407
Petroleum 228
pflanzliche Stoffe 55
Pflegeheime 418, 455
phobische Störungen 180, 303, 443
Pilze 229
Polytoxikomanie 213, 266
posttraumatische Belastungsstörung 341
präfrontaler Cortex 78
Prävalenzen 90
Prävention 475
progressive Muskelrelaxation 390
Psilocybin 234
Psychiatrie-Enquête 468

Psychiatrieerfahrene 15
psychiatrische Diagnostik 23
Psychisch-Kranken-Gesetz 166
psychische Pflege 425
PsychKG 480, 492, 495
Psychoanalyse 287, 376, 379
psychoanalytische Modelle 286
Psychodrama 394
Psychoedukation 153, 484
Psychogene Anfälle 289, 295
psychogene Bewusstseinsstörungen 289
psychologische Testverfahren 26
Psychopathologie 26, 467
Psychopharmaka 118, 428
Psychosen 28, 89, 139, 234
Psychosomatik 281
psychosomatische Erkrankungen 445
psychosoziale Kontakt- und Beratungsstellen 479
Psychotherapeutengesetz 359
Psychotherapeutin 326
Psychotherapie 153, 446, 498
psychotrope Substanzen 31, 55
Pyramidenbahnen 48

Q

Quartalssäufer 220
Querschnittsbild 25

R

Rausch-Trinken 215
Reaktionen auf schwere Belastungen 29, 183, 304
Realitäts-Orientierungs-Training 404, 421
rechtliche Betreuung 500
Rehabilitation 272, 498
Reisbergskalen 410
Reizbarkeit 105, 222
Resilient children 246
Resozialisierung 499
Ressourcen 357
Rheumatoide Arthritis 322

Rückenschmerzen 294, 316
Rückfallprophylaxe 153
Rückfallquoten 254

S

Salutogenese 74
Säuglingsalter 81
Säuglingssterblichkeit 224
Schädigungen durch Alkoholmissbrauch 221
Schilddrüsenfunktionsstörungen 139
schizoide Persönlichkeitsstörung 171
schizophrene Psychose 234
Schizophrenie 26, 31, 49, 54, 58, 139, 436
Schlaflosigkeit 390, 407
Schlafmittel 60
Schlafstörung 407
Schmerzen 316, 392
Schnüffeln von Lösungsmitteln 209
Schockphase 336
Schüchternheit 87
Schulphobie 88
Schwindelgefühle 294
Schwitzen 222, 238
Sektorisierung 474
Selbsthilfegruppen 252, 473
Selbstmord 189, 366
sensorische Leitungsbahnen 43
Serotonin 56, 59
Sexualstörungen 240
Sexualverhalten 89
sexueller Missbrauch 245, 289
SIDAM 410
Sinnesbehinderungen 86
Sinnestäuschungen 429
Somatisierungsstörungen 304
Somatoforme Störungen 31, 186, 304, 445
Somnambulismus 118
Sozial- und gerontopsychiatrische Dienste 452
Sozialanamnese 25, 409
Sozialarbeiter 168, 361, 466, 487, 498, 506

Sozialpädagogische Familienhilfe 135
Sozialpsychiatrie 135, 469
Sozialpsychiatrische Zentren 16
Sozialpsychiatrischer Dienst 166, 366, 418
Sozialtherapie 483
Soziotherapie 173, 481
Speed 239
Spieltherapie 118
Sprach- und Sprechstörungen 87
Sprachentwicklungsstörungen 86
Sprachentwicklungsverzögerung 118
Stammhirn 44
stellvertretende Einwilligung 492
Stimmstörungen 316
Stimulantien 104
Strafgericht 497
Stress 294
Stressbekämpfung 390
Stressreaktionen 45
Stundenpflege 453
Stupor 144
substitutionsgestützte Behandlung 256
Suchterkrankungen 89
Suchtprävention 258
Suchtproblematik 84
Suggestion 390
Suizid 442
Suizidforen 195
Suizidgefahr 200
Suizidrate 193, 442
Suizidversuch 191
Synapse 40
Systemische Familientherapie 384

T

TA 388
Tabak 209
Tagesklinik 114, 366, 418
Tagesstätten 451, 479
Tanztherapie 397
Taubheit 316
Teilleistungsschwächen 106
teilstationär 418, 453

Tetanie 316
Tetrahydrocannabinol 233
Thalamus 44
therapeutische Gemeinschaft 478, 484
Ticstörungen 88
Tiefenpsychologie 376
tiefenpsychologische Therapie 379
Toleranzentwicklung 213
Totgeburten 224
Trance- und Besessenheitszustände 318
Tranquilizer 60
Transaktionsanalyse 387
Traumabearbeitung 352
Traumamodell 288
Triadische System 33
Trichloraethylen 228
Typ I-Trauma 336
Typ II-Trauma 336

U

Über-Ich 376
Übergangspflege 452
Übertragungen 378f.
Übertragungsbeziehung 329
Unruhe 220, 240, 390, 406, 426
Unterbringung 494ff.
Urticaria 305

V

Valproinsäure 167
Verfolgungswahn 28, 145
Verhaltensanalyse 420
Verhaltensauffälligkeiten 31
Verhaltensstörungen 426
Verkennungen 407
Versagensängste 88
Verwahrlosung 88
Verwirrtheit 429
vollstationäre Behandlung 102
Vorschuleinrichtungen 259
Vorsorgeverfügungen 492
Vulnerabilität 64, 147
Vulnerabilitäts-Stress-Konzept 54, 61, 147

W

Wahn 28, 144, 437
Wahnformen 436
Wahnideen 427, 429
Wahnwahrnehmungen 144
Wahrnehmungsstörungen 245
Weglaufen 89, 406
Wernicke-Encephalopathie 433
Wernicke-Sprachzentrum 53
Wernicke-Syndrom 223
Wesensänderung 140
Wochenbett 305
Wochenbettdepression 328

X

XTC 239

Z

Zerfahrenheit 144
zivilrechtliche Unterbringung 497
Zündeln und Stehlen 88
Zwänge 139
zwanghafte (anankastische)
 Persönlichkeitsstörung 172
Zwangsbefürchtungen 182
Zwangseinweisung 166
Zwangserkrankungen 88
Zwangsgedanken 182
Zwangshandlungen 182
Zwangsstörung 89, 182, 303, 444

Personenregister

Adler 287, 376
Angenendt 484
Antonovsky 521
Arndt 507
Balint 523
Balloff 507
Baltes 399
Basaglia 468
Bateson 382
Bauer 22
Beck 369
Berne 387
Beyreuther 414
Carus 285
Cooper 467
Cullen 286
de Shazer 527
Descartes 285
Dörner 467, 471, 516
Doherty 330
Ellis 368
Fengler 515, 523

Fischer 349, 420
Förstl 404
Folstein 409
Freud 376, 285, 287,
 376, 467
Fritz 385
Galen 21
Glynn 485
Gräff 393
Grawe 357
Greve 528
Hargens 525
Harmin 234
Haley 382
Heinroth 285
Hepworth 330
Heuft 445
Hochapfel 288
Hofmann 350
Hoffmann 288
Hornung 485
Jacobson 281, 390

Jones 478
Jung 287, 376
Keller 527
Kernberg 287
Kieserg 485
Kipp 419
Kohut 287
Laing 467
Langmaack 524
Lehrl 420
Lore 385
Luderer 474
McDaniel 330
Meaney 22
Minuchin 382
Mueser 485
Oberloskamp 507
Orlinsky 357
Perls 385
Petzold 385
Platon 285
Plog 516
Priebe 474

Reddemann 351
Richter 382
Rogers 380
Romero 421
Roth 523
Satir 382
Schüffel, W. 521
Schultz 389
Selvini-Palazzoli 382
Sollmann 520
Stahl 526
Stark 485
Stengel 420
Stierlin 382
Stolze 393
Strotzka 355
Thomae 401
Uexküll 356
von Weizsäcker 286
Vopel 526
Watzlawick 290
Williams 336

Lehrbuch der Sozialmedizin
für Sozialarbeit, Sozial- und Heilpädagogik
hrsgg. von Wolfgang Schwarzer

5. Aufl. 2004, 512 S., Format 16x23cm
fester Einband
ISBN 3-86145-234-0
Bestell-Nr. 8204
sFr 44,90, € 25,50

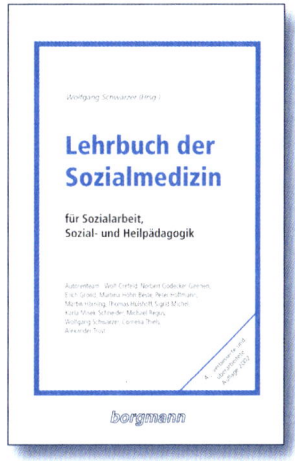

Sozialmedizinische Kenntnisse nehmen in den Fachhochschulstudiengängen Sozialarbeit, Sozialpädagogik und Heilpädagogik und in den Berufsfeldern der Absolventinnen – besonders in den Bereichen des Gesundheitswesens – einen immer wichtigeren Raum ein. Grundkenntnisse über Gesundheit, Krankheit und Behinderung, über Zusammenhänge zwischen Erkrankung und Gesellschaft und über individuelle wie soziale Auswirkungen von Krankheiten gehören zur Professionalität von SozialarbeiterInnen, SozialpädagogInnen und HeilpädagogInnen. Das Lehrbuch der Sozialmedizin schließt hier eine Lücke, da es außer den theoretischen Grundlagen auch praxisorientiert und verständlich medizinisches Basiswissen für soziale Berufe vermittelt. SozialarbeiterInnen, SozialpädagogInnen und HeilpädagogInnen werden nicht als weisungsgebundene ErfüllungsgehilfInnen von ÄrztInnen gesehen, sondern als eigenständige Berufsgruppen mit eigener Professionalität und Kompetenz im Gesundheits- und Sozialwesen. Die AutorInnen – alle an nordrhein-westfälischen Fachhochschulen oder in der Praxis tätig – zeigen wichtige Themen der Sozialmedizin praxisbezogen auf, wollen anregen, diese durch weiterführende Literatur zu vertiefen und bieten Studierenden wie PraktikerInnen ein gründliches Nachschlagewerk. Ziel dieses Lehrbuches ist es, über die bisherige „Einführung in die Sozialmedizin" hinaus einen Beitrag zur Praxis von Sozialarbeit, Sozialpädagogik und Heilpädagogik zu leisten.

Inhalt: 1. Grundlagen der Sozialmedizin, 2. Psychosoziale Aspekte von Kranksein und Krankheitsbewältigung, 3. Prävention – von der Gesundheitserziehung zur Gesundheitspolitik, 4. Kindliche Entwicklungsstörungen, 5. Chronische Erkrankungen und Körperbehinderung, 6. Sinnesbehinderung, 7. Geistige Behinderung, 8. Psychische Erkrankung und seelische Behinderung, 9. Psychische Erkrankungen bei Kindern und Jugendlichen, 10. Psychische Erkrankungen im Alter, 11. Abhängigkeitserkrankungen, 12. Psychosomatik, 13. Rehabilitation bei Krankheit und Behinderung, 14. Sozialanamnese und Psychosoziale Diagnose, 15. Soziale Arbeit im Gesundheitswesen, 16. Klinische Sozialarbeit in Krankenhäusern und Rehabilitationskliniken, 17. Soziale Arbeit in der Psychiatrie, 18. Rechtsfürsorge für psychisch behinderte Menschen

borgmann publishing
Hohe Straße 39 • D-44139 Dortmund
Tel. (0231) 12 80 08 • FAX (0231) 12 56 40
Unser Buchkatalog im Internet: www.verlag-modernes-lernen.de

Novitäten 9 — Wir bringen Lernen in Bewegung® ...

Jutta Bläsius
Spiele in Bewegung bringen
Tischspiele als Basis neuer Spiel- und Bewegungsideen
◆ März 2005, 124 S., Format 16x23cm, Ringbindung, ISBN 3-8080-0565-3, Bestell-Nr. 1158, € 17,50

Barbara Cárdenas
Pfiffigundes Sprachwelt
Erst-, Zweit- und Schriftspracherwerb vorbereiten, beobachten und fördern
◆ Sept. 2005, ca. 180 S., Format 16x23cm, fester Einband, ISBN 3-938187-00-X, Bestell-Nr. 9350, € 21,50

Marianne Eisenburger
„Zuerst muss die Seele bewegt werden ..."
Psychomotorik im Pflegeheim – Ein theoriegeleitetes Praxisbuch
◆ März 2005, ca. 120 S., Format 16x23cm, br, ISBN 3-8080-0571-8, Bestell-Nr. 1214, € 19,50

Dietrich Eggert / Christina Reichenbach
DIAS – Diagnostisches Inventar auditiver Alltagshandlungen
◆ 2., völlig überarb. Aufl. März 2005, ca. 140 S., Buch enthält 1 CD mit Alltagsgeräuschen, fester Einband, ISBN 3-86145-273-1, Bestell-Nr. 8525, € 25,50

Ann Fichtner / Sabine Brüggen / Birgit Huber
Elternberatung nach dem Kanadischen Modell
Ein Leitfaden für Ergotherapeuten
◆ Mai 2005, ca. 100 S., Format 16x23cm, Ringbindung, ISBN 3-8080-0576-9, Bestell-Nr. 1060, € 15,30

Barbara Giel (Hrsg.)
Dokumentationsbögen Sprachtherapie
◆ Juni 2005, ca. 160 S., Format DIN A4, im Ordner, ISBN 3-8080-0567-X, Bestell-Nr. 1926, € 34,80

Barbara Günther-Burghardt / Helga de Freese-Weers
Als ich Kind war
Fotografien und Geschichten zur Erinnerungspflege mit alten und dementen Menschen
◆ Jan. 2005, 30 farbige Fotokarten, 1 Anweisungskarte, Format DIN A5, 2-seitig bedruckt, einseitig glanzfolienkaschiert, im Pappschuber, ISBN 3-938187-01-8, Bestell-Nr. 9351, € 29,80

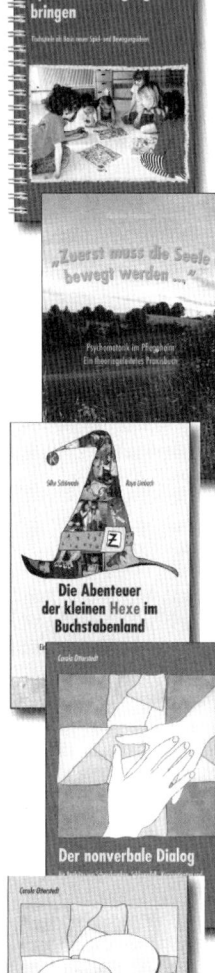

Krista Mertens / Ad Verheul
Snoezelen
Anwendungsfelder in der Praxis
◆ Juli 2005, ca. 160 S., Format 17x24cm, Ringbindung, ISBN 3-8080-0577-7, Bestell-Nr. 1225, € 17,50

Jürgen Hargens (Hrsg.)
„... und mir hat geholfen ..."
Psychotherapeutische Arbeit – was wirkt? Perspektiven und Geschichten der Beteiligten
◆ Jan. 2005, 240 S., Format DIN A5, br, ISBN 3-86145-275-8, Bestell-Nr. 8338, € 19,50

Astrid Koenen / Alexandra Ott
Spielen mit beiden Händen – trotz Hemiparese
Ein Leitfaden für Eltern 2-6-jähriger Kinder
◆ Jan. 2005, 108 S., Format 16x23cm, Ringbindung, ISBN 3-8080-0568-8, Bestell-Nr. 1059, € 15,30

Carola Otterstedt
Der nonverbale Dialog
Für Begleiter von Schwerkranken, Schlaganfall-, Komapatienten und Demenz-Betroffenen mit Übungen zur Wahrnehmungssensibilisierung
◆ März 2005, 288 S., Format 16x23cm, fester Einband, ISBN 3-8080-0569-6, Bestell-Nr. 1927, € 22,50

Carola Otterstedt
Der verbale Dialog
Für Begleiter von Schwerkranken, Schlaganfall-, Komapatienten und Demenz-Betroffenen mit Anregungen zur kreativen Gesprächsgestaltung
◆ April 2005, ca. 280 S., Format 16x23cm, fester Einband, ISBN 3-8080-0570-X, Bestell-Nr. 1928, € 22,50

Wilhelm Rotthaus / Hilde Trapmann
Auffälliges Verhalten im Jugendalter
Handbuch für Eltern und Erzieher • Band 2
◆ 2004, 360 S., Format 16x23cm, fester Einband, ISBN 3-8080-0489-4, Bestell-Nr. 1151, € 17,50

Silke Schönrade / Raya Limbach
Die Abenteuer der kleinen Hexe im Buchstabenland
Ein psychomotorischer Zugang zum Lernen von A-Z
◆ Jan. 2005, 208 S., farbige Abb., Format 16x23cm, fester Einband, ISBN 3-86145-276-6, Bestell-Nr. 8336, € 20,40

9/04 / 21.10.04

 verlag modernes lernen borgmann publishing

Hohe Straße 39 • D-44139 Dortmund • Tel. (0231) 12 80 08 • FAX (0231) 12 56 40
Unsere Bücher im Internet: www.verlag-modernes-lernen.de